BIBLIOTECA DE LA SALUD

SERIE FORMACIÓN E INFORMACIÓN

SIDA, CIENCIA Y SOCIEDAD EN MÉXICO

JAIME SEPÚLVEDA AMOR *et al*.

SIDA, CIENCIA Y SOCIEDAD EN MÉXICO

Coordinadores de Área:

MARIO N. BRONFMAN
GUILLERMO M. RUIZ PALACIOS
ESTANISLAO C. STANISLAWSKI
JOSÉ LUIS VALDESPINO

SECRETARÍA DE SALUD
INSTITUTO NACIONAL DE SALUD PÚBLICA
FONDO DE CULTURA ECONÓMICA
MÉXICO

Primera edición, 1989

ISBN 968-16-3105-6

Impreso en México

DEDICATORIA

A todos los que, de alguna manera, sufren por el SIDA.
A los enfermos.
A sus familiares y amigos.
A los que tienen miedo.
A los que tratan de remediar su daño.

AUTORES

Jorge Alcocer Varela
Mario N. Bronfman Pertzovsky
Sergio Camposortega Cruz
Roberto Castro Pérez
Ma. de Lourdes García García
Miguel Ángel González Block
José Antonio Izazola Licea
Luis Guillermo Juárez Martínez
Hortensia Medina
Manuel Mondragón Rico
José Luis Mora Galindo
Manuel Palacios Martínez
Francisco Pamplona Rangel
Miguel Ángel Peredo
Juan Javier Pescador
Samuel Ponce de León
Blanca Rico Galindo
Luisa Rossi
Guillermo M. Ruiz Palacios
Gerardo Sánchez-Mejorada
Jaime Sepúlveda Amor
Carmen Soler Claudín
Estanislao C. Stanislawski
José Luis Valdespino Gómez
Alfredo Valencia

AGRADECIMIENTOS

A nombre de todos los participantes en este libro, deseo expresar nuestro agradecimiento a Rodolfo Casillas R., gerente de producción editorial de CONASIDA, por su paciente y erudita labor de seguimiento de manuscritos, corrección de borradores y supervisión de captura y formación computarizados de textos, y mil otras tareas de esta obra. Su profesionalismo, dedicación y caballerosidad lograron mantener en el grupo el estado de ánimo necesario para ser creativos.

De igual manera, hago patente nuestro reconocimiento especial a María del Carmen Farías, artista y productora de libros, por el concurso y apoyo brindados desde la gestación de la idea hasta la producción final de este libro.

Jaime Sepúlveda Amor

PRESENTACIÓN

A LO LARGO de la historia de la humanidad, las enfermedades han tenido un papel especial en el desarrollo de las sociedades. La manera de entender y afrontar el riesgo de enfermar, ya sea en lo individual o en lo colectivo, es decir, la enfermedad como suceso personal, como fenómeno biológico, como asunto social, ha caracterizado las distintas épocas de los grupos humanos, desde sus primeras congregaciones tribales, hasta la compleja red de interrelaciones que caracteriza al mundo moderno.

Algunas epidemias han sido superadas por el avance en el conocimiento y por la disposición de técnicas para prevenirlas o combatirlas (la viruela es un ejemplo al respecto); otras persisten después de siglos (la lepra, la tuberculosis), y unas cuantas emergen como condiciones nuevas, para las que aún no se está lo suficientemente preparado.

El *síndrome de inmunodeficiencia adquirida*, SIDA, se ubica dentro de este último grupo, y al igual que otras epidemias, como la lepra, la peste o la viruela, ya es un hito en la historia de la humanidad, y en la historia de la salud pública.

Lo mismo que aquellas añejas enfermedades, el SIDA va acompañado de una serie de prejuicios, de actitudes sociales de estigmatización del enfermo, de una visión cultural del mal, que dificultan su tratamiento y eventual cura; pero a diferencia de ellas, el SIDA aparece en un contexto en el que el conocimiento científico y la tecnología han alcanzado un alto grado de desarrollo. Esto necesariamente determina una distinta manera de enfrentar el problema sanitario.

Esta situación especial, de estar y no estar preparados para afrontar una nueva enfermedad, hace del SIDA una cuestión no sólo médica y de salud pública, sino también un asunto social que concierne al individuo, a la familia, a grupos específicos y al Estado, como responsable de conducir el desenvolvimiento de los asuntos públicos.

Por lo anterior, es satisfactorio presentar a la luz pública, los trabajos de un grupo de científicos mexicanos, que permiten ver al SIDA como un asunto de salud, no sólo de enfermedad, y que atañe a la sociedad en su conjunto, de allí el título de esta obra: *SIDA, cienciay sociedad en México*.

En cerca de una década, el SIDA se convirtió en epidemia, y posteriormente en pandemia, así como en un tema de estudio clínico a nivel mundial, no sólo en los países industrializados, sino también en aquéllos en proceso de desarrollo, y su naturaleza modificó por igual la conciencia de grupos progresistas y liberales, conservadores y religiosos. En este mismo lapso, la búsqueda de la vacuna o de la droga que lo cure, ha representado una importantísima empresa para un gran número de centros de investigación científica. También en estos últimos diez años las cifras se han multiplicado con extrema rapidez; y en un mundo donde la interdependencia y la comunicación son el signo de nuestro tiempo, se agudizó la conciencia, no sólo de la magnitud de los casos ocurridos, sino, fundamentalmente, de lo que puede ocurrir a la vuelta de unos cuantos años.

Fue en 1983 cuando nos enteramos en México de la existencia de la nueva enfermedad. Los pocos casos que para ese tiempo habían aparecido, todos en personas cuyo contagio había ocurrido fuera del país, no podían anticipar las características de una epidemia de proporciones tan severas.

El SIDA, lo hemos afirmado en distintas ocasiones, es problema grave de salud pública, por la rapidez de diseminación del virus que lo causa; porque, hasta ahora, es inevitablemente letal; porque afecta de manera directa al sistema inmunológico; porque una de sus tres vías de transmisión, la más importante en relación con el número de casos, es el contacto sexual; porque requiere de medidas públicas de prevención, ya que no se prevé en lo inmediato, ni en los próximos años, el descubrimiento de una droga efectiva, o de una vacuna que pueda prevenirlo; porque su combate requiere y requerirá de cuantiosos recursos económicos; porque su ocurrencia específica en personas tiene serias repercusiones sociales de segregación y estigmatización.

En México, al igual que en otros países, nos hemos aprestado a conjuntar esfuerzos, propios y externos, para contender contra este tremendo desafío. No sólo se ha reforzado el quehacer clínico para atender los casos presentados; se ha reformado la Ley General de Salud, y se han puesto en práctica, normas y criterios para la atención en situaciones de riesgo. Los grupos sociales también se han mantenido activos, tanto los que aprueban las medidas sanitarias aplicadas, como los que de alguna forma se han opuesto a ellas. Por otro lado, se ha puesto en marcha una vigorosa campaña educativa para prevenir el riesgo de contagio; se ha propiciado el intercambio de experiencias con otros países, y ya está operando el Consejo Nacional para la Prevención y Control del SIDA, fundado por decreto del Presidente de la República, con el propósito de lograr el consenso del sector salud y de los sectores social y privado, y así poder estar en posibilidades de abordar interdisciplinariamente el problema, desde las esferas epidemiológica, clínica, jurídica, educativa, de la comunicación social y de la investigación.

En buena medida, éste es el contenido de la presente obra, que recoge los trabajos de veinticinco autores, coordinados por el doctor Jaime Sepúlveda Amor, y que, congruente con el propósito de la *Biblioteca de la Salud*, busca contribuir a la información clara y objetiva del público, a la cultura de los médicos y del personal de salud, a la preparación de estudiantes, y a la formación de investigadores que aborden el problema, tanto en su dimensión sanitaria, como en su contexto social.

De esta manera queda un testimonio de los esfuerzos realizados en México en los últimos años para enfrentar el desafío del síndrome de inmunodeficiencia adquirida, un problema singular de salud pública y de importantes consecuencias sociales.

GUILLERMO SOBERÓN

I. EL SIDA EN MÉXICO: UNA INTRODUCCIÓN

Jaime Sepúlveda Amor
Blanca Rico Galindo

SOBRE pocos temas se ha escrito tanto y en tan poco tiempo, como del síndrome de inmunodeficiencia adquirida, cuyas siglas se han convertido ya en el nombre común de una nueva enfermedad: SIDA.

Esta profusión, de muy diversa índole —desde literatura científica, hasta revistas de nota roja—, responde al interés, la inquietud y el temor que ha provocado esta enfermedad, en todos los ámbitos, a nivel mundial.

La colección de trabajos que integran este libro pretende ser una "puesta al día" respecto a la situación de este problema de salud pública en nuestro país, visto a través de cuatro ventanas: la biología molecular, la medicina clínica, la epidemiología y la sociología.

El SIDA es una enfermedad producida por un virus nuevo y mortal, el VIH (Virus de la Inmunodeficiencia Humana), capaz de instalarse en las células y permanecer allí por años antes de manifestarse. Durante este periodo, el individuo infectado es, a la vez, infectante; es decir, capaz de transmitir la infección. En su ensayo *Las dimensiones sociales del SIDA*, Harvey Fineberg señala: "El VIH es un virus insidioso. Corrompe los fluidos vitales, convirtiendo la sangre y el semen, de fuentes de vida, en instrumentos de la muerte" (*Scientific American*, vol. 259, núm. 4, octubre de 1988).

Aunque se trata de un síndrome, es decir, un conjunto de signos y síntomas, y no de una sola enfermedad, por ser válido y más sencillo de aquí en adelante nos referiremos al SIDA como enfermedad. Por lo pronto, no existe tratamiento ni vacuna contra el virus, por lo que una vez que se desarrolla conduce, casi inexorablemente, a la muerte en un tiempo muy corto.

En nuestro país, el informe, descripción y análisis de esta singular enfermedad, ha sido objeto de múltiples actividades académicas, clínicas, e incluso culturales. Ha sido, asimismo, tema permanente de actualización de las autoridades sanitarias y epidemiológicas del país; objeto de supervisión constante por parte del sistema nacional de vigilancia epidemiológica; ha ocupado espacio en la prensa, tanto en las notas informativas, como en comentarios editoriales y caricaturas; también ha sido tema de interés de programas radiofónicos y televisivos. El SIDA ha suscitado apasionadas polémicas entre diversos grupos de la sociedad, y los argumentos a favor o en contra de las medidas sanitarias adoptadas se han convertido en tema de discusión entre los grupos progresistas y los núcleos más conservadores de la sociedad mexicana de nuestros días.

No se sabe exactamente cuál es el origen geográfico del virus, ni en qué momento se convirtió en un agente patógeno para el hombre. Los primeros casos de la enfermedad seguramente ocurrieron hace ya algunas décadas, y es probable que los médicos que veían entonces un caso de SIDA quedaran perplejos ante la gravedad y las extrañas características del cuadro. Como se trataba de casos aislados, no encontraban relación alguna con otros padecimientos, y menos aún sospechaban estar frente a una nueva enfermedad.

En efecto, se trata de una enfermedad nueva, puesto que sólo podemos señalar unos cuantos informes, anteriores a la década de los años ochenta, de individuos que murieron sin un diagnóstico preciso, pero con un cuadro clínico compatible con el SIDA; de hecho, cada vez son más los ejemplos que documentan estos casos. A continuación se mencionan algunos de ellos.

1977: Un informe médico belga, refiere el caso de una secretaria originaria de Zaire, de 34 años de edad, que viajó a Bélgica en 1977 para conocer la razón de sus infecciones respiratorias e intestinales persistentes. La mujer murió un año más tarde, con un cuadro clínico compatible con SIDA.

1976: La muerte de una familia noruega, una niña y sus padres. El padre presentó, desde 1966, un cuadro clínico con infecciones respiratorias recurrentes. Murió en abril de 1976. La madre presentó, desde 1967, infecciones recurrentes. A partir de 1973, el cuadro empeoró, con diagnóstico de leucemia, y un cuadro neurológico progresivo. Murió en diciembre de 1976. La niña presentó infecciones bacterianas graves con complicaciones pulmonares, y murió en enero del mismo año. En los tres casos se confirmó el diagnóstico de SIDA, al realizar las pruebas de ELISA y Western Blot en sueros congelados desde 1971.

1969: Un adolescente de 15 años murió en San Luis Missouri, con sarcoma de Kaposi e infecciones oportunistas.

1959: En Zaire, se reportó un suero positivo a la prueba de anticuerpos contra el VIH, con confirmación de la misma, que se mantenía congelado desde finales de los años cincuenta.

Como se puede observar, en algunos de estos casos el diagnóstico retrospectivo de SIDA se logró confirmar con pruebas de sangre positivas al VIH. En otros, sin embargo, el diagnóstico sólo se ha podido basar en la sintomatología.

Actualmente se conoce que desde 1978 se tuvo noticia de casos que aparecieron en Estados Unidos, en hombres homosexuales jóvenes con sarcoma de Kaposi, por lo que al inicio de la epidemia se sospechó que la causa estaba asociada con algún factor inherente a las relaciones homosexuales. Esto condujo a un relativo retraso en la definición de las poblaciones en riesgo, y a que no se formularan recomendaciones para evitar el contagio entre la población heterosexual. Fue en junio de 1981 cuando se publicaron los primeros cinco casos de una enfermedad infecciosa poco común (neumonía por *Pneumocystis carinii*) en hombres homosexuales previamente sanos. Todos ellos habían iniciado su padecimiento desde 1980. A principios de 1982 se notificaron casos similares en drogadictos intravenosos, sugiriendo que ambos grupos padecían la misma enfermedad. El común denominador era que tenían afectado, de manera importante, el sistema inmunológico. Entre 1982 y 1983, empezaron a aparecer otros afectados: hombres bisexuales, personas originarias de ciertas regiones del orbe, receptores de transfusiones sanguíneas, hemofílicos, las parejas sexuales de los pacientes y algunos de sus hijos, por lo que se hacía evidente que existían otros grupos afectados, así como otros mecanismos de transmisión. Finalmente, en junio de 1982, se acuñó el término de SIDA: síndrome de inmunodeficiencia adquirida.

En el libro *La enfermedad y sus metáforas*, Susan Sontag dice que "basta ver a una enfermedad cualquiera como un misterio, y temerla intensamente, para que se vuelva moralmente, si no literalmente, contagiosa" y en efecto, el SIDA encierra infinitos misterios, no sólo en cuanto a su origen y a diversos aspectos médicos, sino sobre todo por las implicaciones futuras que tendrá sobre la humanidad. El misterio que envuelve a la enfermedad y el hecho de que para fines prácticos se trate de una enfermedad de transmisión sexual han determinado, por un lado, que esté rodeada de mitos sobre su contagiosidad, y por otro, explican el afán que ha existido, primero, por negar el fenómeno, y después, por buscar culpables y estigmatizar poblaciones. Esta reacción, por lo demás muy humana, se ha visto en otras epidemias —como la peste, la viruela, la sífilis e incluso la influenza— que históricamente han favorecido respuestas sociales basadas en inculpar a los "desviados", como responsables de la diseminación del mal. Pero no hay que perder de vista que el culpar a otros puede ser, en sí mismo, un proceso psicológico contagioso, que conduce al estigma y a la persecución.

El origen del VIH se ha prestado mucho para este fenómeno: los países occidentales han culpado al África de ser la cuna y el foco de diseminación del SIDA, y viceversa; en Estados Unidos se consideró a los haitianos como "grupo de alto riesgo" y foco de diseminación de la infección, con la consiguiente persecución y estigmatización de los residentes de ese país en Estados Unidos, y así por el estilo, otros casos desafortunados.

El conocer el lugar donde empezó la epidemia, y estudiar qué otras poblaciones animales se encuentran infectadas por virus similares, puede dar luz sobre los mecanismos patológicos de la enfermedad, así como pistas para su posible control. Sin embargo, actualmente existe consenso en cuanto a que el SIDA es una enfermedad tan nueva en África como en cualquier otro lugar del mundo y a que, epidemiológicamente hablando, tiene menor importancia conocer de dónde viene el SIDA que hacia dónde se dirige.

No sólo el origen del virus ha despertado el interés científico. El SIDA ha estimulado enormemente la investigación en diversas áreas del conocimiento. De hecho, existe la clara convicción de que, gracias a las cuantiosas inversiones que se están realizando en diversas áreas de la investigación, los resultados llegarán a traspasar fronteras en problemas que trascienden al SIDA, como son el cáncer o la regulación del sistema inmune, por citar algunos ejemplos.

A pesar de la desgracia que para la humanidad ha significado este terrible mal, es motivo de alivio reconocer que ocurrió en un momento histórico caracterizado por un gran adelanto tecnológico —que en muy corto tiempo permitió el aislamiento del agente etiológico y el desarrollo de las pruebas de diagnóstico—, y por facilidades sin precedentes para la comunicación y cooperación internacionales.

Pero, además de la extraordinaria respuesta científica —que ha permitido en unos cuantos años identificar al agente etiológico, aspectos de la relación que establece con las células a las que infecta y las características clínicas, lo cual para otras enfermedades ha costado siglos—, debe existir una respuesta firme y sostenida, en lo relativo a las necesidades sociales, económicas y políticas de la enfermedad, por parte de las autoridades competentes y de la propia sociedad.

Desde el punto de vista de las autoridades sanitarias, existen dos concepciones antagónicas sobre las estrategias para enfrentar una enfermedad como el SIDA.

La primera, plantea que, dadas las formas de diseminación del virus, éste ataca a ciertos grupos antes que a otros, y que la protección de la sociedad se logrará tomando medidas *contra* los grupos o individuos afectados por el SIDA. El ejemplo extremo de esta tendencia es el de quienes proponen crear "sidatarios", y poner en cuarentena a todos aquellos individuos infectados con el VIH.

La segunda postura considera que el enemigo a vencer es el VIH, y que la acción sanitaria para proteger a la sociedad en su conjunto implica proteger a todos sus miembros. En esta forma, no se puede dividir a la sociedad en los que están o pudieran estar infectados y en aquellos que no lo están.

La postura de la Organización Mundial de la Salud, vanguardia de la lucha internacional contra el SIDA, coincide en lo fundamental con el segundo planteamiento. En este sentido, las palabras de Jonathan Mann en la IV Conferencia Internacional sobre SIDA, celebrada en junio de 1988 en Estocolmo, son esclarecedoras: "Al pensar en el SIDA, algunos intentan oponer los 'derechos que tiene la mayoría' de permanecer libre de infección, a los 'derechos de la minoría' que ya se encuentra infectada. Este es un falso dilema, pues la protección de la mayoría no infectada depende y está inexorablemente ligada, precisamente, a la protección de los derechos y la dignidad de las personas ya infectadas".

En México, los estudios realizados en mujeres y hombres dedicados a la prostitución, aunque muestran una seroprevalencia distinta, siendo mucho mayor entre los hombres dedicados a esta actividad, señalan a la prostitución como una actividad poco riesgosa. Sin embargo, y toda vez que el SIDA es una enfermedad de transmisión sexual, sabemos que quienes ejercen la prostitución —hombres y mujeres—, están en alto riesgo de adquirir la infección, y a su vez, de transmitirla a sus clientes. Por lo tanto, estamos ante una oportunidad única de intervenir tempranamente para atajar un vehículo que, como se sabe, es altamente eficaz en la propagación del VIH. Se requieren reformas legales que permitan un régimen jurídico reglamentarista de la prostitución, que disponga su mejor control sanitario, al mismo tiempo que vele por impedir su explotación. Pero se requiere, además, de un mecanismo continuo y explícito de información y educación a prostitutas y clientes, para abatir en lo posible el riesgo de infección.

El SIDA ha provocado una respuesta social intensa dondequiera que se ha presentado (a la fecha, 143 países han reportado casos a la OMS). Esta respuesta ha sido muy diversa desde un principio, pero en términos generales, ha ido evolucionando de una respuesta violenta y persecutoria hacia los grupos que se consideraban al inicio de la epidemia como los únicos responsables, a una más comprensiva. Por desgracia, siguen existiendo grupos, organizaciones sociales e individuos que consideran al SIDA como una enfermedad denigrante, producto de un comportamiento aberrante, y que, por ende, los afectados merecen su suerte.

En un magnífico ensayo sobre SIDA y compasión, Gerald Friedland (*JAMA*, vol. 259, núm. 19, 1988) propone tres razones por las cuales existe una falta de consideración y compasión hacia los enfermos de SIDA. La primera de ellas se refiere al miedo al contagio; la segunda ocurre por el escaso valor social que se concede a los mal llamados "grupos de alto riesgo"; finalmente, la tercera explicación tiene que ver con el rechazo a todo aquello que nos recuerde nuestra vulnerabilidad, nuestra susceptibilidad a "La Peste". En efecto, a pesar de las grandes campañas para combatir los mitos sobre la transmisión del SIDA, todavía mucha gente se rehúsa a saludar de mano a un homosexual, no se diga a un infectado por VIH. Hay quienes han llegado a proponer el marcaje distintivo e indeleble de los portadores del virus, para detectar su presencia a tiempo, a semejanza de lo que ocurría en la antigüedad con los leprosos, con su campanilla obligatoria.

En los países industrializados, la mayoría de los casos de SIDA se asocian a personas homosexuales, o con prácticas de drogadicción intravenosa. Puesto que ambas prácticas son consideradas como reprobables, muchos de quienes las condenan encuentran justificado que sus practicantes adquieran SIDA, y mueran en consecuencia. Así, con base en este razonamiento, se divide a los enfermos en "culpables", es decir, aquellos que adquirieron el mal por ejercer su sexualidad o por utilizar drogas intravenosas, y en "víctimas inocentes", quienes lo contrajeron por vía perinatal, o por una transfusión de sangre o hemoderivados infectados.

Estos términos resultan desafortunados, pues favorecen actitudes que propician las cacerías de brujas, de las que, de hecho, han sido víctimas algunos grupos con prácticas de alto riesgo.

En México, las medidas de prevención adoptadas han provocado una fuerte reacción en algunos sectores de la población, en las principales corrientes de opinión y en los grupos con prácticas de mayor riesgo, principalmente las comunidades de homosexuales. Dicha reacción se ha manifestado en los medios de comunicación, particularmente en la prensa.

Uno de los elementos que permite vigorizar la interacción entre población y autoridad es la opinión pública. La prensa diaria, las revistas, la televisión y la radio de una u otra manera recogen y decantan el sentir de la comunidad, y lo expresan destacando las deficiencias o necesidades para atender problemas de salud. El análisis de la opinión pública es un instrumento que permite detectar, e incluso anticipar, las expresiones de la sociedad en torno a los problemas de salud.

Los aspectos mencionados son fuente propicia para las investigaciones antropológicas, psicológicas, sociales y educativas en temas como el SIDA y las mujeres, las implicaciones del SIDA en la relación de los cónyuges y de la familia, el SIDA y los niños; patrones de compasión familiar, escolar y laboral, entre otros.

Se ha dicho hasta la saciedad que, en ausencia de drogas o vacunas efectivas, el único recurso a nuestro alcance es la educación. Este concepto ha creado, de tanto repetirse, la ilusión de que la sola información bastará para lograr que la gente modifique sus conductas. La experiencia, en ciertos sentidos alentadora, no parece apoyarla de manera contundente. Solamente algunas comunidades de homosexuales han demostrado cambios sostenidos en sus prácticas sexuales, y una estabilización —o incluso disminución— en la curva de crecimiento de sus casos. A pesar de ello, inevitablemente salta la duda de si en realidad estas comunidades modificaron sus prácticas como resultado de la educación, o por el impacto que sobre ellas ha tenido el número de muertos, que en algunos núcleos *gay* de San Francisco llega a ser de tal magnitud, que cada individuo conoce hasta sesenta amigos que han fallecido o tienen SIDA.

Algunos estudios realizados en México, como las encuestas de conocimientos, actitudes y prácticas (CAP), han sido útiles para darnos cuenta de lo poco que conocemos sobre patrones de comportamiento sexual. En nuestro país, donde la drogadicción intravenosa no representa un problema de transmisión de importancia, las dos terceras partes de los casos femeninos se deben a transfusiones sanguíneas. Sin embargo, todo parece indicar que el aumento de casos entre la población de mujeres se ha dado de manera importante a través de la población bisexual masculina, que es, seguramente, más numerosa de lo que se pensaba. Llama la atención el hallazgo de que muchos hombres quc mantienen relaciones sexuales con otros hombres no se consideran a sí mismos homosexuales, cuando actúan como la parte activa.

En encuestas realizadas en diversos grupos poblacionales se ha encontrado un marcado contraste entre el alto nivel de conocimientos sobre la enfermedad y sus formas de transmisión y de prevención, por una parte, y la falta de aplicación de esos conocimientos en las prácticas sexuales, por la otra. Es significativo que las personas entrevistadas no se perciben a sí mismas en riesgo de adquirir la infección de VIH, a pesar de incurrir en prácticas que, como ellos mismos saben, traen consigo un alto riesgo de transmisión.

Ninguna campaña de educación sanitaria tiene, ni remotamente, los grados de complejidad que tiene la del SIDA. Por una parte, existe la necesidad, desde la perspectiva de la salud pública, de hacer llegar un mensaje contundente sobre el uso del preservativo o condón a una parte importante de la población sexualmente activa, y por otra, es necesario respetar la sensibilidad de amplios grupos de la población, que se sienten molestos ante la crudeza de los mensajes.

Diseminar información sobre el SIDA es necesario, pero no suficiente. Se deben combatir los mitos, el miedo y la discriminación. Se requiere de una presencia constante y repetida de mensajes educativos claros y explícitos, por todos los medios de comunicación.

Un tema que en especial ha causado polémica ha sido el manejo de la palabra condón en la campaña educativa. Los grupos de opinión se expresaron, vivamente, tanto a favor como en contra. Los grupos conservadores criticaron e incluso demandaron judicialmente la campaña, por propiciar, desde su particular punto de vista, la promiscuidad en las relaciones sexuales. Artistas e intelectuales, entre otros, aplaudieron la apertura y apoyaron la medida sanitaria.

La resistencia al empleo del vocablo condón ha sido y sigue siendo un obstáculo para el diseño de campañas claras y directas, que verdaderamente lleguen de manera comprensible a toda la población, hecho que por lo demás ha demostrado ser requisito indispensable en las campañas educativas, cualquiera que sea su naturaleza. Para el caso del

SIDA, por tratarse de una enfermedad cuyas víctimas la adquieren, en su mayoría, por transmisión sexual, los mensajes de prevención deben tocar, ineludiblemente, uno de los asuntos más íntimos y tradicionalmente ocultos, que es la sexualidad. Sin embargo, no se puede hablar sobre una enfermedad incurable y mortal sin dar distintas opciones para prevenirla, útiles para poblaciones con diversas costumbres y prácticas.

En 1986 se creó en México el Comité Nacional de Prevención del SIDA, CONASIDA, con el objeto de evaluar la situación nacional en lo concerniente al SIDA y a la infección por VIH, así como de establecer criterios para el diagnóstico, tratamiento, prevención y control; y coordinar la implantación y evaluación de normas, pautas y actividades de control apropiadas, teniendo en cuenta otros problemas prioritarios y los recursos de salud del país.

El Comité evolucionó, por la magnitud y complejidad del problema y la necesidad de impulsar el programa, hasta convertirse en un organismo desconcentrado de la Secretaría de Salud: el Consejo Nacional para la Prevención y Control del SIDA, creado por decreto presidencial en agosto de 1988, conservando las siglas de CONASIDA.

Este organismo cuenta con la representación de diversas instituciones del sector salud y de los sectores público, social y privado, ya que se busca promover la interacción de los tres actores en juego, para lograr congruencia y consenso en las medidas que se adopten frente al padecimiento.

Desde abril de 1987, el SIDA se convirtió en nuestro país en una enfermedad sujeta a vigilancia epidemiológica; la notificación de los casos tiene carácter de obligatoria e inmediata. Una de las medidas de mayor efecto epidemiológico en el combate al SIDA consistió en prohibir la comercialización de la sangre. En efecto, casi la tercera parte de la sangre en nuestro país provenía de donadores profesionales, muchos de los cuales tienen problemas de salud, incluyendo la infección por VIH. Además, se diseñó y puso en marcha una campaña educativa, con diversas estrategias, según el grupo de población al que fuera dirigida: homosexuales, prostitutas, población general. La primera fase de la campaña se centró en tres formas de prevención: la práctica ideal de una relación monógama, el empleo del condón cuando no se tuviera una pareja estable y el uso de jeringas desechables. Se ha hecho particular hincapié en la prevención a través de la información. En estas campañas se ha contado con la participación de actores y deportistas profesionales, tanto en la radio como en la televisión. Esta participación voluntaria y desinteresada muestra una de las muchas facetas que empiezan a surgir como respuesta al SIDA, de una sociedad que ha demostrado ser consciente y participativa.

La prevención del SIDA requiere que la comunidad la asuma como compromiso propio. La sociedad mexicana ha respondido con la creación y organización de grupos en asociaciones civiles y sociales; grupos de homosexuales y de gentes interesadas en ofrecer su trabajo, para contribuir a que la enfermedad no continúe en expansión.

Como prolongación y síntesis de todo el esfuerzo de comunicación y educación efectuado en este país, hemos elaborado este texto, que busca ofrecer los conocimientos más actualizados sobre el problema de salud pública en que se ha convertido hoy el SIDA, así como aportar la experiencia que ha dejado en México.

El síndrome de inmunodeficiencia adquirida ha significado la introducción de un nuevo complejo clínico en la medicina actual.

Es por ello que los capítulos II-VI de este libro están dirigidos a informar sobre todo aquello vinculado con la naturaleza del virus de la inmunodeficiencia humana, desde la compleja conformación del sistema inmunológico al que ataca, hasta su estructura, su mecanismo de acción, las pruebas de laboratorio para detectarlo y la posible vacuna para prevenir su transmisión.

Por lo que a la investigación científica se refiere, se han logrado grandes avances en poco tiempo. Se han desarrollado pruebas de laboratorio razonablemente buenas tanto para el diagnóstico de la infección, como para evaluar el estado inmunológico del individuo. Asimismo, esto ha permitido la elaboración de drogas para prolongar la vida de los pacientes con SIDA, y la experimentación de vacunas herederas tanto del método tradicional como producto de nuevos y revolucionarios procedimientos, en las que colaboran disciplinas como la bioquímica, la inmunología, la ingeniería genética y la biología celular.

La atención del paciente con SIDA representa un reto por lo complejo de la enfermedad y por las complicaciones graves que desarrolla. Se requiere, pues, que los médicos y el personal de salud en general tengan conocimiento de esta patología, ya que con el tiempo el SIDA puede llegar a ser tan común en nuestro país como el absceso hepático o la tuberculosis.

Por otro lado, consideramos que la población debe estar bien informada para romper con los mitos generados por el desconocimiento sobre la enfermedad. Es muy importante que sepa también que el virus es transmisible y que existen medidas para prevenirlo.

El conjunto de los capítulos VII-XI se centra, pues, en los aspectos clínicos de la enfermedad, y está encaminado a aportar conceptos para entender mejor la problemática del paciente, de suerte que permitan al personal de salud y al público en general abordar el problema de una manera más racional, y al mismo tiempo, más humana.

Se inicia con una revisión de la historia natural de la infección; esto es, el proceso patológico que sigue la enfermedad a lo largo del tiempo, cuando no se aplican elementos externos para detenerla o aminorarla. De esta manera se explica la interacción del agente causal, el paciente y el medio ambiente.

El reconocimiento de signos y de síntomas en pacientes posiblemente infectados, y el diagnóstico propiamente dicho, es otro de los temas de esta sección, que presenta también el planteamiento de los aspectos psicosociales y neuropsiquiátricos de los pacientes infectados o víctimas del síndrome. Se pone en evidencia la complicada trama que subyace a este padecimiento, se examinan las características de la asistencia psicológica y la atención médica exhaustiva que se requieren y se detalla el tratamiento de que a la fecha se dispone.

Los cinco capítulos posteriores (XII-XVI) se refieren a la epidemiología del SIDA. Se inician con la descripción del proceso de transmisión del VIH, para después dar cuenta de la distribución de la epidemia del SIDA. Se informa sobre el estado que en estos momentos guardan los grupos sociales, en cuanto a los conocimientos, prácticas y actitudes, y sobre las medidas de prevención que existen para aminorar la propagación del virus. Se revisan las tendencias y proyecciones de los casos de SIDA, elaboradas a partir de la información que arrojan los casos registrados. Esta información es particularmente útil para el proceso de toma de decisiones en torno a las campañas de prevención y control.

Dado el desenlace fatal que tiene actualmente el SIDA, y el uso intensivo de recursos hospitalarios que implica su cuidado, el personal de salud y la familia del enfermo requieren de información especial que les permita tratar adecuadamente al paciente. Por ello, también aparece un capítulo destinado a presentar recomendaciones y precauciones que han de tener los familiares del enfermo en casa, el personal de contacto directo en el hospital, y ciertas áreas de riesgo especial (laboratorios y bancos de sangre, unidades de hemodiálisis, patología, gabinetes dentales y quirófanos).

En sentido estricto, toda enfermedad tiene una dimensión social, y de ello hablan los cinco últimos capítulos (XVII-XXI), imprescindibles para un análisis cabal, por el hecho de que el proceso de salud-enfermedad es un proceso social.

Es evidente que hoy asistimos a una "gimnasia social" ya ejercida, tratando de escudriñar la dimensión sociológica de la epidemia. Modificar los comportamientos a través de campañas de educación no es una tarea que se resuelve linealmente. En ese proceso operan una serie de obstáculos que debemos hacer explícitos para poderlos vencer. Pero resulta claro que el camino es largo y árido. Reflexionar sobre ello es la intención particular del capítulo XVII.

La prensa no siempre es la aliada del conocimiento, sino que, con más frecuencia de la deseable, trabaja para el prejuicio y la desinformación. El capítulo XVIII, "El SIDA en la prensa de México", da cuenta de algunos ejemplos desafortunados.

En el marco de la crisis, y aún antes de ella, un recurso muy utilizado por amplios sectores de mexicanos ha sido la migración al Norte. Los estados fronterizos, a los que emigran preponderantemente los mexicanos, se encuentran entre los más afectados por la infección. Por lo tanto, la migración es un punto más sobre el que se presentan ciertas consideraciones (capítulo XX). Como parte de esta reflexión conjunta, el análisis de las demandas presupuestarias del SIDA, en el contexto de lo que ha sido la evolución del gasto del sector salud a partir de la crisis de esta década, no podía faltar. Las tendencias del gasto sectorial y los requerimientos presupuestales son precisamente el tema que ocupa el último capítulo de esta obra.

En varios centros del país y del exterior se investigan los aspectos médicos y sociales del SIDA. Esto permite presagiar que, afortunadamente, los datos aquí expuestos, serán a corto plazo obsoletos. Por tanto, el aporte más enfático que se pretende será el de contribuir a crear una dinámica que haga más rápida su obsolescencia.

Finalmente, con el afán de que este libro tenga realmente la divulgación y la comprensión imprescindibles para la realización de una empresa de esta magnitud, se consideró la conveniencia de apoyar al lector con un glosario que contuviera la definición de términos que, por razones obvias, son ajenos a quien no está familiarizado íntimamente con los temas.

Asimismo, los puntos tratados con mayor recurrencia se exponen en un índice temático, que pretende servir también como auxiliar para que el lector interesado encuentre todos aquellos elementos que le permitan explotar al máximo la información que con tanta dedicación han preparado los autores de las siguientes páginas.

México sigue respondiendo de manera intensa ante la situación de alerta que están viviendo todas las naciones del mundo. Esperamos que el presente libro sirva como una invitación para que se amplíe la participación de la sociedad en la lucha contra esta epidemia, al hacer conciencia de que el SIDA es un problema que nos concierne a todos.

II. EL AGENTE CAUSAL

Estanislao C. Stanislawski

CONSIDERACIONES GENERALES SOBRE LOS VIRUS

La importancia de llamarse virus

EN LOS confines del mundo microscópico, donde se encuentran los límites entre lo vivo y lo inanimado, existen unas estructuras conocidas como virus. Son más pequeñas que las bacterias, y aun cuando tienen la información para multiplicarse, carecen de los medios para ello; por esto, deben hacerlo en el interior de las células, con lo cual provocan diversas enfermedades infecciosas, inmunológicas, degenerativas y tumorales (figura 1).

A pesar de que se ha suscitado cierto grado de controversia sobre el hecho de si la famila de los virus representa un grupo biológico definido, o si sólo constituye una mezcla heterogénea de agentes inertes con características comunes —como ser parásitos intracelulares y ser muy pequeños—, la mayoría de los científicos está totalmente de acuerdo en que los virus se comportan como cualquier clase de microorganismo, ya que presentan las tres características de los organismos vivos; a saber: reproducción, variación y sobrevida selectiva.

Todos los seres vivos, desde los humanos hasta las bacterias, pasando por los animales, las plantas y los insectos, tienen sus propios virus, mismos que generalmente afectan a una especie y respetan a las demás.

Existe un número considerable de familias de virus que son capaces de atacar al hombre y de provocarle múltiples enfermedades. En el cuadro 1 se proporciona una lista parcial de los virus cuyo huésped preferido es el hombre, así como las enfermedades más comunes que le producen. Debe tenerse en mente que un mismo virus puede provocar diversas enfermedades en huéspedes distintos; por ejemplo, el sarampión provoca exantema en un paciente, y en otro, encefalitis.

Figura 1
ENFERMEDAD E INFECCIÓN VIRAL

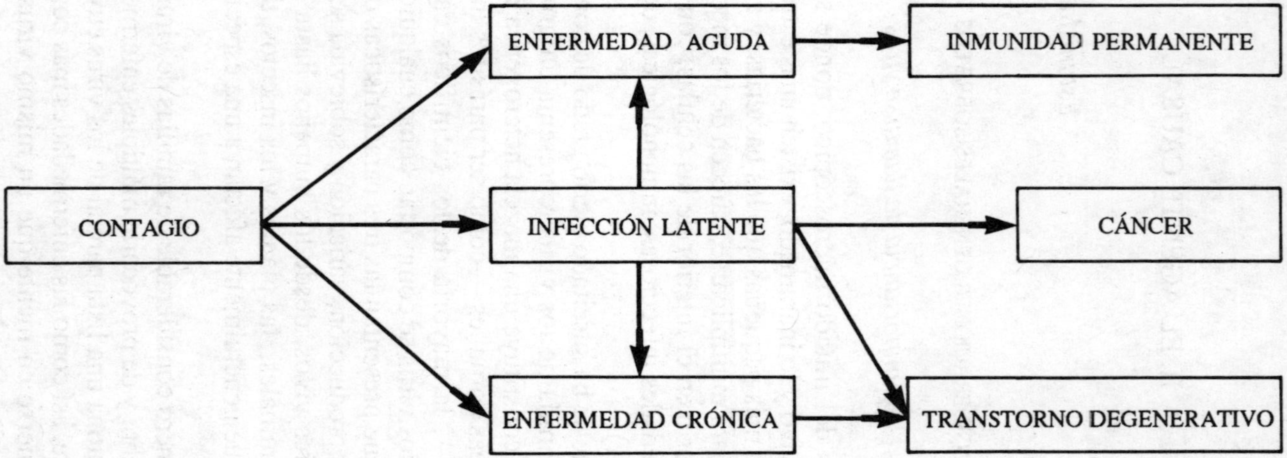

Mientras que algunos virus inducen enfermedad aguda, seguida por inmunidad permanente para toda la vida, algunos pueden evolucionar a enfermedad crónica, a procesos degenerativos y cáncer.

CUADRO 1. *Virus más comunes en el humano*

Familia	*Especie*	*Enfermedad*
ADN virus		
Adeno	Adeno	Infección de las vías aéreas
Herpes	Varicella-Zoster	Varicela, herpes cutáneo
	Simple 1	Herpes oral
	Simple 2	Herpes genital
	Citomegalo	Infección citomegálica
	Epstein-Barr	Mononucleosis infecciosa
Hepato	Hepatitis A	Hepatitis A
	Hepatitis B	Hepatitis B
ARN virus		
Picorna	Echo	Faringitis, erupción cutánea
	Coxsackie	Pleurodinia, miocarditis
	Polio	Poliomielitis
Flavi	Febricus	Fiebre amarilla
Orthomyxo	Influenza	Influenza
Paramyxo	Parainfluenza	Infección de las vías aéreas
	Parotiditis	Parotiditis, pancreatitis, orquitis
	Sincicial	Bronquiolitis
	Rubeola	Rubeola
Reo	Rota	Diarrea en niños
Rhabdo	Rabia	Rabia
Toga	Dengue	Dengue
Retrovirus		
Oncorna	HTLV-1	Leucemia-Linfoma
	HTLV-2	Leucemia-Linfoma
Lenti	VIH-1	SIDA
	VIH-2	SIDA

No todos los virus son malos

El estudio de los virus —y muy particularmente el de las bacterias—, conocidos como "fagos", ha contribuido a desentrañar los misterios de la herencia y la biología celular. Con la información obtenida y las destrezas logradas, ha sido posible manipular a los genes (ingeniería genética), y con ello "domesticar" a los fagos. Por ello, los científicos pueden utilizarlos como vehículos para transportar genes humanos a ciertas bacterias. Así, la *E. coli* del intestino, en condiciones de laboratorio, puede ser inducida a fabricar grandes cantidades de cierto producto, bajo la dirección del nuevo gen que los científicos le hayan enviado por medio de un fago. Los productos que bajo estas condiciones fabrican las bacterias son idénticos a los que produce el organismo de donde se obtuvo el gen. Este procedimiento moderno se conoce como "recombinación genética".

La técnica de recombinación genética ha permitido que se fabrique una gran variedad de sustancias útiles para el hombre. Con ella ha sido posible disponer de abundantes cantidades de hormonas del crecimiento, para que los niños con enanismo por daño de la glándula hipófisis se desarrollen normalmente.

Un producto anticoagulante producido por el humano (factor activador del plasminógeno), y obtenido por recombinación genética, ha sido de gran utilidad en el tratamiento de los pacientes que han sufrido ataque al corazón, o aquellos que presentan daño vascular cerebral, ya que permite licuar en forma instantánea los coágulos de la sangre, logrando con ello liberar la obstrucción vascular, restablecer la circulación y, por tanto, mejorar el estado del paciente.

Actualmente se cuenta con una gran variedad de compuestos obtenidos por recombinación genética a partir de la *E. coli*, mismos que han permitido avanzar en el diagnóstico de laboratorio de un buen número de enfermedades, como es el caso de un producto que establece el diagnóstico de infección por el virus de la inmunodeficiencia humana, en unos cuantos minutos—en vez de horas, como ocurre cuando se echa mano de otras técnicas—, y sin la necesidad de contar con instalaciones especializadas; es decir, puede ser realizado por el médico en su consultorio.

Gracias a la domesticación de los virus, los científicos han logrado crear bacterias capaces de derretir el hielo por mecanismos biológicos. Ahora, estas bacterias intestinales, en vez de producir toxinas y enfermedad, fabrican compuestos útiles para el hombre. Como consecuencia, los agricultores no tendrán que temer a las bajas temperaturas, ya que dichas bacterias protegerán sus cultivos de las heladas.

Debido al espíritu de aventura del hombre, que lo impulsa a explorar lo desconocido (investigación), y a su inteligencia, que le permite aprovechar los conocimientos adquiridos (ciencia) para la creación de nuevas herramientas de trabajo (tecnología), el estudio de los virus no sólo ha servido para comprenderlos mejor, con el objeto de diseñar estrategias dirigidas a crear vacunas capaces de prevenir su infección, y drogas capaces de curar la enfermedad que producen, sino que, además, ha permitido controlarlos y utilizarlos para la fabricación de diversos productos necesarios para el hombre. Todo ello no sólo ha contribuido a mejorar las expectativas de vida humana, sino también la calidad de ésta, que tal vez sea lo más importante.

Historia de la familia de los virus

El primer indicio de la existencia de los virus surgió en 1892, cuando el bacteriólogo ruso D. Ivanovski, al estudiar la enfermedad del mosaico del tabaco, encontró que podía infectar a las plantas sanas, utilizando estractos obtenidos de hojas enfermas, a pesar de haberlos pasado por un filtro de porcelana recientemente inventado, que, de acuerdo con las demostraciones de Pasteur y Chamberland, no permitía el paso de bacterias. Sin embargo, Ivanovski no captó la importancia de su estudio. Años más tarde, el holandés M.W. Beijerinck, al confirmar este hallazgo, sentó las bases científicas y filosóficas de la existencia de "agentes filtrables" capaces de producir infección.

En 1902, F. A. Loffler y P. Frosch demostraron que la fiebre aftosa del ganado se debía a un agente filtrable, con lo cual quedó asentado que dichos agentes podían infectar tanto plantas como animales.

Para 1930, ya se había identificado a varios agentes filtrables, y se reconocía su importancia como causantes de diversas enfermedades infecciosas. Asimismo, fue en esa época cuando empezó a abandonarse el término de agentes filtrables y a utilizarse el de virus, que en latín significa veneno.

Años más tarde, W. J. Elford fabricó unos filtros con poros de tamaño graduado. Esto le permitió no sólo medir en forma más adecuada el tamaño de estos agentes, sino demostrar que se trataba de estructuras sólidas.

El estudio de los virus tuvo un adelanto notable, cuando E.W. Goodpasture encontró que era posible cultivarlos en embriones de pollo, y cuando J. F. Enders y colaboradores, en 1949, cultivaron el virus de la poliomielitis. De esta manera se allanó el camino para lograr la identificación de decenas de nuevos virus, así como la creación de las vacunas antivirales.

Estructura de los virus

Los virus varían mucho en tamaño, forma y composición. Miden entre 20 y 300 nm de diámetro ($1nm=10^{-6}$ mm). En relación con el tamaño de una célula, esto equivale a comparar la dimensión de un balón con un estadio de futbol. Los virus pueden ser esféricos, en forma de balón o estar formados por una "cabeza" y una "cola", que recuerdan a los módulos espaciales. Su material hereditario consta de genes formados por ácido desoxirribonucleico (ADN) o ácido ribonucleico (ARN), similares a los existentes en los cromosomas de los organismos superiores, ya que el código genético es univeral, aun cuando existen diferencias importantes entre los virus y los organismos superiores, tanto en la estructura del material genético, como en el funcionamiento del mismo y en los mecanismos de traducción de la información. Sin embargo, con fines de claridad, se podría decir que la información hereditaria de los virus viene en un formato de "videocassette" compatible con la "videograbadora" de la célula (aparato genético celular), y que por ello puede ser "vista en el monitor" de la célula (aparato celular productor de proteínas), y fabricar en su interior nuevos virus (figura 2).

Sin embargo, existe una variedad de virus conocida como retrovirus, que almacena su información en una forma especial de ARN, y que no es compatible con la videograbadora de la célula; por ello, siempre lleva consigo un aparato portátil que le permite transcribir tal información a un "videocassette" compatible con el de dicha célula. Este aparato consiste en una enzima que por transcribir la información de formato ARN a formato ADN, recibe el nombre de "transcriptasa reversa", de donde toman su nombre los retrovirus (figura 2).

Los ácidos nucleicos (ARN O ADN) de los virus son delicados filamentos ligeramente helicoidales, localizados en el centro o núcleo de la estructura viral y rodeados por una capa de proteínas (figura 3). La capa recibe el nombre de cápside, y está formada por un número determinado de subunidades denominadas capsómeras. El número de cap-

Figura 2
INFORMACIÓN HEREDITARIA Y VIRUS

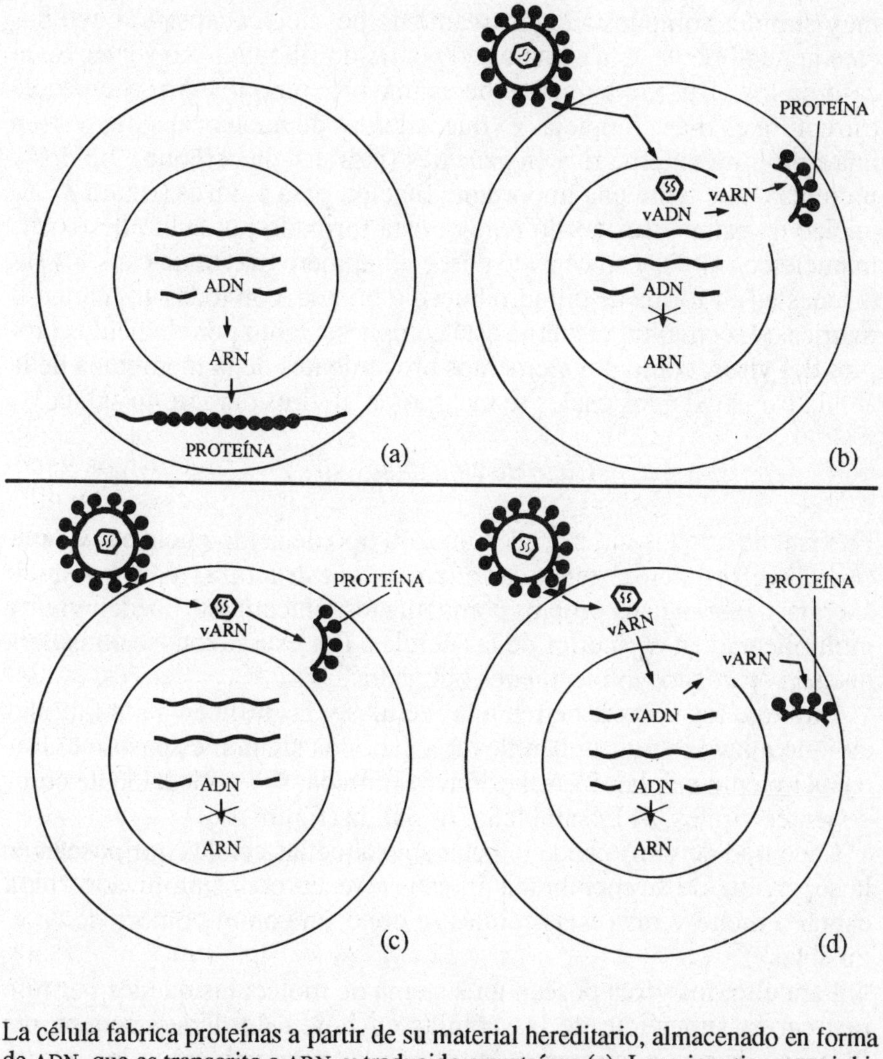

La célula fabrica proteínas a partir de su material hereditario, almacenado en forma de ADN, que es transcrito a ARN, y traducido a proteínas (a). Los virus tipo ADN inhiben la función hereditaria de la célula, y con base en su propio material hereditario, desde el núcleo de la célula dirigen la producción de las proteínas para los nuevos virus (b). Los virus tipo ARN, siguen un camino muy similar al de los virus tipo ADN, sólo que obvian el paso ADN-ARN (c). Los retrovirus deben transformar su material hereditario almacenado en forma de ARN, en ADN, el cual integran a los cromosomas de la célula desde donde dirigen su función (d).

sómeras parece ser constante para cada familia de virus. El conjunto de ácido nucleico viral y cápside se conoce como nucleocápside. Los virus más pequeños, como el de la poliomielitis, poseen una estructura muy simple, compuesta exclusivamente por nucleocápside, cuyo núcleo generalmente está constituido por ácido ribonucleico (ARN). En el caso de los virus cuya dimensión es mayor, como los virus herpes, la estructura es más compleja, ya que, además de nucleocápside, poseen una envoltura externa rica en azúcares (hidratos de carbono), lípidos y proteínas, que tiene una importante función para el virus (figura 3). El núcleo de estos virus por lo regular está formado por ácido desoxirribunucleico (ADN), y su cápside posee un número mayor de capsómeras dispuestas en forma de cilindro hueco o prisma, con todas sus caras simétricas. La envoltura externa está compuesta tanto por elementos propios del virus, como por elementos provenientes de la membrana de la célula parasitada, los cuales se incorporan al virus durante su salida.

Ciclo de vida de los virus

En vista de que los virus poseen un solo tipo de ácido nucleico, y carecen de información genética, enzimas y estructuras para producir energía y fabricar sus propios componentes, únicamente pueden vivir y multiplicarse en el interior de las células. Por esta razón, se considera que son "parásitos intracelulares obligados".

Para que los virus penetren a las células y las utilicen en la fabricación de nuevos virus, deben llevar a cabo los siguientes pasos: 1) Reconocimiento celular. 2) Adhesión. 3) Entrada. 4) Fabricación de componentes virales. 5) Ensamblado. 6) Salida (figura 4).

Cada tipo de virus puede infectar sólo aquellas células que posean en la superficie de su membrana antenas o receptores sintonizados para captar a dicho virus (estas células se conocen con el nombre de "permisibles").

Para ello, los virus poseen un sistema de moléculas que les permite rastrear la superficie de las células en busca de dichos receptores (proceso de reconocimiento de las células permisibles), a los que se unen por enlaces bioquímicos (adhesión).

¿Cómo explicar que las células posean antenas receptoras para los virus? La respuesta se encuentra en que los virus utilizan los receptores de membrana que la célula emplea normalmente para captar las señales que otra célula le envía, muchas veces desde gran distancia,

Figura 3
ESTRUCTURA GENERAL DEL VIRUS

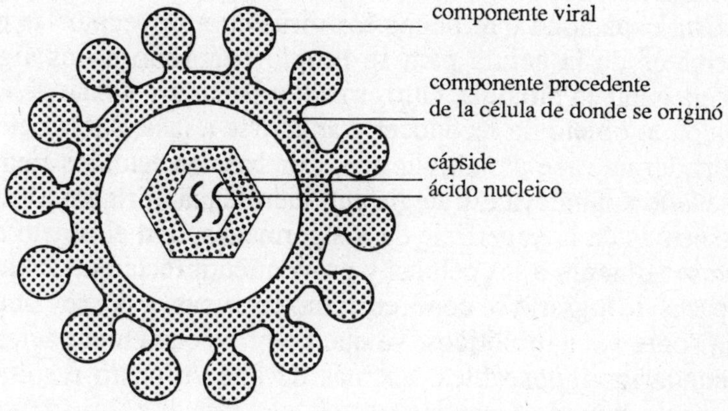

Los virus se componen de un programa genético en la forma de ADN o ARN (ácido nucleico), rodeado de una capa de proteínas (cápside), y una envoltura externa compuesta tanto por elementos propios del virus, como por elementos provenientes de la membrana de la célula parasitada.

Figura 4
CICLO CELULAR DE LOS VIRUS

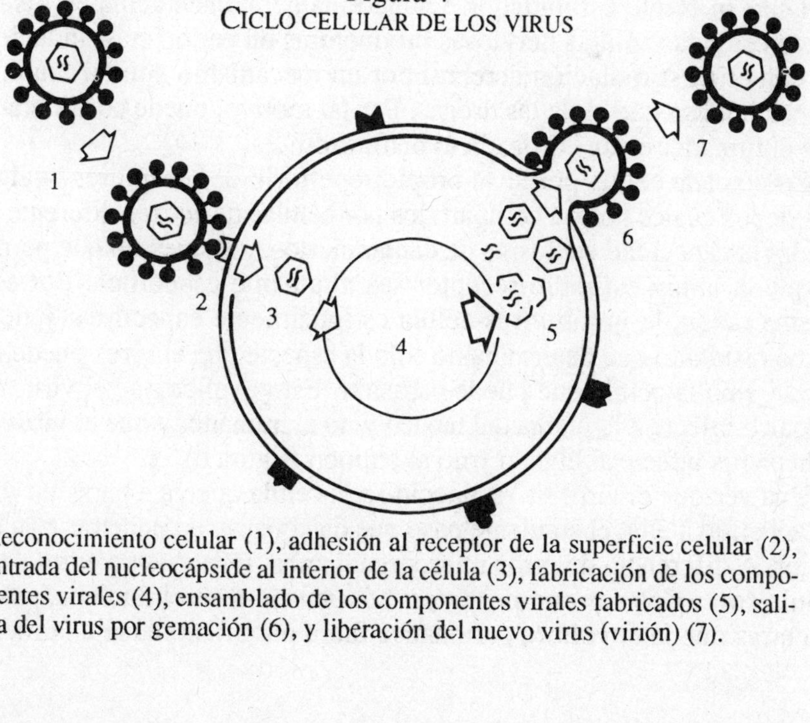

Reconocimiento celular (1), adhesión al receptor de la superficie celular (2), entrada del nucleocápside al interior de la célula (3), fabricación de los componentes virales (4), ensamblado de los componentes virales fabricados (5), salida del virus por gemación (6), y liberación del nuevo virus (virión) (7).

con fines de información (iniciar o terminar alguna función), o control (incrementar o reducir la producción de alguna sustancia) [figura 5].

Esta capacidad que tienen los virus de aprovechar las estructuras normales de la célula para su propio beneficio no es algo único o excepcional en biología. Otros microorganismos actúan de igual manera, con el objeto de reconocer y adherirse a las células permisibles, y así poder nutrirse y multiplicarse. Con base en esto, los científicos han diseñado una nueva estrategia antimicrobiana, dirigida a modificar las moléculas de la superficie de los gérmenes, con el objeto de impedir que se adhieran a las células y provoquen infección. Los compuestos capaces de lograrlo se conocen como colicinas, y poseen una gran ventaja sobre los antibióticos, ya que no provocan en el paciente efectos secundarios indeseables, además de que su costo resulta ser notablemente menor.

Al igual que los microorganismos, existen numerosos compuestos químicos con la potencialidad de reconocer y estimular receptores de membrana, provocando con ello diversos transtornos. Éste es el caso de las drogas como marihuana, morfina y cocaína, que actúan como si fueran un cierto tipo de hormonas de origen nervioso conocidas como endorfinas, activando a los receptores de las neuronas y provocando con ello su efecto estimulador. La nicotina del tabaco actúa en los receptores de las células nerviosas productoras de endorfinas, induciendo con ello estimulación cerebral por un mecanismo similar, aunque menos intenso que el de las drogas. Por tal motivo, puede considerarse que el fumador es un "drogadicto disfrazado".

Como cada célula posee su propio repertorio de receptores —algunos de los cuales no son compartidos por células de estirpe diferente—, tendrá la capacidad exclusiva de captar ciertos mensajes, lo que permite que la unión estímulo-receptor sea altamente específica. Por esta misma razón, la unión virus-célula es igualmente específica, y tiene como resultado que determina no sólo la especie que el virus puede infectar, sino la célula que puede parasitar. Esto explica que el virus del mosaico infecte a la planta del tabaco y no al humano, y que el virus de la hepatitis infecte al hígado y no al pulmón (figura 6).

Una vez que el virus ha reconocido a la célula que va a parasitar y se ha adherido a ella, el siguiente paso que da consiste en penetrar a su interior. A diferencia de otros microorganismos, los virus no entran a la célula con todos sus componentes: sólo introducen el nucleocápside, mientras que la envoltura permanece fuera para fusionarse a la mem-

Figura 5
PRINCIPALES TIPOS DE
COMUNICACIÓN INTERCELULAR

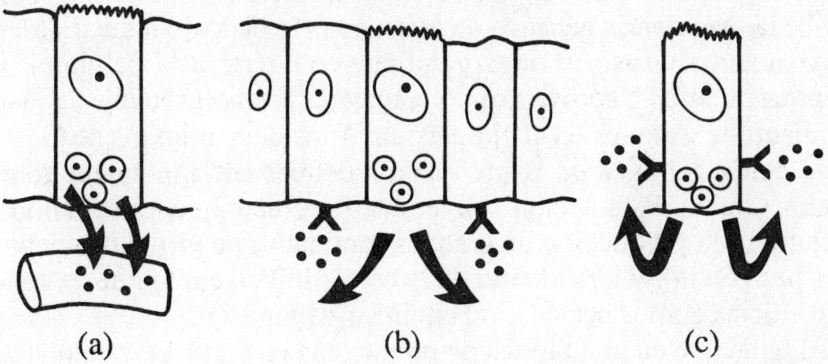

Los productos de una célula viajan por la circulación para estimular células distantes, lo que se conoce como comunicación endocrina (a). Los productos de una célula actúan sobre las células vecinas, lo que recibe el nombre de comunicación apocrina (b). Cuando la célula se estimula a sí misma (c) se denomina comunicación autocrina.

Figura 6
UNIÓN VIRUS-RECEPTOR CELULAR

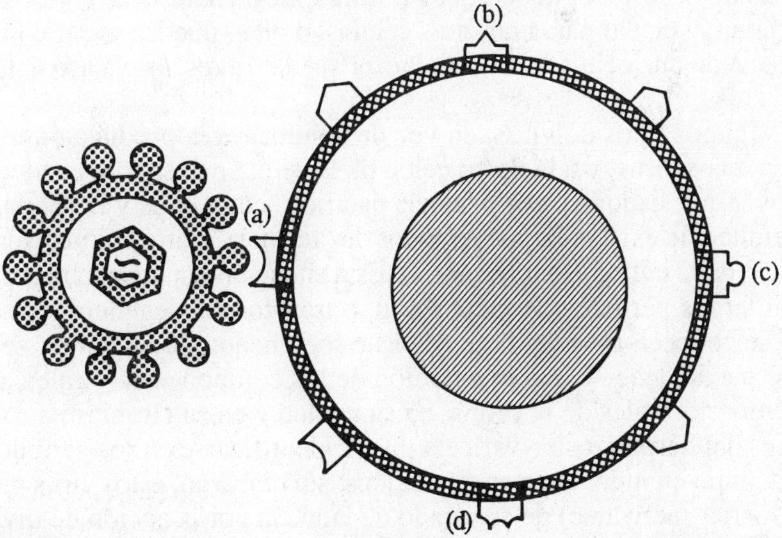

Del repertorio de receptores celulares (a, b, c y d), el virus reconoce uno en particular (a), al cual se une en forma específica.

brana de la célula. Estos componentes adheridos a la superficie de la célula resultan totalmente extraños a la misma (figura 4).

Ya en el interior de las células, la información hereditaria del virus inhibe la maquinaria genética de éstas, con el objeto de inducirlas a producir nuevos virus; en otras palabras, convierte a la célula en una "fábrica de virus", aprovechando la materia prima (proteínas) y las herramientas existentes en el citoplasma. A los doce minutos de la infección, cerca del 60% de la producción celular corresponde a componentes virales. Esta acción subversiva finalmente conduce, en veinte minutos, a la producción de grandes cantidades de virus (doscientos o más por célula), y a la muerte de la célula infectada, lo que se conoce en medicina como "acción viral citolítica" (figura 7).

Al igual que en una fábrica de producción en serie, los componentes del virus se producen por separado, para posteriormente ser ensamblados y empacados como virus maduros. La salida de los virus puede ocurrir —dependiendo del tipo de virus— por diversos mecanismos, siendo los principales: 1) Liberación brusca de los virus, con perforación de la membrana y muerte de la célula. 2) Liberación progresiva de los virus, después de haber sido empacados con una envoltura procedente de la membrana celular; esto permite que la célula sobreviva y continúe produciendo virus durante un tiempo prolongado. Al salir los virus de la célula, pueden quedar libres, llegar a la sangre y provocar viremia, y de ahí parasitar otras células, o bien, pueden pasar en forma directa de una célula a otra, sin jamás quedar libres; es el caso del virus del SIDA.

Algunos tipos de virus, en vez de conducir a la producción masiva de nuevos virus, y a la destrucción de la célula parasitada, pueden promover un estado de "coexistencia pacífica" entre ellos y la célula; esto permite que existan largos periodos de "latencia" entre la infección y el inicio de la enfermedad (figura 7). Esta situación conduce a infecciones con largos periodos de incubación, o transtornos degenerativos. Aún no se conocen bien las bases de este fenómeno; sin embargo, se sabe que puede deberse a la integración de los componentes virales, a elementos normales de la célula, en su núcleo y en su citoplasma. Así, el virus del herpes zoster-varicela puede identificarse en los ganglios del trigémino en individuos asintomáticos; sin embargo, estos virus pueden despertar (activarse) de su estado de latencia por la acción de diversos estímulos, multiplicarse y conducir a la aparición de la enfermedad, como es el caso del herpes simple oral, cuya latencia se despierta en

Figura 7
CICLO DE VIDA DEL VIRUS Y TIPOS DE DAÑO CELULAR

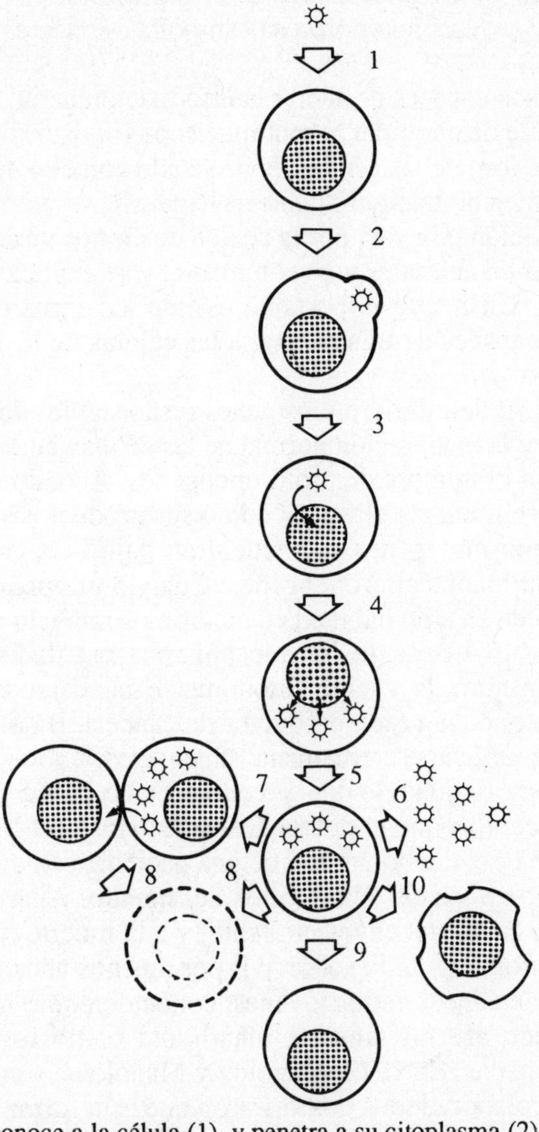

El virus reconoce a la célula (1), y penetra a su citoplasma (2). La infección puede seguir diversos caminos, dependiendo de la especie viral. Algunos virus controlan la función celular (3), y se multiplican (4), liberando a los nuevos virus en forma libre (5,6), o de célula a célula (5,7). Los pasos anteriores conducen a la destrucción celular (8) (acción citolítica). Algunos virus permanecen latentes durante varios, años, provocando con ello transtornos degenerativos (9) o tumorales (10).

ocasiones por sucesos tan triviales como la exposición a radiaciones ultravioletas procedentes del Sol, a estados de *stress*, o por el periodo de menstruación, provocando dolorosas ampollas y úlceras en la mucosa oral.

Algunos virus son capaces de alterar la información hereditaria (mutación), responsable de controlar la multiplicación (división) y la maduración (diferenciación) de las células, provocando con ello que las normales se transformen en malignas (cáncer) [figura 7].

Esta transformación inducida por la acción de ciertos virus (oncógenos) puede ocurrir en animales y en el humano, y se explica por diversos mecanismos. Un hecho importante es que los virus oncógenos animales no son capaces de transformar a las células de los humanos, y viceversa.

Recientemente se descubrieron los genes responsables de controlar la multiplicación y la maduración normal de las células humanas, a los que se conoce con el nombre de proto-oncogenes. Actualmente se ha identificado una veintena de ellos, así como sus productos y la acción de éstos. Los proto-oncogenes se encuentran bajo la regulación de otros genes denominados anti-oncogenes. Cuando un virus disloca a un proto-oncogén de su sitio habitual en un cromosoma y lo reubica en otro cromosoma, lo libera de los mecanismos reguladores de su anti-oncogén; por tanto, lo vuelve autónomo. Estas características le dan el nombre de oncogén (gen productor de cáncer). Bajo su efecto, la célula puede multiplicarse eternamente sin envejecer, adquiriendo características de inmortalidad, lo que se conoce como cáncer (figura 8). Por ejemplo, las células que el doctor Gray, del Hospital Johns Hopkins, tomó en 1952 del cuello uterino de una paciente con cáncer continúan floreciendo en varios laboratorios del mundo. Aparentemente han escapado a la causa del envejecimiento, y a la muerte de la mujer de la cual se tomaron, logrando sobrevivir por muchos años.

Existe un tipo de cáncer en los jóvenes, conocido como linfoma de Burkitt, que puede afectar tanto la mandíbula como los ganglios linfáticos y las gónadas. En 1972, Manolov y Manolova, y cuatro años después, Zech y colaboradores, demostraron que esta forma de cáncer se debía a que el virus Epstein-Barr era capaz de reubicar a un proto-oncogén conocido como "myc", del cromosoma ocho al cromosoma catorce, junto a los genes responsables de producir anticuerpos, convirtiéndolo en oncogén, y favoreciendo con ello la transformación de la célula normal en cancerosa, como se observa en la figura 9.

Figura 8
EFECTO DE LA MUTACIÓN DE LOS PROTO-ONCOGENES

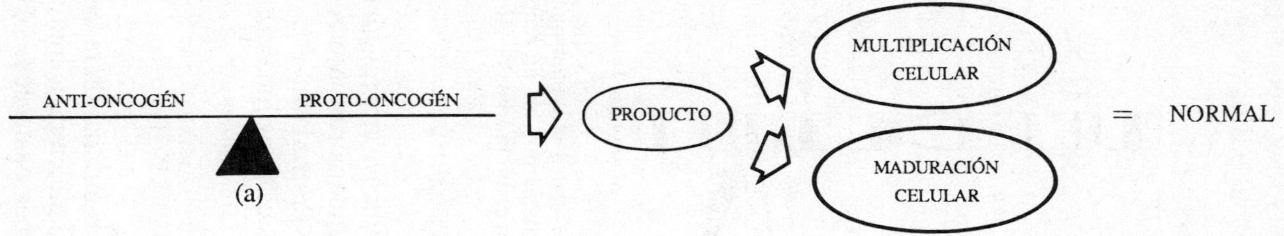

Los genes responsables de la multiplicación y maduración celular reciben el nombre de proto-oncogenes, cuya actividad es regulada por otros genes, denominados anti-oncogenes (a).

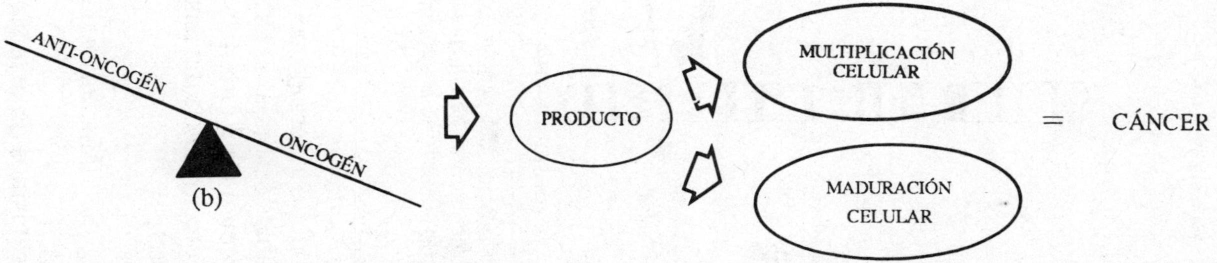

Cuando un virus modifica al proto-oncogén, y permite que se libere de la acción reguladora del anti-oncogén, convirtiéndose en un oncogén (b), los productos de éste permiten que la célula pueda multiplicarse eternamente sin envejecer, adquiriendo con ello su característica de inmortalidad (cáncer).

Figura 9
BASES CITOGENÉTICAS
DEL LINFOMA DE BURKITT

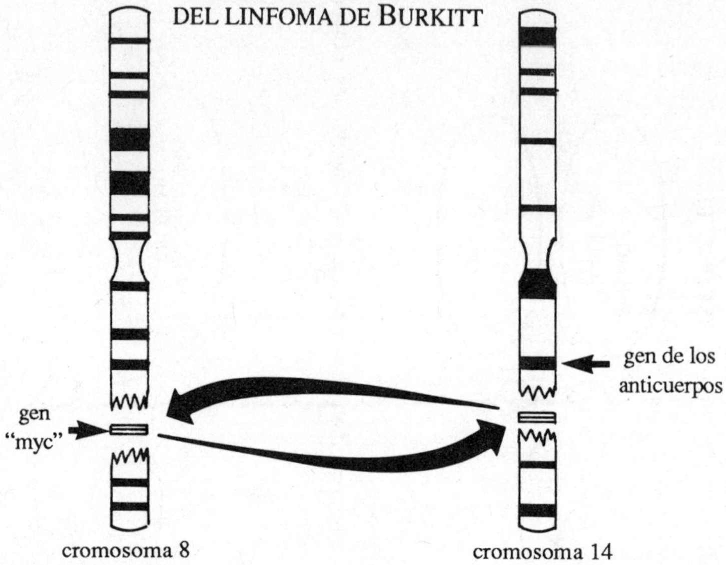

La translocación del gen "myc" del cromosoma del par 8 al cromosoma del par 14, cercano al gen responsable de fabricar anticuerpos, es un requisito para que se desarrolle una forma de cáncer conocida como linfoma de Burkitt.

Por todo lo anterior, puede decirse que la infección viral conduce a tres posibles destinos: 1) Destrucción de la célula por proliferación viral (infección viral citolítica). 2) Infección prolongada sin destrucción celular (crecimiento viral lento). 3) Transformación maligna (desarrollo de cáncer).

Mecanismos de defensa contra los virus

Los mecanismos de defensa que el organismo utiliza contra los virus no sólo comprenden aquellos que habitualmente emplea contra otros agentes infecciosos, sino también incluyen procesos específicos dirigidos contra los componentes (antígenos) especiales del virus.

El sistema inmunológico brinda protección al organismo mediante dos mecanismos diferentes: un mecanismo innato o inespecífico, y otro adquirido, altamente específico.

Los mecanismos inespecíficos actúan como primera barrera de defensa contra los agentes agresores del medio ambiente, con lo que previenen el desarrollo de enfermedades infecciosas o tóxicas; cuando fallan, entran en acción los mecanismos específicos altamente selectivos para cada agente, al que recuerdan para que, ante una futura re-exposición a dicho agente, la respuesta sea más enérgica y eficiente.

Ambos mecanismos, inespecíficos y específicos, son esenciales para la sobrevida del individuo; sin ellos, pronto moriría de infección. Sus componentes celulares y moleculares mantienen una estrecha vigilancia, con el objeto de rechazar toda agresión externa o interna, y así conservar el estado de salud del organismo.

Mecanismos inespecíficos

Los mecanismos de defensa de tipo inespecífico tienen gran importancia en la prevención de la infección viral. Se incluyen entre éstos: la integridad de la superficie corporal (piel y mucosas), sus secreciones (productos bioquímicos que alteran el pH local, así como la presencia de enzimas digestivas y otros compuestos con efecto antimicrobiano), y su flora bacteriana saprofita (microorganismos que viven en la superficie del cuerpo, donde se nutren sin producir daño, y brindan protección contra los organismos agresores por mecanismos de competencia) [figura 10].

El resultado final es impedir la entrada del virus al organismo, y evitar que produzca infección en las células permisibles, mediante la formación de compuestos capaces de combinarse con los sitios de reconocimiento y la adhesión del virus. También participan algunos factores, tanto en el sitio de entrada del virus, como en otros lugares, capaces de detener la extensión de la afección durante la evolución de la enfermedad.

Los glóbulos blancos conocidos como macrófagos pueden eliminar a los virus transportados por la sangre a nivel del bazo, del hígado, de la médula ósea o de la linfa —cuando ésta pasa por los ganglios linfáticos—; asimismo, pueden eliminar los del pulmón o del tejido de sostén del organismo (tejido conectivo) [figura 10].

Figura 10
Sistema de defensas

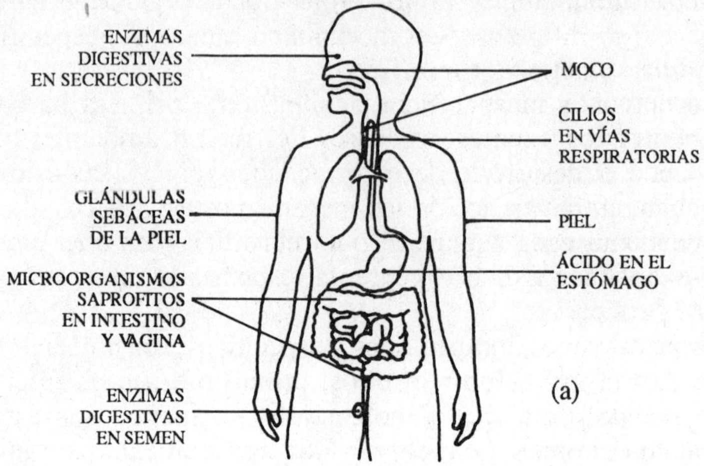

(a)

La mayoria de los microorganismos a los que se expone un individuo no logran penetrar al interios del cuerpo, debido a una gran variedad de barreras físicas y bioquímicas. El organismo tolera un número de microorganismos saprofitos capaces de competir contra gérmenes patógenos (a).

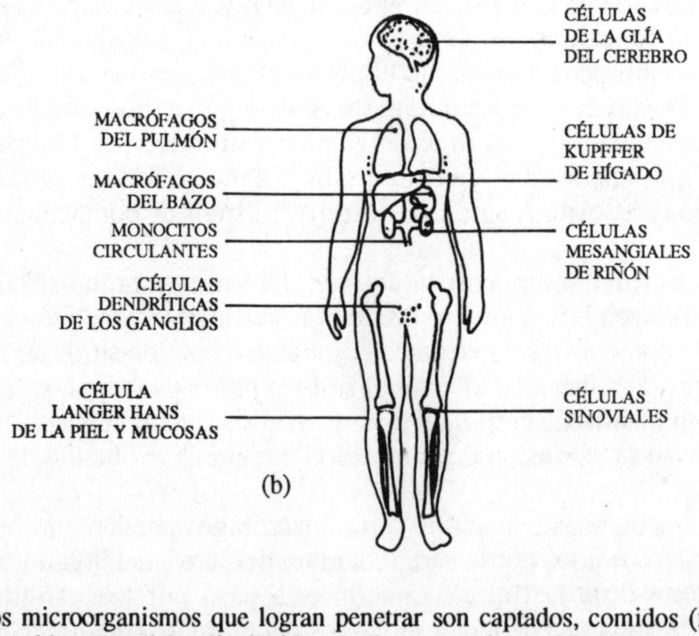

(b)

Los microorganismos que logran penetrar son captados, comidos (fagocitados) y destruidos por células distribuidas en diversas regiones del cuerpo, y que pertenecen al sistema fagocítico mononuclear (b).

Mecanismos específicos

Los mecanismos específicos de defensa comprenden factores humorales (anticuerpos) y celulares (glóbulos blancos de la sangre). Los anticuerpos (inmunoglobulinas) tardan generalmente de cuatro a seis semanas en aparecer; y en el caso de los virus, su principal acción consiste en neutralizar la molécula viral que reconoce y se adhiere al receptor de membrana de la célula, evitando así que penetre en su interior. Estos anticuerpos neutralizadores constituyen un mecanismo importante para prevenir y modificar el curso de las infecciones recurrentes, especialmente las que son provocadas por los virus que pueden viajar libres por la sangre, para causar infección en otras células: éste es el caso de los enterovirus. Sin embargo, dichos anticuerpos no son tan efectivos cuando la propagación del virus se realiza de célula a célula, como ocurre con el SIDA.

La principal defensa del organismo contra los virus es la inmunidad mediada por células como son: 1) Ciertos glóbulos blancos conocidos con el nombre de células "asesinas", que tienen la capacidad de reconocer y destruir a las células infectadas. 2) Determinado tipo de glóbulos blancos conocidos como linfocitos T citotóxicos o células CD8, los cuales son capaces de destruir selectivamente a las células malignas y a las células infectadas, bajo el estímulo de otro grupo de glóbulos blancos conocidos como linfocitos T colaboradores, o CD4 (figura 11).

Contribuyen en forma muy importante a la respuesta inmune los interferones. Se emplea el término de interferón para designar a un grupo de proteínas capaces de inhibir la multiplicación viral. Aparentemente, cada especie produce su propio interferón, en respuesta a la presencia de agentes agresores como virus, hongos y ciertos productos bacterianos.

Estudios recientes indican que el interferón actúa en forma directa, impidiendo que se multipliquen los virus dentro de las células, así como favoreciendo las defensas mediadas por las células asesinas (figura 12).

El interferón constituye el mecanismo antiviral más rápido que se conoce hasta el momento, seguido por el de las células asesinas, aun cuando la acción de ambos es más efectiva al inicio de la enfermedad. Una vez establecida la infección, son más eficientes los linfocitos T citotóxicos (CD8).

Figura 11
MECANISMO DE DEFENSA ANTIVIRAL

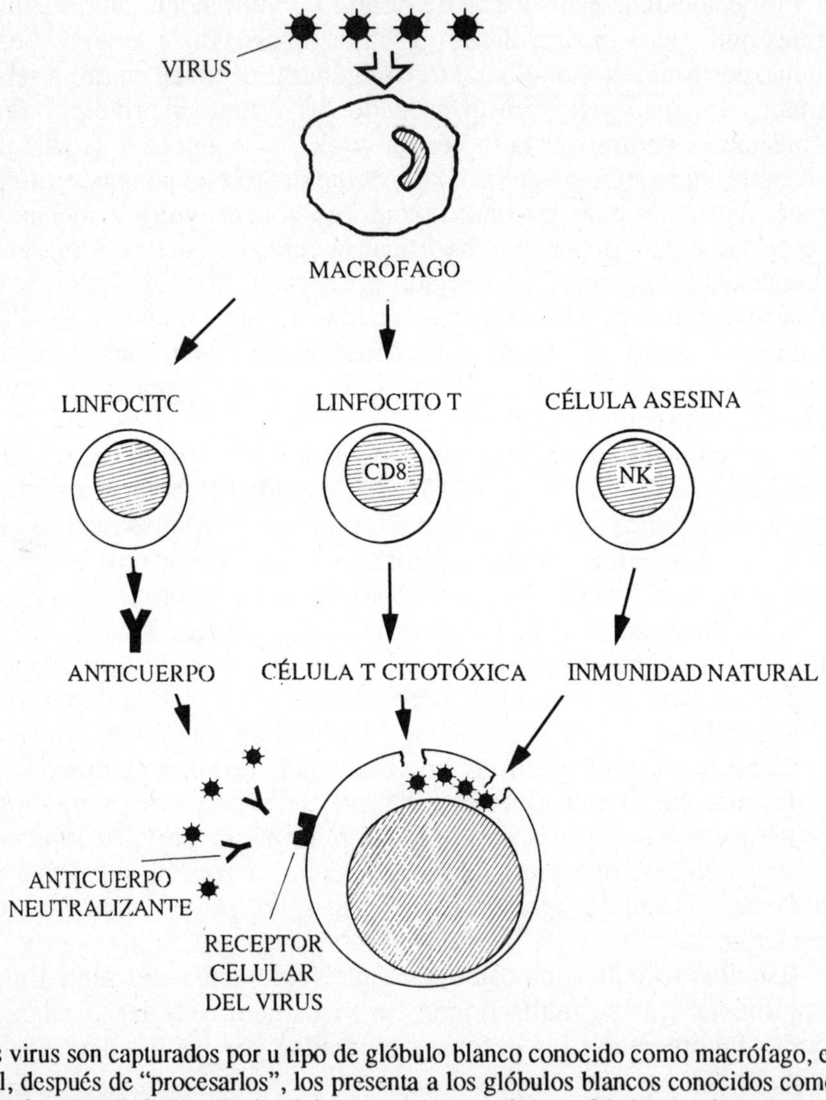

Los virus son capturados por u tipo de glóbulo blanco conocido como macrófago, el cual, después de "procesarlos", los presenta a los glóbulos blancos conocidos como linfocitos B y linfocitos T citotóxicos o CD8. Los primeros fabrican anticuerpos específicos para evitar que nuevos virus puedan parasitar otras células (anticuerpos neutralizantes), mientras que las células T citotóxicas atacan a las células que ya fueron infectadas por los virus, con el objeto de destruirlas y con ello eliminar a los virus, al igual que lo hace otro grupo de glóbulos blancos concidos como células asesinas naturales (NK).

Figura 12
INTERFERÓN Y CÉLULA
ASESINA NATURAL

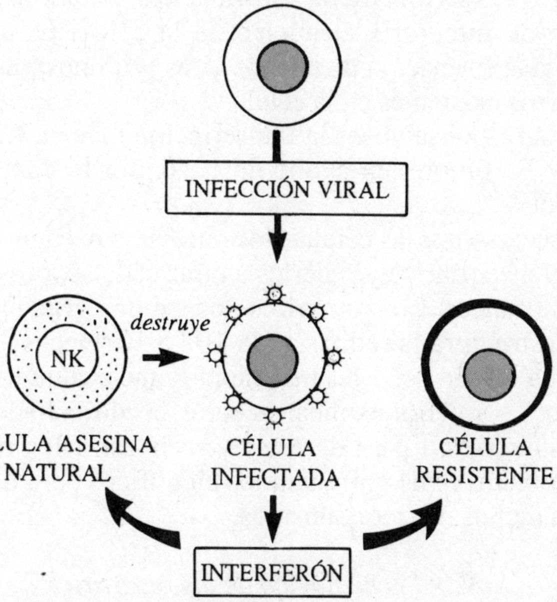

Al infectar el virus a una célula, modifica su membrana, lo cual es reconocido por la célula asesina natural (NK), cuya función es destruirla. La célula infectada produce y libera interferón, mismo que estimula a la células vecinas, las cuales se vuelven resistentes a la infección. Esto evita la propagación del virus. Asimismo, el interferón estimula a la célula asesina natural, aumentando su capacidad destructiva.

CONSIDERACIONES GENERALES SOBRE LOS RETROVIRUS

Retrato de la familia de los retrovirus

La historia de la familia de los retrovirus se remonta a octubre de 1910, cuando el patólogo Peyton Rous, del Instituto Rockefeller de Nueva York, descubrió que una forma de cáncer en los pollos se debía a un virus cuyo comportamiento biológico era distinto a los demás.

Los retrovirus constituyen una subclase de ARN-virus, cuya característica fundamental es convertir su ARN en ADN, lo que se conoce como transcripción reversa, de donde viene el nombre de retrovirus. El ARN de estos virus posee toda la información hereditaria necesaria para fabricar los diversos componentes virales; sin embargo, para lograrlo debe primero transcribir dicha información a ácido desoxirribonucleico, a fin de integrarla al núcleo de la célula parasitada, desde donde dirigirá la formación de nuevos virus (viriones), utilizando para ello los recursos existentes en la célula.

La enzima responsable de la transcripción reversa fue descubierta por Temin y Baltimore, en el año de 1970, por lo cual recibieron el Premio Nobel.

Durante su paso por las células, los retrovirus pueden "robar" proto-oncogenes, transportarlos y cederlos a otras cédulas, provocando así la formación de cáncer. Los retrovirus poseen una gran capacidad para cambiar su estructura hereditaria, de 10^{-3} a 10^{-4} veces al año; en esto resultan ser un millón de veces más rápidos que cualquier otro organismo conocido. Lo anterior explica, en parte, las dificultades que tiene el sistema inmunológico para detectar y rechazar a los retrovirus, así como los problemas que enfrentan los científicos para desarrollar vacunas contra dichos microorganismos.

Árbol genealógico de los retrovirus

Ciertos retrovirus poseen características hereditarias muy similares a las existentes en los proto-oncogenes de las células. En vista de que éstos muestran muy pocas diferencias entre las diversas especies animales, incluida la humana, los científicos consideran que deben ser altamente eficientes, ya que han permanecido inalterados durante la evolución (figura 13). Asimismo, piensan que su origen está en ciertos retrovirus que hace millones de años parasitaron a las células de los organismos inferiores, a las que se integraron para formar parte de su repertorio hereditario normal, de donde evolucionaron hasta el hombre. A estos genes tan especiales también se les conoce como "retrovirus endógenos".

Este tipo de integración no es infrecuente en la biología; se piensa que la mitocondria, cuya función consiste en actuar como un generador productor de energía para la célula, se originó en una bacteria que parasitó y se integró a las células hace millones de años.

Figura 13
PROTO-ONCOGENES SIMILARES
EN DIVERSAS ESPECIES

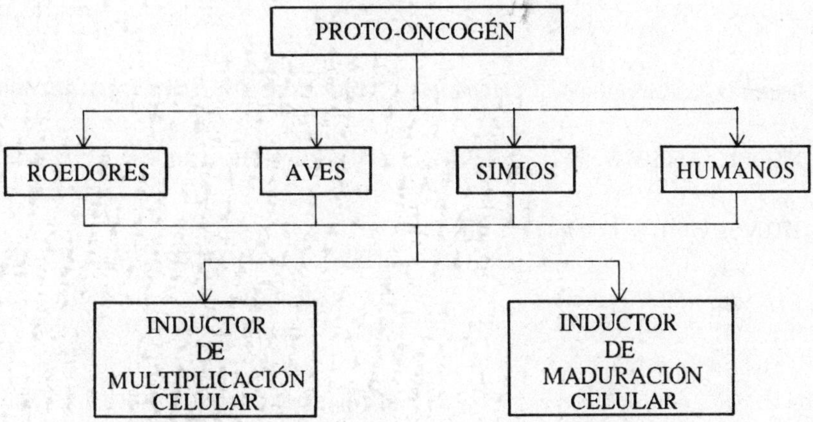

Los proto-oncogenes de diversas especies muestran muy pocas diferencias entre sí, y se piensa que su origen puede estar en un cierto tipo de retrovirus.

Otro grupo de retrovirus animales y humanos, provenientes del medio externo, son los "retrovirus exógenos". Se les clasifica en tres subfamilias: oncovirus, lentivirus y spumavirus (cuadro 2), aunque existe la posibilidad de que sean reclasificados en un futuro no lejano.

Los oncovirus son capaces de inducir cáncer en las células que parasitan, de ahí su nombre (onco=tumor). En el humano, el HTLV-I y el HTLV-II, producen leucemia y linfoma de células T, mientras que el FELV y el BLV inducen leucemia en los gatos y en el ganado bovino, respectivamente. Al igual que otros virus, los oncovirus son especie-específicos y célula-específicos.

Los lentivirus se caracterizan por provocar infecciones con largos periodos de latencia, sin dañar a la célula y sin inducir enfermedad, de ahí su nombre (lenti=lento). Tiempo después, por la acción de algún factor estimulador (cofactor), despiertan de su latencia, se multiplican y destruyen a las células parasitadas, provocando el desarrollo tardío de la enfermedad. A esta subfamilia de retrovirus pertenecen las dos va-

CUADRO 2. *Subfamilias de retrovirus*

Oncovirus		*Lentivirus*		*Spumavirus*	
Humanos	*Animales*	*Humanos*	*Animales*	*Humanos*	*Animales*
HTLV-I	FELV (felino)	VIH-1	VISNA (oveja)		
HTLV-II	BLV (bobino)	VIH-2	CAEV (cabra)	?	?
	MLV (ratón)		EIAV (caballo) SIV $_{gm}$ (mono verde) SIV $_{mac}$ (macaca mulatta)		

riedades de VIH, responsables de provocar SIDA en el humano, así como un grupo de virus productores de daño en ovejas (VISNA), cabras (CAEV), caballos (EIAV) y simios (SIV) [cuadro 2].

Los spumavirus inducen cambios degenerativos en las células parasitadas, caracterizados por la adquisición de un citoplasma de aspecto espumoso, de ahí su nombre (spuma=espuma). No se ha descrito enfermedad alguna en animales o en humanos que tenga como agente causal a este virus (cuadro 2).

CONSIDERACIONES SOBRE EL AGENTE CAUSAL DEL SIDA

Durante el verano de 1981, el doctor A. Gottlieb, de los Centros de Control de Enfermedades de Estados Unidos (CDC), dio la señal de alerta respecto a una nueva enfermedad capaz de aniquilar el mecanismo de defensa de individuos homosexuales, previamente sanos, y de iniciar el desarrollo de infecciones secundarias y cáncer, que los llevaban a la muerte.

Una enfermedad en busca de nombre

Inicialmente, la enfermedad recibió nombres como *inmunodeficiencia relacionada con homosexuales*, *enfermedad consuntiva*, etc. Considerando que el principal problema era un estado de inmunodeficiencia provocado por un factor no hereditario —es decir, de origen adquirido— capaz de provocar cuadros infecciosos y tumorales secundarios, los CDC propusieron que se llamara *síndrome de inmunodeficiencia adquirida*, lo que fue aprobado por la Organización Mundial de la Salud.

Una enfermedad en busca de su agente causal

En un principio se pensó que el SIDA podría deberse al efecto tóxico de ciertas drogas estimulantes, "*poppers*", utilizadas por los homosexuales, a la acción de algún factor presente en el esperma, etcétera. Sin embargo, no fue hasta el otoño de 1983, cuando el doctor Robert C. Gallo, del Instituto Nacional de Cáncer de los Estados Unidos, en la sesión del Grupo de Trabajo sobre SIDA —reunido en Cold Spring Harbor—, señaló que el SIDA podía deberse a un agente infeccioso relacionado con los HTLV recientemente descubiertos por él.

Basó su hipótesis en la información que hasta ese momento se tenía: la causa del SIDA era un agente infeccioso que podía ser transmitido por la sangre. Debido a que esto podía suceder a través de filtrados de sangre, como los utilizados en el tratamiento de los individuos con hemofilia, el doctor Gallo dedujo que tal vez se trataba de un "agente filtrable". Pensó que el sitio de ataque de dicho virus debía ser una variedad de glóbulos blancos conocidos como linfocitos T colaboradores o células CD4, ya que su número se encontraba notablemente reducido en los pacientes con SIDA. Como los únicos agentes infecciosos —hasta ese momento conocidos— capaces de atacar a esas células eran los retrovirus HTLV, el doctor Gallo afirmó que el virus del SIDA debía de estar emparentado con éstos. Asimismo, al descubrirse que otro retrovirus, el virus de la leucemia felina (FELV), era capaz de atacar a los linfocitos T colaboradores del gato y provocar leucemia e inmunodeficiencia, concluyó que el virus del SIDA debía de pertenecer a la subfamilia HTLV.

A partir de ese momento, se inició la cacería del microbio que era capaz de infectar a los linfocitos T colaboradores y provocar SIDA. En 1983, el doctor Luc Montagnier y sus colaboradores, del Instituto Pasteur de París, publicaron un trabajo en el que señalaban haber identificado, con la ayuda del microscopio electrónico, un retrovirus en el ganglio de un paciente en riesgo de desarrollar SIDA, al cual denominaron virus asociado a linfadenopatía (LAV); sin embargo, no pudieron establecer su relación con el agente causal del SIDA. Mientras tanto, un grupo de investigadores del Instituto Mexicano del Seguro Social, encabezado por el autor de este capítulo, identificó por medio del microscopio electrónico la presencia de un retrovirus en los ganglios linfáticos de un paciente con SIDA, sugiriendo su posible relación con la enfermedad.

En 1984, el doctor Gallo y colaboradores publicaron varios trabajos en los cuales afirmaban que el HTLV-III, descubierto por ellos, era la causa del SIDA. Esto lo lograron gracias a que pudieron desarrollar una línea de células capaz de ser infectada sin ser destruida y de producir grandes cantidades del VIH durante mucho tiempo.

Esta línea celular, conocida como H-9, fue descubierta de manera fortuita por un miembro del laboratorio del doctor Gallo. Este hallazgo permitió obtener grandes cantidades de virus, que han permitido su estudio y la creación de una prueba de laboratorio, utilizada para detectar a los individuos infectados por el virus.

A fines de 1984, Levy y colaboradores aislaron en San Francisco el virus de pacientes con SIDA, nombrándolo virus asociado a SIDA (ARV).

En mayo de 1986, el Comité Internacional para la Taxonomía de los Virus recomendó que el agente responsable del SIDA, fuera llamado virus de la inmunodeficiencia humana, y que se abandonaran los otros nombres (LAV, HTLV-III, ARV).

Lugar y fecha de nacimiento del VIH

El tiempo "real" de evolución de cualquier virus puede medirse con relativa exactitud calculando el índice de cambios hereditarios en las diferentes especies.

En vista de que los retrovirus poseen un índice de evolución un millón de veces más rápido que el de los organismos constituidos a base de ADN, es relativamente confiable medir su tiempo real de evolución calculando las diferencias hereditarias de los virus aislados a través del tiempo, en diversas regiones del mundo. Para ello, se ha tomado como base al VIH-1 más antiguo que hasta hoy se haya encontrado. Esto se logró estudiando en forma retrospectiva los sueros almacenados en diversos países. El suero con virus más antiguo se encontró en Zaire, y era de 1959.

Los siguientes aislamientos del VIH-1 ocurrieron a mediados de los años setenta, en el África Central y en los Estados Unidos (a excepción de un joven de 16 años que murió de SIDA en este último país, en el año de 1969), y a principios de los ochenta, en América Latina.

Comparando estos resultados con los obtenidos con el VIH-2, que fue identificado en 1986, es posible concluir que tanto uno como otro se originaron en el Continente Africano hace 40 años, a partir de un antepasado común aún no identificado.

Posiblemente el VIH pasó de dicho continente a los Estados Unidos y a la región del Caribe transportado por algunos de los soldados pertenecientes a las tropas del Ejército de las Naciones Unidas, cuando entraron a poner orden después de haber finalizado la segunda Guerra Mundial.

Anatomía del asesino

Retrato hablado del VIH

De acuerdo con lo señalado por el doctor L. Montagnier y colaboradores, y por el doctor H. Gerderblom y colaboradores, del Instituto Pasteur de París y del Instituto Rober Koch de Berlín, respectivamente, las principales características morfológicas del VIH (figura 14) se pueden enumerar de la siguiente manera:

1) Su estructura es esférica, y tiene de 90 a 120 nanómetros de diámetro. Sus componentes son una envoltura externa, una capa proteica interna y un nucleocápside, también conocido como nucleoide central.
2) La envoltura externa está formada en un 5 a 10% por componentes propios del virus (proteínas ricas en azúcares, conocidas como glicoproteínas), y el 90 o 95%, son componentes de origen no viral, procedentes de la célula en donde se originó el virus. Los componentes glicoproteicos (gp) se localizan en dos áreas, una exterior sobre la superficie de la envoltura del virus (gp externa), y otra dispuesta a través de todo el espesor de la envoltura (gp transmembrana).
3) La capa proteica interna tiene forma icosaédrica, se localiza inmediatamente por debajo de la envoltura, a muy corta distancia de ella, forma parte del nucleocápside, y se desconoce su función.

4) El nucleocápside está formado por tres tipos de subunidades proteicas diferentes; tiene una forma que asemeja una estructura tubular hueca, y en su interior se encuentran dos copias idénticas de ARN. La transcriptasa reversa igualmente se localiza en el interior del nucleocápside.

Figura 14
ESTRUCTURA GENERAL DEL VIH

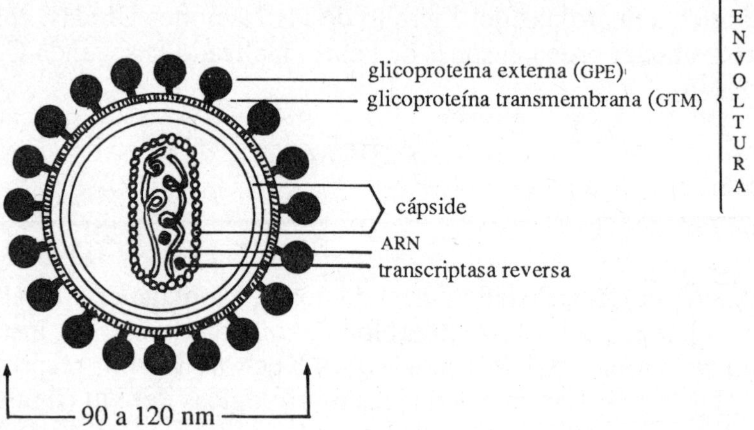

Herencia maldita

El contenido hereditario del VIH, representado por su ARN, está formado por dos cadenas idénticas, que en el VIH-1 contienen 9 193 nucleótidos, y 9 671, en el VIH-2 (los nucleótidos son los componentes elementales de los ácidos nucleicos).

Ambos VIH poseen nueve genes, tres estructurales y seis reguladores, limitados a ambos flancos por una secuencia genética denominada *long terminal repeat* o LTR, encargada de regular la expresión del resto de los genes del virus, así como la integración del virus en los cromosomas de la célula parasitada (figura 15 y cuadro 3). Los genes estructurales poseen la información en la que se basará la fabricación de los diversos componentes del virus. Los genes reguladores tienen por función controlar la actividad de los genes estructurales, indicándoles el momento de iniciar o de suspender su trabajo, así como la velocidad y la cantidad de componentes virales que se requiere fabricar, entre otras.

Los genes estructurales en ambos VIH son *gag*, *pol* y *env*. El primero de ellos, gen del antígeno de grupo, posee la información bajo la cual se fabrican las tres diferentes proteínas del cápside. El segundo gen es el encargado de que se produzca la transcriptasa reversa, también llamada polimerasa reversa (de ahí su nombre). El tercero, cuyo nombre se deriva de la palabra envoltura, tiene designada la función de dirigir la fabricación de las dos glicoproteínas de la envoltura viral (gp externa y gp transmembrana).

En vista de que los genes reguladores determinan el efecto que el VIH tendrá sobre la célula parasitada (tiempo de latencia e inicio del daño celular), es necesario descifrar su mecanismo de acción. Al hacerlo, se entenderá mejor la enfermedad, y se podrá diseñar una estrategia para su curación y prevención por medio de una vacuna.

Componentes que integran el VIH

Componentes asociados a la envoltura (figura 15 y cuadro 3). Son dos glicoproteínas fabricadas bajo la dirección del gen *env*. En el VIH-1, la glicoproteína externa es la gp120, y la transmembrana, la gp41. En el VIH-2, la glicoproteína externa es la gp140, y la transmembrana, la gp36. La función de la gp externa es reconocer y atacar la superficie de las células que serán parasitadas, mientras que la gp transmembrana participa en el mecanismo de destrucción celular, aunque recientemente se ha sugerido que también puede participar en el proceso de reconocimiento y adhesión a las células que el virus va a atacar. La primera estructura viral que es reconocida y atacada por el sistema inmunológico es la gp externa.

Componentes asociados al nucleocápside (figura 15 y cuadro 3). El cápside de ambos virus es tubular y está formado por tres tipos diferentes de proteínas unidas al ARN, con el cual forman el nucleocápside. Las tres proteínas del cápside del VIH-1 son p13, p18 y p25, mientras que las del VIH-2 son p12, p16 y p26. Dichas proteínas son fabricadas por el gen *gag*, y se liberan al destruirse el virus, lo que promueve la formación de anticuerpos (particularmente contra las más grandes, que son la p25 y la p26). Su presencia en la sangre, en ausencia del virus, es índice de buen pronóstico; lo contrario, indica que la enfermedad está avanzando.

Componente enzimático viral (figura 15 y cuadro 3). La transcriptasa reversa, que es codificada por el gen *pol*, tiene asignada la función de pasar la información viral contenida en "formato ARN", a "formato ADN" "compatible" con el aparato genético de la célula, y lograr que se "impriman" los diferentes componentes del virus en el sistema impresor de la célula.

CUADRO 3. *Genes y su función*

Nombre previo	*Nuevo nombre*	*Función conocida*
Genes estructurales		
gag	gag	Síntesis del cápside
pol	pol	Síntesis de la transcriptasa reversa
env	env	Síntesis de la envoltura
Genes reguladores		
tat	tat	Inicia la síntesis de las proteinas del virus
art/trs	rev	Regula la síntesis de las proteinas del virus
sor	vif	Regula la infectividad del virus
3' orf	nef	Regula la expresión del virus
R	vpr	Desconocida
U (sólo en el VIH-1)	U	Desconocida
X (sólo en el VIH-2)	X	Desconocida

Modificado de Gallo, R., Wong-Staal, F., Montagnier, L., Haseltine, W. A., y Yoshida M. *Nature* ,1988, vol. 333, p. 50.

Figura 15

ESTRUCTURA GENÉTICA Y COMPONENTES DEL VIH-1

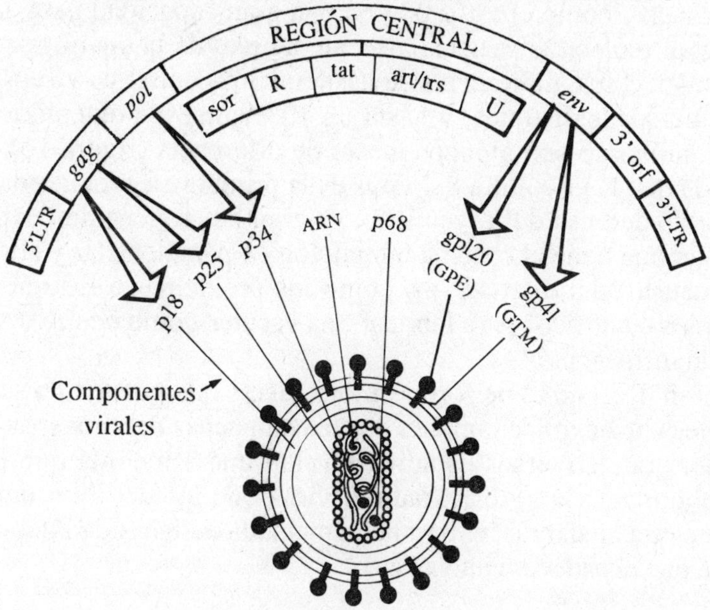

ESTRUCTURA GENÉTICA Y COMPONENTES DEL VIH-2

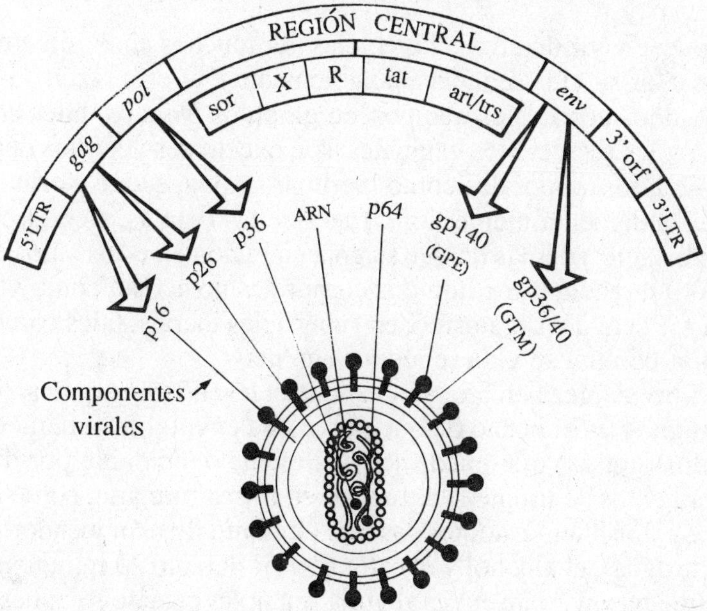

VIH, el maestro del disfraz

Tanto el VIH-1 como el VIH-2 poseen una gran capacidad para cambiar su aspecto molecular, particularmente a nivel de la envoltura, donde pueden detectarse diferencias de hasta un 30% entre los virus obtenidos de personas distintas, y hasta un 10% entre los obtenidos de un mismo individuo con algunos meses de diferencia (figura 16). Por el hecho de que la envoltura del virus es la primera en ser atacada por el sistema de defensa del organismo, su gran heterogeneidad explica la dificultad que tiene el sistema inmunológico para detectar y eliminar a este "maestro del disfraz", así como los problemas a los que se enfrentan los científicos para fabricar una vacuna, como ocurre con el virus de la influenza.

La gran diversidad de formas moleculares que pueden presentar el VIH-1 y el VIH-2 explica también que existan cepas de virus más agresivas que otras. Diversos estudios revelan que a medida que pasa el tiempo aumenta la agresividad del virus que infecta a un individuo dado; en otras palabras, el tiempo aumenta la peligrosidad del virus, y permite que el padecimiento avance.

Algunas señas particulares del VIH

El VIH puede vivir dentro de las células por muchos años; sin embargo, fuera de ellas su vida se reduce notablemente. Por esta razón, la sangre y los líquidos corporales que poseen glóbulos blancos, tales como el esperma y las secreciones vaginales, son excelentes vectores del virus. En los líquidos corporales como lágrimas, saliva, sudor y orina se encuentra fundamentalmente libre, fuera de las células, siendo por ello poco infectante, además de que su concentración en estos sitios es muy baja; por tal razón, estos líquidos corporales no actúan como vectores del virus. Fuera del organismo, en superficies inertes, tales como objetos de uso común, su vida se reduce aún más.

Este formidable enemigo, al igual que el legendario Aquiles, tiene un talón frágil, y es el hecho de que posee una envoltura sumamente rica en lípidos (grasas) que puede ser fácilmente degradable por diversos procedimientos de limpieza utilizados en forma rutinaria, como el agua y el jabón, los blanqueadores caseros (un tanto de blanqueador en diez tantos de agua), el alcohol y el calor (hervir durante 20 minutos). Estos procedimientos para inactivar al virus son útiles cuando se aplican a su-

Figura 16

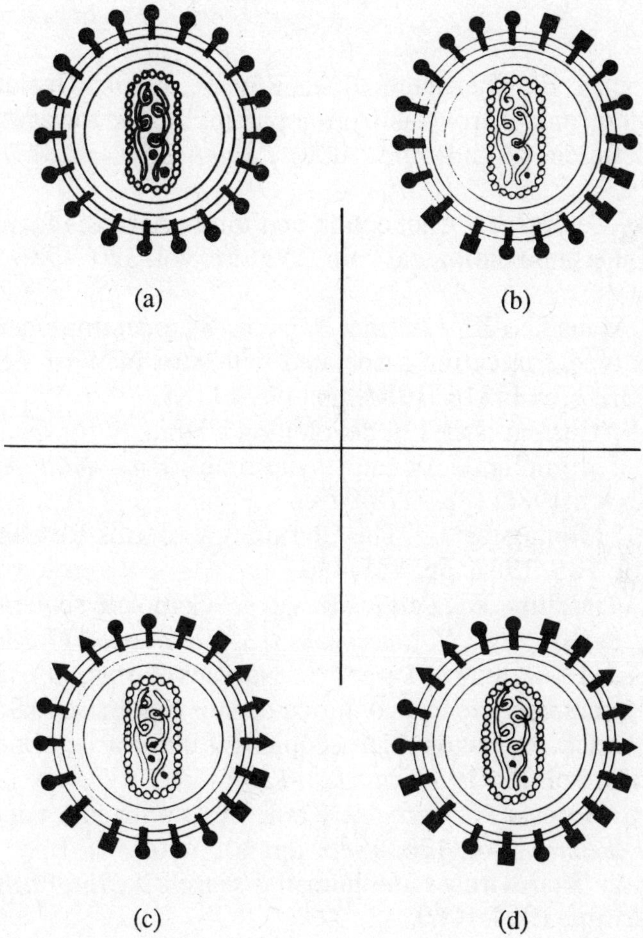

Representación esquemática de los cambios moleculares (antigénicos) del VIH a través del tiempo. Estructura antigénica del VIH en 1984 (a), en 1986 (b), en 1987 (c), y en 1988 (d).

perficies inertes, pero desafortunadamente esto no sucede cuando el virus se encuentra dentro del organismo. Para ello habrá que estudiar aún más el virus y su mecanismo de acción (patogenia). Cada vez nos acercamos más a encontrar la solución final a este difícil problema.

BIBLIOGRAFÍA

Barre-Sinoussi, F., Chermann, J. C., Rey, F., y col. "Isolation of a T-Lymphotropic retrovirus from a patient at risk for acquired immune deficiency syndrome (AIDS)". *Science*, vol. 220. 1983. pp. 868-871.

Beutler, B., Cerami A. "Cachection and tumor necrosis factor as two sides of the same biological coin". *Nature*, vol. 320. 1986. pp. 584-588.

Clavel, F., Mansinho K., Charmet S. y col. "Human immunodeficiency virus type 2 infection associated with AIDS in West Africa". *N. Eng. J. Med.*, vol. 316. 1987. pp. 1180-1185.

Fauci, A. S."Current issues in developing a strategy for dealing with the acquired immunodeficiency syndrome". *Proc. Natl. Acad. Sci. EUA*, vol. 83. 1986. pp.9278-9285.

Gallo, R. C. Montagnier L. "The Chronology of AIDS Research". *Nature*, vol. 326. 1987. pp. 435-436.

Ratner, L., Haseltine W., Patarca R. y col. "Complete sequence of the AIDS virus, HTLV-III". *Nature*, vol. 313. 1985. pp. 277-284.

Stanislawski, E. C., Ibarra Pérez, C., Narváes Porras, O. y col. "Un caso de inmunodeficiencia adquirida de sujeto homosexual masculino en México. Aspectos microscópicos y ultraestructurales". *Rev. Med.* IMSS, vol. 22. 1984. pp. 121-126.

Vazeux, R., Brousse N., Jarry A. y col. "AIDS subacute encefalitis". *Amer. J. Pathol.*, vol. 120. 1985. pp. 403-410.

Weiss, R. A. "Retroviruses and human disease". *J.Clin. Pathol.*, vol. 40. 1987. pp. 1064-1069.

Wood, G. S., Burns, B. F., Dorfman R. F. y col. "The immunohistology of non-T cells in the acquired immunodeficiency syndrome". *Amer. J. Pathol.*, vol. 120. 1985. pp. 371-379.

III. LA INMUNOLOGÍA DEL SIDA

Jorge Alcocer Varela

Regulación del sistema inmune en individuos normales

El sistema inmune del humano está constituido por diferentes grupos de células encargadas del reconocimiento de sustancias extrañas al organismo (conocidas como antígenos, capaces de despertar una respuesta inmune), y de su eliminación específica. Estas células derivan de una célula madre, a través de dos caminos de diferenciación: el de los linfocitos y el de la línea mieloide, de donde surgen los macrófagos y otras células encargadas de fagocitar a los antígenos. Las células que participan en la respuesta inmune se organizan en tejidos y órganos. Los órganos linfoides contienen numerosos linfocitos en diferentes estadios de diferenciación, y es ahí donde se lleva gran parte de la producción de linfocitos. En la sangre periférica los linfocitos pueden ser de dos grandes clases: los T, producidos en el timo, y los B, que son generados en el hígado fetal y en la médula ósea. En estos órganos, tanto las células T como las B adquieren los receptores específicos para reconocer a los antígenos (*ags*), maduran en su papel de célula efectora, y se capacitan para poder discriminar entre lo propio y lo ajeno.

Durante su maduración, los linfocitos adquieren un gran número de moléculas en su superficie (receptores), que les permiten reconocer a los antígenos. Cada linfocito tiene receptores capaces de reconocer un solo tipo de antígenos. Durante mucho tiempo se dudó del linfocito T como célula capaz de reconocer a los *ags*; en la actualidad se sabe que lo hace en forma eficiente, a través de un grupo de moléculas ancladas en su superficie, conocidas genéricamente como receptor T, mientras que los linfocitos B ejercen esta importante función utilizando una molécula de inmunoglobulina, también inserta en la membrana.

Se ha calculado que el ser humano se pone en contacto con más de un millón de diferentes antígenos. ¿Cómo logra el sistema inmune cumplir con esta abrumadora tarea? En principio se antoja imposible, pues el genoma (conjunto de genes del ser humano), sólo contiene alrededor de 100 mil genes funcionales. Por lo tanto, es numéricamente imposible que pueda codificar un millón de receptores T diferentes, o un millón de diferentes inmunoglobulinas, armamento necesario para combatir a tan numerosos enemigos.

Los avances en biología molecular de los últimos años han mostrado la existencia de mecanismos que permiten, a partir de una cantidad relativamente pequeña de genes, producir un gran número de proteínas. Así, con menos de 200 genes se logra producir más de un millón de diferentes receptores de linfocitos T para otros tantos antígenos. Esta conservación de energía genética se logra gracias a un re-arreglo de los genes que codifican para el receptor T, y también para las inmunoglobulinas. De esta manera, se obtiene la diversidad de receptores. En efecto, constantemente se producen nuevos receptores en forma aleatoria, mediante un proceso llamado recombinación genética, que se lleva a cabo en las células germinales. No todos estos receptores son igualmente útiles, por lo que el sistema inmune echa mano de otro mecanismo, la selección clonal, y así conserva a los más útiles: aquellos que "embonan" mejor con un antígeno, que tienen ventaja sobre los otros, se multiplican más rápido y predominan. Las células hijas de esta selección proliferan, forman una clona (familia celular) y se diferencian en células especializadas: las B llegan a ser plasmáticas que secretarán anticuerpos (inmunoglobulinas que tendrán la capacidad de reconocer al *ag* que les dio origen), o células de memoria que guardarán la capacidad de reconocer al *ag* si nuevamente ataca el agente agresor (patógeno).

En este proceso de maduración, los linfocitos T adquieren ciertas moléculas conocidas como T4 o T8 en su superficie celular; ambos grupos celulares pueden tener funciones efectoras o reguladoras dentro del sistema inmune. Los linfocitos T4 reguladores ayudan o facilitan la acción de otras subpoblaciones de células T y de células B en la producción de anticuerpos; pueden ser efectoras del daño a tejidos al actuar sobre otras células T. Las T8 son citotóxicas efectoras (destruyen a otras células), o reguladoras (suprimen una respuesta inmune).

A diferencia de los anticuerpos que se unen al *ag* en forma directa, los linfocitos T reconocen a los *ags* extraños sólo en concierto con un grupo de moléculas propias presentes en la superficie de todas las células, y codificadas por los genes del sistema mayor de histocompatibilidad (SMH). Estas moléculas propias pueden ser de dos grandes clases; clase I o HLA-A, B, C; y clase II o HLA-DR. Prácticamente todas las células humanas tienen en su membrana moléculas clase I del SMH, y por lo tanto, pueden intervenir en la presencia de *ags* que se reconozcan dentro del contexto de estas moléculas. Las de clase II se encuentran sólo en los linfocitos B y en las células provenientes de la serie monocítica, como los macrófagos, por lo que estas células son las que en forma más eficiente capturan y procesan los microorganismos hasta lograr un tamaño adecuado para que reaccionen con los receptores presentes en la membrana de los linfocitos.

En años recientes se ha visto que este reconocimiento antigénico por parte de los linfocitos T, es aún más exquisito: las células T que expresan la molécula T4 (llamadas actualmente CD4) reconocen el *ag* sólo cuando está asociado con moléculas propias de clase II, mientras que las moléculas T8 (llamadas actualmente CD8) lo reconocen en el contexto de la clase I. Se piensa que esta segregación en dos subtipos diferentes de células T refleja diferentes necesidades para la defensa en contra de infecciones virales intracelulares y bacterianas.

Las células T que han reconocido a un antígeno deben tomar dos caminos diferentes: el de activación celular y el de adquirir la capacidad de destruir a la célula infectada. Este proceso de activación se inicia al secretar el macrófago un factor llamado interleucina 1 (IL-1), con potente acción amplificadora de la respuesta inmune. Esta molécula induce la expresión de receptores para IL-2 en los linfocitos y la síntesis de IL-2, principalmente por los linfocitos CD4 (figura 17).

La formación de anticuerpos (*ac*), una vez que el individuo se ha expuesto a un antígeno, requiere de múltiples interacciones celulares. Por principio, el *ag* procesado por el macrófago es reconocido por el receptor del linfocito T; finalmente, las células B producen *acs* que tienen la capacidad de reconocer al *ag* que provocó su formación. En medio de estos dos episodios, las células T ayudan a las células B a producir los *acs* mediante la generación de varios productos solubles llamados linfocinas. Estas moléculas están formadas en su mayoría por una sola cadena de polipéptidos, por lo que ha sido fácil obtener la secuencia de los genes que las codifican estudiando la expresión funcional en las células; también se ha determinado su estructura primaria y las propiedades biológicas de sus productos obtenidos con metodología de ADN recombinante. Se tiene la noción de que existe una red reguladora entre las células linfoides y las células que producen la médula ósea, media-

Figura 17

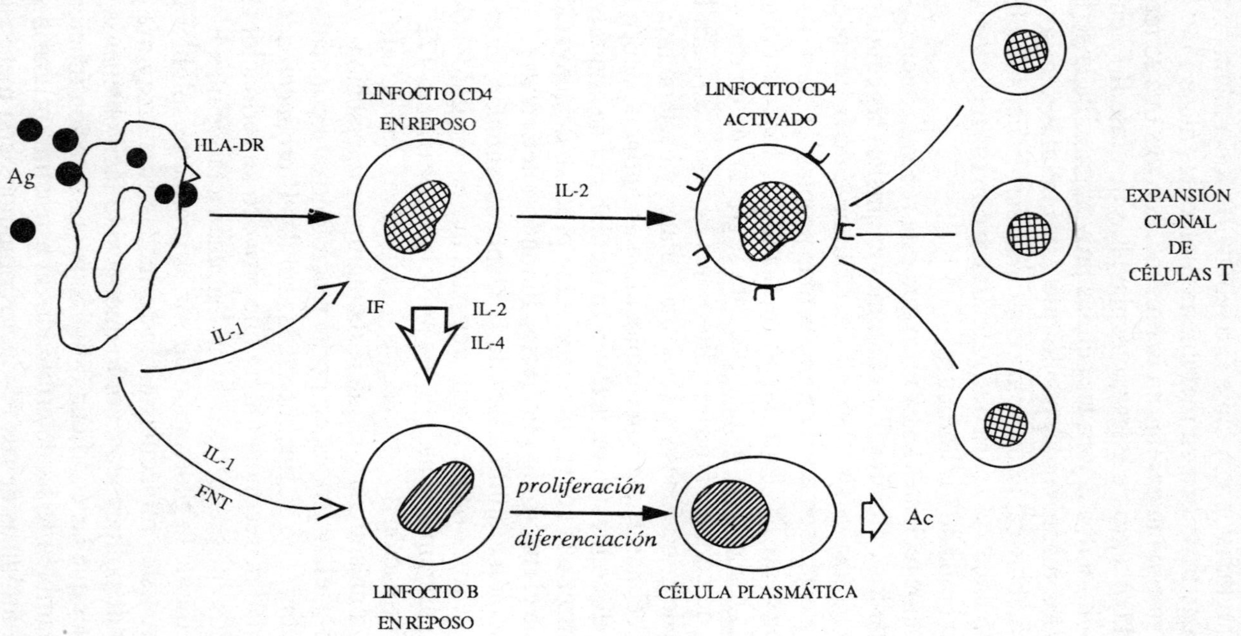

Ag
HLA-DR
LINFOCITO CD4
EN REPOSO
IL-2
LINFOCITO CD4
ACTIVADO
EXPANSIÓN
CLONAL
DE
CÉLULAS T
IL-1
IF
IL-2
IL-4
IL-1
FNT
proliferación
diferenciación
Ac
LINFOCITO B
EN REPOSO
CÉLULA PLASMÁTICA

da por la acción de numerosas linfocinas producidas por los linfocitos T activados. Por lo tanto, los linfocitos T, y principalmente los cooperadores (CD4), desempeñan un papel central en la coordinación de la función inmune e inflamatoria de diversos compartimentos del cuerpo (figura 18).

Figura 18

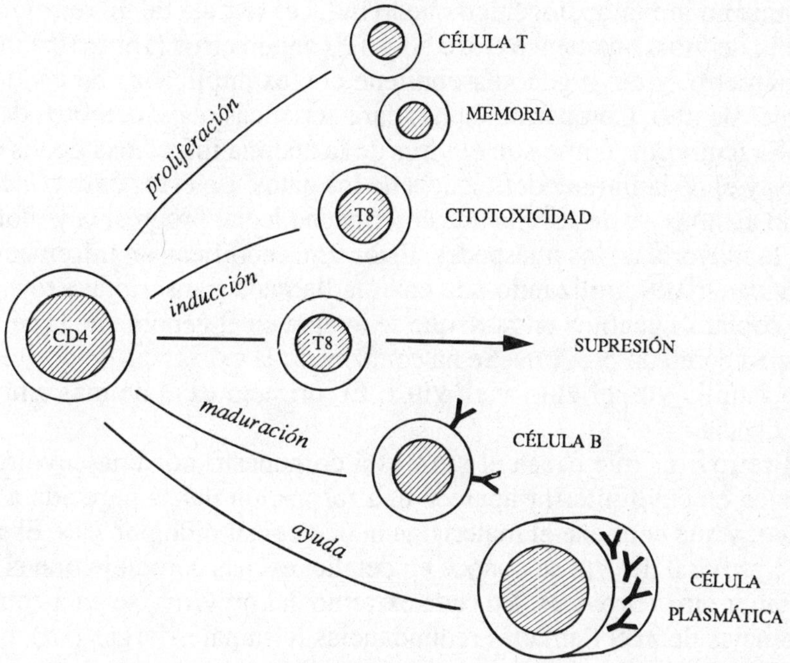

INMUNOPATOGENIA DEL SIDA

El síndrome de inmunodeficiencia adquirida es una de las enfermedades en las que el sistema inmune del humano se afecta con gravedad mayor. Es causado por un virus de la familia de los retrovirus, llamado VIH, con capacidad de infectar selectivamente al sistema inmune encargado de proteger al organismo de la invasión de sustancias extrañas. Este efecto de inmunosupresión que induce el virus hace susceptible al organismo de sufrir la infección de otros gérmenes conocidos como oportunistas y de desarrollar neoplasias. De aquí que el SIDA refleje un desequilibrio entre el organismo invasor, su tropismo para ciertas células y tejidos y la resistencia del huésped (figura 19).

Independientemente de la vía de entrada del virus (contacto sexual, sangre infectada, contagio natal), el común denominador de la infección del VIH es su tropismo positivo por ciertas células del sistema inmune y del tejido nervioso, que concluye en inmunosupresión y en alteraciones neuropsiquiátricas.

Algunas características propias de este virus ayudarán a entender el mecanismo inmunopatogénico que lo induce: se trata de un retrovirus, familia de virus que tienen entre 90 y 120 nanómetros ($1nm=10^{-6}$ mm) de diámetro, y cuyo genoma contiene copias duplicadas de cadenas simples de ARN. Comparte muchas características con miembros de la familia lentivirus, como son el virus de la anemia infecciosa de los caballos y el de la inmunodeficiencia de los gatos. En estos casos (incluyendo al SIDA), se desarrolla una enfermedad lenta, progresiva y mortal para la mayoría de los huéspedes. Estos virus codifican su información genética en ARN, utilizando una enzima llamada transcriptasa reversa para copiar su genoma en ADN, que se integra en el genoma de la célula huésped como un provirus. Se ha confirmado la existencia de dos virus de la familia VIH, el VIH-1 y el VIH-2. El primero es el de más amplia prevalencia.

El retrovirus que causa el SIDA está compuesto por una envoltura proteica en cuyo interior aparece una formación densa parecida a un núcleo, y que contiene el material genético constituido por ARN. El genoma proviral del VIH se conoce en detalle: es más complejo que el de cualquier otro retrovirus. En cada extremo del provirus, se encuentran secuencias de ADN llamadas redundancias terminales largas (*rtl*), que contienen segmentos reguladores de la replicación del virus. Entre ambas *rlt*, se encuentran nueve genes diferentes: tres de ellos codifican para componentes estructurales del virus: *gag* para las proteínas del nucleoide, *env* para las proteínas de la cápsula, y *pol* para la retrotranscriptasa. Los otros seis genes tienen funciones reguladoras (para mayor información véase el capítulo II, "El agente causal").

El dato central en la inmunodeficiencia del SIDA es el déficit del grupo de linfocitos T con función de ayuda, que tienen en su membrana celular la molécula CD4 (células T4), y que lleva a una inmunosupresión importante. Del gran número de alteraciones inmunológicas descritas en el SIDA, la mayoría puede explicarse por este defecto selectivo de las cé-

Figura 19

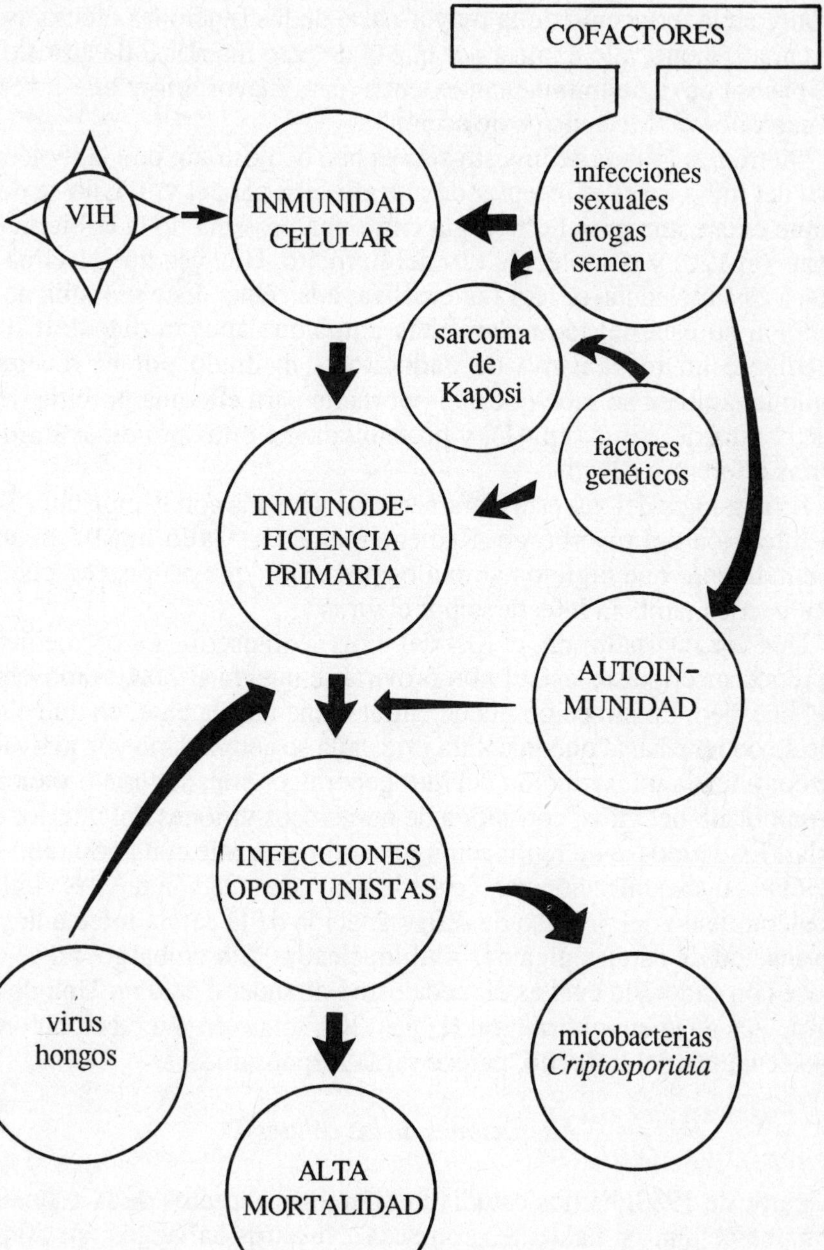
COFACTORES
VIH
INMUNIDAD CELULAR
infecciones sexuales drogas semen
sarcoma de Kaposi
factores genéticos
INMUNODE- FICIENCIA PRIMARIA
AUTOIN- MUNIDAD
INFECCIONES OPORTUNISTAS
virus hongos
micobacterias *Criptosporidia*
ALTA MORTALIDAD

lulas CD4. Este grupo de células tiene un papel importante en la regulación y en la inducción de la mayor parte de las funciones efectoras de sistema inmune; ello explica por qué el defecto funcional de las células CD4 causa un daño inmune tan extenso (para mayor información véase el capítulo IV, "Mecanismo de acción").

Diferentes grupos de investigadores han demostrado que la molécula CD4 del linfocito es el receptor de alta afinidad para el VIH. Esto se debe a que existe una gran homología entre una proteína de la cubierta del virus (gp120) y la molécula CD4 del linfocito. Una vez que el virus se une a esta molécula, se logra internalizar a la célula. Este mecanismo de entrada no está del todo claro: hay datos que apoyan que se realiza mediante un mecanismo de endocitosis mediado por el receptor, aunque también se sabe que es importante para ello una porción de la membrana del virus (gp 41), y probablemente otras proteínas linfocitarias diferentes a la CD4.

La patología del VIH está claramente relacionada con la molécula T4 y la infección del macrófago. Recientemente, R. Gallo mostró experimentalmente que algunos animales pequeños que no poseen células CD4 pueden también infectarse por el virus.

Una vez internalizado, el ARN del virus se transcribe a ADN mediante la retrotranscriptasa; así, el ADN proviral se integra al ADN cromosomal del huésped. La infección puede entrar a una fase latente, en que el ciclo se detiene hasta que la célula infectada se activa. Una vez activada, se continúa la transcripción del ARN genómico viral, síntesis proteica y ensamblado del virus, con salida de numerosos viriones del interior celular. Este proceso de replicación generalmente trae consigo la muerte celular, cuya explicación parece ser la gran acumulación de ADN viral, el aceleramiento del proceso de diferenciación de la célula infectada y la formación de células gigantes multinucleadas. Sin embargo, no se conoce con exactitud cuál es el mecanismo de muerte celular. Una de las proteínas de la envoltura viral (la gp 120), sola o en interacción con la molécula CD4 del linfocito, parece ser la responsable.

Alteraciones de las células T

A partir de 1983, hemos estudiado diferentes aspectos de la respuesta inmune celular en pacientes con SIDA. Nuestros hallazgos, en 50 pacientes que reunían los criterios de definición de los Centros de Control de Enfermedades (CDC) de los Estados Unidos, muestran un importante descenso en el número de linfocitos circulantes en la sangre periférica de estos pacientes, al compararse con las cifras de los individuos normales. Al separar los linfocitos T en sus dos principales subpoblaciones, encontramos que este déficit era a expensas de la subpoblación de CD4, mientras que el porcentaje de linfocitos CD8 fue significativamente mayor en los pacientes con SIDA que en los normales. En consecuencia, hubo inversión en la relación CD4/CD8 en todos los pacientes, excepto uno. Por aquel entonces, encontramos que diversas subpoblaciones de células T normales producen un factor soluble llamado IL-2 cuando se estimulan con sustancias activadoras inespecíficas conocidas con el nombre de mitogénicas, como la fitohemaglutinina, y que de esas células, las CD4 eran las que producían IL-2 con mayor eficiencia. Nos preguntamos si las escasas células CD4 de los pacientes con SIDA conservaban esta propiedad, y encontramos que no todos los pacientes tuvieron una pobre producción de IL-2. El defecto de las células CD4 era, además de numérico, funcional.

También nos preguntamos cuál sería el comportamiento de los linfocitos de los pacientes con SIDA al cultivarlos en presencia de una fuente exógena normal de IL-2, una vez activadas *in vitro*. Encontramos una respuesta proliferativa moderadamente disminuida, al compararla con la de células normales en igualdad de condiciones. Esto está dado por el diferente grado de preactivación *in vivo* que tienen las células T de estos pacientes, con diferentes infecciones, y por el número tan variable de células CD8 que tienen población celular, que es la que responde preferentemente a la señal proliferativa de la IL-2.

Alteraciones de las células B

Los linfocitos B de un individuo normal se encuentran en un estado de reposo, con capacidad de responder a diferentes estímulos, ya sea proliferando o diferenciándose hacia células plasmáticas productoras de anticuerpos: algunos de estos estímulos dependen de la cooperación de linfocitos T para proveer su efecto, mientras que otros son independientes de ella. En los pacientes con SIDA se ha observado un estado de activación anormal de sus linfocitos B; la gran mayoría produce en forma espontánea diversas clases de inmunoglobulinas, y cuando se estimulan con sustancias mitogénicas específicas muestran una pobre respuesta. Este estado, llamado por los inmunólogos de activación policlonal de los linfocitos B, se acompaña de un aumento de las gamaglobulinas en el suero, de la formación excesiva de conjugados antígeno-anticuerpo circulantes en la sangre, y de la formación de anticuerpos dirigidos en contra de componentes propios del individuo (autoanticuerpos).

Este estado de hiperactividad policlonal de las células B se debe probablemente a diversos factores, y no sólo a la infección por VIH. Es muy parecido a lo observado cuando hay una infección por un virus del grupo herpes, llamado virus Epstein-Barr, o por el citomegalovirus. Los pacientes con SIDA frecuentemente sufren de estas infecciones, por lo que ello podría explicar la activación policlonal de las células B. También se ha demostrado que el VIH es capaz de activar directamente a los linfocitos B. En individuos sin inmunodeficiencia, la infección por el virus de Epstein-Barr es suprimida por la acción reguladora de las células CD4; en el caso de los pacientes con SIDA, esta regulación no se presenta, y la activación policlonal se perpetúa. Es importante comentar que hay una mayor frecuencia de neoplasias malignas de origen linfoide en estos pacientes, y en particular el llamado linfoma de Burkitt puede explicarse por esta infección crónica, probablemente ayudada por la superinfección del VIH.

A pesar de mostrar una producción espontánea excesiva de anticuerpos, cuando se estimulan las células B de estos pacientes no responden adecuadamente; esto es importante, pues limita la determinación sérica de títulos de anticuerpos para precisar un diagnóstico, para saber de nuevas infecciones, o para evaluar una respuesta terapéutica.

Entre los numerosos anticuerpos que se logra identificar en el suero de estos pacientes, se encuentran los dirigidos en contra de la cápsula del virus, que sirven en el diagnóstico de los portadores de la infección, y en contra del nucleocápside del virus. Estos últimos se encuentran en títulos elevados al adquirirse la infección del nucleocápside, y tienden a disminuir a medida que la enfermedad se manifiesta, por lo que su determinación seriada puede ser de valor pronóstico en los portadores asintomáticos.

Alteraciones de los monocitos

Los monocitos participan en forma muy importante en los mecanismos de diseminación del VIH, y en los que se llevan a cabo en el daño de los diferentes tejidos afectados. Estas células tienen capacidad de fagocitar al virus, y a diferencia de los linfocitos CD4, son relativamente refractarios a su efecto citopático, de ahí su papel de importante reservorio viral. Un subgrupo de monocitos tiene en su membrana antígenos CD4, lo que les capacita para unirse al VIH, y también explica que se puedan infectar *in vitro* con el virus, así como su presencia en diferentes tejidos, donde el monocito o células afines se encuentran en gran cantidad, como el pulmón y el cerebro. Ello tal vez favorezca el desarrollo de neumonitis intersticial, y de daño neuropsiquiátrico en los pacientes con SIDA.

Las alteraciones funcionales de los monocitos de pacientes con SIDA incluyen pobre actividad quimiotáctica, defectuosa expresión de moléculas del SMH en su membrana, y producción anormal de productos solubles o monocinas. Parece ser que estas alteraciones, en particular la producción de interleucina 1 (IL-1), dependen de lo avanzado de la enfermedad, pues en el estudio de laboratorio hemos encontrado que en casos tempranos su producción es normal, mientras que en casos avanzados y en donde existen infecciones oportunistas agregadas se produce IL-1 en forma espontánea, y se limita su producción ante estímulos específicos. Otro factor soluble cuya producción se encuentra alterada en los monocitos de pacientes con SIDA es el llamado factor de necrosis tumoral, implicado en la regulación del desarrollo de neoplasias, y en el estado caquéctico (severa pérdida de peso) que acompaña a estos pacientes.

Alteraciones de las células con función citotóxica (células NK)

Los pacientes con SIDA no tienen muy alterado el número de células que ejercen la función citotóxica natural; sin embargo, en nuestros estudios de laboratorio hemos encontrado alterada esta función, tanto en forma basal como cuando se estimuló con uno de sus inductores más potentes, la IL-2. En aquellos pacientes que tenían sarcoma de Kaposi asociado, esta función se vio más afectada, según los resultados que hemos observado.

No se ha podido concluir si esta alteración de la función citotóxica celular es sólo consecuencia de la falta de producción de IL-2, su potente inductor, o bien si es un defecto primario de las células que tienen por función eliminar a las células tumorales malignas, así como a las células infectadas por virus. En el cuadro 4 se resumen las alteraciones inmunológicas antes referidas.

CUADRO 4. *Alteraciones inmunológicas en el SIDA*

Generales	Linfopenia: <1500/mm³ Disminución de linfocitos T de ayuda (CD4). Aumento de linfocitos T supresores (CD8). Disminución del cociente CD4/CD8.	
Particulares	1. Linfocitos T	a) Disminución de respuesta proliferativa a mitógenos y antígenos. b) Disminución de la producción de IL-2. c) Disminución de la actividad T citotóxica.
	2. Linfocitos B	a) Activación policlonal. b) Respuesta humoral disminuida. c) Autoanticuerpos
	3. Monocitos	a) Disminución de capacidades quimiotáctica y microbicida. b) Disminución de producción de IL-1.
	4. Células NK	a) Función citotóxica disminuida.

EL SISTEMA INMUNE DE LOS INDIVIDUOS EN RIESGO DE TENER SIDA

Los pacientes infectados por VIH en riesgo de contraer esta enfermedad también tienen cierta deficiencia en su sistema inmune, aunque en menor grado que el observado en los pacientes con SIDA. Los individuos con linfadenopatía tienen linfopenia, con disminución moderada de los linfocitos CD4, acompañada generalmente de un aumento del número absoluto y porcentual de los linfocitos CD8. En los ganglios parecen acumularse estos linfocitos, y desde ahí ejercer un efecto supresor hacia las células CD4 infectadas por el virus. Si se cultivan las células de estos pacientes, a medida que se aproxima la instalación de un cuadro florido de inmunodeficiencia, disminuye la respuesta proliferativa a sustancias mitogénicas, la producción de IL-2 y la cuenta de células que reconocen el *ag* CD4.

Los individuos que reciben en forma repetida sangre o sus productos sufren también cambios inmunológicos parecidos a los de los pacientes con SIDA o infectados por el VIH. Presentan un descenso del cociente CD4/CD8, de la función citotóxica natural y de la respuesta proliferativa tanto de linfocitos T4 como T8, con expresión deficiente de receptores para IL-2. En pacientes con hemofilia y en receptores de productos sanguíneos, se ha observado que cuando se infectan con VIH aumenta el número de sus células supresoras/citotóxicas, identificadas por un *ac* específico llamado Leu 7. Esto mismo se observa en pacientes que sufren otras infecciones virales (citomegalovirus), por lo que se piensa que ésta sea una reacción del huésped en intento de combatir infecciones virales.

EL COCIENTE CD4/CD8

Pocos meses después de conocerse el síndrome de inmunodeficiencia adquirida, se adoptó el cociente CD4/CD8, resultado de dividir el porcentaje de células CD4 entre el de células CD8, como recurso diagnóstico del SIDA. El valor normal de este índice está entre 1.5 y 2.0, y efectivamente, al descender el numerador, los valores llegan a ser inferiores a 1, lo que apoya el diagnóstico de inmunodeficiencia. Sin embargo, también puede invertirse ante un aumento de los linfocitos CD8, lo que en la práctica no es exclusivo del SIDA. En la actualidad se sabe que la mayoría de los hombres homosexuales sanos tiene disminución o inversión de este cociente, lo que permite observar una clara correlación entre esta alteración y el grado de promiscuidad del individuo: los receptores del coito anogenital parecen ser los más afectados. Además, un porcentaje variable de homosexuales sanos cursan con crecimiento generalizado de sus ganglios (6-20%), y en ellos la inversión del cociente es más importante que en los que no presentan crecimiento ganglionar.

Los individuos en riesgo de tener SIDA (homosexuales, hemofílicos y drogadictos por vía intravenosa) frecuentemente presentan inversión del cociente CD4/CD8, sin desarrollar la enfermedad. El estímulo antigénico anormal a que están sometidos, acentúa esta alteración.

Hay otras situaciones que implican inversión del cociente CD4/CD8: en individuos que reciben trasplante de médula ósea, en aquellos que son sometidos a radiación corporal por algún padecimiento neoplásico, y en quienes son trasplantados del riñón. También se ha demostrado una reducción, o aun inversión, en el curso de otras infecciones virales, y en algunos casos postvacunación. Sin embargo, en todas estas últimas condiciones, dicha inversión es pasajera y no tan acentuada.

En conclusión, el descenso o inversión del cociente CD4/CD8 es de poca utilidad clínica en los individuos en riesgo de tener SIDA, y en aquellos que están sujetos a estímulos antigénicos repetidos. Es difícil considerar esta alteración como el heraldo de una inmunodeficiencia grave. Recordemos que existen otras situaciones diferentes al SIDA en donde también se observa, y que algunos portadores del VIH pueden tener normal este índice celular.

Factores asociados al VIH

En líneas anteriores se ha dicho que no todos los individuos expuestos al virus del SIDA desarrollarán la enfermedad. Sabemos que contribuyen a ello otros factores, y que en algunos momentos son determinantes en la expresión del síndrome: podemos hablar de factores genéticos y ambientales. Los primeros no son bien conocidos, aunque se sugiere cierta susceptibilidad en algunos grupos étnicos. En diferentes estudios se ha podido concluir que existe una correlación muy directa entre grado de promiscuidad en los hábitos sexuales, abuso de drogas y desarrollo de infecciones graves en los individuos en riesgo de desarrollar SIDA, y la expresión del síndrome de inmunodeficiencia. Recordemos que una célula CD4 una vez infectada por el VIH pasa a una fase latente que puede ser de varios años, y que en cuanto es activada (sobreinfección, carga antigénica, etcétera), prosigue su ciclo celular. Desconocemos cuál es el papel real de las infecciones virales o parasitarias concomitantes en un portador del VIH. ¿Acaso estimulan al sistema inmune a producir más virus, o hacen más sensible al huésped a la infección del VIH? Éstas y muchas otras interrogantes en relación con los factores que gobiernan el estado de latencia de un portador del VIH deben definirse para contar con estrategias antivirales eficientes.

BIBLIOGRAFÍA

Cooper, D.A., y cols. "Characterization of T-lymphocyte responses during primary infection with human immunodeficiency virus". *J. Infect. Dis.*, vol. 157. 1988. pp. 889-896.

Franchini, G., y cols. "Spectrum of natural antibodies against five HTLV-III antigens in infected individual's correlation of antibody prevalence with clinical status". *Blood*, vol. 69. 1987. pp. 437-441.

Gartner, S., y cols. "The role of mononuclear phagocytes in HTLV-III/LAV infection". *Science*, vol. 233. 1986. pp. 215-219.

"Immunology of HIV infection and AIDS". Memorandum from a WHO/IUIS meeting. *Bull. WHO*, vol. 65. 1987. pp. 453-453.

Klatzmann, D., y cols. "T-Lymphocyte T4 molecule behaves as the receptor for human retrovirus LAV". *Nature*, vol. 312. 1984. pp. 767-771.

Lane, H.C., y cols. "Qualitative analysis of immune function in patients with the acquired immunodeficiency syndrome". *New Engl. J. Med.*, vol. 313. 1985. pp. 79-84.

Marrack, P., y cols. "The major histocompatibility complex-restricted antigen receptor on T-cells II. Role of L3 T4 product". *J. Exp. Med.*, vol. 158. 1983. pp. 1077-1079.

Nicholson, J.K.A., y cols. "Alterations of functional subsets of T helper and T suppressor cell populations in acquired immunodeficiency syndrome (AIDS) and chronic unexplained lymphadenopathy". *J. Clin. Immunol.*, vol. 73. 1985. pp. 191-201.

IV. MECANISMO DE ACCIÓN

Estanislao C. Stanislawski

LOS SERES humanos deben enfrentarse durante toda su vida a una gran variedad de microorganismos capaces de dañarlos, procedentes del medio ambiente o de un reservorio, a través de un vector.

En el caso del SIDA, su agente causal, el VIH, proviene en forma exclusiva de un reservorio humano (individuos infectados portadores), y sus vectores son la sangre, el semen, las secreciones vaginales y la secreción láctea. Estos vectores son similares para las dos variedades de VIH que se conocen (VIH-1 y VIH-2).

A diferencia de la mayoría de las enfermedades infecciosas en las que la enfermedad aparece días o semanas después del contagio, el SIDA puede presentarse años y probablemente decenios después de la infección inicial. Este hecho reviste capital importancia, ya que debido a ello el mayor peligro de contagio yace, no en los casos con enfermedad declarada, que puede ser rápidamente reconocida, sino en los portadores que no presentan síntomas, y cuyo aspecto es totalmente normal.

El individuo que se ha contagiado con el VIH y no presenta manifestaciones clínicas se considera que está infectado, mas no enfermo. En el momento en que presenta síntomas, se considera que ha desarrollado la enfermedad conocida como SIDA. Por ello, el diagnóstico de SIDA se establece con base en el estudio clínico del paciente, y se sustenta con el examen de laboratorio. El 60% de los individuos infectados presenta la enfermedad en un lapso de cinco a seis años, y para los diez años, prácticamente todos se han enfermado. Sólo se conocen casos aislados de individuos infectados que después de diez años no han presentado la enfermedad, o que después de haber estado infectados se han "curado espontáneamente". Una vez que se presenta la enfermedad, el 75% muere antes de un año, y ninguno sobrevive más de cinco años.

Todos los individuos infectados (sin síntomas o con SIDA) son potencialmente infectantes para otras personas. Desde que el VIH entra al organismo, el individuo se convierte en un reservorio humano, y lo puede transmitir a través de la actividad sexual, por donar sangre, por compartir con otros agujas o jeringas, durante el embarazo o el parto (y probablemente la lactancia), y al donar órganos o tejidos para trasplante.

A continuación se analizan los factores celulares y virales que determinan la infección, el mecanismo por medio del cual el virus provoca la enfermedad, y los factores que determinan el paso de infección a enfermedad.

Factores celulares y virales

El virus y la célula vistos en la intimidad

Al igual que todos los virus, el VIH-1 y el VIH-2 sólo pueden reproducirse en las células vivas de una especie que les sirva de huésped, que en este caso es el humano, y sólo en forma experimental en el chimpancé.

Sin importar la vía de entrada del virus, el común denominador de la infección por VIH es la afinidad que tiene el virus por ciertas células del organismo a las que utiliza para su provecho, y después destruye. Por esta razón, es sumamente importante conocer cuáles células son atacadas por el VIH, ya que por cada tipo de célula dañada habrá consecuencias reflejadas en el gran repertorio de transtornos con que cursa el individuo con SIDA.

En un principio, cuando se descubrió la enfermedad, se pensó que el VIH atacaba únicamente a un solo tipo de célula; hoy día, gracias a los estudios realizados con las técnicas de microscopía electrónica e inmunohistoquímica, la lista de víctimas celulares del VIH es impresionante y cada vez mayor (cuadro 5).

Uno de los grandes misterios de la infección por VIH consiste en entender por qué el virus ataca a ciertas células y respeta a las demás. Para resolver este enigma, es conveniente recordar lo anotado en el capítulo II, en el cual se señala que cada virus posee una molécula que le permite rastrear la superficie de las células en busca de otra molécula que le sea afín, a la cual pueda unirse en forma tan específica como lo hace una llave con su cerradura. La molécula celular generalmente se encuentra en la superficie de la membrana, y su función habitual no es

CUADRO 5. *Células que ataca el* VIH

	Tipo de receptor		
Célula	*CD4*	*Otro*	*Localización de la célula*
Inmunológicas			
Linfocito T colaborador	+	?	Circulación, ganglios, bazo
Linfocito B	+	?	Circulación, ganglios, bazo
Sistema fagocítico mononuclear			
Monocito	+	?	Circulación
Macrófago	+	?	Tejidos
Dendrítica	+	?	Bazo, ganglios
Langerhans	+	?	Piel y mucosas
Sistema nervioso			
Astrocito		+	Cerebro
Oligodendrocito		+	Cerebro, nervios
Sistema neuroendocrino			
Enterocromafín		+	Intestino, pulmón
Vasos sanguíneos			
Endotelio		+	Sistémico

la de captar virus, sino la de actuar como antena receptora (de ahí que se le diera el nombre nombre de receptor de membrana) de señales bioquímicas que otra célula le envía, muchas veces desde grandes distancias, con fines de información o de control. ¿Qué receptores celulares son los que el VIH reconoce y aprovecha para unirse a la célula? ¿Qué molécula de este virus es la responsable de reconocer y adherirse al receptor celular?

Receptor celular

Después de una larga e intensa búsqueda, los científicos descubrieron que un receptor, al que se le denominó CD4, es la molécula que ambos VIH reconocen, y a la cual se adhieren. Las células que poseen este receptor son las células inmunológicas y sus células accesorias (conocidas con el nombre de células del sistema fagocítico mononuclear o SFM) (cuadro 6). Este descubrimiento permitió entender la selectividad del virus por el sistema inmunológico, y explicar así la razón por la que estos pacientes pierden su capacidad para defenderse del ataque de agentes agresores, como gérmenes y tumores, fenómeno conocido como inmunodeficiencia.

Una vez que se identificó al receptor celular del virus, se pensó que sería relativamente fácil diseñar una estrategia capaz de neutralizarlo; con esto se evitaría que pudiera unirse a la célula y parasitarla.

A partir de una técnica recientemente descrita por el doctor Milner de los Estados Unidos, que le valió el Premio Nobel, un grupo de científicos fabricó en condiciones de laboratorio anticuerpos altamente específicos (anticuerpos monoclonales) capaces de unirse e inactivar al receptor CD4 (figura 20). Se pensó que con ello se lograría detener y tal vez, por qué no, prevenir la infección. ¡La ciencia había dado en el clavo! Sin embargo, no fue así: a pesar de los anticuerpos monoclonales contra los receptores celulares, el virus seguía haciendo de las suyas. ¿Cómo explicar este fracaso?

El experimento fallido de los anticuerpos monoclonales dirigidos contra el receptor CD4, aunado al hecho de que el virus puede atacar células que normalmente no poseen dicho receptor (cuadro 5), permitió suponer que deben de existir otros receptores celulares para el VIH, además del receptor CD4. En el momento actual, varios centros de investigación en Europa y los Estados Unidos se han dado a la búsqueda de estos receptores.

CUADRO 6. *Poblaciones celulares del sistema inmunológico*

Célula	*Localización*	*Función*
Sistema fagocítico mononuclear (SFM)		
Monocito	Sangre	Capturar, procesar y presentar los antígenos a las células inmunológicas
Macrófago	Tejidos	
Dendrítica	Bazo y ganglios	
Langerhans	Piel y mucosas	
Kupffer	Hígado	
Glía	Cerebro	
Células inmunológicas		
Linfocito B	Sangre, ganglios, bazo	Atacar antígenos extracelulares
Linfocito T	Sangre, ganglios, bazo	Atacar antígenos intracelulares
T colaborador (CD4)		Coordinar la función inmune
T citotóxico (CD8)		Destruir células infectadas y tumorales
T supresor (CD8)		Suspender la reacción inmune
Célula asesina natural	Sangre, ganglios, bazo	Atacar células infectadas por virus

Figura 20

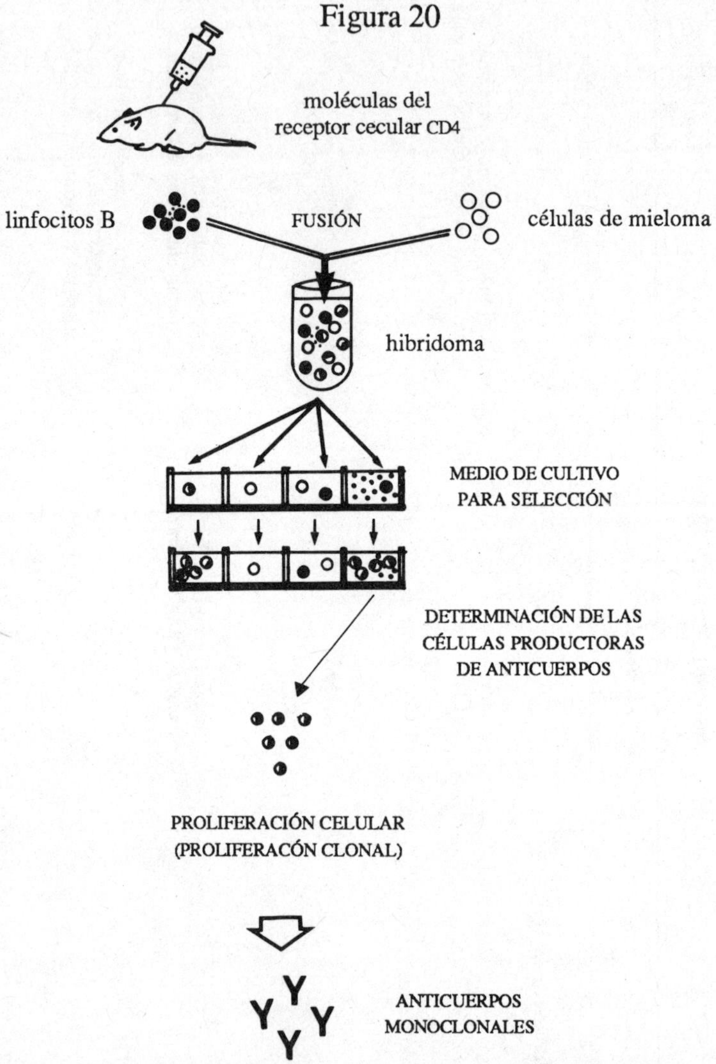

Al inyectar a un ratón el receptor celular CD4, el animal fabrica linfocitos B capaces de producir anticuerpos contra el recptor. Estas células se fusionan a células malignas de mieloma míltiple humano, con lo cual se vuelven inmortales. Las células fusionadas (hibridomas) se colocan en un medio de cultivo adecuado, para ser seleccionadas y determinar cuál de ellas produce anticuerpos contra el receptor CD4. Posteriormente, esta familia (clona) celular es inducida a proliferar y a producir anticuerpos específicos contra el receptor celular.

Componentes del virus que reconocen a los receptores celulares

Recientemente los científicos han descubierto que la molécula viral responsable de reconocer a los receptores CD4 es la glicoproteína externa de la envoltura (gp120 en el VIH-1 y gp140 en el VIH-2). Más aún, se encontró que un pequeño segmento de dicha glicoproteína era el responsable de tal acción; este segmento recibió el nombre de péptido T. Tal hallazgo permitió a los investigadores hacer el siguiente razonamiento: si los anticuerpos monoclonales dirigidos contra el receptor CD4 habían fallado, el uso del péptido T con toda seguridad tendría mayores probabilidades de éxito, ya que se uniría no sólo al receptor CD4, sino a los otros receptores, que aún no habían sido identificados por el hombre, pero que el péptido T conocía muy bien. Se trabajó arduamente en el proyecto, y finalmente se fabricó en laboratorio el tan esperado péptido T. De inmediato se iniciaron los primeros estudios tanto en chimpancés como en algunos voluntarios, y el resultado fue un nuevo y decepcionante fracaso. ¿Qué había ocurrido? Los estudios más recientes señalan que esto se debió a que, aparte de la glicoproteína externa, también participa la otra glicoproteína de la envoltura: la glicoproteína transmembrana gp41, en el VIH-1, y la gp36, en el VIH-2.

Ahora, con redoblado entusiasmo, los científicos están tratando de identificar al segmento de la glicoproteína transmembrana que participa en el proceso de ataque viral, con el objeto de fabricarlo y administrarlo en forma conjunta con el péptido T. Por el momento sólo queda esperar el resultado de dicha investigación. Sin embargo, existen otros posibles caminos por recorrer. Para ello es necesario estudiar el proceso por medio del cual el virus provoca daño celular y SIDA.

PROCESO POR EL CUAL EL VIH PROVOCA DAÑO CELULAR Y SIDA

Tiene una gran utilidad práctica estudiar los mecanismos de que se vale el VIH para dañar a las células, ya que por cada tipo de célula atacada, existe alguna forma de consecuencia para el paciente (figura 21). Entender estos mecanismos de daño celular no sólo permite comprender mejor la enfermedad, sino diseñar también posibles estrategias de contraataque.

Figura 21
CÉLULAS QUE EL VIH ATACA
Y SUS CONSECUENCIAS

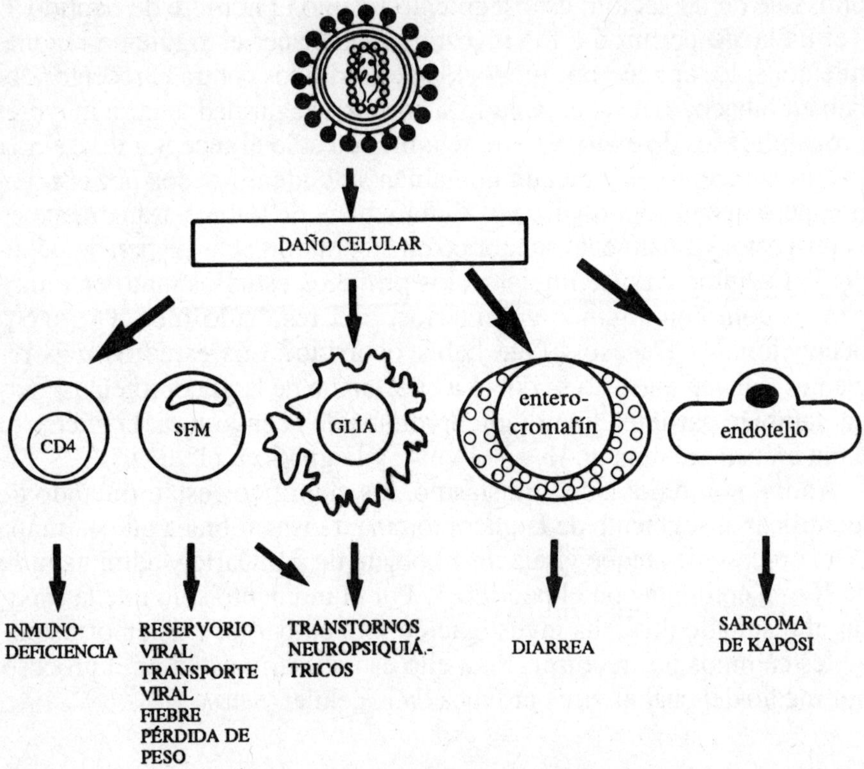

Cuando el VIH se multiplica, la célula se muere

Aún no se conoce con precisión el mecanismo mediante el cual el VIH provoca destrucción celular. Se ha visto que sólo uno de cada cien mil linfocitos y monocitos circulantes en la sangre se encuentra infectado con el virus, cifra muy baja para explicar la severa depresión de linfocitos con que cursan los pacientes. Esto ha sugerido que tal vez el VIH emplee diversos mecanismos para producir daño celular, algunos directos y otros indirectos. Los mecanismos directos consistirían en el efecto que el virus ejerza sobre la propia célula, tal vez induciéndola a producir sustancias tóxicas para ella, o perforando su membrana al salir. Los mecanismos indirectos dependerían de fenómenos autoinmunes con la producción de anticuerpos, o células con acción destructora (lítica) sobre las células infectadas por el virus.

Muy posiblemente el mecanismo directo esté más relacionado con el daño de linfocitos T colaboradores o CD4, y el indirecto con el daño de las células del sistema fagocítico mononuclear (véase adelante). Se ha llegado a pensar que la destrucción de una subpoblación especial de linfocitos CD4 —aún no identificados— que fuera capaz de controlar la producción del resto de linfocitos CD4 explicaría cómo el daño de unas cuantas células podría alterar en forma importante el número total de linfocitos CD4. Recientemente se ha sugerido que el gen *env*, que se encuentra muy activo en las células infectadas, puede ser capaz de inducir la formación de células gigantes y la muerte celular en la vecindad de los linfocitos CD4 no infectados con el virus.

Daño del sistema inmunológico por VIH

El sistema inmunológico visto como una empresa

Para comprender el funcionamiento del sistema inmunológico, es conveniente compararlo con una empresa bien organizada. Como toda empresa, el sistema inmunológico debe tener una razón de ser, es decir, debe tener objetivos, que en este caso son dos: 1) Objetivo inmediato, que es el de producir una respuesta de protección contra diversos agentes agresores (antígenos) provenientes tanto del medio externo (virus, bacterias, hongos, etcétera) como del medio interno (células tumorales, por ejemplo). El sistema inmunológico es capaz de identificar a dichos antígenos extraños y desencadenar una cascada de reacciones de defensa contra ellos. 2) Objetivo mediato, que es el de mantener la integridad del organismo para preservar su salud (figura 22).

Magnitud de la empresa llamada "Sistema Inmunológico"

Para lograr sus objetivos, el sistema inmunológico cuenta con una gran cantidad de empleados (células del sistema inmunológico; cuadro 6) distribuidos por todo el organismo, y estrechamente comunicados entre

Figura 22

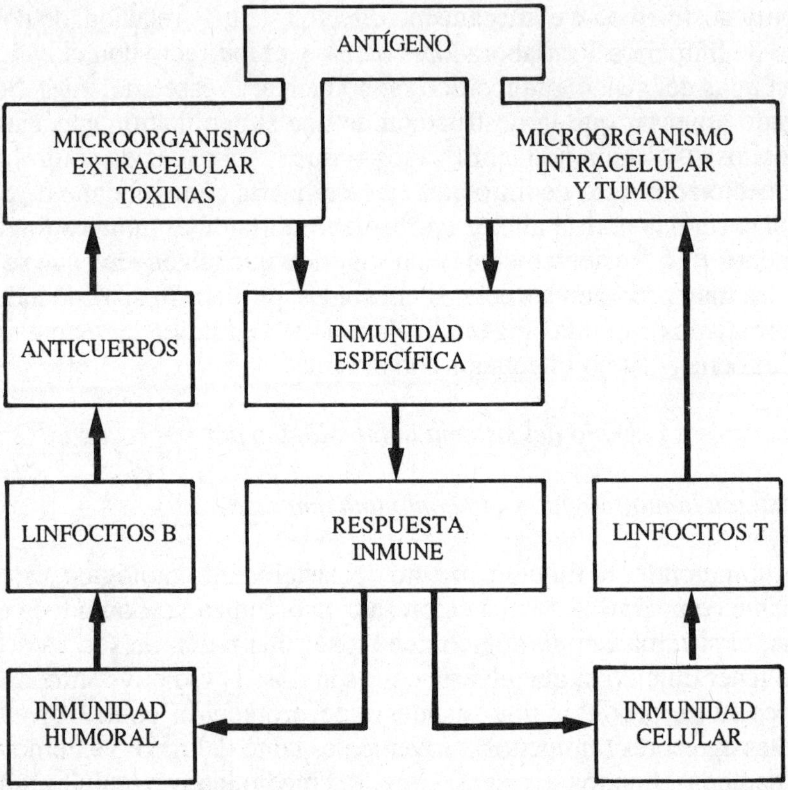

El antígeno induce una respuesta a base de linfocitos B y T, los cuales actúan en forma específica contra el antígeno que les dio origen. Los linfocitos B destruyen a microorganismos extracelulares y toxinas, mediante la secreción de anticuerpos. Los linfocitos T eliminan células tumorales o células infectadas por microorganismos intracelulares, por acción directa, por la secreción de diversas sustancias, o por la activación de macrófagos.

sí en forma directa (célula con célula), o por medio de un sistema tipo "telecomunicaciones" a base de "ondas" bioquímicas. Los mensajes bioquímicos son enviados por las propias células del sistema inmunológico, con fines de información y control. Otras células del propio sistema inmunológico captan las señales, gracias a un potente sistema de receptores colocados en su superficie.

De acuerdo con todo principio de organización —y el sistema inmunológico funciona como una empresa altamente organizada—, debe cumplirse con el principio de especialización: cuanto más se divide el trabajo, asignando a cada empleado una actividad más limitada y concreta, se obtiene mayor eficiencia, precisión y destreza. Así, cada célula que integra al sistema inmunológico (cuadro 6), tiene funciones altamente especializadas y, con ello, mayor precisión, destreza y perfección en su función.

Las células del sistema fagocítico mononuclear tienen como función primordial captar todos los antígenos extraños (gérmenes, cáncer, trasplantes, etcétera), procesarlos y presentarlos a las células inmunológicas responsables de su neutralización o eliminación (figura 22).

Los glóbulos blancos, conocidos como linfocitos B, por medio de la producción de anticuerpos, eliminan los antígenos extraños que se encuentran por fuera de las células (por ejemplo, gérmenes productores de supuraciones y su toxina), mismos que les son presentados por las células del SFM. Los linfocitos T citotóxicos, también llamados células CD8, se especializan en destruir en forma específica a células infectadas, tumorales y de trasplantes, perforando su membrana y produciendo compuestos tóxicos para ellas (figura 21). Las células conocidas con el rimbombante nombre de "asesinas naturales", o NK, tienen como finalidad destruir a las células infectadas por virus, sin importar el tipo de virus de que se trate.

Toda esta compleja población celular debe funcionar coordinadamente, y para ello existe una célula que sustenta el mando ("para cada función debe existir un solo jefe"), la cual recibe el nombre de linfocito T colaborador o CD4 (figura 23).

El principio de la previsión

La palabra previsión implica la idea de cierta anticipación a futuros acontecimientos y situaciones que la mente humana es capaz de realizar, y sin la cual sería imposible hacer planes. Las previsiones admi-

Figura 23
MODULACIÓN DE LA RESPUESTA INMUNOLÓGICA

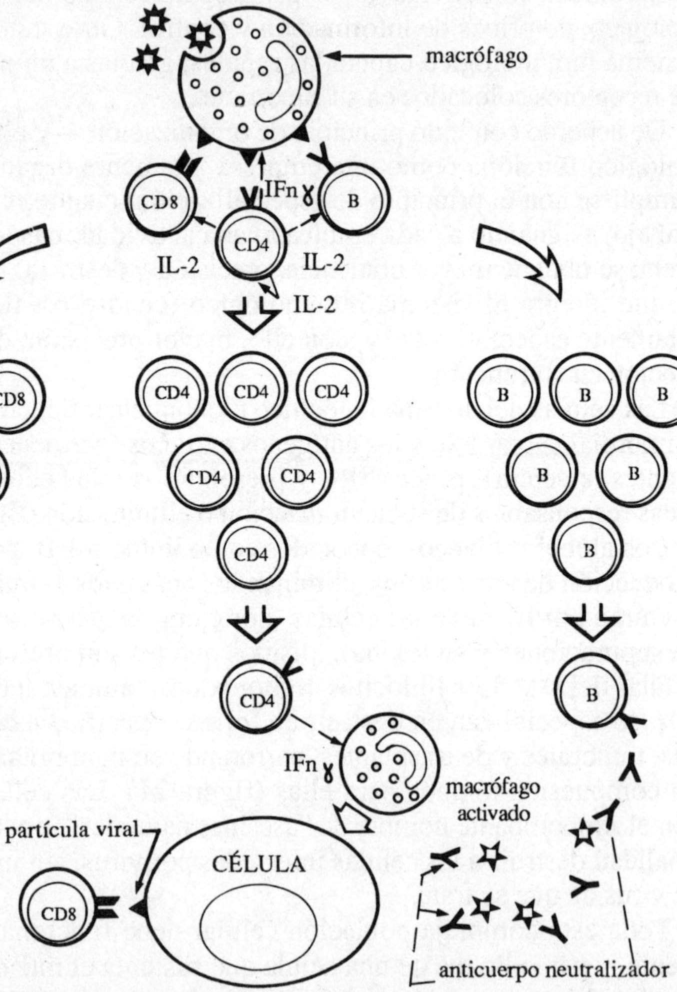

El VIH es capturado por los macrófagos, que lo procesan y lo presentan sobre su membrana a las células inmunológicas (B y T) que posean en su superficie un receptor específico para el antígeno de VIH. Los linfocitos DC4 estimulan la proliferación y maduración de ellos mismos, de los linfocitos CD8, de los linfocitos B y de los macrófagos, tanto por acción directa como por la liberación de interleucina 2 (IL-2) e interferón gamma (IFn). Los linfocitos B se convierten en células productoras de anticuerpos que neutralizan al virus, impidiendo con ello que parasite células sanas. Los linfocitos CD8 y los macrófagos activados por los linfocitos CD4 deshacen a las células infectadas por los virus.

nistrativas deben programarse tomando en cuenta que nunca alcanzarán certeza completa, ya que por el número de factores y la intervención de decisiones humanas siempre existirá un riesgo; pero tampoco es válido decir que una empresa constituye una aventura totalmente incierta.

En el caso de la empresa "Sistema Inmunológico", todo lo anterior es aplicable. El sistema inmunológico se ha anticipado a acontecimientos y situaciones futuras, fabricando linfocitos B, linfocitos T citotóxicos (CD8) y linfocitos T colaboradores (CD4), para más de un millón de posibles antígenos extraños. Se calcula que un individuo se expone durante su vida a cerca de cien mil antígenos extraños, mas como su sistema inmunológico no sabe cuáles serán éstos, se encuentra preparado para detectar y eliminar a diez veces más esa cifra. Sin embargo, siempre existirá el riesgo de que no incluya información contra algún antígeno extraño.

Por todo lo anterior, puede decirse que el individuo nace con un sistema inmunológico preparado de antemano para contraatacar a todos los posibles antígenos extraños imaginables, y que esto lo logra a base de experiencias pasadas heredadas.

Plan de ataque del VIH

El plan de ataque del VIH-1 y del VIH-2 es genial: atacar al menor número posible de células, provocando con ello el efecto destructor más profundo y extenso sobre el sistema inmunológico. Esto lo logran a la perfección destruyendo a la célula en mando de la empresa, el linfocito CD4.

Ya que el VIH dirige sus acciones contra el linfocito CD4 y las células del SFM, a través de sus receptores CD4, mientras mayor sea el número de receptores que dichas células tengan, mayores serán sus probabilidades de ser reconocidas y atacadas por el virus. El número de receptores CD4 presentes en las células es muy variable, y depende de varios factores, como la existencia de infecciones por diversos agentes virales: citomegalovirus (CMV), virus Epstein-Barr (EBV), virus herpes simple (HSV) y virus de la hepatitis B (HBsAg). Dado que estos virus utilizan esencialmente los mismos mecanismos de transmisión que el VIH, los individuos infectados por ellos no sólo tienen mayor riesgo de exponerse al VIH, sino que sus células son más ricas en receptores CD4, y sus posibilidades de ser atacadas por el VIH son mayores que las de una persona previamente sana. Esto explica, en parte, la razón por la cual la promiscuidad constituye un factor de riesgo para adquirir el SIDA.

Una vez adherido al receptor CD4, el VIH fusiona su envoltura a la membrana de las células, y envía su nucleocápside con ARN y transcriptasa reversa al citoplasma de las mismas, para que se sinteticen ahí dos cadenas de ADN viral (provirus). El ADN proviral viaja al núcleo de la célula, donde permanece libre o se integra a su ADN. Una vez dentro del núcleo, puede iniciar la producción de nuevos virus o permanecer latente durante un tiempo indefinido, conocido clínicamente como "infección asintomática".

Consecuencias del ataque del VIH sobre el sistema inmunológico

El ataque del VIH a los linfocitos T colaboradores (CD4), responsables de controlar las funciones del sistema inmunológico, explica cómo el daño de un subgrupo relativamente pequeño de células puede tener efectos tan profundos y extensos en el sistema inmunológico. El principal defecto inmunológico del SIDA consiste en una deficiencia cuantitativa y cualitativa de linfocitos T colaboradores, lo que motiva pérdida del control de la respuesta inmune y deficiencia inmunológica. La inmunodeficiencia motivada por esta razón deja al individuo inerme, siendo presa fácil de infecciones y neoplasias que aprovechan la "oportunidad" para atacarlo.

En vista de que el daño de los linfocitos CD4 repercute de una manera más directa en la función de los linfocitos T citotóxicos CD8, que en la de los linfocitos B y las células asesinas naturales, el individuo presenta una mayor predisposición a desarrollar infecciones "oportunistas" por microorganismos intracelulares (cuadro 7). En estos momentos es conveniente señalar al respecto lo siguiente: 1) Comúnmente las infecciones oportunistas son el resultado de una reinfección a partir de microorganismos previamente adquiridos por el individuo durante su vida, pero que no habían tenido la oportunidad de proliferar, y por ello no representan un riesgo para otras personas (familiares, amigos, médicos, etcétera). 2) El tipo de infección oportunista que presenten estos pacientes dependerá de las variedades de microorganismos que sean más comunes en el lugar donde viva el paciente, o a donde haya viajado. 3) Estas infecciones tienden a ser múltiples, generalizadas y raramente curables.

El otro grupo de células atacadas por el VIH corresponde al sistema fagocítico mononuclear formado por: 1) Monocitos (una variedad de

CUADRO 7. *Microorganismos intracelulares más comunes*

Virus	Protozoarios
Citomegalovirus (CMV)	*Giardia lambia*
Epstein-Barr (EBV)	*Cryptosporidium enteritis*
Herpes simple (HSV)	*Isospora belli*
Herpes zoster-varicela (HZV)	*Pneumocystis carinii*
	Toxoplasma gondii
Bacterias	Hongos
Mycobacterium avium-intracellulare	*Aspergillum*
Mycobacterium tuberculosis	*Candida albicans*
Salmonélidos	*Coccidioido immitis*
Shigella	*Histoplasma capsulatum*

glóbulos blancos). 2) Macrófagos (se encuentran en todos los tejidos). 3) Células dendríticas (las posee el tejido linfoide). 4) Células de Langerhans (presentes en el epitelio de la piel y de las mucosas). Todas estas células tienen por función capturar a los antígenos extraños que entran al organismo (microorganismos, partículas ambientales, etcétera) —como ya se dijo—, con el objeto de procesarlos y presentarlos en forma adecuada a las células encargadas de llevar a cabo el rechazo inmunológico.

El daño de las células del sistema fagocítico mononuclear contribuye a explicar varios problemas relacionados con el desarrollo de la enfermedad: 1) Coadyuva a agravar el estado inmunológico del paciente, ya de por sí deteriorado por la lesión de los linfocitos T colaboradores (CD4). 2) Actúa como reservorio del VIH en la etapa de latencia. 3) Sirve como vehículo para transportar al VIH a otros sitios del organismo, por las vías linfática y sanguínea. 4) Contribuye con el mecanismo de transmisión sexual.

Asimismo, la infección de las células del SFM por el VIH puede inducirlas a producir grandes cantidades de ciertas sustancias que sólo producen ante determinadas situaciones y en menor cantidad. La producción excesiva de éstas puede explicar, en parte, la fiebre crónica que presentan los pacientes, al igual que su pérdida de peso. En el momento actual, los científicos están trabajando, con técnicas de ingeniería genética, en la producción del "factor adelgazante", con el propósito de poder utilizarlo en el control de peso de las personas obesas. Los resultados hasta ahora obtenidos son muy alentadores.

Consecuencia del ataque del VIH sobre el sistema nervioso central

Es sumamente común que una de las repercusiones del SIDA sea el daño neurológico. Un 60% de los pacientes, aproximadamente, cursa con síntomas neurológicos; en un 80-90% del total de casos en los que se practica autopsia se localiza algún tipo de alteración en el sistema nervioso. Las lesiones neurológicas más comunes son toxoplasmosis, criptococcosis y linfoma primario del sistema nervioso central. Más aún, se ha visto que ciertos síndromes antes inexplicados están estrechamente vinculados al SIDA o a las formas clínicas previas a su desarrollo. Entre los principales transtornos detectables desde etapas muy tempranas de la infección se encuentran los cambios de personalidad, demencia progresiva, parálisis y coma.

Las principales células del cerebro infectadas son los monocitos y los macrófagos, aunque también puede detectarse el virus en el endotelio de los vasos y en las células de la glía; estas últimas tienen la función de brindar soporte y protección a las neuronas.

Hasta nuestros días, todavía no se conoce el mecanismo responsable del daño del sistema nervioso central; sin embargo, se piensa que el VIH llega al tejido nervioso dentro de un "caballo de troya", que en este caso serían los monocitos de la sangre, para después atacar otras células presentes en el cerebro (macrófagos, células endoteliales y células de la glía). La infección de los macrófagos puede ocasionar que éstos produzcan algunas sustancias neurotóxicas capaces de dañar al tejido nervioso.

Recientemente se descubrió un factor activador de neuronas, conocido como neuroleucina, cuya estructura es muy similar a la glicoproteína externa de la envoltura del VIH (un 30% de su estructura es similar), por lo que se piensa que la glicoproteína viral podría competir con la neuroleucina, y por ello transtornar el funcionamiento de las neuronas y promover su destrucción. Por este mecanismo se pueden explicar los diversos transtornos neuropsiquiátricos con que cursan los pacientes.

Consecuencias del ataque del VIH *sobre el intestino*

Un 90% de los pacientes con SIDA cursa con diarrea crónica. Se ha podido identificar al agente causal en la mitad de los casos; el otro 45% constituye un enigma. Recientemente, J. A. Nelson y colaboradores, de los Estados Unidos, observaron que el VIH puede parasitar ciertas células del intestino que tienen un origen embrionario común con el tejido nervioso, y cuya función consiste en secretar hormonas que contribuyen a controlar la velocidad de los movimientos intestinales, al igual que la función digestiva. Se piensa que la lesión de estas células neuroendocrinas puede promover la liberación de grandes cantidades de hormonas estimuladoras del intestino, provocando con ello diarrea crónica (predominantemente acuosa) y mala absorción, dos problemas de gran importancia en el paciente con SIDA.

FACTORES QUE DETERMINAN EL PASO DE INFECCIÓN A ENFERMEDAD

Una vez que el individuo se ha expuesto (contagiado) al VIH, éste entra en sus células, se multiplica dentro de ellas (infección), y las destruye, lo cual provoca la enfermedad conocida como SIDA.

Infección de las células por VIH

Como ya fue señalado, tanto el VIH-1 como el VIH-2 atacan a los linfocitos T colaboradores y a las células del sistema fagocítico mononuclear, en tanto que ambos poseen en su membrana receptores CD4, cuyo número es muy variable y depende de ciertos cofactores (figura 24).

Una vez que el VIH se ha adherido a la célula (figura 24), le introduce su nucleocápside; su envoltura queda fuera y se integra a la membrana celular. Los científicos se encuentran buscando una droga capaz de evitar la penetración del virus a la célula, aunque sus esfuerzos hasta ahora no han dado el fruto esperado.

Dentro de la célula, en el nucleocápside, el material hereditario del virus es convertido de formato ARN a formato ADN, por acción de la transcriptasa reversa (véase el capítulo II). El ADN viral así formado recibe el nombre de "provirus", que toma la forma de un anillo (circular).

Figura 24

CICLO BIOLÓGICO DEL VIH

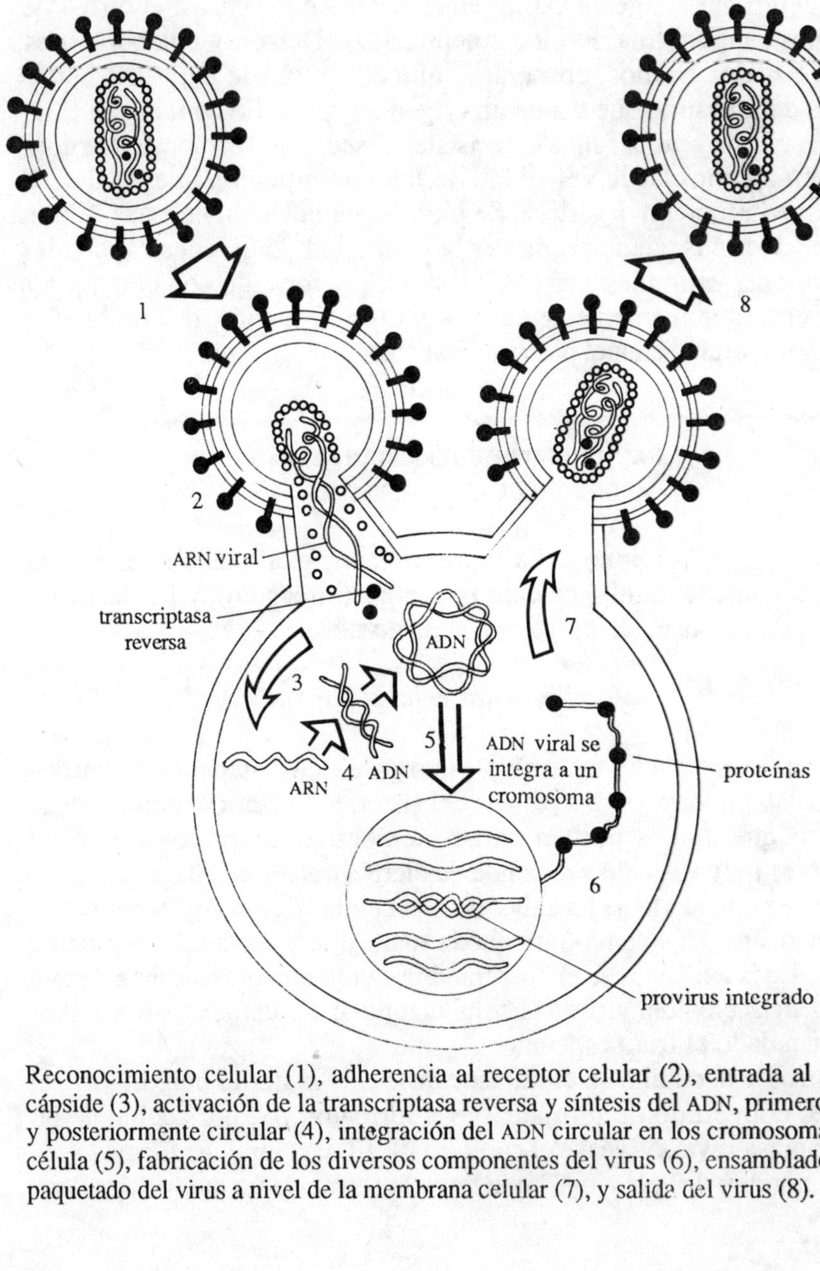

Reconocimiento celular (1), adherencia al receptor celular (2), entrada al nucleocápside (3), activación de la transcriptasa reversa y síntesis del ADN, primero lineal, y posteriormente circular (4), integración del ADN circular en los cromosomas de la célula (5), fabricación de los diversos componentes del virus (6), ensamblado y empaquetado del virus a nivel de la membrana celular (7), y salida del virus (8).

Mientras que una parte del provirus permanece libre en el citoplasma de la célula, el resto viaja al núcleo (figura 24). Debido a que el provirus es infectante, a partir de este momento el individuo será capaz de contagiar a otras personas.

Una pieza clave en el proceso de la multiplicación viral es la transcriptasa reversa, por ello existe gran interés en su estudio. En el momento actual, los expertos han diseñado dos medicamentos capaces de inactivar a la transcriptasa reversa, con resultados satisfactorios. Estas drogas son la ribavirina y la azidotimidina (AZT).

El provirus circular presente en el núcleo de la célula puede permanecer libre o integrarse a cualquiera de los cromosomas, en cuyo caso recibe el nombre de "provirus integrado". Dicho provirus puede iniciar la producción de nuevos virus, o puede permanecer inactivo durante un tiempo variable difícil de precisar (figura 24). Durante esta fase, el individuo se encuentra libre de síntomas, y las pruebas de laboratorio aún son negativas. Por tal motivo esta etapa se conoce como "etapa de silencio clínico e inmunológico".

Seroconversión

Una vez transcurrida la etapa de silencio, el individuo infectado desarrolla anticuerpos específicos contra el virus, es decir, se convierte en seropositivo.

Después de una fase de viremia, en la que es posible detectar los antígenos virales, los primeros anticuerpos que aparecen son los dirigidos contra las proteínas de la envoltura del virus; después surgen los que van dirigidos contra el nucleocápside.

Los patrones de producción de anticuerpos cambian a lo largo de la infección. El que se produce para atacar a las glicoproteínas de la envoltura se mantiene durante todas las fases de la infección, mientras que la respuesta contra las proteínas del nucleocápside declina progresivamente en los pacientes que desarrollan SIDA. Este hallazgo ha sido considerado de valor pronóstico, ya que generalmente esta disminución precede a la instalación de la enfermedad.

Durante la etapa de seroconversión, algunos pacientes —un 10% aproximadamente— presentan un cuadro agudo caracterizado por fiebre, dolor de garganta, crecimiento de ganglios, dolores musculares, diarrea, vómitos y diversos transtornos neurológicos. Este cuadro desaparece en forma espontánea, en dos a tres semanas, sin tratamiento alguno. Sin embargo, el individuo permanece infectado, y aún existe la posibilidad de contagiar a otras personas y de evolucionar a la enfermedad.

Infección asintomática

Desde que el individuo se vuelve seropositivo, hasta que desarrolla la enfermedad, puede transcurrir de uno a diez años o más; esta etapa se conoce como infección asintomática.

Paso de infección asintomática a enfermedad

El 60% de los individuos infectados que permanecen asintomáticos aproximadamente progresan a SIDA en un lapso que transcurre entre los cinco y los seis años, aunque prácticamente todos se enferman al cabo de diez años.

¿Qué determina que un individuo pase a la etapa de SIDA, después de haber sido asintomático durante varios años? Aún no es posible responder a esta interrogante en forma completa; sin embargo, se sabe que esto se debe a la activación del provirus integrado a los cromosomas de la célula, en otras palabras, a la acción de algunos cofactores capaces de "despertar" al provirus, lo que provoca la multiplicación viral y la destrucción de las células.

Se ha detectado que el provirus se activa, cuando menos, por dos posibles grupos de cofactores: 1) Otros agentes virales como CMV, HSV, EBV, HBsAg y HTLV-1. 2) Exposición a semen o sangre. Éstas son otras razones por las cuales la promiscuidad y la actividad sexual no-vaginal no sólo contribuyen a la infección por VIH, sino también a la progresión de la enfermedad (figura 25).

La enfermedad conocida como SIDA

La enfermedad conocida como SIDA posee una amplia gama de síntomas, algunos debidos al efecto directo del VIH sobre las células; otros, a las infecciones o a los tumores secundarios que acompañan a la enfermedad. Con base en esto, el SIDA en su forma florida se clasifica en: 1) Enfermedad constitucional. 2) Encefalopatía por VIH. 3) Infecciones oportunistas. 4) Tumores asociados a infección por VIH.

Figura 25
MECANISMO DE ACCIÓN DEL VIRUS

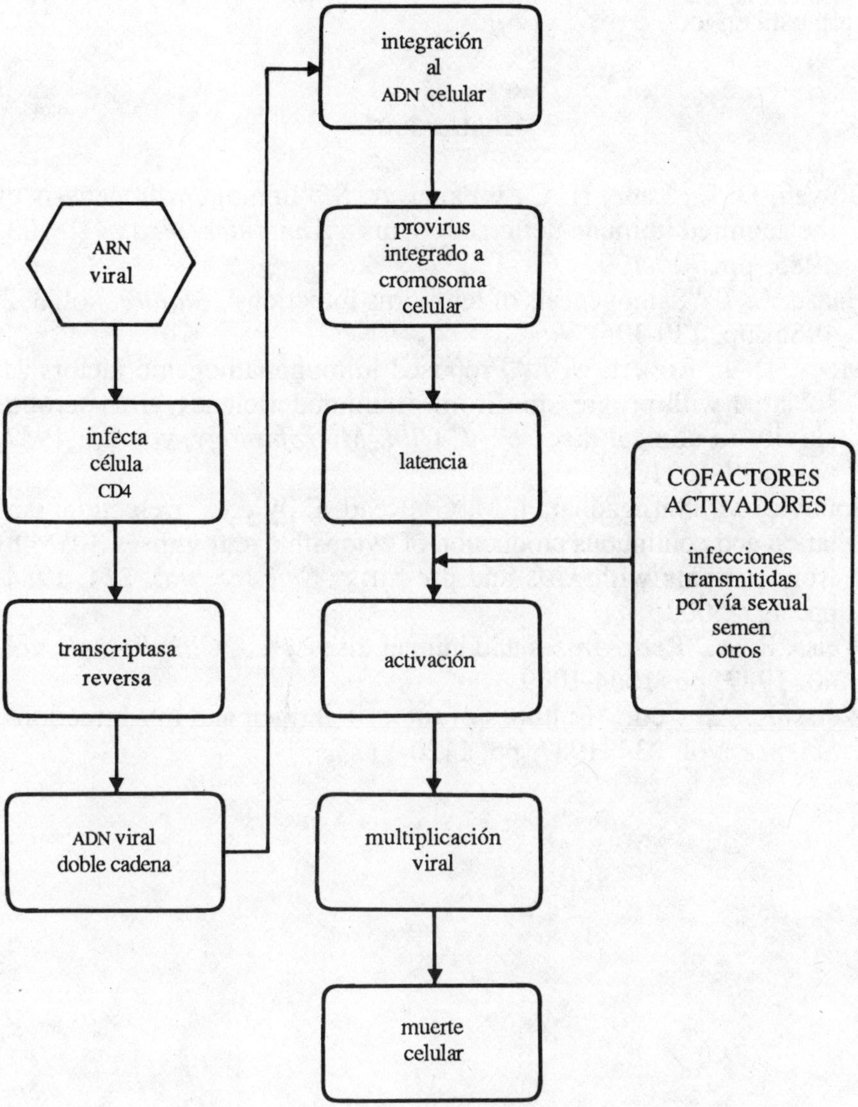

Los problemas médicos, aunados a las circunstancias éticas, sociales económicas, políticas, legales y laborales, hacen que virtualmente ninguna persona pueda decirse ajena a la enfermedad. El virus ha contribuido a la reunificación de todos los miembros de la sociedad, con el objeto de presentar un frente común ante tan grave problema. La solución está en todos.

Bibliografía

Bowen, D. L., Lane, H. C., y Fauci, A. S. "Immunopathogenesis of the acquired immune deficiency virus". *Ann. Inter. Med.*, vol. 103. 1985. pp. 704-709.

Haase, A. T. "Pathogenesis of lentivirus infections". *Nature*, vol. 332. 1985. pp. 130-136.

Mock, D. J., Robert, N. J. "Proposed immunopathogenic factors associated with progression from immunodeficiency virus seropositivity to clinical disease". *J. Clin. Microbiology*, vol. 25. 1987. pp. 1817-1821.

Popovic, M., Sarngadharan, M. G., Read, E., y col. "Detection, isolation and continuous production of cytopathic retroviruses (HTLV-III) from patients with AIDS and pre-AIDS". *Science*, vol. 224. 1984. pp. 497-500.

Weiss, R. A. "Retroviruses and human disease". *J. Clin. Pathol.*, vol. 40. 1987. pp. 1064-1069.

Weiss, R. A., y col. "Epitopes of the CD4 antigen and HIV infection". *Science*, vol. 234. 1987. pp. 1120-1123.

V. PRUEBAS DE LABORATORIO PARA DETECTAR INFECCIÓN POR VIH

Carmen Soler
Estanislao C. Stanislawski

LAS ENFERMEDADES INFECCIOSAS

LAS enfermedades infecciosas constituyen un complejo problema bioecológico, en el que interaccionan el huésped, el parásito y toda una gama de fuerzas sociales y del medio ambiente.

Se entiende por infección la consecuencia del encuentro, a través de una vía de entrada apropiada, entre un microorganismo potencialmente patógeno y un huésped humano susceptible. Las fuentes de infección se encuentran generalmente fuera del individuo, ya sea en el medio ambiente, o en otros huéspedes infectados; para que se produzca infección es necesario que haya exposición al agente infeccioso, que éste penetre por alguna superficie del huésped, y que además, una vez que se encuentre en su interior, se multiplique.

En las enfermedades infecciosas se pueden distinguir dos fenómenos: la infección y la enfermedad. Esta última representa una de las posibles consecuencias de la infección. Los factores que hacen que se presente enfermedad, cuando hay una infección, dependen en gran medida del huésped, aunque también contribuye el número de microorganismos, es decir, la dosis de agente infeccioso, y su virulencia, que es la capacidad que posee el agente de causar enfermedad.

La infección sin enfermedad es un fenómeno muy común, que se presenta cuando el huésped no tiene una respuesta detectable clínicamente; su respuesta es inaparente, y al individuo se le define como un portador. Existe una respuesta del sistema inmunológico del individuo infectado, y aunque a veces no se puede medir a través de pruebas de laboratorio, generalmente es posible detectarla, lo que permite diagnosticar la infección. El estado de portador puede presentarse durante distintas etapas del proceso infeccioso, tales como: el periodo de incubación, que se presenta antes de la aparición de los síntomas clínicos; durante una infección inaparente —asintomática—; o en el periodo de recuperación. El periodo de portador es de duración variable, y puede ocurrir en forma intermitente o continua.

Un portador asintomático puede transmitir la infección, y por lo tanto, participar en la cadena de transmisión de la misma. El poder identificar por medio de estudios de laboratorio a estos individuos constituye una herramienta muy valiosa en el control de la dispersión del agente causal.

Diagnóstico de agentes infecciosos

¿Qué sucede cuando un individuo sufre una infección por un agente patógeno? El organismo activa su sistema inmunológico, y se produce la respuesta inmune que brinda protección. Parte de esa respuesta inmune incluye la formación de anticuerpos, lo cuales pueden ser identificados en el laboratorio.

Cuando se demuestra la presencia de un agente infeccioso, o de los anticuerpos que se forman contra él, se diagnostica el fenómeno de la infección, no la enfermedad asociada a dicha infección.

En el caso de SIDA, el agente patógeno es el VIH. Cuando se encuentra al VIH, o la respuesta inmune hacia él, se está diagnosticando el fenómeno de la infección por VIH, pero no el del SIDA, que es la enfermedad clínica producto de esta infección.

Los anticuerpos se producen como respuesta a la presencia de un agente extraño. Un microorganismo, ya sea bacteria o virus, funciona en este sentido como agente extraño, y al infectar a un individuo induce al sistema inmune a formar anticuerpos en su contra. Un ejemplo de ello son los que aparecen cuando se recibe una vacuna. En este caso, el microorganismo se encuentra inactivado, y no se presenta enfermedad. La producción de estos anticuerpos sirve como protección a futuras infecciones del mismo agente, ya que tienen la propiedad de reaccionar en forma exclusiva con el agente infeccioso que indujo su formación. Así, cuando se sumistra una vacuna contra la polio, el organismo sólo queda protegido contra esa infección, evitando así la enfermedad.

El VIH tiene genes —información hereditaria guardada en forma de moléculas de ácido ribonucleico, ARN, con una secuencia específica de nucleótidos—, que "dirigen" la síntesis de diversas proteínas propias del virus, llamadas proteínas estructurales, y de otras que le son necesarias para su reproducción —proteínas regulatorias. En el cuadro siguiente, se muestra el genoma —genes característicos de un organismo— del VIH, y las proteínas que se producen por expresión de esta información genética del virus.

CUADRO 8

ARN viral	- LTR	- GAG	- POL	- SOR	- ART	- TAT3	- ENV	- 3ORF	- LTR
Proteínas precursoras		p55	p66, p31				gp160		
Proteínas finales		p17, p24	p51				gp120, gp41		

Cada sección en el ARN viral representa un gen que puede ser "traducido" a, cuando menos, una proteína. Sólo se muestran las proteínas producidas por los genes estructurales y que forman parte de la partícula viral. Para su identificación, se denominan con la letra p (proteína) o gp (glicoproteína), seguida de un número que corresponde a su peso molecular (las proteínas precursoras no se encuentran en la partícula viral, sino que son productos intermedios).

Todas estas proteínas virales son extrañas al inviduo que es infectado, y por lo tanto, pueden inducir la formación de anticuerpos que las destruyan o neutralicen. La cantidad de anticuerpos producidos contra una proteína está relacionada con diversos factores: uno de los más importantes es el grado de exposición que dicha proteína tenga con el sistema inmune del huésped. Por ejemplo, una proteína del virus que se aloje en el interior de la partícula viral tendrá menor contacto con las células del sistema inmune encargadas de producir los anticuerpos, que otra proteína que se encuentre en el exterior de la partícula viral. Cuanto más inmunogénica sea, mayor cantidad de anticuerpos se producirán contra ella.

Diagnóstico de VIH

Es posible diagnosticar, en el laboratorio, infección por VIH, mediante dos tipos de pruebas: cultivo viral, que demuestra la presencia del virus mismo, o pruebas serológicas, que indican la presencia de anticuerpos o productos virales en el suero del paciente.

El cultivo viral es el método más específico que existe, pero es muy poco sensible: aun en laboratorios especializados, sólo se logra aislar al virus en un 40-50% de los individuos infectados. Esto se debe principalmente a que no es estable la presencia ni la cantidad de virus durante el proceso de la infección. Por lo tanto, la posibilidad de éxito depende principalmente del momento en que se intente aislar el virus de una muestra de sangre.

Esta prueba de cultivo de virus es poco empleada en el diagnóstico rutinario; su aplicación se limita a laboratorios de investigación, en donde resulta de gran ayuda para entender la epidemiología y el comportamiento biológico de los virus circulantes en determinada zona geográfica, o en ciertos grupos de población.

Muy poco tiempo después de que fue descrito el VIH como agente causal del SIDA, se desarrollaron pruebas serológicas de laboratorio, que permitieron establecer la presencia de infección. Estas pruebas detectan anticuerpos específicos contra el VIH en la sangre de un individuo, y fueron originalmente diseñadas para controlar la transmisión del virus por vía sanguínea. En 1986, la prueba se aplicó mundialmente en más de veinte millones de muestras de sangre. Esto quiere decir que se realizó ochenta mil veces al día.

La disponibilidad de esta prueba de diagnóstico ha proporcionado una herramienta invaluable para entender la epidemiología de la transmisión del VIH.

Prueba de ELISA para el diagnóstico de infección por VIH

Existen diferentes técnicas para detectar la presencia de anticuerpos en la sangre de un individuo. La mayoría de ellas están basadas en un tipo de estudio llamado ELISA —siglas que en inglés significan: estudio inmunoenzimático. Las pruebas de ELISA consisten en una serie de reacciones entre un anticuerpo y su antígeno, cuyo producto final proporciona una reacción con color. Es positiva cuando se obtiene un nivel de color igual o mayor a uno preestablecido como positivo. Para esto último, se puede emplear el suero de un individuo que se sabe está infectado y tiene anticuerpos.

Estas pruebas cuantifican la interacción que se produce entre un antígeno y el anticuerpo específico correspondiente. Para ello, se adhiere antígeno viral, que puede ser virus completo o proteínas virales, a una superficie sólida que va a servir de soporte para la reacción. Se añade el suero del inviduo que se está diagnosticando, y si en ese suero hay anticuerpos producto de la infección, reaccionan con el antígeno absorbido en la superficie sólida, formándose lo que se llama un complejo antígeno-anticuerpo *ag-ac* (figura 26).

Una muestra que sea negativa no presentará la formación de estos complejos *ag-ac*, puesto que el individuo no infectado no tendrá anticuerpos específicos contra el virus.

El siguiente paso es cuantificar estos complejos *ag-ac*. Para ello se añade un suero especialmente preparado que contenga anticuerpos contra los anticuerpos humanos que forman parte del primer complejo. Esto es, se provoca una reacción triple $ag\text{-}ac_1\text{-}ac_2$. En esta reacción, el anticuerpo de la primera reacción funciona como antígeno de la segunda. Si además a ese segundo suero se le adhiere una enzima determinada, es posible hacerla reaccionar y obtener un producto con color.

En las muestras negativas no se da la formación del complejo mencionado; por lo tanto, no desarrollará color, mientras que en las positivas habrá un complejo $ag\text{-}ac_1\text{-}ac_2\text{-}E$ por cada anticuerpo anti-VIH que tenga el suero objeto de estudio.

Originalmente, los primeros formatos de la técnica de ELISA introducidos al mercado contenían un antígeno poco purificado. A estos reactivos se les llamó ELISA de primera generación, y presentaban, en general, un alto número de resultados falsos positivos, es decir, algunas muestras de suero sin anticuerpos contra el VIH daban resultados positivos. Esto se debía a la presencia de proteínas humanas, que a la vez funcionaban como antígenos en la reacción presentes en él (para mayor información, véase el capítulo II: "El agente causal"). Posteriormente se desarrollaron los llamados reactivos de segunda generación, haciendo uso de antígenos virales producidos por ingeniería genética —como se verá más adelante. Estas preparaciones son más puras, porque casi no existe contaminación con otras sustancias que puedan reaccionar en forma cruzada. En consecuencia, se mejora considerablemente la cali-

Figura 26
PRUEBA DE ELISA

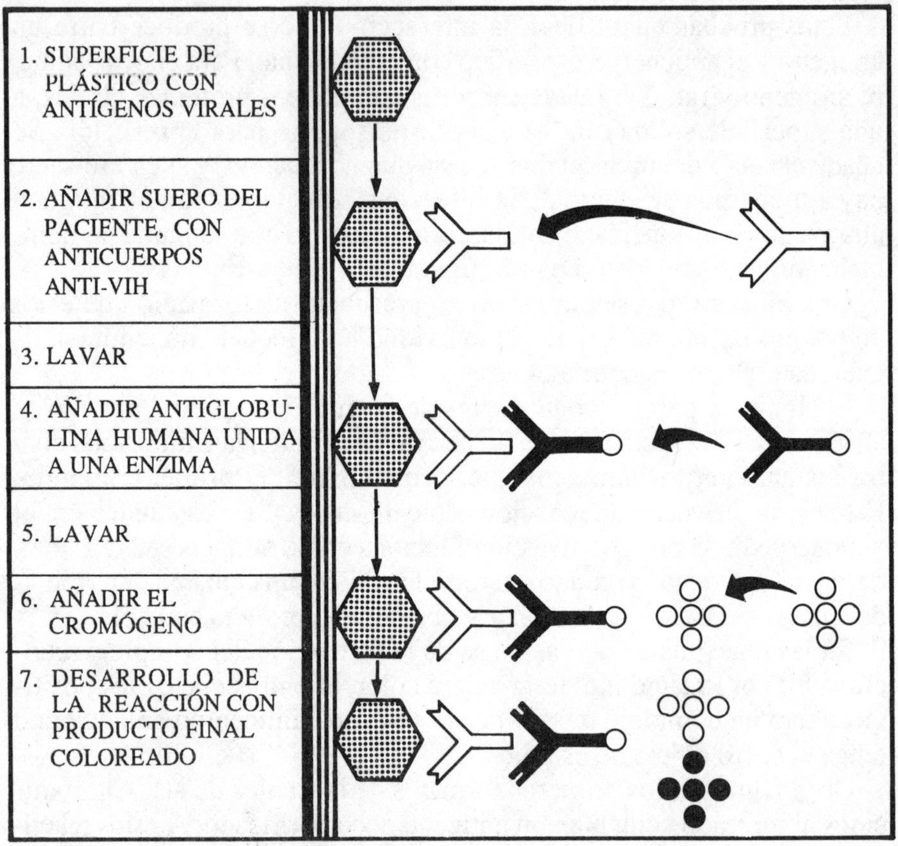

dad del diagnóstico. Otra ventaja de este desarrollo tecnológico es que resulta mucho más fácil, económico y seguro obtener grandes cantidades de antígeno; esto ha permitido realizar investigaciones para el desarrollo de nuevas técnicas destinadas a la detección de anticuerpos.

El último avance en el área de diagnóstico de VIH son los llamados reactivos de tercera generación. Éstos, además de prepararse con antígenos fabricados por la ingeniería genética, emplean anticuerpos monoclonales para la segunda reacción, lo que aumenta aún más la especificidad del ensayo.

OTRAS PRUEBAS DE DIAGNÓSTICO

Con el desarrollo de las técnicas de ingeniería genética para la obtención de antígenos, han ido surgiendo las llamadas pruebas "rápidas". Estas pruebas son de diversos tipos, pero tienen en común la simplificación de la metodología, por lo que se pueden realizar en laboratorios menos equipados, en tiempos mucho menores, y con volúmenes pequeños de muestras, que evitan en cierta medida el desperdicio.

Así, existen pruebas que pueden realizarse en cinco minutos, y para las que no es necesario ningún equipo. Un ejemplo son los ensayos que se han llamado ELISA en punto. En este tipo de prueba el fabricante proporciona una pequeña superficie que tiene absorbido el antígeno viral. A esto se añade una gota de suero problema, así como unas gotas de soluciones que son proporcionadas también por el fabricante. Si el suero es positivo, aparecerá una mancha de cierto color. Sería parecido a las pruebas de embarazo que se encuentran disponibles en el mercado, para hacerse en casa en cinco minutos.

Estos avances, algunos de los cuales todavía no están autorizados para venta, crean un nuevo problema: ¿es conveniente realizar un diagnóstico de una enfermedad de esta naturaleza sin contar con la asesoría médica y psicológica necesaria para entender y aceptar el resultado en caso de ser positivo? Esta pregunta y muchas otras surgen con el manejo de los resultados de diagnóstico en casos como el del SIDA, pues se está hablando de una enfermedad con índices de mortalidad muy elevados, que aún presenta enigmas por resolver.

CÓMO SE ESTABLECE UN DIAGNÓSTICO POSITIVO

Para establecer un diagnóstico positivo de infección por VIH, es necesario hacer más de una prueba de laboratorio. Esto puede resultar extraño para la gente no experta en el campo, pero si se considera que todas las pruebas tienen ventajas y desventajas, y se tienen en cuenta, además, las serias implicaciones sociales en caso de proporcionar un diagnóstico equivocado, se verá la importancia de ser muy rigurosos en la interpretación de los resultados de las diversas pruebas.

Para resolver esta problemática, se ha establecido lo que se podría llamar un algoritmo de diagnóstico serológico de VIH. Una muestra de sangre, para ser considerada positiva, deberá haber resultado positiva repetidamente en un estudio de ELISA, o su equivalente, y en otra prueba diferente llamada de confirmación, que podría ser la Western Blot o la inmunofluorescencia —como se ve en la figura 27.

Figura 27
PRUEBA DE WESTERN BLOT

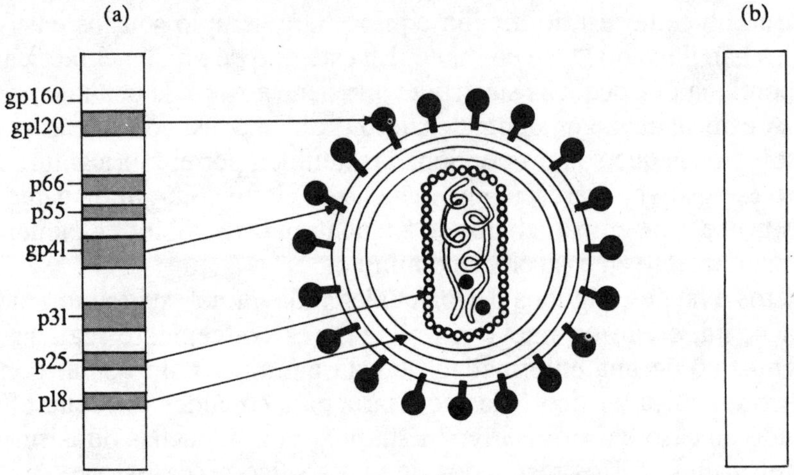

Las proteínas virales, separadas en bandas por medio de electroforesis, se transfieren a un papel de nitrocelulosa, y posteriormente se realiza la reacción inmunoenzimática para detectar anticuerpos en el suero del paciente, utilizando para ello a las proteínas virales como antígeno. La presencia de reacción (a) se considera como positivo, y la ausencia de reacción (b) como negativo.

El procedimiento es el siguiente. La muestra de suero del paciente es sometida a estudio por medio de la técnica de ELISA o de una prueba rápida. A este primer paso se le llama "tamizaje". Si el resultado es positivo, debe continuarse con el proceso de diagnóstico; si es negativo, se puede considerar que el individuo no se ha expuesto al virus, o si lo ha estado, aún no ha desarrollado los anticuerpos correspondientes que permitan detectarlo.

Este punto, por simple que pueda parecer, es muy importante en el caso de la seguridad de la sangre que es utilizada para transfusiones. Se ha demostrado que un individuo tarda un promedio de seis semanas en formar anticuerpos, después de haber sido infectado por el virus, pero existen casos de individuos que han tardado seis meses o más. Durante este periodo, en el cual ya hay infección, pero aún no se han desarrollado anticuerpos, el individuo es infectante, dicho en otras palabras, puede transmitir el virus a otra persona. Esta "ventana ciega" —periodo en el cual hay infección pero no respuesta inmune—, constituye un riesgo de contaminación, sobre todo para los bancos de sangre o de plasma, y para los transplantes de órganos. El número de individuos de una población de donadores que pueden estar en esta situación es sumamente bajo, pero aun así es necesario tomar medidas al respecto. El individuo que tenga algún riesgo de estar contaminado no debe ser donador, ni de sangre ni de tejidos. Si las personas pertenecientes a grupos con prácticas de riesgo se autoexcluyen de donar sangre, el riesgo será casi inexistente.

El segundo paso en el establecimiento de un diagnóstico es repetir la misma prueba, si ésta fue positiva en la primera ocasión; con esto queda eliminada la posibilidad de error técnico en el manejo de la muestra —como haberla confundido. Además, si la reacción fue falsa positiva, al repetir el estudio es común obtener un resultado negativo. Esto se debe a que la reacción que dio origen a esa falsa positividad es menos específica, y por tanto, menos reproducible. En algunos estudios se indica que en grupos de baja prevalencia, como es el de donadores sanguíneos, al repetir la prueba el número de positivos se reduce a la mitad o menos.

El trabajo de laboratorio no termina en este paso. Internacionalmente se ha acordado que es necesario "confirmar" el resultado con otro tipo de pruebas llamadas de confirmación, que, de ser positivas, establecen el diagnóstico definitivo.

Estudios de confirmación

Los estudios de confirmación tienen como objetivo establecer un diagnóstico positivo definitivo de la infección por VIH. Se diferencian de los utilizados en el tamizaje por su gran especificidad, es decir, cuando el diagnóstico es "confirmado", se elimina la probabilidad de que el resultado sea falsamente positivo. La pregunta que surge es: ¿por qué entonces no se someten a estas pruebas todas las muestras de suero desde un inicio? La respuesta es que son, técnicamente, mucho más complicadas, y en consecuencia, no es factible su aplicación masiva. Además, el costo es aproximadamente treinta veces el de una prueba de tamizaje.

Tanto la calidad de las pruebas de confirmación, como su interpretación, han sido más discutidos que los de las pruebas de tamizaje. Una de las principales razones es que no existe un método sencillo para controlar la calidad de las mismas. Actualmente, la prueba que más aceptación internacional ha tenido es un estudio llamado Western Blot (estudio de inmunoelectrotransferencia). Éste consiste en detectar individualmente los anticuerpos contra las diversas proteínas virales. Con él, el resultado es más específico. Para ello, se separan las proteínas del virus, por su diferencia en peso molecular; estas proteínas ya separadas se someten a una reacción del mismo tipo que la descrita para las pruebas de ELISA. Así, se detectará en un individuo contra cuáles proteínas virales tiene anticuerpos. Para considerar positiva esta prueba, se han establecido criterios de positividad basados en la experiencia. En este sentido, un individuo que sólo presente reacción con la proteína p24 (figura 27) no se considera positivo; en cambio, de reaccionar contra más de dos proteínas del virus, se le tendrá por positivo.

Otras metodologías menos empleadas pero que a veces pueden utilizarse como apoyo son la inmunofluorescencia, la detección de antígeno viral en el suero de un individuo o el ensayo de radio inmunoprecipitación, o RIPA (siglas en inglés).

AVANCES TECNOLÓGICOS. INGENIERÍA GENÉTICA

En los años setenta, surgió una nueva tecnología denominada "ingeniería genética" —también llamada "ADN recombinante" (por la recombinación de genes)—, que ha dado lugar al desarrollo de nuevas técnicas de diagnóstico.

La ingeniería genética se ha utilizado principalmente en dos áreas relacionadas al diagnóstico: una para producir proteínas altamente purificadas, de manera muy económica y eficiente, como, por ejemplo, antígenos para los estudios de ELISA; y otra para producir fragmentos de ADN con secuencias específicas, que están siendo utilizados en una técnica llamada "sondas de ADN". Ésta es usada para buscar material genético similar a ellas mismas. Por ejemplo, cuando una célula está infectada por un virus, tendrá los genes de ese virus en su interior; si se usa una "sonda" que consista en uno o varios genes de ese virus, será posible localizar la presencia del virus infectante en las células del huésped.

El inicio de esta metodología se puede ubicar por el descubrimiento de un tipo de enzimas que fueron denominadas "enzimas de restricción" (ER), y que tienen la propiedad de cortar moléculas de ácido desoxirribonucleico en sitios específicos. Si a una molécula de ADN se le hace reaccionar con una enzima de restricción, resultan fragmentos de dicho ADN. Con estas enzimas de restricción, y con otra enzima descubierta unos años antes, llamada ADN ligasa, que, como su nombre indica, "liga" o une pedazos de ADN, se hace "ingeniería" con los genes. Se cortan fragmentos de un cierto ADN, y se unen con fragmentos de ADN de otro origen, que tengan alguna propiedad que interese emplear, como reproducirse muy rápidamente, o ser controlados de una cierta manera. Así, al unir un fragmento de ADN de un virus a un fragmento de ADN de una bacteria, se multiplica el ADN del virus en la bacteria, obteniéndose grandes cantidades de ese segmento viral que fue incluido por medio de la ingeniería. Después, se puede volver a cortar en fragmentos con la ER, y recuperar solamente el segmento que corresponde al virus. Si se "marca" ese fragmento químicamente —por ejemplo con radiactividad—, se podrá localizar posteriormente en distintos sitios.

Para emplear estas "sondas de ADN" en el diagnóstico de diversas enfermedades, entra en juego otra propiedad de los ácidos nucleicos, que es su capacidad de existir como moléculas dobles —ambas partes de la molécula son complementarias en su secuencia de nucleótidos. Si la sonda que se preparó por ingeniería genética es sencilla, al juntarla con otro ADN también sencillo, éste "hibridizará" —se unirá a ella—, si sus secuencias de nucleótidos son complementarias. En otras palabras, si en una célula se encuentra un virus, se tendrá la información genética del mismo, al momento de añadir la sonda preparada correspondiente a ese virus. Las partes complementarias se unirán, y por estar marcadas químicamente, podrán ser detectadas.

Esta metodología ha permitido desarrollar un nuevo estudio para VIH, que tiene sensibilidad y especificidad muy altas, y es capaz de reconocer específicamente la presencia de un gen viral que se encuentre entre 10 000 células del huésped. Hay datos que indican que en 64% de los individuos negativos a cultivo viral se puede demostrar la presencia del virus con esta metodología.

Calidad del diagnóstico

Si las pruebas de diagnóstico fueran perfectas, no habría resultados falsos, ya sea falsos negativos (no detectar a alguien que sí está infectado), o falsos positivos (detectar a alguien como infectado, cuando no lo está). Una prueba perfecta tiene 100% de sensibilidad, o sea, el total de los individuos infectados da resultado positivo, sin que existan falsos negativos.

Lo mismo sucede para la especificidad: los individuos no infectados resultan negativos. Sin embargo, en el caso de la infección por VIH, no puede haber tolerancia: el costo clínico, psicológico, social y económico asociado es demasiado alto.

Para asegurar que el diagnóstico brinde un alto grado de confiabilidad, debe establecerse un sistema continuo de control que dé cuenta tanto de la calidad intrínseca de las pruebas, como de la aplicación que de ellas se haga.

Los criterios establecidos para definir un ELISA como positivo se han basado en estudios clínicos que han sido realizados por los propios fabricantes de las pruebas. De esta manera han ido ajustándose los valores correspondientes a positividad, siempre buscando mejorar el nivel de sensibilidad, de especificidad y de reproducibilidad de los resultados.

Los estudios autorizados para venta comercial tienen sensibilidades y especificidades mayores al 99%, pero no se debe olvidar que éste es el rendimiento bajo condiciones ideales de trabajo, y el rendimiento efectivo es el que se obtiene bajo condiciones promedio en su aplicación real.

Siempre se ha encontrado que el rendimiento efectivo es menor que el reportado para condiciones ideales. En este sentido, existe la evidencia de que algunos estudios dependen más que otros de la calidad técnica del laboratorio que los realiza.

Los criterios para interpretar las pruebas, deben ser variables, según el motivo de su aplicación y la prevalencia que exista en el grupo estudiado. Como ejemplo se tienen los bancos de sangre: en una muestra de sangre que se transfundirá, la sensibilidad debe privar sobre la especificidad, aunque eso posiblemente signifique desechar sangre que sea en realidad falsa positiva. Ahora bien, cuando se trata de notificar un resultado a un individuo, el criterio debe invertirse: lo más importante es la especificidad.

USO DE PRUEBAS

Con base en lo informado por los Centros de Control de Enfermedades de los Estados Unidos, hay tres niveles de pruebas de diagnóstico del VIH, de acuerdo con el grado de voluntariedad, anonimato y confidencialidad:

1. Pruebas voluntarias anónimas.
2. Pruebas voluntarias confidenciales.
3. Pruebas obligatorias.

Tanto las pruebas voluntarias anónimas como las pruebas voluntarias confidenciales tienen en común que se llevan a cabo por iniciativa del individuo, aunque se diferencian en que en el primer caso no existen datos adicionales de quien está siendo probado. El tercer tipo de pruebas no responden a una iniciativa individual: se trata de una regla impuesta exteriormente.

Las pruebas de VIH se están utilizando para tamizaje, búsqueda de casos y diagnóstico.

Las pruebas de tamizaje se refieren a las que son de carácter voluntario, y que se realizan en gente asintomática. Actualmente son obligatorias en la donación sanguínea, aunque existe una gran polémica sobre las ventajas y desventajas de hacerlas obligatorias en otros casos, como serían: licencias matrimoniales, inmigración, ingreso a un hospital, prisioneros, etcétera.

Las pruebas para búsqueda de casos se realizan por lo general en grupos con prácticas de riesgo, como, por ejemplo, asistentes a las clínicas de enfermedades de transmisión sexual, o grupos de homosexuales o drogadictos.

Finalmente, las pruebas de diagnóstico se realizan en individuos que presentan alguna sintomatología indicativa del SIDA.

Una diferencia importante entre las pruebas voluntarias y las obligatorias es que éstas se establecen como medidas preventivas hacia el público en general, es decir, no resultan de beneficio para el individuo que está siendo probado, y por lo tanto, es importante considerar cuidadosamente las ventajas o desventajas que pueden traer consigo. Estas pruebas obligatorias, en los casos en que se decida su uso, no pueden ser anónimas: deben ser confidenciales para evitar repercusiones sociales en los individuos incluidos.

PERSONAS SUSCEPTIBLES DE SOMETERSE A LA PRUEBA DE DETECCIÓN

¿Quién necesita someterse a la prueba de detección? Ésta es una pregunta que con frecuencia se plantea la gente, y para la cual no hay una respuesta única. Sin embargo, es conveniente tener en cuenta la incidencia de diversos factores. Se recomienda que deben practicarse la prueba:

1. Quienes tengan vida sexual activa con varias personas, o la hayan tenido de 1981 a la fecha, independientemente de si ésta ha sido con homosexuales, bisexuales o heterosexuales.
2. Quienes han sufrido alguna infección transmitida sexualmente, como gonorrea, sífilis, uretritis no gonocóccica, etcétera.
3. Quienes sean o hayan sido receptores de sangre o productos derivados de la sangre, a partir de 1981.
4. Quienes sean hemofílicos.
5. Quienes practiquen la prostitución (femenina o masculina).
6. Quienes tengan actividad sexual con individuos que se dedican a la prostitución.
7. Mujeres que se encuentran en edad gestacional, y que posean algún factor de riesgo, como:

   a) Haber usado drogas por vía endovenosa.
   b) Haber practicado la prostitución.
   c) Haber tenido compañeros sexuales infectados, o que posea a la vez algún factor de riesgo, como el hecho de sexuales toxicómanos por vía endovenosa, o hemofílicos.
   d) Haber sido transfundidos antes de que existiera la prueba para detectar la infección por VIH, pero después de haberse diagnosticado el SIDA en México (entre 1981 y 1985).

8. Quienes sean toxicómanos por vía endovenosa.
9. Quienes cursen con crecimiento ganglionar, demencia, pérdida de peso o fiebre no explicables, así como quienes sufran tuberculosis, herpes, candidiasis oral ("algodoncillo"), o alguna enfermedad transmisible sexualmente.
10. Quienes se consideren a sí mismos individuos con algún factor de riesgo.

Bibliografía

Confronting AIDS. *Directions for Public Health Care and Research.* Institute of Medicine. National Academy of Sciencies. National Academy Press.

Current Topics in AIDS, vol. 1. Edición de M. S. Gottlied y col. John Wiley and Sons. 1987.

Hou-Yee Houn, Pappas, A. A., y Walker, E. M. "Status of Current Clinical Tests for Human Inmunodeficiency Virus (HIV). Applications and Limitations". *Annals of Clinical and Laboratory Science*, vol. 17.1987. pp. 279-285.

Schwartz, J. S., Dans, P. E., y Kinosian, B. P. "Human Inmunodeficiency Virus Test Evaluation, Performance and Use. Proposals to Make Good Tests Better". *JAMA,* vol. 259. 1988. pp. 2574-2578.

"Update: Serologic Testing for Antibody to Human Inmunodeficiency Virus". *MMWR*, vol. 36. 1988. pp. 833-840.

Young, F. E. "DNA Probes. Fruits of the New Biotechnology". *JAMA*, vol. 258. 1987. pp. 2404-2406.

VI. VACUNA

Estanislao C. Stanislawski

Introducción

Un individuo puede adquirir protección prolongada contra las enfermedades infecciosas, al sufrir la infección natural, o al recibir una vacuna.

Ya desde los tiempos más remotos, los chinos y posteriormente los turcos acostumbraban vacunar a la población contra la viruela. Esto lo hacían aplicando virus vivo y debilitado, en la mucosa nasal o en la piel de las personas que se deseaba proteger, mediante el uso de las costras de los individuos enfermos de viruela en etapa de convalescencia. Durante un viaje al Medio Oriente, la intrépida María Wortley Montagnu aprendió la técnica y la popularizó en Inglaterra en 1721 y 1722. Sin embargo, a pesar de haber protegido con este procedimiento a un gran sector de la población, un porcentaje importante de ésta desarrolló una forma violenta de viruela y falleció. Por ello, el Parlamento prohibió tal método, y pronto fue olvidado.

En 1792, el inglés Edward Jenner, para entonces un desconocido médico de provincia, descubrió que las lesiones de la viruela de la vaca (llamada *vaccinia*) conferían protección contra la viruela humana, si se inoculaban en la piel. Más tarde, Pasteur y otros emplearon este principio para prevenir la infección producida por otros virus y bacterias. Gracias a este procedimiento, Louis Pasteur elaboró una vacuna contra la rabia, misma que aplicó a un pequeñín que había sido mordido por un perro enfermo, con lo cual logró evitar su muerte y asombrar a la humanidad. Fue el mismo Pasteur quien acuñó el término de "vacuna", en honor al virus que Jenner obtuvo de las vacas con el fin de prevenir la viruela humana.

El grado de inmunidad que puede obtenerse con una vacuna es sumamente variable; depende de diversos factores, como la capacidad que tenga para estimular la aparición de inmunidad (capacidad inmunógena), la dosis administrada, el intervalo entre las diversas dosis y la capacidad del individuo para producir una respuesta.

La medicina actual cuenta con una gran variedad de vacunas (cuadro 9), ya que la experiencia ha demostrado que la mejor medicina es la preventiva, que la mejor manera de contraatacar una infección es evitando su propagación, con la vacuna masiva de la población que se encuentra en riesgo de enfermarse.

CUADRO 9. *Principales vacunas aplicables en el humano*

Bacterias		
	Cólera	Tétanos
	Difteria	Tifoidea
	Meningococo	Tos ferina
	Neumococo	Tuberculosis
	Peste	Tifoidea
Rickettsias		
	Fiebre manchada de las montañas rocallosas	
	Tifo	
Virus		
	Fiebre amarilla	Rabia
	Hepatitis B	Rubeola
	Influenza	Sarampión
	Parotiditis	Viruela
	Poliomielitis	

La elaboración de una vacuna contra el SIDA depende de factores científicos y no científicos. Dentro de los primeros, destaca la posibilidad de obtener una partícula viral que sea segura (que no provoque enfermedad en quien la reciba), y que estimule las defensas del individuo. Dentro de los aspectos no científicos que pueden impedir el progreso del proyecto "vacuna contra el SIDA" se puede mencionar el hecho de que las compañías farmacéuticas inviertan cuantiosas sumas de dinero en un producto cuyo mercado se desconoce, con posibles responsabilidades legales y con incertidumbre sobre el responsable de tal gasto.

¿Qué es una vacuna?

Es un compuesto capaz de estimular las defensas del organismo, sin tener que padecer la enfermedad, empleándose para ello al microorganismo o sus productos, previamente inactivados en el laboratorio.

Propósito de las vacunas

Las vacunas tienen por finalidad prevenir una enfermedad, no curarla. Por ello deben administrarse a los individuos sanos que tienen el riesgo de contagiarse, para que así, cuando se expongan al microorganismo o a sus productos, se encuentren listos para defenderse.

Objetivo de la vacuna anti-VIH

La vacuna debe conferir protección contra todas las cepas, y de preferencia contra ambos tipos de VIH (VIH-1 y VIH-2). Debe también inducir la producción de anticuerpos que actúen sobre los virus libres, para evitar que penetren a las células, y debe además promover la producción de linfocitos T citotóxicos (CD8), capaces de reconocer y matar a las células infectadas por el VIH.

De acuerdo con el doctor R. Gallo, del Instituto Nacional de Cáncer de los Estados Unidos, la vacuna anti-VIH debe prevenir que los individuos sanos se infecten con el VIH. Otros piensan que la vacuna debe ser útil para que los individuos infectados no desarrollen la enfermedad. Otro grupo de científicos, como el del doctor D. Bolognesi de la Universidad de Duke, considera que la vacuna debe evitar que los sanos se infecten y que los infectados desarrollen SIDA.

Obstáculos para obtener una vacuna contra el VIH

Son múltiples los obstáculos a vencer, antes de que se cuente con una vacuna contra el SIDA; unos dependen del individuo mismo y de su inmunidad; otros, del virus.

Continúa siendo un misterio el mecanismo de defensa que se da en el organismo con el fin de prevenir la infección por VIH; un enigma aún mayor consiste en saber cuál es la defensa para evitar que el individuo infectado desarrolle la enfermedad. Esto repercute obviamente en la elaboración de una vacuna.

Ha causado gran desconcierto el hecho de que los anticuerpos contra el VIH resultan ser muy efectivos para neutralizar al virus en el laboratorio, pero que no brindan al paciente ninguna protección, ya que a pesar de ellos se enferma y muere de SIDA. De acuerdo con el doctor A. Rabson, del Instituto Nacional de Alergia y Enfermedades Infecciosas de los Estados Unidos, esto se debe a que la estructura de la glicoproteína de la envoltura del virus (gp120) se parece mucho a una molécula propia del ser humano, y como el individuo no se ataca a sí mismo, no produce anticuerpos contra tal envoltura.

Diversos científicos han señalado que la única forma de impedir la infección por VIH es inducir una respuesta inmune a base de células (linfocitos T citotóxicos). J. A. Levy y sus colaboradores, de la Universidad de California en San Francisco, piensan que los linfocitos T citotóxicos actúan impidiendo la multiplicación del virus, por medio de un compuesto que dichas células producen, y proponen que éste debe ser identificado. Otros piensan que los linfocitos T citotóxicos actúan matando a las células infectadas por el VIH.

Todos los experimentos que hasta ahora se han llevado a cabo en diversos laboratorios de Estados Unidos y Europa, con el fin de evaluar las vacunas que estimulan únicamente la inmunidad celular, han dado resultados negativos; lo mismo ha pasado con los realizados con vacunas que estimulan exclusivamente la inmunidad a base de anticuerpos.

Ante esta larga serie de fracasos, los investigadores piensan que tal vez se requiera de ambas inmunidades para prevenir la infección por VIH; sin embargo, ninguno de ellos se muestra optimista, salvo algunas compañías de productos farmacéuticos.

Dado que el principio mismo de la vacunación es el reconocimiento de un fragmento específico del virus (antígeno) por anticuerpos y linfocitos T citotóxicos, en el caso del VIH existe un serio problema: su enorme capacidad para variar. Este maestro del disfraz cambia tanto y tan rápidamente, que a la fecha se han detectado más de seiscientas cepas diferentes del VIH-1, incluso en un mismo individuo (figura 28).

Cuando el sistema inmunológico detecta por primera vez al VIH e inicia una serie de reacciones capaces de conducir al rechazo del virus y a la producción de memoria inmunológica, el virus ya cambió y la respuesta inmunológica resulta ser muy poco eficaz. Uno de los más grandes misterios que los científicos deben resolver es la identificación, dentro de la estructura del virus, del antígeno o los antígenos ideales capaces de estimular en forma adecuada una respuesta inmunológica que brinde protección. Tal vez la solución para elaborar la vacuna se encuentre en el empleo de un "*cocktail*" de antígenos virales, a menos que se lograra identificar un antígeno constante dentro del virus, lo que hasta ahora no ha sido posible.

Los antígenos virales seleccionados como candidatos para elaborar la vacuna son los siguientes: las glicoproteínas de la envoltura, las proteínas del nucleocápside, los genes virales *env*, *gag* y *tat*, así como la transcriptasa reversa y el virus completo (figura 29). Aún no se ha definido cuál o cuáles serán los antígenos que finalmente integrarán la vacuna ideal.

Estrategias para la elaboración de la vacuna anti-VIH

Un procedimiento que ha sido útil para la elaboración de otras vacunas, y que es ya tradicional, es el empleo de virus completos, ya sea muertos o atenuados (por cultivos sucesivos en el laboratorio), con el objeto de que no provoquen enfermedad. La vacuna del doctor Salk contra la poliomielitis fue elaborada con el virus muerto; las vacunas contra el sarampión, la rubeola, la parotiditis y la poliomielitis tipo Sabin se elaboraron con el virus vivo atenuado. Las vacunas a base de virus completos, atenuados o muertos tienen la ventaja de proporcionar un estímulo tan potente como el que provoca el agente mismo durante la infección. La inmunización con agentes vivos da origen a una respuesta inmunológica superior y de mayor duración que la que emplea agentes muertos o sus productos.

Obstáculos para obtener una vacuna anti-VIH por el método tradicional

Las vacunas elaboradas a partir de virus completos presentan cierto riesgo, especialmente en el caso de un virus como el VIH.

Un problema a resolver sería: ¿qué inconvenientes plantearía una vacuna a base de virus muerto? Ante una enfermedad mortal e incura-

Figura 28
REPRESENTACIÓN ESQUEMÁTICA DE LOS CAMBIOS ANTÍGENOS QUE PRESENTA EL VIH A TRAVÉS DEL TIEMPO

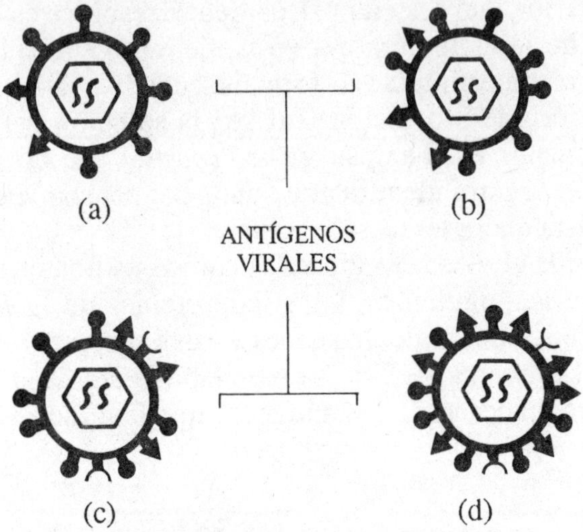

Estructura antigénica del VIH en 1984 (a), 1986 (b), 1987 (c), y 1988 (d).

Figura 29
ANTÍGENOS VIRALES SELECCIONADOS COMO CANDIDATOS (FLECHAS) PARA LA ELABORACIÓN DE LA VACUNA

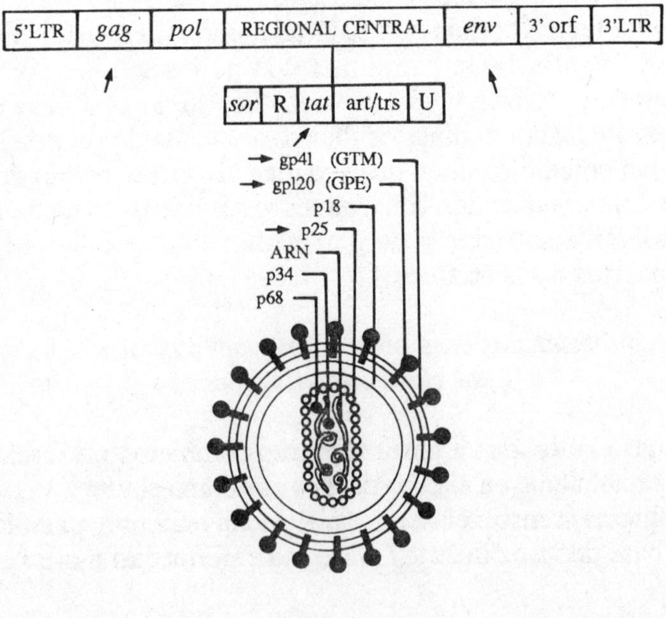

ble como el SIDA, deberán tomarse todas las precauciones para asegurar que ningún virus vivo contamine la vacuna que fue elaborada con virus muertos, y que va a ser usada en personas sanas no infectadas. Otro problema a resolver sería: ¿qué implica una vacuna a base de virus vivos atenuados? Algunos investigadores se proponen lograr una cepa del VIH que carezca de capacidad para dañar a las células, y que a la vez pueda estimular la inmunidad. Los científicos de diversos laboratorios del mundo están tratando de obtener por técnicas de ingeniería genética versiones no virulentas del VIH. El doctor A. S. Fauci, director del Instituto Nacional de Alergia y Enfermedades Infecciosas de los Estados Unidos, piensa que aun cuando teóricamente es posible elaborar una vacuna a base de virus vivos atenuados o muertos, en la práctica no se usará debido al riesgo de que una vez dentro del organismo el VIH pueda sufrir una variación que le permita regresar a su forma virulenta.

Mientras la tecnología no avance al punto de asegurar la creación de una cepa de VIH incapaz de variar y de regresar a su forma virulenta, no será posible contar con ella.

Nuevas estrategias en la elaboración de una vacuna anti-VIH

¿Se deberá abandonar toda esperanza de obtener una vacuna contra el SIDA? Esto no necesariamente es así. Ante la imposibilidad de recurrir a los métodos convencionales, los científicos deberán diseñar nuevas estrategias. Para ello será necesario que orienten sus investigaciones hacia una vacuna obtenida por ingeniería genética, con la colaboración de disciplinas tan diversas como son la bioquímica, la inmunología, la genética molecular y la biología celular. A continuación se hablará de las posibles opciones que se han encontrado a la fecha.

Células productoras de componentes virales

El grupo de investigadores del Instituto Genentech de San Francisco piensa que es posible lograr una vacuna a base de la glicoproteína externa de la envoltura del VIH. Para ello, han logrado por manipulación genética que ciertas células de mamífero sean capaces de producirla en grandes cantidades. Ahora se requiere saber si funcionará o no. Asimismo, el grupo de R. Gallo, F. Wong-Staal y R. Guroff, del Instituto Nacional de Cáncer de los Estados Unidos, ha logrado obtener, por la manipulación de genes, que la bacteria *E. coli* produzca importantes cantidades de glicoproteína de la envoltura viral, que piensan utilizar para la elaboración de la vacuna.

Virus amigos portadores de la herencia del enemigo

Un importante grupo de investigadores del Instituto Nacional de Alergia y Enfermedades Infecciosas de los Estados Unidos, con la colaboración de los doctores R. Gallo, S. Kosowski, de Seattle, y J. Dalrymple, del Instituto de Investigaciones Médicas de la Armada de ese mismo país, idearon y llevaron a cabo la siguiente estrategia para crear una vacuna contra el VIH: "cortaron y extrajeron" el gen de las glicoproteínas de la envoltura del virus y lo "pegaron" al virus de la *vaccinia*. Ahora el virus de éste produce glicoproteínas del VIH. Esta técnica tan genial tiene las ventajas de que la vacuna puede ser aplicada por escarificación de la piel —como la de la viruela—, es simple y de bajo costo.

Sin embargo, tiene desventajas; por ejemplo: que no induce la producción de suficientes cantidades de anticuerpos, y como será empleada en homosexuales, drogadictos, etcétera, quienes frecuentemente cursan con cierto grado de deficiencia inmunológica por otras causas, existe el peligro de que desarrollen una infección por el virus *vaccinia* que transporta al gen VIH.

Fabricación de fragmentos de proteínas

El grupo de investigadores encabezados por el doctor P. Sarin, del Instituto Nacional de Cáncer, junto con A. Goldstain y P. Naylor, de la Universidad George Washington, piensan que el núcleo del VIH es un mejor candidato que la envoltura para elaborar una vacuna, en vista de que es menos cambiante.

Para ello han fabricado en su laboratorio la réplica de un segmento de una de las tres proteínas del núcleo del virus (p18), y con ella elaboraron una vacuna cuyos resultados experimentales en el conejo han sido muy satisfactorios.

Iscoms

Un grupo de investigadores suecos ideó pequeñas donas de lípidos, rellenas de glicoproteína de la envoltura del virus, y las ha denominado *iscoms*. La finalidad de usarlas como vacuna se debe a que recuerdan, en cierta forma, la envoltura misma del virus. El problema más serio a enfrentar es ¡cómo rellenar las donas con la glicoproteína viral!

Anticuerpos que parecen virus

El procedimiento más novedoso, ingenioso y seguro que hasta ahora se haya propuesto para la elaboración de la vacuna anti-VIH es el del doctor H. Koprowski y colaboradores, del Instituto Wistar de Filadelfia. Estos investigadores inician su experimento de una manera muy similar a los demás: administran una proteína del virus a un animal con el objeto de inmunizarlo (figura 30). Sin embargo, después proceden de una manera totalmente diferente. Aíslan los anticuerpos del animal inmunizado y los utilizan para inocular a un segundo animal. Ahora, los anticuerpos del segundo animal son utilizados como vacuna. El principio de este procedimiento consiste en que la porción del primer anticuerpo que se une a la proteína viral es de tipo "llave-cerradura", es decir, específico y complementario. Por lo tanto, la parte del segundo anticuerpo que reconoce y se une al primer anticuerpo lo hace en forma igualmente complementaria, y si el segundo anticuerpo es complementario del primero, que a su vez es complementario de la proteína viral, luego entonces el segundo anticuerpo y la proteína viral son idénticos.

Las ventajas de esta técnica son su seguridad —no se utiliza el virus o sus proteínas—, así como la posibilidad de inmunizar a cualquier individuo, sin importar su estado inmunológico o su edad (incluidos los lactantes). La desventaja es que jamás se ha utilizado vacuna alguna con este procedimiento, y se carece de experiencia.

Evaluación de candidatos a "Reina de las Vacunas"

Todos los productos que se desee utilizar como posibles candidatos para inmunizar a los seres humanos deberán pasar por una serie de controles sumamente estrictos, que se iniciarán en el laboratorio, continuarán en animales de experimentación y concluirán con el humano, donde se evaluarán en diversas fases.

Figura 30
IDIOTIPO-ANTI-IDIOTIPO

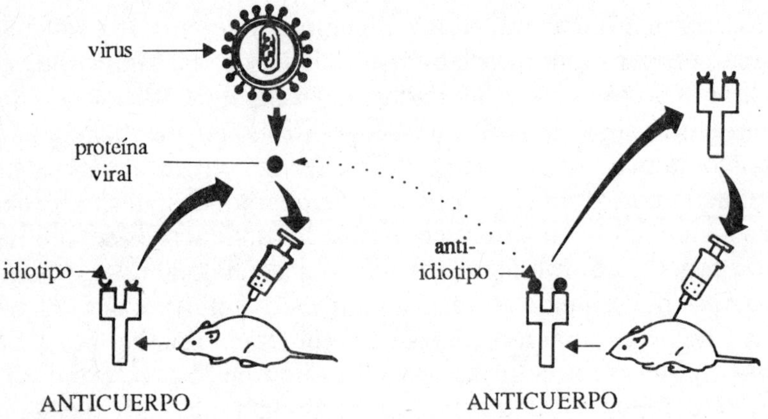

(a) (b)

Se inyecta la proteína del virus a un animal de experimentación, el cual fabrica un anticuerpo específico contra la proteína viral, siendo ambos complementarios, como "llave-cerradura". La porción del anticuerpo que reconoce a la proteína viral se conoce como idiotipo (a). Cuando el anticuerpo con su idiotipo es inyectado a un segundo animal (b), éste produce anticuerpos contra el idiotipo del primer anticuerpo, y como ambos son complemetentarios, el antiidiotipo del segundo anticuerpo resulta ser similar a la proteína del virus (línea punteada). Este anticuerpo-antiidiotipo, puede ser utilizado como vacuna, en vez de la proteína viral, ya que su estructura antigénetica es idéntica y no infectante.

En el laboratorio se estudiarán cuidadosamente su composición, pureza y estabilidad. En los animales de experimentación se evaluará su capacidad para producir inmunidad (inmunogenicidad), así como su toxicidad.

En el humano se evaluará en tres fases. En la fase 1 se estudiará en un grupo reducido de voluntarios adultos sanos (alrededor de 10 a 20), con el objeto de excluir su posible toxicidad, e iniciar la evaluación de su efecto inmunogénico. En la fase 2 se estudiará en un número mayor de voluntarios adultos sanos (alrededor de 100 a 200), con el objeto de conocer mejor la inmunogenicidad de la vacuna, así como sus posibles efectos secundarios indeseables. Durante esta fase, se estudiarán la dosis, el número de inoculaciones y el tiempo que debe existir entre éstas. En la fase 3 se evaluará la eficacia de la vacuna para prevenir la infección por VIH.

Los individuos vacunados deberán ser estudiados durante un mínimo de dos años, y se plantearán las siguientes preguntas: ¿qué se va a valorar: protección contra la infección o prevención del desarrollo de la enfermedad?, y ¿quién deberá recibir la vacuna?

Población que deberá vacunarse

La decisión sobre quién deberá vacunarse habrá de tener en cuenta diversos factores: población de mayor riesgo, disponibilidad de la vacuna y costo de la misma. Los grupos susceptibles de protección serán el personal médico, paramédico, de laboratorio e intendencia en peligro de contaminación, por el manejo de sangre o la inoculación accidental por heridas o pinchazos con material contaminante. La vacuna tendrá su máxima aplicación en personas hemofílicas o que tengan necesidad de recibir hemoderivados o transfusiones de sangre total.

Seguramente deberán vacunarse los individuos con riesgo de infectarse, como homosexuales masculinos, toxicómanos, hemofílicos, prostitutas y prostitutos, así como las parejas de personas con alto riesgo. La decisión de vacunar a la población general o a los individuos sexualmente promiscuos va a depender del grado de infección que exista en la comunidad (prevalencia), de la eficacia de la vacuna, así como de su disponibilidad y costo.

Por todo lo anterior, es posible decir que una vez que se cuente con una vacuna, sin importar cuál haya sido la estrategia que permitió su elaboración, ésta deberá seguir un largo proceso de control de calidad que permita demostrar dos cosas: que es *efectiva* y *segura*. Para muchos investigadores, incluido el doctor C. Everett Koop, máxima autoridad médica en los Estados Unidos, no se espera contar con la vacuna del SIDA antes de que termine el presente siglo. Ante esta situación, sólo queda estar informado, cambiar actitudes y costumbres, y evitar ser infectado por el VIH.

BIBLIOGRAFÍA

Alter, H. J., Eichberg, J. W., Masur, H., *et al.* "Transmission of HTVL-III infection from human plasma to chimpanzees: an animal model for AIDS". *Science*, vol. 226. 1984. pp. 549-552.

Barin, F., Mc Lane, M. F., Allan, J. S., *et al.* "Virus envelope protein of human T-cell leukemia virus type III (HTLV-III) represents major target antigen for antibodies in AIDS patients". *Science*, vol. 228. 1985. pp. 1094-1096.

Francis, D. P., Feorino, P. M., Broderson, J. R., *et al.* "Infection of chimpanzees with lymphadenopathy-associated virus". *Lancet*, vol. 2. 1984. pp. 1276-1277.

Gajdusek, D. C., Amyx, H. L., Gibbs, C. J. Jr., *et al.* "Infection of chimpanzees by human T-Lymphotropic retrovirus in brains and other tissues from AIDS patients". *Lancet* , vol. 1. 1985. pp. 55-56.

Lasky, L. A., Groopman, J. E., Fennie, C. W., y col. "Neutralization of the AIDS retrovirus by antibodies to a recombinant envelope glycoprotein". *Science*, vol. 233. 1986. pp. 209-212.

Lewis, M. G., Mather, L. E., Olsen, R. G. "Protection against feline leukemia by vaccination with a sub-unit vaccine". *Infect Immun.* vol. 34. 1981. pp. 888-894.

Mathews, T. J., Leyrly, H. K., Weinhold, K. J., y col. "Prospects for development of a vaccine aginst HIV-related disorder". *Clin. Immun. Newsletters*, vol. 8. 1987. pp. 49-52.

Miller, J. M., Van Der Maaten, M. J., Schmerr, M. J. F. "Vaccination of cattle witth binary ethylenimine-treated bovine leukemia virus". *Am. J. Vet. Res.*, vol. 44. 1985. pp. 64-67.

Petricciani, J. "Old issues confront biotechnology and new products". *Vaccine*, vol. 2. 1984. pp. 235-236.

"Special Programe on AIDS". *WHO*.Munich, mayo de 1987. pp. 18-19.

VII. HISTORIA NATURAL DE LA INFECCIÓN POR VIH

Gerardo Sánchez-Mejorada
Samuel Ponce de León
Guillermo M. Ruiz-Palacios

INTRODUCCIÓN

SE LLAMA historia natural de la enfermedad al curso que un proceso patológico sigue a lo largo del tiempo, cuando no se aplican elementos externos para detenerlo o corregirlo. Cada una de las enfermedades tiene su propia historia natural; para definirla es necesario estudiar un grupo grande de pacientes, y seguir su evolución durante periodos lo suficientemente prolongados como para detectar las variantes que puede haber entre unos y otros individuos.

Los primeros casos de la enfermedad conocida actualmente como síndrome de inmunodeficiencia adquirida fueron detectados en 1981 en los Estados Unidos. Aunque prácticamente desde un principio se consideró que se trataba de una enfermedad infecciosa, hasta 1983-1984 no se descubrió y caracterizó al agente que la causaba, el virus de la inmunodeficiencia humana (VIH), antes conocido como HTLV-III/LAV, y hasta 1985 no se desarrolló un método confiable para demostrar la infección mediante la detección en la sangre de anticuerpos específicos contra el virus.

Se trata, pues, de una enfermedad recientemente identificada, sobre cuyo conocimiento se han dado impresionantes progresos, aunque no los suficientes como para dominar todo su espectro. Los conceptos actuales sobre la historia natural de la infección por VIH seguramente continuarán modificándose conforme existan nuevos estudios y se definan variables individuales o grupales.

A partir del desarrollo de métodos eficaces para la detección de personas infectadas por el VIH, se ha visto que esta infección ocasiona una gama de manifestaciones clínicas, que va desde la ausencia de síntomas hasta formas de infecciones o tumores que resultan fatales a corto plazo. Como su nombre lo indica, se puede decir que un paciente tiene SIDA a partir del momento en que su sistema inmunológico ha sufrido, por efecto de la acción del VIH, un deterioro tal que lo incapacita para defenderse contra ciertos agentes infecciosos que en condiciones normales no producen enfermedad o la producen en forma leve y rara vez fatal (por eso se les denomina agentes oportunistas), o bien que se tenga una mayor susceptibilidad a otras infecciones, tales como la tuberculosis o la tifoidea. Al mismo tiempo, ese deterioro inmunológico impide que se detenga el crecimiento anormal de ciertos tipos de células o la liberación de algunas sustancias o factores que induzcan este crecimiento celular desordenado, de lo que resulta la formación de tumores malignos.

Esta afección severa del sistema inmunológico es tan sólo la etapa final de un largo proceso infeccioso producido por el VIH. Para llegar a esta inmunodeficiencia, hubo una serie de etapas previas, con otro tipo de manifestaciones. Debe quedar claro, entonces, que el estar infectado por el VIH no implica necesariamente tener SIDA; para poder decir que un sujeto tiene esta enfermedad, se requiere que la inmunodeficiencia se manifieste por infecciones oportunistas o neoplasias.

La información que tenemos sobre la historia natural de la infección por el VIH proviene de estudios diversos que se han desarrollado en diferentes grupos de pacientes con riesgo de adquirir la infección. La mayoría de esos estudios se ha realizado en los Estados Unidos y en otros países desarrollados; otros se han hecho en África Central. Los hallazgos no son totalmente extrapolables a nuestra realidad, pero sirven como marco de referencia, en el entendido de que probablemente existan algunas diferencias.

ANTECEDENTES DE LA INFECCIÓN POR VIH

El desarrollo de cualquier enfermedad es resultado de la interacción de tres elementos: el agente causal, el paciente y el medio ambiente. Dependiendo del tipo de proceso patológico, uno o dos de esos elementos predominan sobre el otro, pero siempre se da esa interacción. La enfermedad por VIH no es la excepción. A continuación se describirán las características de cada uno de esos elementos, y la manera como interactúan.

Agente causal

Las características del VIH ya han sido examinadas en los capítulos precedentes; sólo se dirá que se trata de un virus que se inmortaliza en las células que infecta del paciente (aquéllas que tienen en su membrana la molécula CD4), y que puede permanecer en estado de latencia o activarse por factores aún no totalmente definidos.

Factores del huésped

Se llama huésped al sujeto de una infección. Hay cuando menos dos elementos que condicionan que una persona se infecte: el riesgo relativo a la exposición con el virus, y la susceptibilidad individual.

Aunque, de acuerdo con lo que se sabe, cualquier individuo puede, si se expone a los riesgos, resultar infectado, hasta el momento se trata de una enfermedad que se ha limitado a ciertos grupos de la población que, por prácticas o situaciones particulares, son los más expuestos. De acuerdo con ello, son considerados grupos con prácticas de riesgo: 1) Los homosexuales. 2) Los bisexuales. 3) Las personas que requieren frecuentemente de transfusiones de sangre o sus derivados, como son los hemofílicos o los insuficientes renales. 4) Los usuarios de drogas intravenosas. 5) Los hijos de madres infectadas. 6) Los compañeros sexuales (independientemente del sexo) de personas infectadas o con alto riesgo de estarlo. La importancia de cada uno de estos grupos por su orden de frecuencia varía entre unos países y otros, de acuerdo al modo predominante de transmisión. Así, mientras en las sociedades occidentales la mayoría de los pacientes son homosexuales, bisexuales o usuarios de drogas intravenosas, en los países centroafricanos predominan los pacientes heterosexuales, con una frecuencia de casos similar entre hombres y mujeres. En México, la enfermedad se ha comportado de manera similar a lo que ha ocurrido en Estados Unidos y Europa, con algunas diferencias sustanciales: el número de pacientes bisexuales es mucho más alto, el número de pacientes que adquirió la enfermedad vía transfusión va en aumento, y el número de casos atribuibles al uso de drogas intravenosas es muy poco significativo, debido a que esa práctica es rara en este medio.

Aparte de pertenecer a un grupo específico con prácticas de riesgo, parecen existir otros factores predisponentes que hacen que, dentro de un mismo grupo, algunos individuos estén más expuestos a la infección que otros. Esos factores se analizan profundamente en el capítulo sobre epidemiología. Las conductas consideradas como riesgosas varían en diferentes sociedades: por ejemplo, estudios en población africana muestran que la frecuencia de transmisión hombre-mujer es similar a la mujer-hombre, reflejo de la gran promiscuidad heterosexual que ahí existe. Finalmente, entonces, el riesgo de adquirir el VIH por vía sexual depende directamente del grado de promiscuidad y de la frecuencia de infección que tengan los sujetos con los que se sostienen relaciones. En nuestro país, el riesgo sigue siendo mucho mayor para un homosexual promiscuo, que para un heterosexual con múltiples parejas, aun siendo éstas prostitutas. En África, por el contrario, el riesgo más alto lo tienen los heterosexuales promiscuos, y son las prostitutas el foco principal de diseminación de la infección. Además, el riesgo de infección va siendo mayor conforme el elemento infectante de la pareja se encuentre en una etapa más avanzada de la enfermedad, lo cual quiere decir que un individuo será más infectante conforme más tiempo haya permanecido infectado, aparentemente porque los niveles circulantes de virus van aumentando paulatinamente.

Respecto de la transmisión por vía sanguínea (que abarca las transfusiones y el uso compartido de jeringas en drogadictos o con fines médicos en países subdesarrollados), la frecuencia del contacto es también el principal elemento predisponente. En cuanto a la otra forma de transmisión, que es la materno-fetal, los más susceptibles son aquéllos engendrados por madres que se encuentran en etapas avanzadas de la enfermedad. Ello quiere decir que cuanto mayor sea el tiempo que haya durado la infección en la madre, mayor será la posibilidad de que el producto se infecte *in utero*.

Se ha encontrado, con base en variaciones detectadas en la estructura de los receptores celulares CD4 —a los que se une el VIH—, que pueden existir diferencias en la susceptibilidad a infectarse, lo cual explicaría que ciertas personas no se hayan infectado a pesar de haberse expuesto a un alto riesgo. También se ha postulado la teoría de que la infección por VIH ocurre con más frecuencia en pacientes que tienen sistemas inmunológicos previamente suprimidos o activados como resultado de infecciones concomitantes por virus o parásitos protozoarios. Ello estaría en función de las múltiples infecciones que los pacientes con infección por VIH tuvieron previamente, adquiridas mediante transmisión sexual, por contacto repetido con sangre ajena, o por factores ambientales (por ejemplo, los pacientes de países subdesarrollados están expuestos a constante activación inmunológica en función de sus condiciones de vida).

Factores ambientales

Ya se mencionó la forma en la que los factores ambientales pueden influir en la susceptibilidad de un individuo para resultar infectado por VIH. Aunque inicialmente limitada a ciertas regiones geográficas, en la actualidad la infección es prácticamente mundial, con escasas excepciones. La influencia más importante de los factores ambientales se ejerce sobre las manifestaciones de la enfermedad, una vez que existe un daño significativo al sistema inmunológico. Como se verá posteriormente, existen diferencias importantes entre las características de los pacientes de sociedades desarrolladas, como serían los Estados Unidos o Europa, y las de pacientes de países subdesarrollados, como los africanos o latinoamericanos. Aun dentro de un mismo país, pueden existir diferencias de acuerdo con los grupos sociales afectados; de ese modo, en la sociedad estadunidense, las manifestaciones en pacientes homosexuales son diferentes a las de los usuarios de drogas intravenosas o a las de grupos de inmigrantes procedentes de la zona del Caribe.

INFECCIÓN POR VIH

Etapa inicial

Ya se mencionó que el espectro clínico de la infección por el virus de la inmunodeficiencia humana es muy amplio. Para esquematizarlo, los Centros para Control de Enfermedades (Centers for Disease Control) de los Estados Unidos han establecido una clasificación en la cual nos basaremos para describir las diferentes etapas de la enfermedad. Esa clasificación se resume en el cuadro 10. Por otro lado, en la figura 31 se esquematizan las etapas por las que pasa el proceso de infección por VIH, correlacionándolas con los hallazgos serológicos y con las alteraciones en la cifra de linfocitos CD4, las cuales reflejan el grado de daño producido por el virus al sistema inmunológico.

El momento en que el VIH penetra al organismo no es detectable por cuadro clínico ni por estudios de laboratorio. Tampoco es posible, en

CUADRO 10. *Clasificación de las manifestaciones de la infección por VIH, de acuerdo con los CDC*

Grupo I. Infección aguda		
Grupo II. Infección asintomática		
Grupo III. Linfadenopatía generalizada persistente		
Grupo IV. Otras enfermedades relacionadas con el VIH		
Subgrupo A. Enfermedad constitucional (síndrome de desgaste)		
Subgrupo B. Enfermedad neurológica		
Subgrupo C. Infecciones secundarias	Categoría C1 Infecciones clásicas del SIDA	Neumonía por *Pneumocystis carinii* Criptosporidiasis crónica Toxoplasmosis Estrongiloidiasis extraintestinal Isosporidiasis Candidiasis (esofágica, bronquial o pulmonar) Criptococosis Histoplasmosis Infecciones por *Mycobacterium avium-intracellulare o Kansasii* Infección crónica por citomegalovirus Herpes simple crónico, mucocutáneo diseminado Leucoencefalopatía multifocal progresiva

CUADRO 10. (*Concluye*)

	Categoría C2. Otras infecciones	Leucoplasia pilosa oral Herpes zoster multifocal Bacterias recurrentes por *Salmonella no tiphi* Nocardiosis Tuberculosis
Subgrupo D. Cánceres secundarios relacionados directamente con el VIH		Sarcoma de Kaposi Linfoma no hodgkin Linfoma cerebral primario
Subgrupo E. Otras entidades relacionadas con la infección por VIH*		Linfoma de Hodgkin Púrpura trombocitopénica Dermatitis seborreica Nefropatía por VIH

*Se incluyen aquí entidades clínicas relacionadas con el VIH e indicativas de inmunodeficiencia; síntomas atribuibles a VIH, o a enfermedades coexistentes no clasificadas arriba, o a enfermedades que pueden ser complicadas o alteradas de alguna manera por el VIH. Los presentes son un ejemplo de éstos.

Figura 31

HISTORIA NATURAL DE LA INFECCIÓN POR VIH

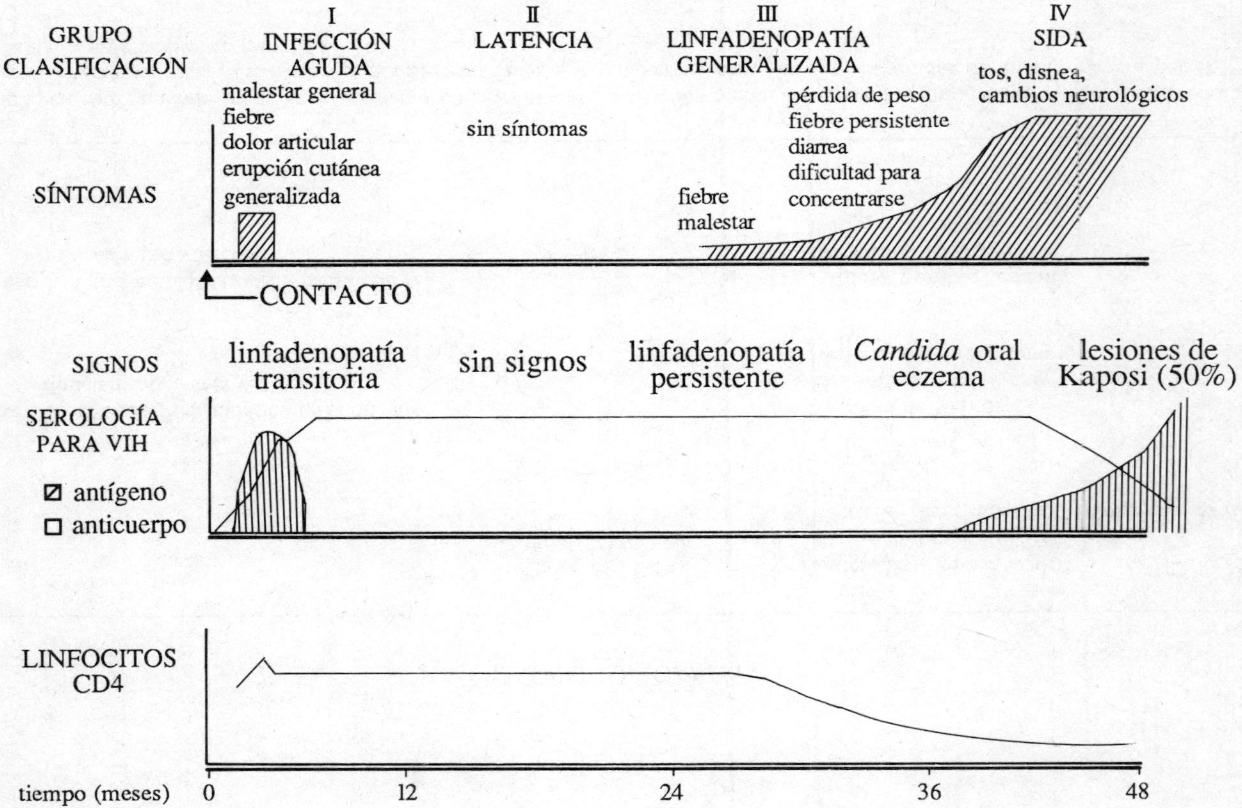

la gran mayoría de los casos, definir en forma retrospectiva el momento en que la infección ocurrió.

Entre 10 y 15% de los pacientes que adquieren la infección presentan síntomas algunas semanas después.

Al conjunto de esos síntomas se le denomina "infección aguda por VIH", y corresponde al grupo I de la clasificación de los CDC; su forma de presentación e intensidad son variables e inespecíficas (o sea, hay muchas otras entidades que pueden producir un cuadro similar). Se caracteriza por crecimiento de los ganglios (adenomegalias) en diversas partes del cuerpo (principalmente el cuello, las axilas y la región inguinal), malestar general (dolores musculares y articulares, falta de apetito, apatía), fiebre y dolor de cabeza; en algunas ocasiones pueden desarrollarse, además, artritis (inflamación de las articulaciones) y exantema (una reacción de la piel con formación de manchas y ronchas, semejante a la urticaria). En unos cuantos casos, el cuadro puede ser severo, acompañándose de manifestaciones a nivel del sistema nervioso, con pérdida del estado de alerta, desorientación, incapacidad para concentrarse y desarrollar normalmente las tareas intelectuales (cuadro al que se denomina encefalopatía aguda), o bien con dolores intensos de cabeza y dificultad para movilizar el cuello (producto de la inflamación de las capas de tejido que protegen al cerebro, denominadas meninges), cuadro al que se conoce como meningitis. Habitualmente, la sintomatología cede espontáneamente dos a cuatro semanas después de haber iniciado, sin dejar secuelas, salvo, en algunos casos, el crecimiento ganglionar.

Este cuadro se debe, en parte, al efecto de la replicación viral dentro del organismo, pero también a la intensa reacción inmunológica que el virus desencadena a su ingreso, caracterizada por la formación de anticuerpos y de complejos antígeno/anticuerpo (se llama antígeno a toda estructura molecular contra la que el organismo es capaz de montar una respuesta inmunológica; en el caso del VIH, varios de sus elementos tienen propiedades antigénicas). Se considera que la posibilidad de que la infección por VIH se manifieste como un cuadro agudo depende, por lo menos en parte, de la cantidad de virus con los que el sujeto resultó infectado; es decir, a mayor número de virus, mayor posibilidad de cuadro agudo. Sin embargo, que una persona desarrolle una infección aguda por VIH no tiene, hasta donde se sabe, implicaciones pronósticas; es decir, con base en los datos actuales, no puede afirmarse que un paciente con infección aguda sintomática tenga mayor posibilidad de desarrollar SIDA, o menor tiempo de sobrevida que un paciente que no haya tenido síntomas.

En el 85 a 90% de los pacientes, la infección por VIH no se hace manifiesta más que por el hecho de que los exámenes para detección de anticuerpos se vuelven positivos. Se denomina seroconversión al momento en que un paciente previamente negativo se torna positivo (el término es aplicable a cualquier prueba serológica, no sólo a las relacionadas al diagnóstico de infección por VIH). El tiempo que transcurre entre la infección y la existencia de anticuerpos en cantidad suficiente como para ser detectable es variable entre un paciente y otro; en promedio, es de 6 a 14 semanas, pero puede llegar a ser de varios meses, e incluso de más de un año. A ese lapso en el cual un paciente se encuentra infectado pero no tiene anticuerpos detectables se le denomina periodo de ventana, y tiene mucha importancia, pues a pesar de la seronegatividad, existe el riesgo de transmisión del virus por cualquiera de los mecanismos ya expuestos. A partir de que a toda sangre que va a ser transfundida se le determina la presencia de anticuerpos, prácticamente el único riesgo de transmisión mediante transfusiones se corre con sangre de pacientes que se encuentran en periodo de ventana. De hecho, es por ello que se recomienda a las personas que pudieran estar involucradas en conductas de alto riesgo para infección por VIH que se abstengan de donar sangre.

Periodo de infección asintomática

Independientemente de que hayan presentado un cuadro de infección aguda o no, todos los pacientes infectados por VIH pasan por una etapa en la cual no tienen ninguna manifestación clínica, y en ellos la infección es detectable únicamente mediante pruebas serológicas; corresponden al grupo II de la clasificación de los CDC.

Este periodo libre de síntomas es reflejo de dos situaciones que se explicarán de manera muy general: 1) Una vez que el virus circula en la sangre, identifica a las células que poseen en su membrana la molécula CD4 (linfocitos T cooperadores, algunos monocitos y macrófagos, así como células gliales del sistema nervioso central), y se adhiere a ellas; penetra en las mismas por mecanismos no claramente definidos, y allí duplica su cadena de información genética (que se encuentra en forma de ácido ribonucleico, ARN), para formar un segmento de ácido desoxirribonucleico (ADN), que terminará por incorporarse al ADN propio de la célula. Dentro de las células, el virus puede permanecer "latente" (sin replicarse, y por lo tanto, sin ejercer un efecto destructivo sobre la célula), hasta que esa célula sea activada por el sistema inmunológico como respuesta a otro estímulo antigénico (producido por una nueva infección por VIH o por otra infección). 2) Cuando el virus inicia su replicación, termina por destruir a la célula que lo ha alojado, lo cual resulta en la liberación hacia la sangre de muchas partículas virales nuevas, que a su vez identificarán y penetrarán en células que les sean afines, con el fin de replicarse nuevamente. Este proceso es, en términos generales, lento, de modo tal que debe transcurrir un periodo prolongado antes de que exista un deterioro del sistema inmunológico lo suficientemente grave como para manifestarse clínicamente.

Debe quedar claro, entonces, que el hecho de que un paciente seropositivo para VIH se encuentre asintomático no quiere decir, por un lado, que no pueda transmitir el virus a otras personas y, por el otro, que no esté sufriendo un deterioro en su sistema inmunológico.

Linfadenopatía generalizada persistente relacionada con VIH

El término linfadenopatía se refiere a enfermedad en los ganglios linfáticos, que habitualmente se manifiesta por crecimiento, dolor y cambios en la consistencia de los mismos al tacto. Estos ganglios son parte importante del sistema inmunológico, y se ven afectados por un número considerable de enfermedades, tanto de carácter autoinmune como infecciosas o tumorales.

La linfadenopatía por VIH corresponde al grupo III de la clasificación de los CDC. Para poder decidir que un paciente tiene esta forma de enfermedad, se requiere: 1) Que tenga una prueba de anticuerpos contra VIH positiva. 2) Que tenga crecimiento ganglionar (con ganglios mayores a 1 cm) en, por lo menos, dos regiones anatómicas (exceptuando las ingles), de ahí el término "generalizada", y que persista durante más de un mes.

Al igual que en la infección aguda, la linfadenopatía por VIH no tiene implicaciones pronósticas: los pacientes que la sufren no necesariamente van a desarrollar SIDA con mayor frecuencia, o a vivir menos que los pacientes que permanecen durante lapsos prolongados en el grupo II. Aunque la información que se tiene hasta el momento es parcial en función del tiempo transcurrido a partir del inicio de la mayoría de los estudios, se ha visto que, en términos generales, los pacientes que corresponden al grupo III se comportan de manera similar a los del grupo II, existiendo otros elementos que condicionan que un paciente evolucione a SIDA.

EVOLUCIÓN DE ESTADOS ASINTOMÁTICOS, O LINFADENOPATÍA A SIDA

Periodo de incubación

Se llama periodo de incubación al tiempo que transcurre entre el momento de una infección y la aparición de la enfermedad. Para el SIDA, aunque en algunos casos ya ha habido síntomas previos, el término se aplica al lapso entre la infección y la aparición de datos clínicos de inmunodeficiencia.

Se desconoce si, en un momento dado, todos los pacientes que resultan infectados por VIH van a desarrollar SIDA. Las pruebas acumuladas hasta el momento sugieren que en ausencia de formas efectivas de tratamiento, si no todos, la gran mayoría de los pacientes lo hará. En la figura 32 se muestran los resultados de algunos de los estudios más importantes que se han realizado al respecto. A tres años, la proporción de pacientes inicialmente seropositivos que habían desarrollado SIDA fluctuaba entre 8% en homosexuales daneses y 34.2% en homosexuales neoyorquinos. La diferencia puede explicarse por el hecho de que a esos pacientes se les estudió a partir de que se detectaron los anticuerpos, no del momento en que ocurrió la infección (lo cual, como ya se vio, en la mayoría de los casos es imposible). Se sabe que la infección por VIH afectó antes a la población de Nueva York que a otras regiones de los Estados Unidos o a Europa, lo cual implica que los pacientes estudiados en Nueva York llevaban más tiempo infectados. Informes de investigaciones en población africana sugieren que la proporción de pacientes con SIDA después de tres años es similar a la mencionada arriba. Actualmente se estima que, tras cinco años de haberse infectado, 25% de los pacientes tendrán SIDA, otro 25% tendrá manifestaciones tempranas de inmunodeficiencia, y que la duración promedio del periodo de incubación es de 8 a 9 años, aunque en personas que adquirieron la infección por una transfusión parece ser más corto (entre 4.5 y 6 años).

Hay pacientes en los cuales la determinación de anticuerpos contra VIH, habiendo sido positiva, se negativiza espontáneamente. Esto, que es un fenómeno esperable en pacientes que sufren de formas terminales de SIDA, es muy raro en sujetos que están asintomáticos o solamente tienen linfadenopatía generalizada persistente, y no implica que hayan dejado de estar infectados, ya que al someterlos a estudios más finos, como es el detectar partículas virales en el organismo, continúan siendo positivos. Algunos de esos pacientes vuelven a ser seropositivos después de un tiempo, pero otros no sólo siguen siendo negativos, sino que tienden a mostrar menor evidencia serológica de que la infección persiste. Aunque ello sugiere que algunos pacientes eliminan espontáneamente al virus de su organismo, se trata de datos aislados e incompletos que requieren de corroboración en el futuro.

Figura 32

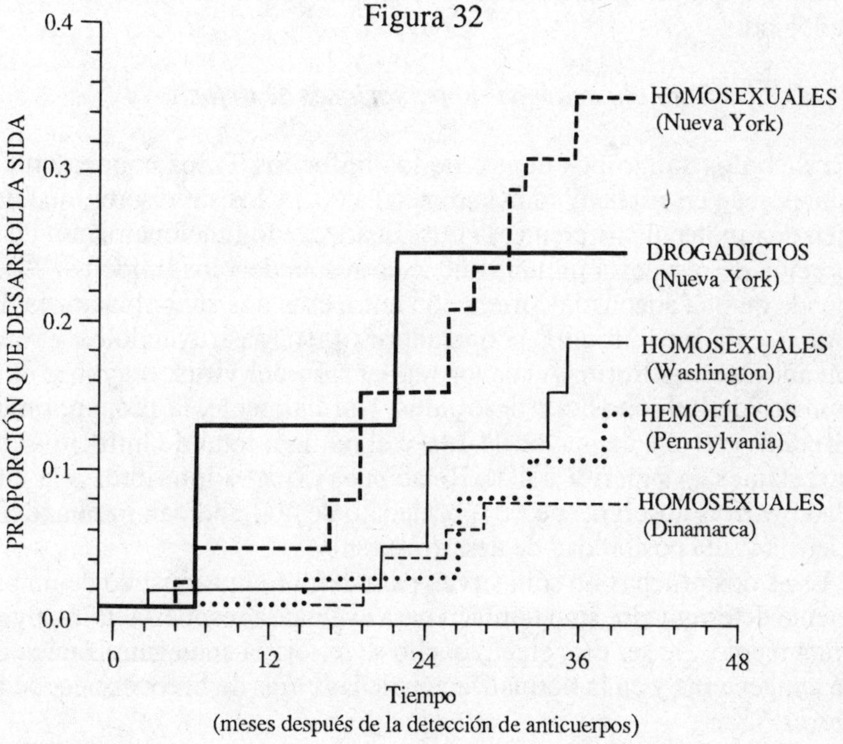

MARCADORES DE LA PROGRESIÓN DE LA INFECCIÓN

La progresión a SIDA de un paciente seropositivo depende, en términos generales, del ritmo con que el VIH esté replicándose (y por lo tanto, destruyendo al sistema inmunológico). Se han estudiado varias formas de definir esa actividad viral, que permiten predecir la posibilidad de que un paciente desarrolle SIDA. De estos "predictores de mal pronóstico", los más ampliamente estudiados y confiables se presentan a continuación.

Determinación de antígeno circulante

La presencia de antígenos en suero es un indicador de que el virus se está replicando y circulando libremente en el organismo. Cuando el virus se encuentra en estado de latencia, almacenado como parte de la información genética de las células, resulta imposible detectar antígenos. La antigenemia persistente refleja entonces una replicación viral continua, que terminará por dañar significativamente al sistema inmunológico.

Cuantificación de subpoblaciones de linfocitos T

Existen dos subgrupos dentro de los linfocitos T: los cooperadores, que poseen en su membrana la molécula CD4, y los supresores, que tienen una molécula diferente, la CD8. El adecuado funcionamiento de la porción de respuesta inmune que le corresponde a los linfocitos T depende de una adecuada correlación entre esas dos subpoblaciones. El VIH ataca a los linfocitos cooperadores (CD4), destruyéndolos y rompiendo ese equilibrio. A mayor replicación del virus, mayor será el número de linfocitos CD4 destruidos. Normalmente, la proporción de lifocitos CD4/CD8 es mayor de 1.0, y el número total de linfocitos CD4 circulantes es superior a 400. Relaciones CD4/CD8 inferiores a la unidad, y cifras absolutas de CD4 por debajo de 400, indican inmunodeficiencia y alta posibilidad de desarrollar SIDA.

Estas dos pruebas no sólo sirven para definir el pronóstico de un paciente determinado, sino también para evaluar la respuesta hacia algún tratamiento. De ser éste efectivo, ello se reflejaría en negativización de la antigenemia y en la normalización de las cifras de linfocitos cooperadores.

Detección de anticuerpos específicos contra la fracción central del VIH

El organismo responde a la infección por VIH produciendo anticuerpos contra las diversas fracciones antigénicas que éste tiene, y que se definen de acuerdo a su peso molecular. La presencia de anticuerpos contra esas fracciones es detectable mediante una prueba denominada inmunoelectrotransferencia (conocida también como Western Blot). La fracción central (o nucleocápside) del virus está representada por una fracción proteica denominada p24. Se considera que los anticuerpos contra esa fracción cumplen una función inhibitoria (cuando menos parcial) sobre la replicación del virus, y que, por lo tanto, su ausencia implica una mayor predisposición a desarrollar inmunodeficiencia. Un paciente en el cual esos anticuerpos estuvieran inicialmente presentes, para después desaparecer, tiene mal pronóstico.

Marcadores clínicos

Aparte de esas pruebas, algunos datos clínicos también ayudan a definir el pronóstico de un paciente infectado por VIH. De ellos, los que tienen mayor valor son dos formas de infección bucofaríngea persistente; la primera de ellas, producida por un hongo denominado *Candida*, se manifiesta por lesiones blanquecinas en las mucosas, conocidas comúnmente como "algodoncillo". La otra, denominada leucoplasia pilosa oral, se caracteriza por lesiones corrugadas en los bordes y en la cara inferior de la lengua, y se atribuye al virus de Epstein-Barr. El desarrollo de herpes zoster, una infección producida por el virus de la varicela, caracterizada por lesiones similares a las de esa enfermedad, pero localizadas solamente en el área de distribución de un nervio (casi siempre la espalda), es asimismo considerado como dato de inmunodeficiencia incipiente.

SÍNDROME DE INMUNODEFICIENCIA ADQUIRIDA

En el grupo IV de la clasificación de los CDC se incluye a aquellos pacientes que tienen evidencia de inmunodeficiencia grave y persistente. Se han establecido criterios muy estrictos para definir el síndrome, con el fin de no cometer errores al establecer el diagnóstico. Como ya se dijo, es probable que todos los pacientes infectados por VIH desarrollen SIDA como parte final del proceso evolutivo que esa infección implica. Después de un periodo previo asintomático (o con síntomas mínimos), el equilibrio entre las subpoblaciones de linfocitos se pierde, y el sistema inmunológico no puede contener la aparición de infecciones por gérmenes oportunistas, y/o el desarrollo de tumores malignos. Al mismo tiempo, aparecen manifestaciones clínicas de daño directo, extenso e irreversible, producido por el VIH en algunos tejidos, particularmente el sistema nervioso central.

Algunas manifestaciones clínicas pueden ser tan específicas, que su presencia sugiere fuertemente el diagnóstico de SIDA; por ejemplo, el sarcoma de Kaposi, la infección por *Candida* en el esófago, o la presencia de neumonía producida por *Pneumocystis carinii*, en pacientes en los que no hay otra explicación posible para la imnunodeficiencia. Sin embargo, aunque existan datos que puedan sugerirlo, es frecuente que el diagnóstico de SIDA resulte difícil, particularmente si no se tiene experiencia o no se piensa en él, debido a su cuadro insidioso inicial, y a que en muchas ocasiones los síntomas con que el síndrome abre son inespecíficos.

El SIDA puede iniciarse con diarrea crónica, pérdida de peso y fiebre prolongada, manifestaciones que generalmente se presentan de manera simultánea. En otras ocasiones el enfermo se puede presentar con fiebre prolongada e infección por *Candida* en boca y esófago. Con frecuencia se presenta como un cuadro de fiebre de origen desconocido, producido casi siempre por una infección generalizada (tuberculosis, histoplasmosis, criptococosis, salmonelosis, etcétera). Otra situación común es la de un paciente con insuficiencia respiratoria aguda, por lo general, debida a una neumonía por *Pneumocystis carinii* u otros agentes.

Aproximadamente 10% de los pacientes desarrollan cuadros muy floridos y graves que los llevan rápidamente a la muerte. En el resto de los pacientes, el curso es insidioso y progresivo, conduciéndolos a un deterioro que en un periodo variable —de ocho meses a cuatro años (en México hasta dos años y medio)—, produce una invalidez total. Es común que estos pacientes fallezcan por insuficiencia respiratoria, choque séptico, hemorragia de tubo digestivo y estado de coma, consecuencia, en la mayoría de los casos, de infecciones graves diseminadas, neoplasias extensas, o de la atrofia cerebral y daño neurológico producidos directamente por el VIH.

La clasificación de los CDC permite establecer las diferentes manifestaciones del SIDA, de acuerdo al proceso que las causa. Es importante tener en cuenta, sin embargo, que casi todos los pacientes no tienen una sola manifestación, y por ello, sobre todo en etapas terminales de la enfermedad, podrían ser incluidos en más de un grupo. Se describen a continuación los rasgos principales de cada uno de esos grupos.

Síndrome de desgaste por VIH

Corresponde al grupo IV, subgrupo A de la citada clasificación. Se le define como pérdida involuntaria de peso mayor del 10%, diarrea crónica (por lo menos dos evacuaciones diarreicas al día, por más de 30 días), o debilidad crónica y fiebre (de más de 30 días, intermitente o constante), en ausencia de otro padecimiento que pudiera explicar los síntomas (como cáncer, tuberculosis u otras infecciones). Los tres signos referidos son los que se presentan más frecuentemente en pacientes mexicanos. De acuerdo a esa definición, y para hablar de síndrome de desgaste por VIH, primero se tiene que descartar que la pérdida de peso, la diarrea y la fiebre tengan otra explicación. Hasta 1987 hubo cierta diversidad de criterios en cuanto a definir pacientes con estas manifestaciones como enfermos con SIDA, aun cuando no hubiera sido posible detectar infecciones secundarias (es decir, diferentes a la del VIH, y favorecidas por la inmunodeficiencia), o neoplasias. De hecho, y con base en los criterios establecidos por los CDC, a esos pacientes no se les tenía como portadores de SIDA, y se les clasificaba dentro de un grupo al que se denominó "complejo relacionado al SIDA". Por otro lado, la OMS, considerando las dificultades técnicas para diagnosticar esas infecciones secundarias o neoplasias en países subdesarrollados, incluía dentro de su definición de SIDA a pacientes con este "síndrome de desgaste".

En agosto de 1987, los CDC publican modificaciones en su definición operativa de casos de SIDA, incluyendo esta forma de presentación. Con ello, el término "complejo relacionado al SIDA" abarca únicamente a pacientes con linfadenopatía generalizada persistente, o a los seropositivos sin linfadenopatía con algunas manifestaciones de inmunodeficiencia (candidiasis oral, leucoplasia pilosa oral), o bien con transtornos neurológicos (disminución o alteraciones en la capacidad sensorial, transtornos cognoscitivos menores), pero que aún no llenan los requisitos para ser considerados como SIDA.

Encefalopatía y otras manifestaciones neurológicas por VIH

El VIH tiene una importante afinidad por el sistema nervioso central (que incluye el cerebro y la médula espinal), o periférico (todos los nervios periféricos), produciendo daño de intensidad variable a esos niveles, lo cual depende del grado de inmunodeficiencia. La mayoría de los pacientes con infección por VIH tendrá, en algún momento de su evolución, manifestaciones neurológicas que pueden deberse a infecciones secundarias o a efecto directo del virus. En este último caso, básicamente existen tres formas de presentación, como se describe enseguida.

Encefalopatía por VIH

Corresponde al grupo IV, subgrupo B de la clasificación de los CDC. Se caracteriza por una variable, aunque característica, constelación de alteraciones en las funciones cognoscitivas, motoras y conductuales. Los aspectos principales desde el punto de vista clínico son el deterioro y la pérdida progresiva de precisión en la ideación y control motor. Los pacientes refieren requerir cada vez de mayor tiempo para desarrollar funciones mentales que previamente realizaban con facilidad; asimismo, pierden interés en su trabajo y actividades recreativas habituales. Un poco más adelante, podrán tener dificultad para la coordinación motora, y movimientos anormales (principalmente temblores). El deterioro quizá lleve a un estado de mutismo total, a cuadros de manía o psicosis (con aislamiento total de la realidad), y a debilidad muscular extrema que conduce a inmovilidad total, incluyendo incontinencia de esfínteres (incapacidad para controlar voluntariamente la micción o la defecación). Estos transtornos se correlacionan con alteraciones metabólicas y atrofia (disminución en el número de células) en la corteza y ganglios basales cerebrales, y para atribuirlos al VIH debe hacerse primero un estudio concienzudo con el fin de descartar otras posibles causas.

Mielopatía por VIH

El término se refiere al daño a nivel de la médula espinal. Esta estructura está compuesta por innumerables fibras nerviosas que conducen información desde el cerebro hacia los diferentes órganos y tejidos, o bien en sentido inverso. Dichas fibras se van separando de la médula a diferentes niveles, de acuerdo a los segmentos corporales a los que se dirigen. Es por ello que las manifestaciones de la mielopatía dependen del nivel al que se produce el daño, resultando alteradas todas las funciones nerviosas que dependían de las fibras dañadas. La mielopatía se manifiesta por pérdida del movimiento y sensibilidad en las zonas anatómicas cubiertas por las fibras nerviosas afectadas. Cuanto más cerca del cráneo ocurra el daño, mayor será la zona comprometida (por ejemplo, una lesión medular a nivel del cuello se traducirá en parálisis de las cuatro extremidades; a nivel de la región lumbar, solamente comprometería la función de las piernas y la continencia de esfínteres).

Neuropatía periférica

En este caso existe daño únicamente a nivel de las terminaciones nerviosas, pudiendo afectarse fibras con diferente distribución anatómica y función, lo cual repercute en manifestaciones diversas; por ejemplo, el daño a los nervios sensoriales se traduce en disminución en la capacidad de captación o en transtornos en la transmisión de estímulos, con sensación de adormecimiento, hormigueos y dolor. Si los afectados son nervios autónomos encargados de la regulación de órganos que no se pueden controlar a voluntad (como el corazón o los intestinos), se observa disfunción de los mismos (baja presión arterial, baja frecuencia cardiaca, diarrea o constipación, etcétera). En caso de haber sido dañados los nervios encargados de hacer funcionar a los músculos, el efecto sería debilidad muscular y contracciones anormales de los mismos (calambres).

Meningitis aséptica

Ya se vio a qué se refiere el término meningitis, a la cual se le denomina aséptica cuando los cultivos para bacterias son negativos. Algunos pacientes con infección por VIH desarrollan este cuadro en la etapa aguda de la enfermedad; otros lo presentan en fases más tardías y en forma crónica, manifestándose principalmente por dolor de cabeza persistente. Al igual que con los otros cuadros neurológicos, para atribuir una meningitis de este tipo al VIH, primero deben hacerse exámenes exhaustivos para descartar otros agentes causales.

De estos cuadros, el único que hasta el momento es considerado *per se* indicativo de SIDA es la encefalopatía (síndrome demencial); los otros tres rara vez se presentan aisladamente, por lo regular acompañan a otras manifestaciones de inmunodeficiencia.

Manifestaciones de infecciones secundarias

De acuerdo a la clasificación de los CDC, el subgrupo C del grupo IV está constituido por los pacientes que desarrollan infecciones secundarias. En el cuadro 11 se consignan las infecciones que son más características de los pacientes con SIDA en México. Sus manifestaciones más frecuentes de acuerdo a la región anatómica son las que a continuación se describirán.

Manifestaciones gastrointestinales

El tracto gastrointestinal abarca desde la cavidad bucal hasta el orificio anal. A nivel de la boca, la lesión más común es la candidiasis; también son frecuentes la leucoplasia pilosa oral y las úlceras, habitualmente debidas al virus del herpes o al citomegalovirus. A nivel del esófago, la lesión más frecuente es la candidiasis (en muchas ocasiones acompañada de lesiones en la boca), pero también hay esofagitis por herpes o citomegalovirus. A nivel del estómago, las infecciones son menos frecuentes, aunque puede haber inflamación por los mismos agentes que dañan al esófago. Las infecciones a nivel intestinal se manifiestan por diarrea, dolor abdominal tipo cólico, y algunas veces por hemorragia intestinal. La diarrea es la manifestación más frecuente en nuestro medio; sus causas son múltiples: el mismo VIH, parásitos como criptosporidio, isóspora, estrongiloides, amibas; bacterias como salmonela, shigela, campilobacter o las micobacterias; virus, principalmente citomegalovirus o adenovirus. Se caracteriza por su persistencia y por la dificultad para resolverla; de hecho, los pacientes con diarrea persistente sufren un deterioro en sus condiciones generales, mucho más dramático y rápido que pacientes con otro tipo de manifestaciones. La diarrea siempre se acompaña de pérdida de peso y, frecuentemente, de fiebre. La hemorragia intestinal se debe a la formación de lesiones ulcerativas, que eventualmente cualquiera de los agentes citados puede producir. A nivel del ano las lesiones que más se presentan son las úlceras crónicas por herpes (ocasionalmente por otros virus), y los condilomas (formación de "verrugas" producidas por un virus; se le considera una enfermedad de transmisión sexual).

CUADRO 11. *Agentes infecciosos identificados en 93 enfermos con SIDA en México*

Microorganismos	*Número*	*Porcentaje*
VIRUS		
Citomegalovirus	33	35.5
Herpes simple	21	22.5
Molusco contagioso	6	6.4
Varicela-zoster	6	6.4
Hepatitis B	3	3.2
Papiloma humano (condiloma)	1	1.0
HONGOS		
Candida sp.	64	68.8
Cryptococcus neoformans	12	12.9
Asperillus fumigatus	4	4.3
Histoplasma capsulatum	4	4.3
Mucor	1	1.0
PARÁSITOS		
Pneumocystis carinii	21	22.5
Cryptosporidium	21	22.5
Toxoplasma gondii	9	9.6
E. histolytica	9	9.6
Isospora	8	8.6
Giardia lambia	3	3.2
Stongyloides	2	2.1
BACTERIAS		
Mycobacterias	25	28.8
Salmonella sp.	7	7.5
Treponema pallidum	5	5.3
Staphylococcus sp.	4	4.3
Klebsiella sp.	3	3.2
Aeromonas hydrophila	3	3.2
Shigella flexnerii	2	2.1
S. pneumoniae	2	2.1
H. influenzae	2	2.1
Streptococcus sp.	2	2.1
Proteus mirabilis	1	1.0
P. aeruginosa	1	1.0
Nocardia asteroides	1	1.0

Manifestaciones respiratorias

La presentación más común de alteraciones pulmonares en SIDA es la combinación de tos, dificultad respiratoria progresiva y fiebre. En países desarrollados, la neumonía por el parásito conocido como *Pneumocystis carinii* es, con mucho, la infección respiratoria secundaria más frecuente en pacientes con SIDA. En México la incidencia no es tan alta, pero sigue siendo la infección pulmonar predominante, seguida de cerca por citomegalovirus y micobacterias, principalmente tuberculosis. Otras infecciones a nivel pulmonar son: histoplasmosis, aspergilosis o criptococosis (hongo), nocardiosis (bacteria).

Manifestaciones neurológicas

El agente infeccioso que más frecuentemente afecta al sistema nervioso central en nuestro medio es el *Cryptococcus*, que produce meningitis con manifestaciones de intensidad variable (desde únicamente fiebre y dolor de cabeza, hasta signos neurológicos graves). Otras formas de infección neurológica son: toxoplasmosis cerebral, caracterizada por lesiones focales en diversas partes del cerebro, y se manifiestan de acuerdo a su localización; la leucoencefalopatía multifocal progresiva (LMP), producida por el *papovavirus*, infección rara que se manifiesta por deterioro progresivo en las funciones mentales y motoras, y por lesiones múltiples en forma de parches en el cerebro. El citomegalovirus produce lesiones a nivel de la retina, y puede producir también meningitis.

Manifestaciones dermatológicas

Prácticamente ningún paciente con SIDA deja de tener problemas en la piel; la resequedad y descamación son sumamente comunes; también lo son la dermatitis seborreica, la foliculitis o el molusco contagioso (manifestado también por pequeñas "verrugas"). Otras infecciones son el herpes, la varicela y la tuberculosis cutánea.

Otras manifestaciones

El daño hepático es muy frecuente en pacientes con SIDA, y su magnitud es muy variable. Además de él, las infecciones secundarias pueden producir artritis (inflamación de las articulaciones), daño a las glándulas suprarrenales (manifestada por lo que se conoce como síndrome de Addison, y que se refleja en un deficiente control de la presión arterial, de las reservas de sodio del organismo, y de otras importantes reacciones metabólicas), linfadenopatía (daño a los ganglios linfáticos que puede llegar a ser supurativo), daño al páncreas (con deficiente digestión por falta de las enzimas que ese órgano produce, o bien con diabetes por baja producción de insulina, daño renal, etcétera). Este tipo de problemas son reflejo de infecciones diseminadas, producidas principalmente por virus y bacterias (incluyendo micobacterias).

Neoplasias relacionadas con la infección por VIH

Sarcoma de Kaposi

Se trata de una enfermedad tumoral que se presentaba, antes de la epidemia del SIDA, solamente en personas de edad avanzada, afectando principalmente las extremidades, y predominaba en ciertas regiones de África. Paralelamente a la aparición del SIDA, se hizo evidente una forma atípica de la enfermedad, que afecta toda la piel y que no responde adecuadamente al tratamiento con quimioterapia. El sarcoma se origina en las células endoteliales, que son las que forman el recubrimiento interno de venas y arterias. La enfermedad se caracteriza por lesiones planas o ligeramente resaltadas, de un color púrpura característico, únicas o múltiples, que afectan la piel extendiéndose en ocasiones a ganglios y a todos los órganos internos. La extensión de la enfermedad correlaciona con el grado de severidad de la inmunodeficiencia.

Linfomas

La forma de linfoma más característica de los pacientes con SIDA es la variedad denominada "no-Hodgkin", que tiende a comportarse de manera agresiva, y a atacar primero en localizaciones extralinfáticas, y posteriormente los ganglios. Aparte de éstos, pueden ser afectados el sistema nervioso central (SNC), la médula ósea, los intestinos y la piel. El linfoma primario del SNC (es decir, que se manifiesta únicamente a ese nivel) es extremadamente raro en pacientes que no tienen SIDA. El linfoma de Hodgkin, aunque es frecuente en personas jóvenes previamente sanas, en los pacientes con SIDA hay mayor predisposición para desarrollarlo, y en ellos se comporta más agresivamente.

Púrpura trombocitopénica relacionada con VIH

El término púrpura se aplica a un grupo de enfermedades caracterizadas por deficiente coagulación, debida a su vez a la disminución en el número total de plaquetas (trombocitopenia), que son las células sanguíneas responsables de la coagulación; a disfunción de estas células, o a excesiva fragilidad de los vasos sanguíneos.

Algunos pacientes infectados por VIH desarrollan una púrpura trombocitopénica (es decir, con bajo número de plaquetas), lo cual puede ocurrir en diferentes etapas de la enfermedad: mientras algunos la presentan durante periodos en los que se encuentran libres de síntomas, en otros ocurre tardíamente, cuando ya se les ha establecido el diagnóstico de SIDA.

En el primero de esos casos, generalmente se trata de un proceso transitorio que se autolimita, y es producido por una reacción inmunológica debida a la formación de complejos antígeno/anticuerpo. En el segundo, la disminución de las plaquetas tiende a ser más prolongada, e incluso permanente, y se debe a la combinación de diversos factores. Además de una reacción a complejos inmunes, es resultado de deficiencias nutricionales, baja producción de células progenitoras en la médula ósea, y defectos funcionales de las plaquetas.

Hasta el momento no ha sido posible definir si el desarrollo de púrpura trombocitopénica tiene implicaciones pronósticas. Se considera que la forma transitoria en etapas tempranas no es dato de progresión de la enfermedad, y que la forma tardía es una manifestación más de un proceso ya de por sí grave. Existen algunos casos en los que este tipo de púrpura es la manifestación inicial de lo que posteriormente será un cuadro de SIDA.

Aunque actualmente no se le considera como elemento suficiente para diagnosticar esta enfermedad, es probable que en un futuro cercano la púrpura trombocitopénica persistente sea criterio diagnóstico del síndrome.

EJEMPLOS DE CASOS CLÍNICOS

Para ilustrar la diversidad de manifestaciones del SIDA, se presentan a continuación cinco casos clínicos, atendidos en el Hospital de Nutrición Salvador Zubirán de la ciudad de México.

Caso núm. 1
Fiebre de origen desconocido, producida por micobacterias atípicas

Paciente varón de 33 años, con antecedentes de relaciones homosexuales con múltiples parejas. Acudió a consulta porque desde dos meses antes tenía fiebre cotidiana, y en ese lapso había perdido 15 kg (peso inicial de 75 kg; peso al momento de la consulta, 60 kg). Por estos antecedentes, se consideró que el paciente podía estar infectado por VIH, y se decidió hospitalizarlo.

La determinación de anticuerpos contra virus fue positiva. Se le practicaron múltiples estudios clínicos, de rayos X y de laboratorio, en los que solamente se encontró evidencia de que el hígado estaba inflamado. Con base en ello, se practicó una biopsia hepática para estudio histológico, que reportó la presencia de una hepatitis compatible con tuberculosis. Se inició tratamiento específico, con lo cual la fiebre cedió y pudo dársele de alta. Sin embargo, dos semanas después reaparecieron la fiebre y la pérdida de peso. Durante los siguientes seis meses, a pesar de múltiples estudios y de una nueva hospitalización, además de cambios en el tratamiento antituberculoso (y de intentar tratamiento empírico contra otras infecciones), el paciente continuó deteriorándose, hasta un grado en el cual le fue imposible movilizarse. Posteriormente desarrolló desorientación y somnolencia progresivas, las cuales evolucionaron hacia una pérdida total de la conciencia. En esas condiciones, ingresó al hospital por tercera ocasión, en donde falleció unos días después.

La autopsia reveló que las alteraciones neurológicas se debieron a daño cerebral difuso, producido por el mismo VIH; además, se encontró que existía una infección diseminada por citomegalovirus.

Caso núm. 2
Neumonías recurrentes por P. carinii

Paciente varón de 34 años, bisexual. Ingresó para estudios de linfadenopatía. Se comprobó que estaba infectado por VIH, y que el crecimiento ganglionar era atribuible únicamente a esa infección. También se le encontraron lesiones por *Candida* en boca. Un año más tarde, el paciente acudió al hospital por fiebre, tos y dificultad respiratoria de una semana de evolución. La radiografía de tórax mostró una neumonía que afectaba ambos pulmones. Después se realizó un estudio (lavado bronquial) que mostró que la neumonía era producida por el parásito denominado *Pneumocystis carinii* (con lo cual, además, quedó establecido el diagnóstico de SIDA). Se dio tratamiento específico, logrando controlar el cuadro sintomatológico. El paciente fue dado de alta a las dos semanas. Estuvo varios meses asintomático, tomando medicamentos para evitar una recaída de esa neumonía, y otros para prevenir la candidiasis bucofaríngea. Tres meses después de su alta, desarrolló una lesión en la piel del muslo, que fue diagnosticada como sarcoma de Kaposi. No recibió ningún tratamiento. El paciente tuvo dos hospitalizaciones más, ambas debidas a nuevos episodios de neumonía por *P. carinii*; en la última de ellas no hubo respuesta al tratamiento, y falleció debido a insuficiencia respiratoria, a los nueve meses de habérsele diagnosticado el SIDA.

Caso núm. 3
Diarrea persistente, salmonelosis recurrente

Paciente mujer de 45 años. Tres años antes de empezar con su padecimiento fue transfundida después de un parto. Permaneció sana hasta dos meses antes de acudir a consulta, cuando inició con diarrea persistente, que variaba en intensidad (algunos días con más de 15 evacuaciones; otros con dos), sin desaparecer por completo. Aunado a esto, había perdido 12 kg de peso. Una semana antes de su ingreso, se agregaron fiebre y escalofríos intensos. Inicialmente no se sospechó la infección por VIH.

Los estudios realizados mostraron una infección sanguínea (bacteremia) por bacterias del género *Salmonella*, diferente a la que produce la tifoidea, lo que provocó que se determinaran anticuerpos contra VIH, con un resultado positivo. Los estudios de excremento mostraron que había una infección intestinal por el parásito denominado criptosporidio. Esto último permitió establecer el diagnóstico de SIDA. Se administró tratamiento para ambas infecciones; la fiebre cedió, y la diarrea disminuyó sin desaparecer (circunstancia muy común con tal infección intestinal en estos pacientes).

A pesar de varios intentos terapéuticos, la diarrea y pérdida de peso continuaron progresando. Además de eso, hubo dos episodios más de bacteremia por *Salmonella*. Ante el deterioro físico y la debilidad extrema, la paciente decidió no seguir acudiendo a sus consultas. Se avisó que había fallecido cuatro meses después de establecido el diagnóstico del síndrome de inmunodeficiencia adquirida.

Caso núm. 4
Sarcoma de Kaposi

Paciente varón de 27 años, homosexual. Acudió con varios médicos por una lesión de color violáceo en el paladar. Una biopsia mostró que se trataba de un sarcoma de Kaposi. Cuando se le hizo la determinación de anticuerpos contra VIH, resultó positiva. En el transcurso de 18 meses, las lesiones del sarcoma se multiplicaron, extendiéndose a toda la piel y a ganglios, lo que provocó que el paciente sufriera de edemas (acumulación de líquidos) en ambas piernas, debido a dificultad para el retorno linfático. En su último internamiento, el paciente presentó insuficiencia respiratoria por hemorragia a nivel de los pulmones, lo que le causó la muerte. La autopsia reveló que las lesiones de Kaposi se habían extendido a ambos pulmones, a esófago y estómago. La hemorragia pulmonar se originó en una de esas lesiones.

Caso núm. 5
Meningitis crónica

Paciente varón de 50 años. Negó cualquier factor de riesgo para infección por VIH. Ingresó al hospital por cuadro clínico iniciado un mes antes, caracterizado por dolor de cabeza intenso, rigidez progresiva del cuello y desorientación. El estudio de líquido cefalorraquídeo demostró que se trataba de una meningitis por un hongo denominado *Cryptococcus neoformans,* por lo que se investigó infección por VIH, resultando positivo. Con estos elementos se estableció el diagnóstico de SIDA. Se le dio tratamiento específico, con lo cual mejoró, pero nunca fue posible erradicar completamente la infección, y hubo de continuar con tratamiento a largo plazo. Cinco meses después del diagnóstico, el paciente ingresó de nueva cuenta al hospital, por una neumonía bacteriana debida a un germen conocido como neumococo, la cual, a pesar de tratamiento, evolucionó desfavorablemente, llevándolo a la muerte.

El último análisis de líquido cefalorraquídeo mostró persistencia de la criptococosis meníngea, aunque el paciente, en ese sentido, solamente tenía dolor de cabeza de moderada intensidad.

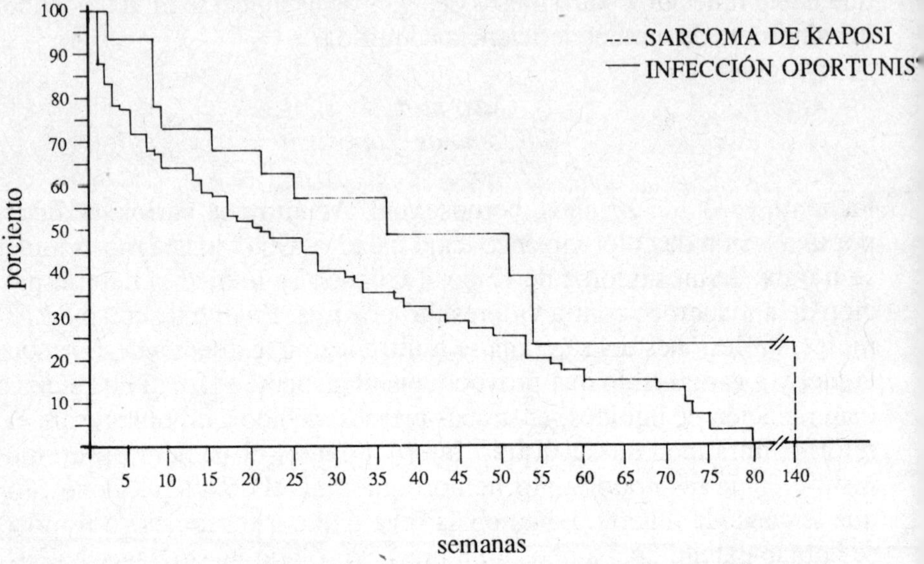

---- SARCOMA DE KAPOSI
— INFECCIÓN OPORTUNIS
100
90
80
70
60
50
40
30
20
10
porciento
5 10 15 20 25 30 35 40 45 50 55 60 65 70 75 80 140
semanas

a

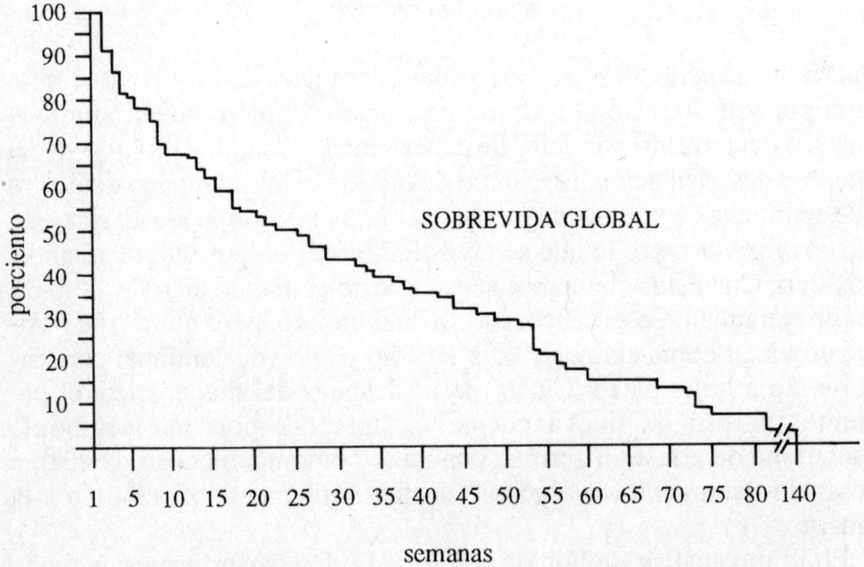

100
90
80
70
60
50
40
30
20
10
porciento
SOBREVIDA GLOBAL
1 5 10 15 20 25 30 35 40 45 50 55 60 65 70 75 80 140
semanas

b

EXPECTATIVAS DE SOBREVIDA EN PACIENTES CON SIDA

Ya se observó que el periodo entre la infección por el VIH y el desarrollo de SIDA tiende a ser de varios años. Hasta el momento, la enfermedad tiene una mortalidad del 100%. El tiempo promedio de sobrevida varía de acuerdo al país donde se estudia al paciente, siendo ligeramente mayor en los países desarrollados. Hay un grupo de pacientes, alrededor del 10%, que evoluciona a la muerte en pocas semanas; fuera de ello, se ha observado que los pacientes cuya manifestación inicial es el sarcoma de Kaposi tienden a vivir más que aquellos que abren con una infección oportunista. Para los Estados Unidos, el promedio para todos los pacientes en general es de 12 meses. En México, el promedio varía entre 6 y 9 meses (figura 33). Esta diferencia se atribuye, en buena medida, al hecho de que los casos se venían detectando más tardíamente, en parte porque los pacientes no buscaban atención médica oportunamente, y en parte por el desconocimiento que los médicos tenían del problema. Conforme las campañas educativas a nivel general y médico vayan surtiendo efecto, se atenderá a los enfermos en forma más oportuna, y ello redundará en mejores expectativas de sobrevida. Lo mismo va a ocurrir conforme surjan métodos más eficaces para combatir al VIH y las complicaciones infecciosas o neoplásicas que éste condiciona.

VIII. DIAGNÓSTICO DE LA INFECCIÓN POR VIH

Miguel Ángel Peredo

INTRODUCCIÓN

LA INFECCIÓN por VIH produce una amplia variedad de situaciones clínicas, que van desde una seroconversión asintomática, hasta un cuadro clínico florido de SIDA. Por lo tanto, la infección puede ser sintomática o asintomática, y permite con el desarrollo actual de exámenes de laboratorio que detectan la presencia de anticuerpos contra el VIH, clasificar a los pacientes con síndrome de inmunodeficiencia adquirida en alguno de estos cuatro grupos propuestos por los CDC:

I. Infección aguda.
II. Infección asintomática.
III. Linfadenopatía generalizada.
IV. Otras enfermedades relacionadas con el VIH:

1. Enfermedad constitucional.
2. Síndrome neurológico.
3. Infecciones secundarias.
4. Neoplasias secundarias.
5. Otras manifestaciones diferentes a las anteriores.

En la actualidad, el diagnóstico se basa fundamentalmente en los datos clínicos que proporciona el paciente, y se confirma con los estudios de laboratorio específicos para demostrar la presencia de anticuerpos contra el VIH.

Para integrar el diagnóstico de SIDA, se requiere entonces conjuntar datos epidemiológicos, clínicos y de laboratorio, principalmente cuando se sospecha la presencia de infección en un individuo que se presenta al médico con evolución mayor de tres meses, y que refiere fiebre, sudores nocturnos, pérdida de peso y crecimiento ganglionar, siendo además compañero sexual o miembro de un grupo con prácticas de alto riesgo. La presencia de una infección oportunista o de lesiones en piel que semejan el sarcoma de Kaposi pueden aumentar la sospecha diagnóstica. Ante esta situación, el médico puede iniciar un proceso de diagnóstico con los procedimientos que se enlistan a continuación, y que son susceptibles de ser incrementados, como se señala más adelante, cuando se habla del diagnóstico por síndromes:

1. Historia clínica completa.
2. Pruebas rutinarias de laboratorio:

    a) Química sanguínea.
    b) VDRL.
    c) Citología hemática completa.

3. Estudios radiológicos:

    a) Tórax.
    b) Abdomen.
    c) Tomografía axial computarizada.

4. Endoscopía del tracto gastrointestinal, cuando se sospeche:

    a) Sarcoma de Kaposi.
    b) Candidiasis.
    c) Criptosporidiasis.
    d) Citomegalovirus.

5. Biopsias:

    a) Lesiones cutáneas en sospecha de sarcoma de Kaposi.
    b) Ganglionares en sospecha de infecciones o neoplasias.
    c) Diversas para diagnóstico de microorganismos oportunistas.

6. Estudios serológicos para investigar la presencia de anticuerpos contra citomegalovirus o virus de Epstein-Barr.
7. Cultivo e inspección de materia fecal, para investigar la presencia de parásitos o bacterias.
8. Pruebas para valorar el funcionamiento del sistema inmune.

9. Pruebas para identificar y confirmar la presencia de anticuerpos y/o antígenos del VIH.

El medio diagnóstico más específico de la infección por VIH es la identificación directa del virus en los tejidos del paciente; sin embargo, estas técnicas no están fácilmente disponibles. Aunque el diagnóstico puede identificarse por la presencia del virus, o indirectamente por la presencia de anticuerpos contra el mismo, es factible integrar un diagnóstico clínico presuntivo de la infección por VIH, en algunas situaciones, en ausencia de pruebas positivas virológicas o serológicas. Por otra parte, la correlación entre datos clínicos y presencia de anticuerpos, es muy estrecha.

Lo anterior ha sido establecido en las diversas definiciones propuestas por los Centros de Control de Enfermedades, en un intento de unificación de los criterios diagnósticos en casos sospechosos del síndrome de inmunodeficiencia adquirida, y facilitar la información estadística.

La definición de casos para el reporte del SIDA que propusieron los CDC en agosto de 1987 se elaboró con fines de pesquisa epidemiológica, pero facilita el diagnóstico de la infección. En este documento se define un caso de SIDA. La presencia de una o más enfermedades "indicadoras" (cuadro 12), independientemente de si el resultado del laboratorio señala evidencia de infección por VIH o no, se observará siempre y cuando no se encuentre alguna otra causa de inmunodeficiencia como:

1. Terapéutica con corticoesteroides sistemáticos en dosis elevadas o por largos periodos, u otra terapéutica inmunosupresora o citotóxica, durante los tres últimos meses anteriores al comienzo de la enfermedad "indicadora".
2. Cualquiera de las siguientes enfermedades diagnosticadas en los tres meses posteriores a la aparición de la enfermedad "indicadora":
   a) Enfermedad de Hodgkin.
   b) Linfoma no Hodgkin.
   c) Leucemia linfocítica.
   d) Mieloma múltiple.
   e) Cualquier otro cáncer de tejido linforreticular o histiocítico, o linfadenopatía angioinmunoblástica.

3. Síndrome de inmunodeficiencia congénita, o un síndrome de inmunodeficiencia atípico de la infección por VIH. Tal como cursar con hipogamaglobulinemia.

CUADRO 12. *Infecciones oportunistas o neoplasias "indicadoras" de* SIDA

1. Candidiasis esofágica, traqueal, bronquial o pulmonar.
2. Criptococosis extrapulmonar.
3. Criptosporidiosis con diarrea de más de un mes de evolución.
4. Citomegalovirus en un órgano que no sea hígado, bazo o ganglios, en un paciente de más de un mes de edad.
5. Herpes simple con ulceraciones mucocutáneas de más de un mes de evolución, o bronquitis, neumonitis o esofagitis de cualquier tiempo de evolución que afecte a un paciente mayor de un mes de edad.
6. Toxoplasmosis encefálica en pacientes de más de un mes de edad.
7. Micobacteriosis, o enfermedad producida por el complejo del *Mycobacterium-avium* o el *M. Kansassi* diseminado (en un sitio que no sea la piel, los ganglios linfáticos cervicales o los hiliares, además de considerar su efecto en los pulmones).
8. Neumonía por *P. carinii.*
9. Sarcoma de Kaposi que afecte a un paciente menor de 60 años.
10. Linfoma primario de cerebro que afecte a un paciente menor de 60 años de edad.
11. Neumonía intersticial linfoide que afecte a un niño menor de 13 años.
12. Leucoencefalopatía multifocal progresiva.

El registro de las enfermedades "indicadoras" o asociadas con el SIDA continúa siendo esencial, aunque no es la única vía para detectar el curso de la epidemia. En la presente definición de caso de los CDC, se describe mejor el espectro de manifestaciones de la infección por VIH, y se elaboran sistemas de clasificación para la misma.

Es evidente que la presencia de ciertos procesos, seriamente incapacitantes, progresivos e inclusive mortales (para ejemplo se pueden mencionar los casos de la encefalopatía y síndrome caquectizante), que aparecían en un número importante de infectados por VIH, no estaban hasta ese momento sometidos a control epidemiológico, puesto que no se habían incluido en los anteriores criterios de definición de caso. La actual revisión añade la mayoría de esas manifestaciones severas, de carácter no infeccioso ni canceroso.

Los criterios utilizados para establecer algunos diagnósticos presuntivos, no son los ideales en una acertada práctica médica; sin embargo, se aceptan en la definición, pues, si no se consideran, se desconocería una parte sustancial en la determinación de la morbilidad causada por el VIH.

Igualmente, la definición acepta la presencia de una prueba reactiva de tamizaje para anticuerpos contra el VIH, sin que sea necesario realizar pruebas confirmatorias suplementarias, debido a que una prueba de tamizaje repetidamente positiva, en combinación con la presencia de una enfermedad indicadora, es altamente coincidente con una verdadera enfermedad por VIH. Un aumento en el empleo, con fines diagnósticos, de pruebas para la detección de anticuerpos contra el VIH, por lo tanto, mejora la calidad de la atención médica, así como la atingencia en la definición de casos nuevos, además de facilitar las medidas preventivas para evitar la infección

En conclusión, las características clínicas del SIDA, permiten que el paciente, por su sintomatología diversa, pueda presentarse a consulta con alguno de los siguientes especialistas: neumólogo, neurólogo, gastroenterólogo, dermatólogo, psiquiatra, infectólogo, internista, oftalmólogo, médico general, etcétera. Los signos y síntomas que permiten sospechar el diagnóstico de SIDA son:

1. Fiebre persistente.
2. Pérdida inexplicable de peso.
3. Fatiga intensa.
4. Crecimiento de ganglios linfáticos.
5. Tos seca de varias semanas de aparición.
6. Alteraciones diversas en piel, destacando las manchas violáceas (sarcoma de Kaposi).
7. Presencia de manchas blancas en cavidad oral (moniliasis).
8. Diarrea profusa y de larga evolución.
9. Letargo, depresión, demencia.

Tomando como referencia la clasificación actual de los grupos infectados por VIH, que fue mencionada en los párrafos anteriores, en las siguientes páginas se presentan algunas consideraciones para su diagnóstico, incluyendo un análisis del diagnóstico por síndrome de los pacientes que corresponden al grupo IV de la clasificación de los Centros de Control de Enfermedades (CDC) de los Estados Unidos. En la figura 34 se presenta una secuencia para el estudio de pacientes con SIDA.

Figura 34

SECUENCIA PARA EL ESTUDIO DE PACIENTES CON SIDA

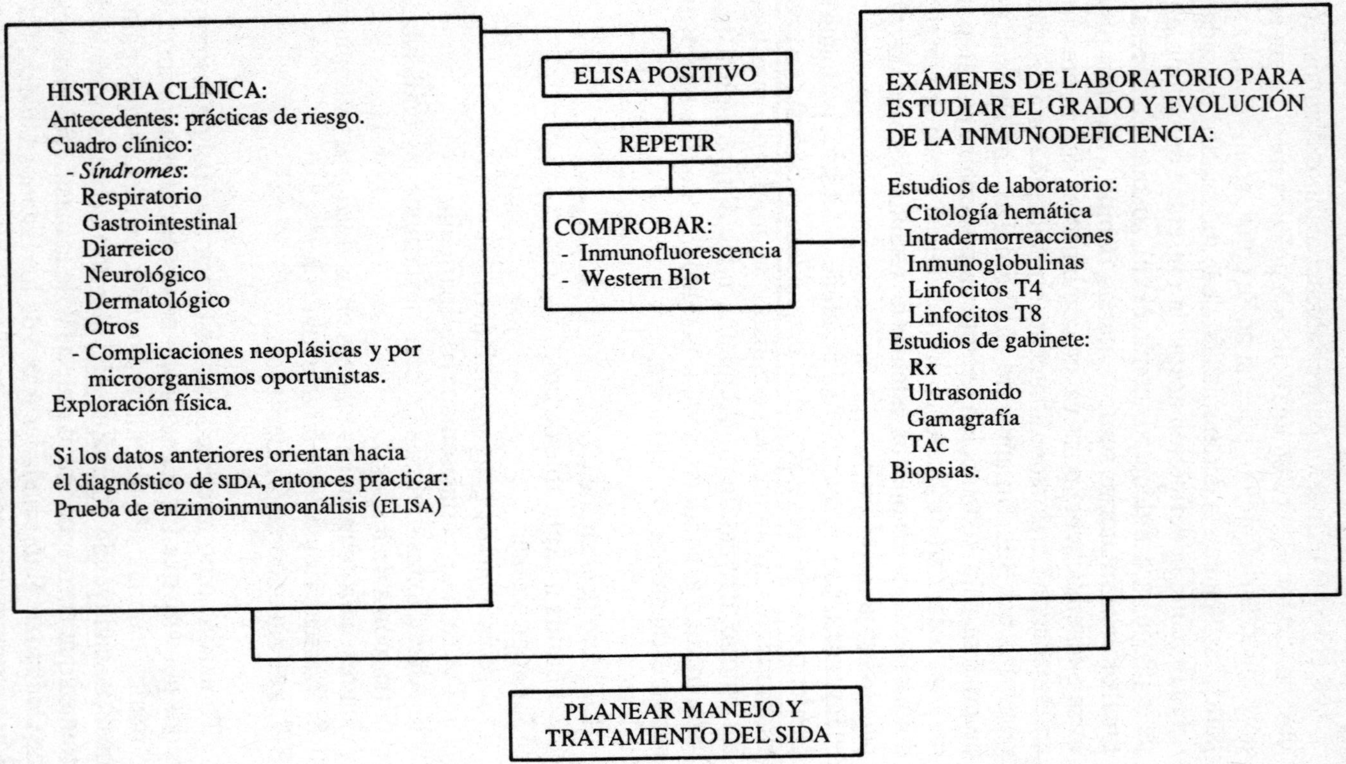

DIAGNÓSTICO DE LOS DIFERENTES GRUPOS DE PACIENTES INFECTADOS POR VIH

Grupo I
Infección aguda

Generalmente es asintomática, pero se han descrito varios síndromes. Las manifestaciones clínicas incluyen: síndrome de mononucleosis, encefalopatía, meningitis, neuropatía y mielopatía. La infección por VIH en esta fase aguda se presenta fundamentalmente en individuos con prácticas de alto riesgo, y debe sospecharse cuando se hayan establecido dichas infecciones después de una minuciosa historia clínica. Una vez detectada la posible infección por VIH, debe tomarse una muestra de suero durante la fase aguda, y otra durante la convalescencia (aproximadamente dos o tres semanas después de la primera). Los anticuerpos pueden ser detectados tempranamente a las dos semanas, o tardíamente a los tres meses después de la enfermedad. Antes de tener el resultado de las muestras para anticuerpos contra el VIH, el posible diagnóstico debe discutirse con el paciente, así como las implicaciones que tiene un resultado positivo.

Existen múltiples agentes causales del síndrome de mononucleosis, de tal manera que la infección aguda por VIH puede ser difícil de identificar. El diagnóstico diferencial en pacientes que cursan con el síndrome de mononucleosis es complejo (cuadro 13).

El diagnóstico de las manifestaciones neurológicas en la infección aguda se comenta más adelante, donde se habla de síndromes neurológicos.

El pronóstico inmediato de los pacientes con infección aguda por VIH es bueno, pero el riesgo subsecuente hacia la progresión permanece desconocido, aunque puede parecerse al que presentan los portadores asintomáticos.

Grupo II
Infección asintomática

Se caracteriza por la ausencia de manifestaciones de enfermedad y síntomas, y corresponde al periodo que se extiende entre la infección y la aparición de manifestaciones clínicas. Por lo tanto, el diagnóstico sólo se realiza si se comprueba la presencia de anticuerpos para el VIH.

CUADRO 13. *Diagnóstico diferencial de síndrome de mononucleosis*

Enfermedad	*Estudios para diagnóstico*
Mononucleosis infecciosa	Paul Bunnell
Infección por citomegalovirus	Serología
Rubeola	Serología
Estomatitis por herpes simple	Cultivo del virus
Infección por adenovirus	Serología
Infección aguda por VIH	Anticuerpos para VIH
Toxoplasmosis	Serología
Faringitis estreptocócica	Cultivo
Linfoma	Citología hemática
Leucemia	Estudio de médula ósea

Grupo III
Linfadenopatía generalizada persistente

Se reconoce cuando un paciente infectado por el VIH presenta ganglios linfáticos de más de un centímetro de diámetro, en dos o más regiones del cuerpo distintas de la ingle, durante tres o más meses, sin que padezca ninguna enfermedad ni esté tomando algún medicamento capaz de causar dicha anomalía. Aproximadamente, la tercera parte de estos pacientes no refiere sintomatología; sin embargo, otra tercera parte presenta esplenomegalia. La proporción de pacientes que progresan hacia el SIDA varía de un 10 a 20%, pero esta proporción aumenta conforme se realiza un seguimiento más prolongado de los mismos.

Existen causas diversas de linfadenopatía generalizada, que se deben considerar en el diagnóstico diferencial (cuadro 14). Estas causas deben ser excluidas clínicamente, o por medio del estudio de laboratorio apropiado. Si el crecimiento ganglionar persiste por tres meses o más, debe considerarse la posibilidad de investigar anticuerpos contra el VIH, y comentarlo con el paciente. La decisión para realizar biopsia ganglionar se basa en observaciones clínicas como:

1. Crecimiento asimétrico y doloroso del ganglio.
2. Aumento repentino de tamaño.
3. Síntomas generales: fiebre, pérdida de peso, sudoración nocturna.
4. Linfadenopatía hiliar.

La biopsia puede revelar la existencia de sarcoma de Kaposi, linfoma, micobacterias y hongos. Como los pacientes con SIDA y linfadenopatía desarrollan fiebre de origen no determinado y muestran síntomas y signos generales, frecuentemente se plantea si se debe o no volver a efectuar una biopsia ganglionar.

De cualquier modo, es evidente que la biopsia de un ganglio puede revelar sólo una hiperplasia inespecífica, mientras que la de otro aparentemente idéntico, revelará la existencia de un tumor o una infección (figura 35).

CUADRO 14. *Enfermedades que cursan con linfadenopatía generalizada persistente*

Enfermedad	*Prueba diagnóstica*
INFECCIONES:	
Citomegalovirus (CMV)	Anticuerpos contra CMV, cultivos
Brucelosis	Serología, cultivos
Hepatitis A	Serología
Hepatitis B	Serología
Mononucleosis infecciosa	Paul Bunnell
Rubeola	Serología
Sífilis	Serología
Toxoplasmosis	Serología
Tuberculosis	Cultivos
TUMORES:	
Linfomas	Citología hemática completa
Leucemias	Estudio de médula ósea y biopsia de ganglios
OTRAS:	
Sarcoidosis	Cuadro clínico Prueba de Kviem
Colagenosis	Biopsia

Figura 35

SECUENCIA DIAGNÓSTICA PARA EL SÍNDROME DE LINFADENOPATÍA GENERALIZADA PERSISTENTE (LGP)

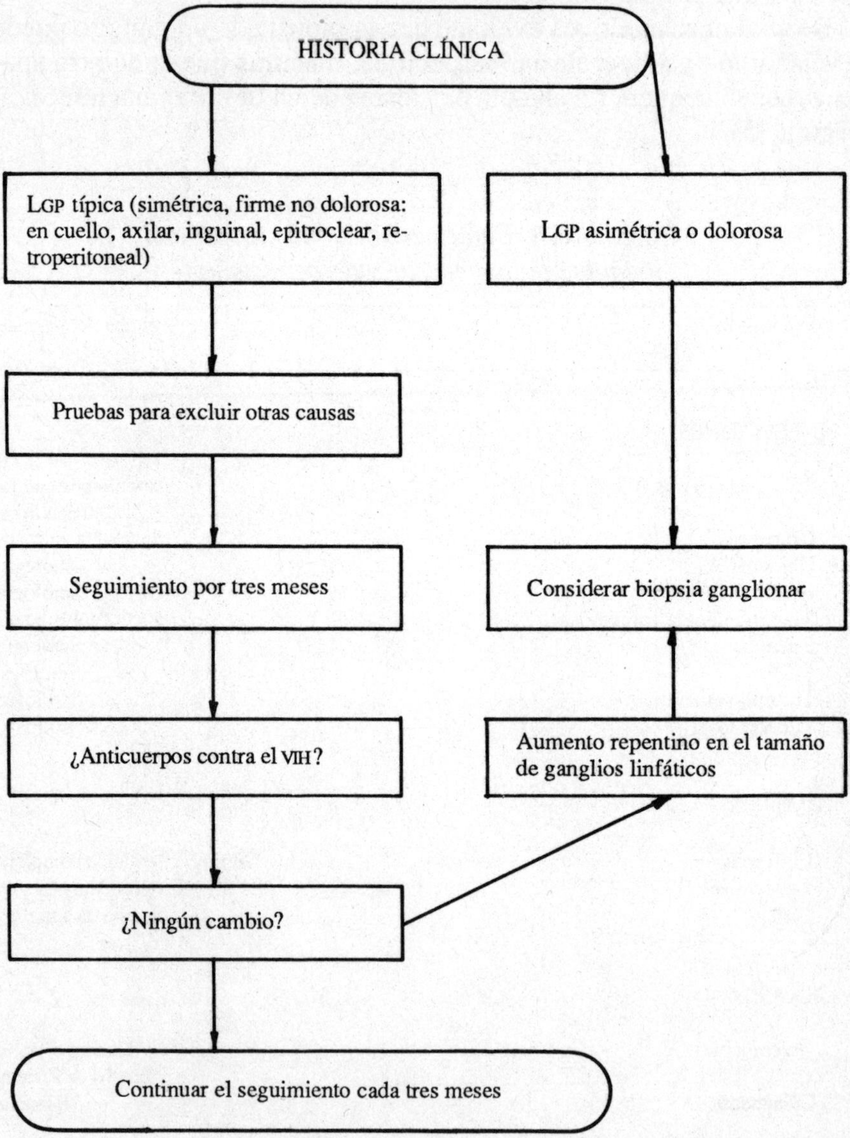

Grupo IV
Otras enfermedades relacionadas con el VIH

Enfermedad constitucional o síndrome de desgaste

El diagnóstico de los pacientes que integran este grupo se basa en la presencia de ataques importantes al estado general, pérdida de peso particularmente grave (mayor del 10%), fiebre, sudoración nocturna, palidez y diarrea. Dicho diagnóstico es fundamentalmente clínico, aunque debe investigarse siempre si algún microorganismo es el responsable, principalmente de los síndromes diarreicos y febriles.

Síndrome febril

La investigación del origen de la fiebre en pacientes con SIDA a menudo resulta difícil, ya que muestran elevaciones térmicas que pueden estar asociadas a infecciones, tumores o medicamentos. La secuencia diagnóstica, además de una historia clínica completa, debe incluir:

1. Hemocultivo: para detección de bacterias habituales, hongos y micobacterias.
2. Mielocultivo: para realizar cultivos de bacterias, hongos y micobacterias, así como tinciones especiales.
3. Coprocultivo: para detección de bacterias patógenas.
4. Coproparasitoscopia: para detección de protozoarios y helmintos.
5. Cultivo de esputo: para detectar micobacterias y hongos.
6. Urocultivo: para detectar bacterias, hongos y micobacterias.
7. Punción lumbar: estudio del LCR.
8. Gamagrafía pulmonar.
9. Ultrasonido.
10. Tomografía computarizada de abdomen.
11. Biopsia de ganglios linfáticos.

Síndrome tumoral

Los enfermos con SIDA presentan un riesgo elevado para desarrollar algunas variedades de tumores malignos. Los más frecuentes son el sarcoma de Kaposi y linfomas con alto grado de malignidad. El diagnóstico de ambas situaciones requiere la confirmación histopatológica por medio de biopsias, además de las características clínicas que orientan a sospechar la presencia de estas neoplasias.

Sarcoma de Kaposi. La forma clásica de esta neoplasia se observaba anteriormente al advenimiento del SIDA, y era la más común. Consistía en una tumoración vascular multicéntrica, de aparición en las extremidades inferiores de pacientes ancianos, usualmente judíos, o que eran originarios de Europa oriental. El curso de la enfermedad era lento y crónico, y los pacientes generalmente morían de alguna enfermedad no relacionada con el sarcoma.

En la actualidad, la mayoría de casos del sarcoma de Kaposi está asociada al SIDA, y afecta principalmente a homosexuales jóvenes, aunque también, pero con menor frecuencia, a otros grupos como drogadictos por vía intravenosa. En estos grupos de pacientes con SIDA, el sarcoma de Kaposi comúnmente precede al desarrollo de infecciones oportunistas. Las lesiones del sarcoma en pacientes con SIDA generalmente son múltiples y con rápida progresión que puede afectar cualquier área de la piel, así como órganos internos. A menudo inicia como una área pequeña de color rojo o violeta, que en semanas o meses progresa hasta formar nódulos no dolorosos. Son comunes las lesiones en las extremidades inferiores, tronco, brazos y cara, incluyendo las lesiones en el paladar, que pueden ser manifestaciones iniciales de la enfermedad.

En algunos casos se da participación sistémica del sarcoma con lesiones gastrointestinales y pulmonares. A pesar del curso agresivo del tumor, raramente es la causa primaria de muerte en enfermos con SIDA.

Linfomas malignos. Con la descripción de los primeros casos de SIDA, también se observó un incremento en los linfomas de células B, con un elevado grado de malignidad. Después del sarcoma de Kaposi, es el linfoma maligno el tumor más frecuente que afecta a los pacientes con SIDA. Similarmente al sarcoma de Kaposi, este tumor se presenta más comúnmente en hombres homosexuales que en otros grupos con prácticas de riesgo, como hemofílicos y drogadictos. El cuadro clínico refiere la aparición en jóvenes homosexuales varones, de infiltración linfomatosa de áreas extraganglionares, particularmente el sistema nervioso central, médula ósea, tracto gastrointestinal, y áreas mucocutáneas. La participación localizada en ganglios linfáticos ocurre, pero es rara.

El diagnóstico diferencial del linfoma maligno en estos pacientes depende del sitio afectado. La localización ganglionar debe diferenciarse de la linfadenopatía observada en la linfadenopatía generalizada persistente, y el linfoma del sistema nervioso central debe también diferenciarse de las diversas infecciones en esta localización que presentan los pacientes con SIDA.

Síndromes dermatológicos

Durante la infección por VIH, pueden aparecer diferentes problemas dermatológicos, que suelen ser de difícil diagnóstico y tratamiento, requiriéndose el auxilio de un médico experto en el diagnóstico de estos problemas, los cuales se enlistan a continuación:

1. Dermatitis seborreica.
2. Candidiasis genital, perianal, oral.
3. Tiña: cruris, pedis.
4. Pitiriasis versicolor.
5. Impétigo.
6. Sífilis.
7. Linfogranuloma.
8. Condiloma.
9. Herpes simple (tipo 1 y tipo 2): oral, genital, perianal.
10. Herpes zoster.
11. Virus papiloma humano.
12. Molusco contagioso.
13. Manifestaciones dermatológicas del sarcoma de Kaposi.

Síndrome respiratorio

El aparato respiratorio es comúnmente afectado en el síndrome de inmunodeficiencia adquirida, constituyendo esta localización aproximadamente el 50% de las presentaciones iniciales de la enfermedad. Las manifestaciones pulmonares son ocasionadas por microorganismos oportunistas y no oportunistas, así como por causas no infecciosas, y su aparición puede ser aguda, subaguda o crónica. Estas causas son, en orden de frecuencia:

1. *Pneumocystis carinii* (aproximadamente en el 80% de los casos).
2. Citomegalovirus.
3. *Cryptococcus neoformans*.

4. Sarcoma de Kaposi.
5. Micobacterias.
6. Bacterias.
7. Hongos.
8. Neumonía intersticial linfoide.

Algunos pacientes con SIDA y afectación pulmonar, presentan en un principio tos poco intensa y radiografías de tórax y gasometrías arteriales normales o casi normales. Cuando la tos se prolonga por varios días, y persiste o se acentúa la dificultad respiratoria, sin alguna explicación obvia, debe considerarse la conveniencia de realizar una broncoscopia, incluso aunque la radiografía de tórax y gases arteriales sean normales. Existen numerosos casos de pacientes con SIDA, que con radiografías de tórax y gases arteriales normales, muestran histológicamente una grave neumonía por *P. carinii*. Si los síntomas son dudosos y se requiere mayor información, la gamagrafía puede ser muy útil para orientar el diagnóstico hacia una neumonitis, aunque no demuestre la causa del problema respiratorio. Si el paciente muestra una radiografía anormal de tórax o hipoxemia intensa, puede realizarse una broncoscopia con fibroscopio óptico. El diagnóstico radiológico es parcialmente útil cuando se desea conocer la etiología. Se recomiendan las siguientes asociaciones diagnósticas:

1. El infiltrado difuso homogéneo se asocia a la presencia de citomegalovirus o *P. carinii*.
2. El infiltrado no homogéneo se asocia más probablemente a gérmenes diferentes a *P. carinii*.
3. En sarcoma de Kaposi o infecciones por hongos, los infiltrados suelen ser nodulares o lineales.
4. La asociación de infiltrados difusos o nodulares indica la coexistencia de microorganismos oportunistas y sarcoma de Kaposi.

En la mayoría de los casos, estas imágenes no son suficientes para llegar a un diagnóstico preciso, por lo que se debe recurrir a una técnica diagnóstica específica, como es la broncoscopia acompañada de biopsia transbronquial, a menos que tanto el cultivo de esputo como el hemocultivo demuestren con claridad un agente patógeno. El examen de esputo puede detectar más de la mitad de los casos de neumonía por *P. carinii*, posteriormente diagnosticados por broncoscopia. El esputo también puede ser cultivado para investigación de bacterias, micobacterias y hongos.

Durante la broncoscopia, el lavado bronquial y la biopsia posiblemente proporcionen diagnóstico en un 88% y 85% respectivamente, y superior al 90% cuando se utilizan combinados. La broncoscopia es generalmente practicada para llegar a un diagnóstico definitivo; sin embargo, el sarcoma de Kaposi no puede identificarse histológicamente utilizando las pequeñas muestras obtenidas por este método. Si con la broncoscopia no aparece una etiología específica, debe considerarse la conveniencia de realizar la biopsia a cielo abierto, para determinar si se omitió un proceso infeccioso o neoplasia o si, por el contrario, el paciente tiene en efecto una neumonía inespecífica. La medición de gases arteriales generalmente muestra hipoxia, y las pruebas de funcionamiento respiratorio son inespecíficas para el diagnóstico, y generalmente se encuentran anormales.

Como ya se mencionó, la biopsia pulmonar a cielo abierto puede a menudo ser el único método para diagnosticar sarcoma de Kaposi en parénquima o la neumonía intersticial linfoide. En el cuadro 15 y en la figura 36, se presenta un resumen del diagnóstico de este síndrome.

Síndromes del tracto gastrointestinal

El paciente con SIDA puede desarrollar complicaciones infecciosas, neoplásicas o funcionales, en el tubo digestivo.

La mayoría de estos problemas son de origen infeccioso y tienen predilección por algún segmento del tubo digestivo. Pueden clasificarse en varios síndromes:

1. Esofagitis. Inflamación del esófago.
2. Enteritis. Inflamación del intestino delgado.
3. Proctitis. Inflamación limitada a los 10 cm terminales del recto.
4. Proctocolitis. Inflamación a lo largo del colon y recto.
5. Enfermedad perianal. Localizada a la piel del área perianal.

En el cuadro 16 se enlistan los agentes infecciosos que se asocian con los síndromes anteriormente señalados.

En vista de que el espectro de manifestaciones clínicas gastrointestinales es tan diverso, y la etiología es polimicrobiana, el diagnóstico sólo puede integrarse por medio de un estudio sistematizado. En la figura 37

CUADRO 15.

SÍNDROME RESPIRATORIO

Evolución aguda.
Evolución subaguda o crónica.

Causas

Pneumocystis carinii.
Citomegalovirus.
Cryptococcus neoformans.
Sarcoma de Kaposi.
Micobacterias.
Bacterias diversas.
Hongos.
Neumonía intersticial linfoide.

↓

SECUENCIA DIAGNÓSTICA

Historia clínica.
Radiografía de tórax.
Examen de esputo.
Gamagrafía pulmonar.
Broncoscopía.
Biopsia pulmonar:
- Percutánea.
- Transbronquial.
- A cielo abierto.

Figura 36
SECUENCIAS PARA EL ESTUDIO DE PACIENTES CON SÍNDROME RESPIRATORIO Y SIDA

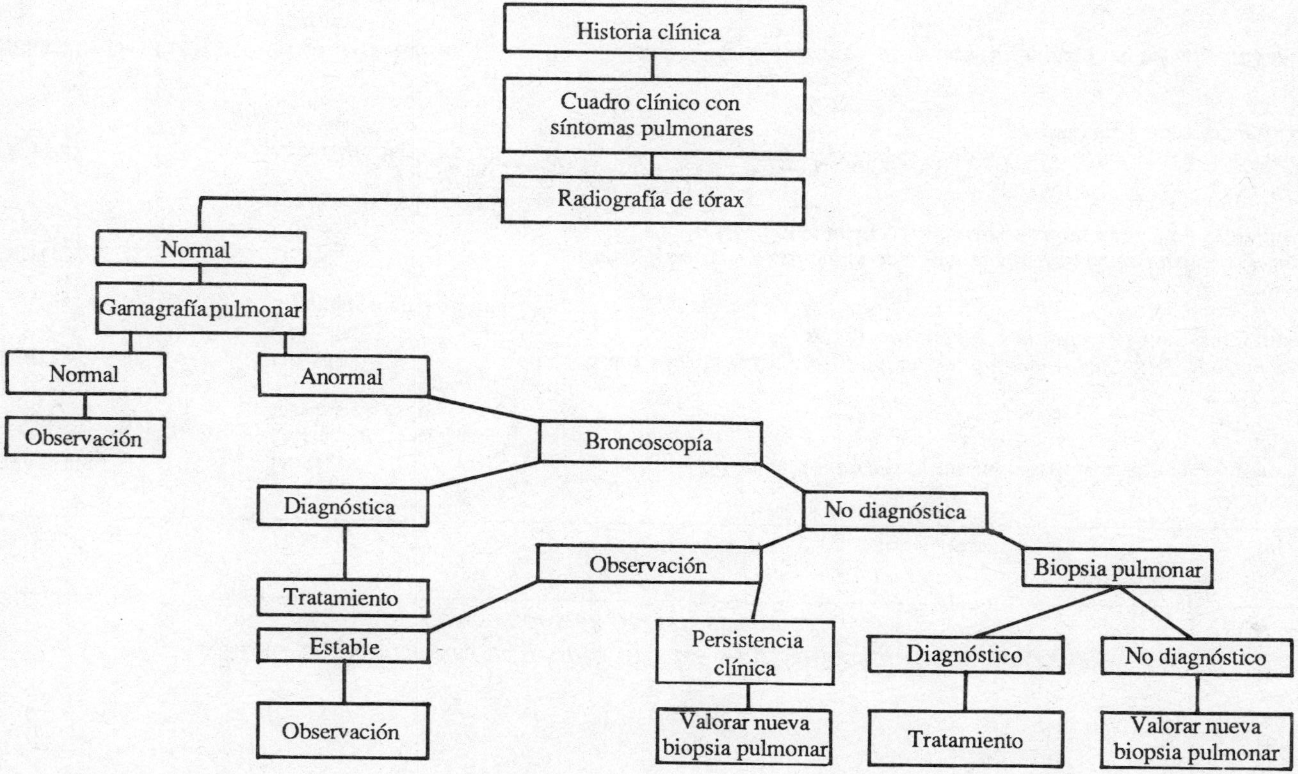

CUADRO 16. *Síndromes gastrointestinales y microoorganismos diversos, observados en pacientes con SIDA.*

Síndrome	*Síntomas*	*Microorganismo*
ESOFAGITIS	Disfagia. Dilatación de esófago. Úlceras de esófago.	*Candida albicans*, virus herpes simple, Citomegalovirus.
ENTERITIS	Diarrea. Cólicos. Sigmoidoscopia normal.	Giardia lamblia, *Cryptosporidium sp.*, *Isospora belli*, *Microsporidium sp.*, *Strongyloides stercoralis*, Citomegalovirus.
PROCTOCOLITIS	Diarrea. Cólicos. Sigmoidoscopia normal.	*Campylobacter sp.*, *Shigella sp.*, *Salmonella sp.*, *E. histolytica.*, *C. difficile*, *Ch. Trachomatis*, *Treponema pallidum*, Citomegalovirus.
PROCTITIS	Dolor anorrectal. Exudado mucopurulento. Sigmoidoscopia anormal.	*N. gonorrhoeae*, virus herpes simple, *Ch. Trachomatis*, *Treponema pallidum*, Citomegalovirus.
ENFERMEDAD PERIANAL	Malestar Perianal. Prurito. Lesiones diversas	*Condy loma acuminatum*, virus herpes simple, *Treponema pallidum*.

Figura 37
SECUENCIA PARA EL ESTUDIO DE PACIENTES CON SÍNDROME GASTROINTESTINAL Y SIDA

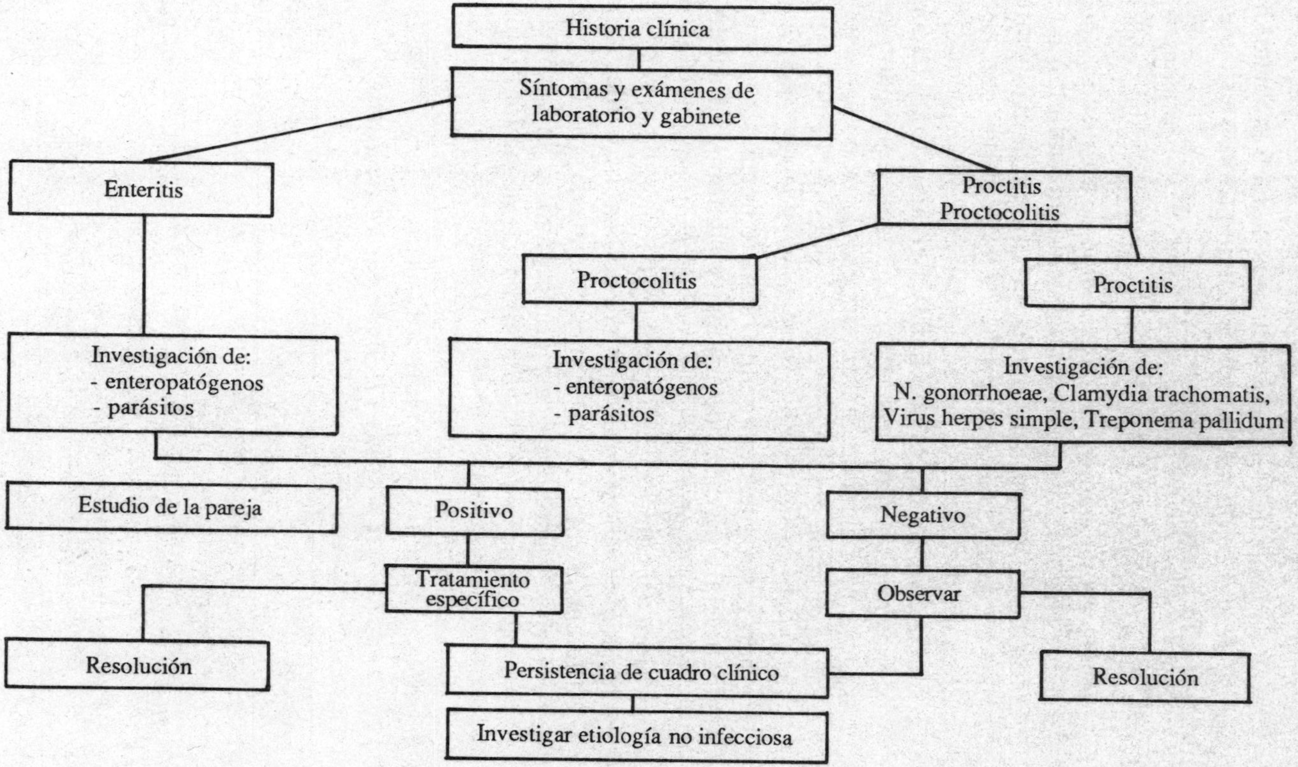

se presenta un esquema para el enfoque diagnóstico y terapéutico, que auxilie al médico a diferenciar la etiología de estos problemas. Este enfoque se describe con más detalle a continuación, y está dirigido a la etiología infecciosa de los síndromes:

1. La historia clínica debe orientar hacia el tipo de actividad y preferencia sexual, número de parejas, tipo de práctica sexual y antecedentes de enfermedades sexualmente transmitidas. La información de la sexualidad puede ser útil en la evaluación de las enfermedades gastrointestinales de los pacientes con SIDA.
2. El examen cuidadoso de la cavidad oral puede demostrar la presencia de *Candida* o moniliasis (algodoncillo), y también de lesiones por sarcoma de Kaposi. La disfagia y odinofagia pueden sugerir presencia de candidiasis esofágica o afectación del esófago por citomegalovirus (CMV) o virus del herpes simple (HSV). La linfadenopatía sistémica o abdominal en presencia o no de sangrado gastrointestinal oculto, sugiere neoplasia gastrointestinal, incluyendo sarcoma de Kaposi y linfoma intraabdominal. El examen radiográfico cuidadoso del esófago, intestino delgado y colon, así como la endoscopia y colonoscopia, pueden orientar hacia el diagnóstico específico. La historia clínica debe intentar diferenciar entre los síndromes clínicos de proctitis, proctocolitis, enteritis y esofagitis, así como analizar la gran variedad de síntomas que pueden sugerir algún agente etiológico (cuadro 17).

CUADRO 17. *Síndrome de esofagitis*

Causas	*Diagnóstico*
Candidiasis por CMV	Esofagosopia
Herpes simple	Esofagograma
Sarcoma de Kaposi (con lesiones esofágicas)	Biopsia

3. El examen del paciente debe incluir: la inspección del ano, tacto rectal y anoscopia. La inspección puede revelar la presencia de lesiones por el virus del herpes, condilomas o chancros sifilíticos. Los hallazgos anormales en la mucosa incluyen: friabilidad, exudados, pólipos, ulceraciones o fisuras, los cuales deberán ser cuidadosamente estudiados para cultivo y/o biopsia.
4. En caso de proctitis, los exámenes primarios de laboratorio incluirán tinción de Gram para evaluar leucocitos polimorfonucleares y bacilos Gram negativos intracelulares, que orienten hacia infección con *Neisseria gonorrhoeae*. Debe obtenerse cultivo para esta bacteria, de recto, uretra y faringe. La investigación serológica para sífilis (VDRL) debe realizarse en todos los casos. Si existe alguna úlcera externa o condiloma, el examen de campo oscuro de esas lesiones, buscando treponemas, es obligado. Cuando la proctitis es manifestada sólo por inflamación limitada al recto distal, deben tomarse cultivos o estudios inmunológicos para: *Chlamydia trachomatis* y *Herpes virus*, además de los de *N. gonorrhoeae*. La proctitis por virus del herpes cursa generalmente con severo dolor anorrectal, así como con múltiples ulceraciones perianales focales o difusas, y fiebre, linfadenopatía inguinal, impotencia y parestesias. El linfogranuloma venéreo puede también producir esos síntomas, pero no se asocia con síntomas neurológicos, y a menudo causa proctocolitis más que proctitis. Si la proctocolitis es evidente, con lesiones de la mucosa que se extienden más allá de 10 a 15 cm del recto, los estudios rectales deben practicarse para investigar linfogranuloma venéreo y serotipos de *Cb. trachomatis*, cultivos para *Shigella*, *Salmonella*, *Campylobacter*, y examen cuidadoso para *E. histolyitica* (cuadro 18).
5. A los pacientes con hallazgos anoscópicos normales y síntomas sugestivos de enteritis debe investigárseles *Giardia lamblia*, *Cryptosporidium*, e *Isospora*, *Cytomegalovirus* y *Mycobacterium avium-intracellulare*. Como se ha mencionado, *Cryptosporidium* es de los oportunistas más frecuentes en pacientes con SIDA, y causa diarrea persistente, pero no crece en medios de cultivo rutinarios, y es difícil encontrarlo en los exámenes coproparasitoscópicos habituales. Por lo tanto, es necesario recurrir a la biopsia intestinal (cuadro 19).
6. La intensa diarrea puede ser una de las complicaciones más molestas del SIDA, de ahí la importancia de identificar su origen. Cuando

CUADRO 18.

SÍNDROME GASTROINTESTINAL	
MANIFESTACIONES ANO-GENITALES Y PERINEALES, PROCTITIS	*Diferenciar con:*
Ulceraciones extensas y tórpidas por herpes simple 2. Amebiasis. Sarcoma de kaposi rectal y perineal Rectocolitis bacteriana Shigella Campylobacter Citomegalovirus	Linfoma rectal Lues (sífilis) Linfogranuloma venéreo *Frecuente asociación con:* Moniliasis Condiloma acuminado Dermatitis

↓

SECUENCIA DIAGNÓSTICA	
Historia clínica Inspección Tacto rectal Anoscopía Rectosigmoidoscopía	Tinciones específicas Cultivos Coproparasitoscopía VDRL Estudios inmunológicos Biopsia

CUADRO 19.

SÍNDROME GASTROINTESTINAL (Diarreico)

CAUSAS

Colitis inespecífica debida a diversos microorganismos.

Síndrome intestinal del homosexual:

Giardia lamblia.
E. Hystolitica.
Salmonella
Shigella.
Campylobacter.
Mycobacterium avium intracelullare.
Sarcoma de Kaposi del colon.
Cryptosporidium.
Isospora belli.
Citomegalovirus.

SECUENCIA DIAGNÓSTICA

Heces fecales: cultivos, exámenes parasitológicos (técnicas espaciales)
Rx de colon por enema.
Colonoscopía
Rectosigmoidoscopía.
Biopsia del colon e intestino delgado.

es severa, la movilidad del paciente se ve restringida, la familia y el personal de enfermería pueden negarse a participar en el cuidado del enfermo, y la deficiencia nutricional del enfermo complica más su evolución.

Síndromes neurológicos

Aproximadamente de 10 a 20% de pacientes con SIDA presentan problemas neurológicos; sin embargo, hasta en un 75% existe evidencia de enfermedad del sistema nervioso central, cuando se practica la autopsia. Estas manifestaciones neurológicas pueden ser causadas por infecciones oportunistas, tumores, y también por el efecto neurológico primario del VIH.

Las enfermedades del sistema nervioso más comúnmente observadas en estos pacientes son: encefalitis, meningitis, lesión por masa ocupativa, desmielinización, retinitis, mielopatía y neuropatía periférica. A continuación se describe cada una de ellas.

a) *encefalitis*

La encefalitis subaguda se manifiesta aproximadamente en la tercera parte de los pacientes con SIDA. Clínicamente se sospecha al iniciarse cambios en la esfera cognoscitiva, y en ocasiones se refiere confusión mental.

Los cambios más importantes son alteraciones de la memoria, pérdida de la concentración y retraso en el razonamiento. Pueden aparecer además, letargia y pérdida de la libido, ataxia, hiperflexia y debilidad en extremidades inferiores. La enfermedad puede progresar a una severa demencia en varias semanas o meses. Secuencias para integración del diagnóstico:

1. Historia clínica del paciente.
2. Líquido cefalorraquídeo: generalmente muestra pleocitosis por linfocitos, elevación de proteínas y disminución de glucosa.
3. Electroencefalografía: comúnmente reporta lentitud del trazo en forma bilateral y difusa.
4. Tomografía axial computarizada: dilatación de ventrículos y atrofia cortical.

Las anteriores observaciones clínicas y de gabinete por lo general resultan de un efecto del VIH sobre el cerebro. Con menor frecuencia la encefalitis puede ser causada por citomegalovirus, y ocasionalmente por el virus del herpes, micobacterias atípicas, o infiltración linfomatosa difusa.

b) *meningitis*

Casi siempre es causada por el hongo *Cyptococcus neoformans*. La cefalea es un síntoma casi universal en estos pacientes, y la mitad refiere náusea o vómito, y algunos, fotofobia. Los signos de irritación meníngea son frecuentes. Además de las meninges, el hongo generalmente se disemina a pulmones, riñones, piel y otros órganos. La secuencia para integración del diagnóstico es la siguiente:

1. Historia clínica del paciente.
2. Líquido cefalorraquídeo (LCR), pleocitosis moderada, disminución de la glucosa y aumento de proteínas. En ocasiones el LCR puede ser normal. Clásicamente en estos pacientes se identifica el criptococo con la técnica de tinción con tinta china, del sedimento de líquido cefalorraquídeo; sin embargo, en ocasiones esta prueba puede ser negativa. En la actualidad existe una técnica sensible y específica que detecta antígenos del criptococo. Esta prueba de aglutinación en látex, hace posible el diagnóstico en minutos. Los cultivos de LCR, sangre, esputo y orina pueden ser positivos pero requieren varios días de incubación.
3. La tomografía axial computada (TAC) generalmente se reporta como normal.

c) *lesión por masa ocupativa*

Puede ser causada por infecciones oportunistas o tumores, ocasionando focalización neurológica. Estas lesiones comúnmente son causadas por *Toxoplasma gondii*. El síntoma más frecuente es cefalea intensa y persistente. El paciente se encuentra confuso y letárgico, aunque puede coexistir encefalitis por VIH. Los síntomas y signos dominantes son los neurológicos focales, y es muy común la hemiparesia. Éstos traducen la presencia de una masa cerebral supratentorial, que puede ser identificada por TAC. El diagnóstico se integraría así:

1. Historia clínica del paciente.
2. Líquido cefalorraquídeo: ligera pleocitosis, con predominio de mononucleares, proteínas elevadas y glucosa normal o disminuida en forma moderada.
3. TAC: suele ser anormal pero inespecífica; habitualmente reporta una masa con áreas de baja densidad en los núcleos basales, que refuerza el material dc contraste originando un patrón en anillo; la lesión puede ser única, pero lo común es que sean múltiples.
4. La serología es difícil de interpretar en pacientes con toxoplasmosis y SIDA, debido a la perturbación del sistema inmunológico; se considera que sólo el 20% desarrolla títulos elevados de anticuerpos superiores a 1:1024 (Sabin-Feldman). La prueba de enzimoinmunoanálisis (ELISA) para inmunoglobulina tampoco es útil en estos pacientes. Sin embargo, la presencia de títulos bajos de anticuerpos no excluye el diagnóstico.
5. El diagnóstico específico, por lo tanto, es la evidencia histopatológica de infección por toxoplasma.
6. La biopsia puede realizarse mediante técnica abierta o por procedimiento estereotáctico bajo control de TAC.

d) *desmielinización*

La leucoencefalopatía multifocal progresiva puede observarse en pacientes con SIDA, y que parece resultar de infecciones con *papovavirus* y causando afasia, ceguera, hemiparesia y ataxia. Generalmente progresa hacia la muerte. La secuencia para integración del diagnóstico es la siguiente:

1. Historia clínica del paciente: habitualmente el diagnóstico de la leucoencefalopatía se basa en el cuadro clínico.
2. El LCR suele ser normal o discretamente alterado.
3. El electroencefalograma demuestra solamente la presencia de ondas lentas inespecíficas.
4. La TAC y la resonancia magnética nuclear son los estudios de gabinete de mayor valor. Estos procedimientos detectan múltiples focos "lúcidos" en la sustancia blanca subcortical, que van aumentando a medida que progresa la enfermedad, produciendo gran daño encefálico. También se pueden detectar lesiones de baja densidad utilizando material de contraste.

e) *retinitis*

La causa más común de limitación visual en pacientes con SIDA es la retinitis causada por citomegalovirus. El diagnóstico es clínico:

1. Irregularidad y estrechamiento en la luz de los vasos de la retina.
2. Oclusión vascular con aparición de exudados perivasculares y hemorragia, previo al infarto del área afectada en la retina.
3. Si la infección progresa, llega a causar ceguera bilateral.

f) *mielopatía y neuropatía periférica*

Aproximadamente una cuarta parte de los pacientes con SIDA sufre de mielopatía vascular. Se quejan de síntomas sensitivos y motores. El examen físico muestra paraparesia, espasticidad y a menudo ataxia. Si evoluciona puede desarrollar incontinencia urinaria. Esta complicación a menudo se asocia a una encefalopatía subaguda, y se piensa que se debe al efecto directo del VIH sobre la médula espinal.

La neuropatía periférica se presenta con disestesia dolorosa y menos comúnmente con debilidad y atrofia distal. Parece deberse al efecto directo del virus sobre los nervios periféricos. El diagnóstico es clínico.

DIAGNÓSTICO POR LABORATORIO

Los procedimientos diagnósticos que demuestran la presencia de infección por el VIH pueden ser de dos tipos. Por un lado, existe la posibilidad de identificar al virus en un cultivo. No es un procedimiento de fácil realización, y tampoco se emplea como método de aplicación clínica habitual. La positividad del cultivo, sin embargo, tiene un valor de comprobación absoluto. Por otro lado están las pruebas que detectan la presencia de anticuerpos generados por el paciente en respuesta a la infección viral, indicándose indirectamente su presencia. Éstos son los antígenos virales y los anticuerpos generados por estos antígenos. Estas pruebas son las siguientes:

1. ELISA. Ofrece la ventaja de su sencillez, y es la que se emplea como primera técnica para el estudio de poblaciones en riesgo, de los donantes de sangre y de poblaciones en general, con pro-

pósitos de estudios epidemiológicos. El método no tiene especificidad para algún antígeno del virus en particular, sino que la respuesta es común a todos. Las técnicas de ELISA actuales permiten una gran sensibilidad, confiabilidad y reproducibilidad práctica.Los resultados falsos positivos o negativos son excepcionales. Ante la duda, se deben emplear como comprobación los otros métodos, con mayor especifidad, que se anotan a continuación.

2. Inmunofluorescencia. Detecta las células T infectadas, y en la actualidad ofrece una elevada sensibilidad ante estas células, considerándose una excelente prueba confirmatoria. Resulta particularmente adecuada para los antígenos presentes en la membrana de células vivas. La unión antígeno-anticuerpo se reconoce por medio de una antiglobulina humana marcada con fluoresceína en forma de "emparedado".
3. Western Blot. Esta prueba confirmatoria sirve para identificar distintos grupos de anticuerpos frente a proteínas específicas del virus. Tras ser transferido a una membrana del complejo antígeno-anticuerpo, es identificado mediante una proteína marcada por radiactividad. Se considera como uno de los métodos analíticos más sensibles, que reconoce todos los antígenos virales, además de hacer posible la medición de la respuesta a cada proteína por separado.

La Dirección General de Epidemiología de la Secretaría de Salud, en el documento titulado *Las pruebas de detección del SIDA y su significado*, establece las siguientes consideraciones sobre la prueba de ELISA:

LOS RESULTADOS DE LA PRUEBA Y LO QUE SIGNIFICAN

El anticuerpo contra el virus de la inmunodeficiencia humana es una defensa producida en forma natural en la sangre, como respuesta a la presencia de este virus en el cuerpo de una persona infectada.

Un resultado positivo a la prueba. Si el resultado es positivo significa: que su muestra de sangre ha sido analizada más de una vez para confirmar su positividad; esto indica que los anticuerpos contra el virus están presentes en su sangre. Significa también que Ud. ha sido contagiado con el VIH, y su cuerpo ha producido anticuerpos. Se ha demostrado que la mayoría de personas con los anticuerpos presentes en su sangre tienen el virus activo en sus cuerpos. Por lo tanto, Ud. es contagioso y capaz de transmitir el virus a otras personas, si no adopta las medidas preventivas recomendadas.

Si usted recibe un resultado positivo, no significa que: Ud. tenga SIDA o que necesariamente desarrollará esta enfermedad. Si su resultado es positivo debe adoptar medidas preventivas para reducir el riesgo de contraer el SIDA, evitado nuevos contactos con éste y con otros virus.

Un resultado negativo a la prueba significa que los anticuerpos contra el VIH no han sido encontrado en su sangre. Existen tres posibles explicaciones del resultado:

1a. Ud. no ha sido contagiado con el virus.
2a. Ud. ya estuvo en contacto con el virus que causa el SIDA, pero no se ha contagiado; por este motivo no ha producido anticuerpos. Sin embargo, el contacto repetido con el VIH aumentará la probabilidad de que Ud. se contagie.
3a. Ud. está infectado con el virus, pero todavía no se han producido anticuerpos. El tiempo que transcurre entre la adquisición de la infección y la detección de anticuerpos es de 2 a 8 semanas.

PROCEDIMIENTOS DIAGNÓSTICOS QUE PERMITEN CONOCER LA PRESENCIA Y MAGNITUD DE LAS ALTERACIONES INMUNOLÓGICAS

Únicamente se mencionan los estudios de que se dispone en la actualidad para estudiar a los pacientes en centros especializados:

1. Análisis serológicos:

a) Electroforesis de proteínas.
b) Inmunoelectroforesis cuantitativa.
c) Determinación de inmunoglobulinas.

2. Análisis celulares:

a) Cuenta total de leucocitos y linfocitos.
b) Subpoblaciones de células T (T4 y T8) y su relación.
c) Cuenta de macrófagos.
d) Análisis de citotoxicidad.

3. Análisis de la hipersensibilidad retardada, investigando los siguientes antígenos:

a) Candidina.
b) Tuberculina.
c) Tricofitina.
d) Estreptococo del Grupo C.
e) Proteus.
f) Toxoide tetánico.
g) Toxoide diftérico.

Bibliografía

Adler, M. W."Range and natural history of infection". *Br. Med. J.*, vol. 294.

Anders, K. H. y Vinters, H. V."The neuropathology of AIDS". *Am. J. Pathol*, 1986, vol.124, pp. 537-558.

Berger, J. R. y Dickinson, G."Progresive multifocal leukoencephalopathy associated with human immunodeficiency virus infection" . *Ann. Intern. Med.*, 1987, vol. 197, pp.78-87.

Carne, C. A."Neurological manifestation". *Br. Med. J.*, 1987, vol. 294, pp. 1459-1461.

De Lorenzo, L. J., Huang, C. T. "Roentgenographic of *Pneumocystis carinii* pneumonia in 104 patients with AIDS". *Chest*, 1987, vol. 91, pp. 323-327.

Kaplan, M. H., Fetter, J., Allen, S. L., y Gallo, R. C."Neoplasis complications of HTLV-III Infection". *Br. Med. J.*, 1987, vol. 82, pp. 389-396.

Masur, H., Kovacs, J.A., Ognibene, F., Shelhamer, J. y Parrillo, J. E."Complicaciones infecciosas del SIDA". En De.Vita V. T. *SIDA, etiología, diagnóstico, tratamiento y prevención*. Barcelona, Salvat, 1986, pp. 161-184.

Mindel, A."Management of early HIV infection". *Br. Med. J.*, 1987, vol. 294, pp. 1214-1218.

Millar, A."AIDS and the lung". *Br. Med. J.*, 1987, vol. 294, pp. 1334-1337.

Morris, J. C."Lymphocytic interstical pneumonia in patients at risk for the acquired inmune deficiency syndrome". *Chest*, 1987, vol. 91, pp. 63-67.

Peters, S. G., y Prakash, "*Pneumocystis carinii* pneumonia: Review of 53 cases".*Am. J.*, 1987, vol. 82., pp. 73-78.

Quinn, T. C."Clinical approach to intestinal infections in homosexual men". En "AIDS and other medical problems in the male homosexual". *Medical Clinics North America*, 1986, vol. 70, pp. 611-634.

Smith, N., y Spittle, M . "A B C of *AIDS* Tumor". *Br. Med. J.*, 1987, vol. 294, pp. 1274-1277.

Quezada, R. E., Galván, G. E., Cádiz, L. A."SIDA: infección enfermedad por el virus de la inmunodeficiencia humana". La Habana, Ed. Científico Técnica, 1987.

IX. ASPECTOS PSICOSOCIALES Y NEUROPSIQUIÁTRICOS EN PACIENTES CON INFECCIÓN POR VIH

Alfredo Valencia

INTRODUCCIÓN

EL ESTUDIO de los pacientes con infección por VIH ha puesto en evidencia la complicada trama que subyace al proceso de padecer SIDA. Desde los primeros reportes de Gottlieb y Masur en 1981, varias líneas de investigación se han desarrollado, entre ellas, el abordaje psiquiátrico, el psicológico, el neurológico y el social. Este último juega un papel que rebasa la actividad asistencial médica, injertándose en acciones que van desde la educación para la prevención, hasta problemas de tipo económico en cuanto al costo de la atención de los pacientes que padecen el síndrome.

La asistencia psicológica y neuropsiquiátrica de pacientes infectados por VIH permite entender cuáles son las variables que conducen a la aparición de patología en estas áreas, así como cuáles son las causas que la determinan. En este sentido, es importante aclarar que a lo largo de los reportes de alteraciones neuropsiquiátricas y psicológicas, se ha venido estableciendo —cada vez con más claridad— qué síntomas dependen del significado social del síndrome, y su efecto sobre la persona que lo padece; qué alteraciones psiquiátricas se relacionan con las características psicológicas del individuo; y por último, cuáles son los resultados neuropsiquiátricos del neurotropismo del virus o de otros agentes que invaden el sistema nervioso central (SNC).

El objetivo de este capítulo es resumir las características psicológicas y neuropsiquiátricas en los pacientes que presentan una infección por VIH. Los datos utilizados hacen referencia a la experiencia en el Instituto Nacional de Nutrición Salvador Zubirán, donde se cuenta con un programa de asistencia que involucra tanto a pacientes infectados asintomáticos, como a pacientes con SIDA en fase terminal, y en un contexto asistencial y de investigación multidepartamental.

El paciente y el médico que se enfrentan al SIDA tienen que confrontarse con tres aspectos que van a determinar el curso de las actitudes de su trabajo y de su interacción. Éstas son: la sexualidad, el contagio y la muerte. El significado de cada uno de estos tópicos hace referencia a situaciones socioculturales, psicológicas y médicas que involucran al individuo, a la familia, y a la comunidad.

ASPECTOS CLÍNICOS

Los síntomas clínico-psiquiátricos en los pacientes con infección por VIH están determinados por la interacción de tres diferentes niveles de causalidad: 1) Nivel de influencia social. 2) Nivel de influencia psicológica individual. 3) Nivel de influencia orgánica del virus y otras infecciones. Cada uno de estos niveles tendrá una mayor o menor función sobre la característica y desarrollo de los síntomas, siendo a su vez determinada por la fase clínica en la cual se encuentre el paciente. Es importante que el médico tratante y el paciente evalúen estos tres niveles, ya que la acción terapéutica debe ser específica para cada uno. Miller reporta diferentes reacciones psicológicas vinculadas con las etapas por las cuales atraviesa el paciente con SIDA; algunas de ellas son: crisis ante la información del diagnóstico y la posible muerte, miedo y ansiedad por el pronóstico incierto y el curso de la enfermedad, depresión por el inevitable deterioro físico, y por las limitaciones que supone la enfermedad, culpa por haber sido vulnerable a la infección, ira y frustración por la incapacidad de superar el virus, etcétera. Cada una de estas fases y otras tiene una representación y un significado diferente para cada paciente. El significado tendrá que ver con los recursos psicológicos, físicos y sociales con los que cuenta el paciente para confrontarse con la enfermedad.

La influencia psicosocial

El paciente con infección por VIH tiene que enfrentarse con diversos aspectos pertenecientes al marco de lo social, los cuales desencadenan reacciones psicológicas en torno a la ansiedad y la depresión.

El SIDA ha tenido, para la población general, connotaciones negativas, en tanto que el mayor porcentaje de los pacientes con el síndrome tiene o ha tenido relaciones homosexuales. Tener SIDA implica, de alguna manera, poner al descubierto una forma de vida que es habitualmente estigmatizada. Por otro lado, el contenido emocional asociado al calificativo "contagioso" hace que los pacientes enfrenten un rechazo que está determinado por la información que en la comunidad se tiene acerca de la transmisión del SIDA.

La interacción del paciente con su medio tanto laboral como familiar, marital, etcétera, queda circunscrita a la capacidad de todos los integrantes del entorno, a convivir sin miedo y sin culpa ante las posibilidades de contagio.

La ansiedad supone una reacción de ajuste que permite al paciente reaccionar ante un cambio de vida que en las personas asintomáticas con infección se vislumbra como mediato, pero que cuando hay síntomas supone un directo enfrentamiento con la muerte. La ansiedad a su vez puede desencadenar síntomas físicos que el paciente puede confundir con agravamiento de su condición médica; esto se hace evidente en los pacientes asintomáticos, pues desarrollan síntomas como sudoración, insomnio, diarrea, baja de peso, los cuales no necesariamente significan un grado mayor de la enfermedad.

En este sentido, ha sido evidente la aparición de elementos hipocondriacos y de somatización en personas que están en alguno de los grupos de riesgo, ya sean éstos homosexuales o bisexuales, o en pacientes que han sido transfundidos. La evaluación del contexto social ayuda a determinar los desencadenantes de la ansiedad y a plantear medidas terapéuticas acordes con esta situación; no son lo mismo la duración ni la intensidad de una reacción de ajuste ansiosa en pacientes con adecuado o inadecuado soporte social.

Con relación a lo anterior, se ha hecho manifiesta una actitud negadora adaptativa que permite al paciente mantener una situación social tolerable; es frecuente que los pacientes al momento del diagnóstico nieguen prácticas homosexuales, teniendo esto una clara importancia epidemiológica. No obstante, la negación, al entenderla como adaptativa, debe ser respetada, y no se recomienda la confrontación directa con el paciente, ya que esto facilita que la relación médico-paciente se rompa y, por tanto, la asistencia terapéutica.

Conforme la adaptación del paciente se va estableciendo, la negación empieza a ceder, y la evaluación de los factores de riesgo se facilita. Aquellos pacientes que tienen un soporte social y familiar adecuado (por ejemplo cuando, la familia está al tanto de la homosexualidad, hay pareja estable o un grupo de amigos que entiende la situación, existe soporte laboral en cuanto a pocas posibilidades de rechazo, existe seguridad económica en relación con las posibilidades de tratamiento, etcétera), presentan menos problemas en cuanto a que su negación empiece a ser una dificultad para el manejo médico y psicológico.

Es importante señalar que las reacciones emocionales secundarias a los factores sociales en un inicio son vividas como carencias reales, independientemente de que exista y esté presente el soporte psicosocial antes mencionado, ya que ante el impacto de la enfermedad se produce en la mente del paciente una situación catastrófica que facilita el caos y la desintegración, expresados por pensamiento mágico e ideas delirantes con relación a la enfermedad.

En el momento en que la negación adaptativa empieza a ceder, esto es, cuando el mecanismo adaptativo ha favorecido la posibilidad de dar herramientas de confrontación con la nueva realidad del paciente, se inicia un nuevo proceso de reajuste donde la depresión juega un importante papel.

La subsecuente reacción de ajuste depresiva aparece como producto de la percepción del futuro que tiene el paciente; básicamente se establece como fenómeno psicológico referente a las expectativas acerca de la evolución incierta, el aislamiento, las posibilidades de reintegración social, las expectativas terapéuticas, entre otros, y van a funcionar como elementos estresores que ponen a prueba el aparato psicológico del paciente.

La incertidumbre va a representar un papel primordial en el desarrollo de los síntomas psicológicos antes mencionados; si se clasifica a los pacientes con infección por el VIH, de esta forma: 1) Asintomáticos. 2) Linfadenopatía generalizada. 3) SIDA. Los síntomas tienen diferencias particulares: el grupo con mayor ansiedad y depresión, así como con una intensa negación, la cual imposibilita la asistencia de los pacientes, se da en aquellos que presentan linfadenopatía generalizada. Esto se entiende por la gran incertidumbre acerca del futuro en cuanto a lo social, al tratamiento y a las expectativas de vida. Los pacientes seropositivos asintomáticos presentan mecanismos de adaptación que les facilitan posponer la confrontación con el futuro, de tal manera que se injerta una situación esperanzadora que ayuda a la conservación de una homeostasis psicológica. Los pacientes con SIDA se enfrentan básicamente a dos situaciones que son comunes a quienes presentan una enfermedad terminal habitual; éstas son las expectativas de pronóstico, merced al tratamiento, y la confrontación con la posible muerte.

La evaluación del marco social puede ayudar a determinar el fondo a partir del cual se pueden desarrollar ciertos síntomas psicológicos en los pacientes infectados por VIH, de tal manera que se pueda tomar una actitud terapéutica adecuada que ayude a subsanar las fallas ejercidas por la sociedad en estos pacientes. Lo anterior toma una importancia central en la población infantil, ya que la imposibilidad del cuidado paternal obliga a dar sustento sociofamiliar a este grupo pediátrico.

La familia juega un papel central en la evaluación del soporte social de los pacientes con infección por VIH. En este sentido, la familia debe ser entendida como un subsistema social que ha tenido y tendrá acciones sobre el desarrollo de las manifestaciones clínicas de los pacientes. Se han observado —y esto está en relación con la población en riesgo— que existen pacientes homosexuales con o sin vínculos manifiestos respecto a su familia de origen, con o sin pareja estable, pacientes bisexuales dentro de la familia de origen o con familia nuclear de representación heterosexual, pacientes transfundidos con familia nuclear, y pacientes sin pareja y sin vínculos con la familia de origen.

Las actitudes como la ira, el rechazo, la culpa, el miedo, la desesperanza y el abandono van a influir en el desarrollo de síntomas psicológicos en el paciente, que imposibilitarán su proceso de adaptación. Aún más, el SIDA pone en crisis el sistema familiar, de tal manera que tanto la familia de origen, la nuclear o la pareja del paciente se ven, de igual manera que éste, obligados a enfrentar una situación para la que no estaban preparados, presentando sintomatología familiar que pone en riesgo la integridad y perpetuación de este grupo social. En este sentido, es importante aclarar que la asistencia al grupo familiar de adscripción del paciente portador de la sintomatología se constituye también como unidad de tratamiento y evaluación por derecho propio, esto es, la familia ya no se considerará sólo como un grupo de soporte para la contención del padecimiento del enfermo, sino que es el grupo familiar en sí, el que va a ser tratado y evaluado.

La intervención terapéutica supone un proceso de evaluación previo, que será el que arroje los datos en los que aquélla estará sustentada. La metodología de evaluación de un sistema familiar no es tema de este capítulo; baste mencionar, en términos generales, que se debe observar si el paciente ha mantenido vínculos cercanos de coexistencia con su familia de origen (padres y hermanos); si el paciente ha establecido una pareja estable o no (en la población aquí referida, se considera como pareja estable al compañero sexual permanente, sea éste homosexual o heterosexual), y si ha tenido descendencia o no. Todas las personas involucradas se considerarán como "sistema familiar de adscripción".

Uno de los aspectos claves a evaluar por parte del clínico, en lo referente al sistema familiar, lo constituye la calidad del vínculo interpersonal; existen familias en donde el espacio para la vida en autonomía de los integrantes de las mismas es muy limitado, y en donde el bienestar y/o malestar del uno está en íntima relación al bienestar o malestar del otro, y en donde la alteración de uno produce una reacción de desorganización en cadena entre todos los miembros de la familia, con el caos disfuncional consecuente. Lo anterior es de validez tanto para la familia de origen como para la nuclear (diada marital con hijos o sin ellos).

Por el contrario, existen familias en donde el espacio vital es más amplio, y en donde la desorganización de uno no produce el nivel de catástrofe grupal antes referido. Estas familias serán aquellas que estarán en capacidad de ayudar en la contención de la enfermedad en una forma mucho más adecuada.

De todas formas, el clínico no se debe olvidar de que en los familiares del enfermo tiene aliados potenciales, los cuales funcionan como recursos que debe utilizar para el mayor bienestar del paciente, así como que debe asistirlos en la reacción de desorganización colectiva, en el caso de que ésta se presente.

Otra variable a considerar es la fuente de contagio, sea por contacto sexual, por transfusión sanguínea, o por el uso de drogas por vía parenteral con material contaminado; la configuración relacional de la familia es diferente en los casos en que existe un miembro con conducta homosexual que los de aquellas familias en donde esto no se presenta, y la infección tiene una connotación de "accidental", como sería el caso de una transfusión con sangre contaminada. A partir de lo anterior, se puede observar la íntima interdependencia que existe entre la conducta de uno o más de los miembros del sistema familiar, y la estructura de éste como tal.

En los casos en que la infección se adquirió como resultado del material transfundido, la responsabilidad del sistema médico es primordial, y como tal se dejará sentir por el sistema familiar al que pertenece el paciente. El clínico deberá de tomar esto en cuenta, aceptarlo y manejarlo adecuadamente, pues de lo contrario, él mismo estará creando las condiciones para que la familia y el paciente entren en oposición a él, con los resultados negativos derivados de esto, y el perjuicio natural a la adherencia al tratamiento.

Aspectos psicológicos individuales

Una vez planteados algunos de los factores sociales que tienen que ver con el desarrollo de síntomas psicológicos, se deben estudiar las características psicológicas individuales de los pacientes con infección por VIH. De alguna manera, el desarrollo de síndromes psiquiátricos a partir de la ansiedad y la depresión originales tiene que ver con la capacidad psicológica individual para adaptarse a una situación irreversible que llevará a la muerte, y en cuyo curso se confrontarán elementos estresantes sumamente importantes, como la pérdida de la salud, la desintegración social, etcétera.

La infección por VIH (como ya ha quedado consignado) representa en los pacientes una reacción catastrófica que pone a prueba su integridad psicológica; de esta integridad dependen, la capacidad de superar la crisis, mantener una etapa de transición y establecer una resolución a dicha crisis. Esta reacción catastrófica está vinculada inicialmente con la pérdida de la salud y, por consiguiente, con la muerte. Esto es vivido como una reacción de duelo que en el aspecto psicológico individual no se diferencia de otras enfermedades terminales; la doctora Kübler Ross ha diferenciado cinco fases por las que pasa el paciente terminal; éstas son: negación, ira, negociación, depresión y aceptación. Todas estas fases tienen un carácter adaptativo y se desarrollan indistintamente, sin seguir un orden de importancia.

Durante la negación, el paciente anula de su conciencia la realidad patológica que sufre, descree la información que ha recibido y se resiste a mantener una condición de paciente que afecte su actual modo de vida. Es frecuente en esta etapa la actitud hipomaniaca y de exaltación que facilitan el proceso de negación. Esta negación debe ser respetada, en tanto no ponga en riesgo la salud del paciente, ni la de otras personas.

La ira supone la reacción de sentimientos de culpa que pueden favorecer la aparición de demandas asistenciales y terapéuticas que estén fuera del alcance de los recursos del paciente, que pueden motivar rupturas agresivas con la gente que lo rodea, fundamentalmente en el caso de la familia y de sus médicos tratantes. La explicación y la contención que reciba por parte del equipo médico tiende a disminuir el sentimiento de abandono. El paciente en esta etapa debe tener la seguridad de que cuenta con un equipo de soporte que lo mantendrá con expectativas de manejo.

La negociación es una forma de adaptación que trata de subsanar las culpas, con el fin de posibilitar la esperanza. En esta fase se hacen intentos de restaurar la salud, mediante el pacto con una fuerza superior que permita la sobrevivencia y el bienestar.

La fase depresiva supone una evidencia por parte del paciente de su realidad como portador de una enfermedad fatal; implica la disminución de los procesos negadores, y permite un trabajo terapéutico que dé opciones reales de sobrevida para el paciente, de tal manera que se pueda llegar a la aceptación de la enfermedad.

Todas estas fases alternantes deben ser entendidas como adaptativas. La ansiedad, ya sea como crisis de angustia o como ansiedad generalizada, es una situación sintomática que está presente a lo largo de todo el proceso de la enfermedad. Es importante señalar que aquellas personas que forman parte del grupo de alto riesgo por sus actividades sexuales, y que no saben que están infectados por el virus, están inmersos en una negación que facilita que sigan desarrollando sus actividades cotidianas de una manera aparentemente normal. En este grupo de personas, la ansiedad tiende a presentarse como crisis de angustia ante la incertidumbre de saberse o no infectados. Por lo regular, es la aparición de síntomas físicos, reales o fantaseados, lo que obliga a este grupo a hacerse un examen de anticuerpos. El resultado positivo rompe la negación y determina el proceso catastrófico que lo llevará a convertirse en paciente, ingresando en el proceso de pérdida y duelo antes mencionado.

La resolución y adaptación de los pacientes va a depender del soporte social con que cuenten y de los aspectos psicológicos individuales, que se pueden definir como la estructura de carácter. La evaluación de esta estructura tiene gran importancia, ya que puede facilitar la comprensión de los procesos de ajuste por los que pasa el paciente, así como la posibilidad de arrojar luz sobre factores predictivos del curso de las reacciones emocionales, mismas que, se tienen datos, juegan un papel importante en los procesos inmunológicos.

Son básicamente tres los elementos que permiten estudiar la estructura psicológica de los pacientes: la fortaleza del *yo*, la prueba de realidad y los mecanismos de defensa. Estos elementos estructurales hacen referencia al grado de desarrollo psicológico y están presentes a lo largo de toda la vida. El estudio de la estructura permite, retrospectivamente, ver el funcionamiento mental de los pacientes. La fortaleza del *yo* se refiere a la capacidad que tienen los pacientes para tolerar la ansiedad, controlar sus impulsos, y desarrollar canales de sublimación. Uno de los indicadores básicos y fácilmente observables por parte del clínico lo constituye el hecho de valorar la calidad de las relaciones interpersonales que habitualmente establece el paciente; los pacientes que carecen de tal integridad del *yo* son aquellos que establecen relaciones de intensa dependencia, con gran carga de afecto ante las amenazas reales o fantaseadas de separación, y aquellos pacientes que establecen relaciones tradicionalmente calificadas como "promiscuas", en donde el compañero no es vivido como una persona con existencia y derechos propios, o una persona que merezca cierta consideración, sino como un objeto de uso con propósitos de calmar una perentoria necesidad interna patológica de satisfacción y apego.

El clínico, al valorar estas conductas, deberá ser consciente del papel que las demandas del paciente y su familia jugarán en la interacción médica, y que estarán en relación con las características psicopatológicas individuales, y como tal las manejará; esto no es más que una vicisitud clínica agregada.

La prueba de realidad estudia las posibilidades que tiene el paciente de confrontarse con aspectos reales de situaciones que ponen en riesgo su estabilidad, de tal manera que pueda tener actitudes preventivas de autoseguridad. Los mecanismos de defensa son procesos psicológicos que ayudan a mantener la estabilidad frente a situaciones estresantes. Los podemos dividir en mecanismos que giran alrededor de la escisión, o de bajo nivel, y los que giran en torno a la intelectualización, o de alto nivel. La escisión se refiere a la incapacidad del paciente para admitir sus acciones como propias, esto es, excluye su responsabilidad de los actos llevados a cabo. La intelectualización es la explicación racional e intelectual, con el fin de evitar una confrontación directa con la situación estresante. Aquellos pacientes que presenten un nivel de bajo funcionamiento psicológico (esto es, que tengan muy poca tolerancia a la frustración y a la ansiedad, con pobre control de impulsos, con mecanismos de bajo nivel, y con una pobre prueba de realidad) tendrán menos capacidad para contender con la enfermedad y, por tanto, los síndromes psiquiátricos serán más graves. La ansiedad podrá entonces convertirse en una situación fóbica o delirante, y la depresión tenderá a ser crónica, con facilidad de convertirse en psicótica, pudiendo perpetuar su conducta de riesgo.

Por otro lado, esta evaluación permite determinar la capacidad de adherencia terapéutica, de modificación de su conducta sexual, la responsabilidad frente a la posibilidad de ser contagiado o de contagiar a otros, etcétera. Es evidente que la actitud de manejo psicoterapéutico para los pacientes dependerá tanto de la fase psicológica en que se encuentren como de las características de su personalidad.

Los síndromes desarrollados a partir de la ansiedad y la depresión, como las crisis de angustia, los cuadros de ansiedad generalizada y los transtornos afectivos tienen un espectro sintomático que va desde la tristeza, el llanto fácil, labilidad emocional, fobias, aislamiento, etcétera, hasta reacciones francamente psicóticas. Un factor de estudio importante es la evaluación de los procesos cognoscitivos como la memoria, el cálculo, la concentración, el lenguaje, las praxis, entre otros, ya que son síntomas que acompañan a la ansiedad y a la depresión, pero que se deben plantear como síntomas de ayuda para el diagnóstico diferencial con los síndromes orgánicos cerebrales, más específicamente con la demencia.

La influencia psicoorgánica

Los síntomas clínicos que aparecen en los pacientes con infección por VIH, y que están circunscritos al área psicológica, representan, como se ha visto, procesos secundarios a la realidad social del paciente, así como a sus capacidades psicológicas individuales. Sin embargo, durante los últimos años se ha puesto especial interés en el estudio de los factores orgánicos que desarrollan síntomas de tipo neuropsicológico. Estos estudios han puesto en evidencia la interacción de los factores patógenos del virus en el desarrollo de síntomas como depresión, ansiedad, psicosis. La evaluación clínica de síntomas psicológicos, psiquiátricos y neurológicos permite determinar acciones terapéuticas y establecer variantes pronósticas en este tipo de pacientes. Existen dos formas a través de las cuales los pacientes con infección por VIH pueden desarrollar síntomas neuropsicológicos, entendidos éstos como el resultado de infecciones oportunistas en el sistema nervioso central (SNC), así como por la acción directa del VIH sobre éste y sobre el sistema nervioso periférico (SNP). Estas acciones están determinadas por la capacidad de neurotropismo del virus. De esta forma, los transtornos neuropsicológicos pueden ser categorizados según el área anatómica involucrada, esto es, puede existir acción en el SNC, así como en el SNP, según la acción generalizada o focal sobre estos sistemas, y según su etiología. Los síndromes clínicos reconocidos a partir de estas acciones sobre el cerebro están diferenciados en dos entidades generales: el síndrome orgánico cerebral tipo *delirium*, y el síndrome orgánico cerebral tipo demencia, el cual se ha denominado complejo demencial relacionado al SIDA (CDR). Los estudios al respecto refieren que hasta un 90% de los pacientes con infección por VIH desarrolla en algún momento, síntomas neuropsicológicos que están en relación a las entidades mencionadas anteriormente. En este sentido, es importante la evaluación de las funciones cognitivas, ya que éstas —con el adecuado correlato causal— determinan la acción médica a ejercer en estos pacientes.

Las funciones cognitivas alteradas que se observan en estos pacientes están básicamente en las funciones de memoria, cálculo, concentración, actividades motoras finas, capacidad de adaptación a nuevas situaciones, y pueden llegar hasta una desorganización de tipo psicótico, con alteraciones del pensamiento, como lo son las ideas delirantes, así como transtornos de la sensopercepción tipo alucinatorio. Sin embargo, es necesario precisar que los transtornos de las funciones neuropsicológicas no necesariamente están en relación con la evolución del padecimiento, debido a que éstos pueden aparecer incluso en los pacientes con infección por VIH sanos, esto es, asintomáticos.

Con relación a los síntomas demenciales que presentan estos pacientes, la ansiedad y la depresión pueden anteceder, como precursores de la entidad, al deterioro cognitivo y, por tanto, al desarrollo del CDR. El apoyo en estudios de laboratorio y gabinete puede permitir correlacionar datos de alteraciones neuropsicológicas y su sustrato biológico. Es necesaria la aplicación de estudios que valoren las funciones cognitivas, así como estudios técnicos que evalúen la función cerebral, como el electroencefalograma (EEG), tomografía axial computada (TAC), resonancia magnética (RM), etcétera, en relación a los síntomas clínicos del *delirium*, como lo son los transtornos conductuales severos, desorientación, ideas delirantes, alucinaciones. El factor etiológico está en relación a infecciones a nivel de SNC y/o a infecciones generalizadas, ya que existen elementos fisiopatológicos que van a favorecer la desorganización mental.

Con la información anterior, se puede decir que si bien las características de estrés psicosocial juegan un importante papel en el desarrollo de síntomas psiquiátricos, la acción directa de elementos orgánicos sobre el cerebro puede incidir sobre la calidad y duración de los síntomas.

TERAPÉUTICA

Si los elementos causales de los síntomas psiquiátricos están ubicados en un espectro que va de lo social a lo biológico, es evidente que el tratamiento unidireccional del paciente dejará de lado áreas de conflicto que pueden impedir o limitar la acción terapéutica. En los pacientes con infección por VIH atendidos en un hospital general, el trabajo multidisciplinario ofrece la oportunidad de dar un manejo integral que permita atender y apoyar las necesidades de los pacientes. Los elementos terapéuticos a seguir se desprenden del conocimiento de los factores estresantes que determinan los síntomas de los pacientes; se puede entonces hablar de la necesidad de atención tanto a nivel psicoterapéutico como farmacológico.

Si bien se sale de los objetivos de este trabajo determinar las técnicas de manejo terapéutico, biológico y psicológico, sólo se precisará la ayuda terapéutica grupal, familiar e individual que tiene como objetivos aclarar información acerca de la enfermedad, dar apoyo emocional que permita la posibilidad de afrontar la situación de enfermo del paciente, reducir la ansiedad, evitar el deterioro de las funciones mentales superiores, ayudar a elaborar la pérdida de la salud mediante el manejo del duelo, evitar que la negación ponga en riesgo la salud del paciente y de otras personas, ayudar a modificar actividades que pongan en riesgo la salud del paciente, prevenir y/o restituir la desestructuración de la personalidad en relación con la vivencia de la crisis emocional, etcétera.

Los psicofármacos van a jugar un papel importante en la reducción de síntomas relacionados a la ansiedad, la depresión y los estados psicóticos consecutivos. El tipo de fármacos a utilizar dependerá de la prevalencia de los síntomas y de su acción específica. Son útiles las benzodiacepinas con efecto ansiolítico y los antidepresivos sedantes. Los neurolépticos o antipsicóticos podrán ser usados en casos de síndrome orgánico cerebral. El uso cuidadoso y específico de los psicofármacos evitará que éstos favorezcan la desorganización cerebral propiciando la aparición de síndromes orgánicos cerebrales.

El proceso patológico denominado SIDA pone de manifiesto la necesidad de una labor integrativa durante el trabajo médico ejercido durante la atención de los pacientes. La visión unilateral no permitirá entender lo complejo del proceso de enfermedad al que se enfrentan estos pacientes.

BIBLIOGRAFÍA

Gottlieb, M. S., Schroff, R., Schanker, H. M. *et al.* "*Pneumocystis carinii* pneumonia and mucosal candidiasis in previously healthy homosexual men: Evidence of a new acquired cellular immunodeficiency". *New England Journal of Medicine*, vol. 305, 1981, pp. 1425-1431.

Kübler Ross, E. *On death and Dying*. Macmillan, Nueva York, 1969.

Masur, H., Michelis, M. A., Greene, J. B. *et al.* "An outbreak of community acquired *Pneumocystis carinii* pneumonia: Initial manifestation of cellular immune dysfunction". *New England Journal of Medicine*, vol. 305, 1981, pp. 1431-1438.

Miller, D. "HIV and Social Psychiatry". *British Medical Bulletin,* vol. 44, 1988, pp. 130-148.

Diagnostic and Statistical Manual of Mental Disorders, Washington, D. C., 1987.

Moran, M. G. "Psychologic and neuropsychiatric aspects of acquired immune deficiency syndrome". *Medical Psychiatry*, pp. 659-673.

Navia, B. A. y Price, R. W. "Dementia Complicating AIDS". *Psychiatric Annals*, vol. 16, 1986, pp. 158-166.

Platt, D. "Young children at risk", *AIDS*, pp. 57-66.

Valencia, A., Barriguete, J. A. "Manifestaciones psiquiátricas en un grupo de pacientes con SIDA: un estudio descriptivo inicial". *Rev. Inves. Clin. Sup.*, vol. 39, 1987, pp. 135-138.

X. ASISTENCIA PSICOLÓGICA A PACIENTES INFECTADOS POR VIH

Luisa Rossi

Introducción

Los centros de Información sobre el SIDA fueron creados para ofrecer variados servicios como los de asistencia médica-psicológica y de laboratorio. A éstos acude todo tipo de población: desde adolescentes que inician una vida sexual activa, hasta personas maduras que han notado una declinación de su actividad sexual, y lo atribuyen, más que a la edad, a alguna práctica homosexual que tuvieron en algún momento de su vida. Por lo anterior, en los Centros de Información se reciben sujetos de todos los estratos sociales, con la más variada gama de intereses intelectuales y creencias religiosas; todos unidos por la inquietud común de estar en una situación de infectados y, en consecuencia, de ser posibles portadores del virus de la inmunodeficiencia humana.

El ofrecimiento gratuito de la prueba serológica determina la diversidad de los pacientes; la información proporcionada por ellos es confidencial y anónima. Ello determina que quien acuda obtendrá un resultado clínico dejando de lado todo lo que antecede al momento de la infección, como prácticas de riesgo o cambios de conducta, sin tomar en consideración las ganancias secundarias que obtendrá al ofrecérsele la posibilidad de integrarse a alguna modalidad terapéutica, como terapia individual, de grupo, de pareja o familiar.

Algunas instituciones hospitalarias ofrecen las posibilidades de incorporarse a protocolos de investigación, o bien de abrir expedientes clínicos que garanticen la hospitalización en caso de desarrollar síntomas, lo que favorece tener una población cautiva, como es el caso del Instituto Nacional de la Nutrición Salvador Zubirán. Los centros se caracterizan por tener una población flotante y cautiva que determina las características psicológicas de una mayoría importante de pacientes que reciben este tipo de asistencia.

Al manejarse el anonimato y dejar a la elección del paciente el dar sus datos personales, se presenta, de entrada, una serie de resistencias que caracterizan el contacto inicial entre terapeuta y paciente. Por el hecho de mantenerse el anonimato, los sujetos, en un buen número de casos, ocultan material consciente —que siempre han ocultado—, con lo que se dificulta la evaluación, obligando a realizar entrevistas más exhaustivas. También, como consecuencia del anonimato, presentan una mayor resistencia a la aplicación de pruebas psicométricas u otros instrumentos de evaluación psíquica. Son individuos que en muchos casos no desean establecer ningún tipo de compromiso, y con mucho miedo desean conocer su resultado serológico. Aunado lo anterior a la conflictiva psíquica propia de estos pacientes, el contacto inicial se caracteriza por altos niveles de angustia, es decir, por una reacción que se presenta cada vez que un individuo se encuentra frente a una situación potencialmente traumática, sometido a una afluencia de estímulos de origen externo e interno, que vive consciente o inconscientemente como una situación peligrosa para su propia integridad y supervivencia. En el caso de estos pacientes, el detonador de la angustia es el peligro —aparentemente externo— de estar infectado. Estos pacientes, al llegar a la entrevista psicológica, en numerosas ocasiones están negando inconscientemente toda la cohorte sintomática y psicopatológica que los llevó a poder concretar la angustia flotante, muchas veces inexplicable para ellos mismos, por un solo motivo: la posible infección por VIH, lo que obliga al psicólogo a tener que inferir las condiciones propias de la conflictiva de cada sujeto, para determinar, en primer lugar, si realiza prácticas de alto riesgo, o únicamente acude para desahogarse de tensiones internas propias de su patología mental.

Todos los seres humanos nos hemos visto en situaciones que provocan angustia que en algunas ocasiones puede ser desplazada, negada o proyectada en otros individuos; sin embargo, ante la posibilidad de desarrollar una enfermedad terminal, algunos de los *mecanismos de defensa* dejan de ser útiles al *yo*, enfrentando así al individuo a una realidad dolorosa que no sólo implica la posibilidad de desarrollar síntomas, de ser un transmisor en potencia o, en el mejor de los casos, de no estar infectado, sino el cambio de hábitos sexuales, de conducta, y la revisión de una historia personal que también puede resultar muy dolorosa, porque lo enfrenta consigo mismo, con las figuras primarias, con los seres amados y, finalmente, con la muerte; elemento este indispensable para cerrar el ciclo de la vida, pero que indiscutiblemente hay que negar para poder vivir, a pesar de que existe en todos una pulsión destructiva, término utilizado por Sigmund Freud para designar el instinto de muerte, desde una perspectiva más cercana a la experiencia biológica y psicológica. Ante estas fuerzas pulsionales que tratan de salir y deben reprimirse, el psicólogo está obligado a tener la capacidad de contención suficiente para poder detectar y ordenar la información e interpretar el discurso del paciente, dando un juicio de realidad y sirviendo como figura de apoyo para determinar si el sujeto necesita la prueba serológica, si está expuesto al riesgo, o si sus temores y angustia tienen otro origen y el miedo aparente a contraer la infección es producto de su fantasía o una deficiente información. Es común encontrar individuos cuyo único objetivo sea tener la oportunidad de hablar "con alguien" y ser escuchados.

Una vez que se determina en la entrevista inicial la necesidad de llevar a cabo el análisis serológico es importante realizar la evaluación de la conducta y las reacciones que el paciente ha tenido frente a situaciones frustrantes y/o traumáticas a lo largo de su vida, ya que éstas servirán de marco de referencia en cada caso. Al conocer en el pasado la estructura de carácter evidenciada por el sujeto, se podrá obtener un mejor manejo en el lapso de tiempo comprendido entre la toma de muestra sanguínea y la entrega del resultado. En estas dos semanas, aproximadamente, durante las cuales el sujeto está sometido a una gran tensión por la incertidumbre que genera la espera, es muy útil continuar el contacto con el terapeuta para predecir la reacción psicológica del individuo cuando está cerca de conocer el diagnóstico final. Lamentablemente algunos pacientes, por su propia angustia y por la necesidad de mantener el anonimato, no acuden en ese periodo a las entrevistas para control psicológico, y sólo se presentan para recibir el resultado, con lo que obligan al terapeuta a manejar la situación — en algunas ocasiones con menos elementos que los ideales— para ayudar de manera eficaz al paciente seropositivo.

Considerar exclusivamente la necesidad de anonimato del paciente como único motivo para no asistir a las entrevistas psicológicas posteriores a la toma de muestra serológica, y previas a la entrega de los resultados, sería simplificar las motivaciones y la conflictiva consciente e inconsciente de los sujetos en riesgo, quienes tienen que llenar los requisitos mínimos indispensables para ser considerados posibles portadores del virus; esto implica tener que "confesar" actividades sexuales que la persona conoce como tradicionalmente estigmatizadas por núcleos muy importantes de la sociedad, y que en el momento de la entrevista son indiscutiblemente rechazadas por el propio sujeto, al fantasearlas como las posibles responsables de su muerte (actividades tales como las relaciones homosexuales, las experiencias bisexuales, ocasiones en que la persona se prostituyó, o bien el tener que revivir el recuerdo de todas las relaciones extramaritales que se han tenido). Independientemente de que el entrevistado relate en detalle o no estas actividades, es indudable que tiene que recordarlas para poder, en su fuero interno, considerarse sujeto de riesgo, pero siente que al decirlo a un extraño —en este caso el psicólogo— está exhibiendo sus tendencias; de ahí que un número importante de pacientes presente reacciones de tipo persecutorio, como el considerar una imposición injustificada tener que pasar por una entrevista de evaluación, o bien los casos de aquellos que se rehúsan a dar algo más que un número de clave, por el temor a ser identificados y que en consecuencia, se divulgue su caso en particular o, en fin, aquellos que se sienten enjuiciados, criticados y finalmente rechazados por el psicólogo, cuando éste les pregunta "¿por qué se siente usted sujeto de riesgo?" Otros pacientes se caracterizan por un incremento en los sentimientos de culpa y actúan como personas que merecen ser castigadas con todos los "trámites burocráticos" por los "pecados cometidos", sintiendo sin embargo rabia hacia quienes ellos consideran responsables de ejecutar dicho castigo: los psicólogos.

Todas estas fantasías brevemente esbozadas, que en cada individuo implican una tormenta emocional, condicionan que de manera inconsciente se produzca un fenómeno que en el psicoanálisis se conoce como transferencia, la cual, al ser percibida como real y objetiva por el paciente, lo conduce a dar únicamente el mínimo indispensable de la información requerida.

La transferencia, según Laplanche y Pontalis, es "... un proceso en virtud del cual los deseos inconscientes se actualizan sobre ciertos objetos, dentro de un determinado tipo de relación establecida con ellos y de un modo especial dentro de la relación analítica..."

Son estos deseos inconscientes actualizados por la situación que pasa el sujeto potencialmemte infectado, con los que el psicólogo tiene que lidiar desde la primera entrevista, y aun posteriormente a lo largo de la relación terapéutica.

Es indispensable que los terapeutas, psicólogos, médicos, enfermeras y personal de salud en general tengan resuelta su conflictiva personal; no hay que dejar de lado que la historia y patología de estos pacientes puede remover fácilmente cierta conflictiva inconsciente.

Una crítica constante de los pacientes infectados y enfermos de SIDA se dirige al trato que reciben de parte del personal de salud; esto se explica de la siguiente manera: en primer lugar por la *falta de información* de la que son víctimas miles de personas en México, por la deformación que ha sufrido en los últimos años dicha información, que le atribuye a la enfermedad del SIDA los medios de transmisión más extravagantes. Por otro lado, hoy en día se sigue asociando el SIDA a la homosexualidad y a la prostitución en general, olvidando con frecuencia que se trata de seres humanos destinados en su mayoría a morir y, por el hecho de considerarlos distintos, no se debe, desde el punto de vista ético y moral, desahuciarlos y destinarlos a vivir en un aislamiento social producto de la ignorancia. Es, pues, nuestra obligación estar debidamente informados y proporcionar alivio psíquico a todos aquellos que hemos decidido atender. Si tenemos presente que nosotros hemos elegido esta profesión, si somos conscientes de nuestra propia conflictiva y de nuestra capacidad yoica para tratar de comprender, sin juzgar, el dolor ajeno, podemos asegurar que la atención psicológica y médica será de la mejor calidad posible. Lo importante es ayudar al paciente a ver la verdad de sí mismo. Los intereses hedónicos del paciente, y los intereses utilitarios de la sociedad resultarán mejor atendidos con la búsqueda de la verdad.

REACCIONES PSICOLÓGICAS EN PACIENTES SEROPOSITIVOS

Las reacciones psicológicas de los pacientes seropositivos varían de acuerdo a su historia y patología predominante antes de saberse infectados; sin embargo, existen rasgos de personalidad observables en la mayoría de ellos, como pueden serlo los depresivos y de ansiedad que aparecen asociados a las fases que Kübler Ross describe como propias del proceso que se presenta en pacientes con enfermedades terminales. K. Ross señala un proceso presente en la mayoría de pacientes cuando son informados de padecer una enfermedad incurable y mortal. Estas fases también son perceptibles en pacientes infectados por VIH, aunque con algunos cambios; no hay que olvidar su calidad de asintomáticos, y por el momento, se desconoce si se convertirán en casos de SIDA.

La primera fase se conoce como *negación*; en ella el paciente trata de evitar el dolor psíquico de saberse infectado; mantiene sus actividades y conductas previas a los resultados, lo que implica que continúe con actividades de alto riesgo, dando por descontado que puede presentar síntomas físicos y/o psicológicos, por lo que trata de evitar el contacto con cualquier especialista. Cuando el paciente ha elaborado el impacto inicial, empieza a hacer preguntas, las cuales deben ser contestadas de manera adecuada, es decir, informando sobre su real situación física, y evitando dar falsas esperanzas. Pasada la fase de negación, se vuelve irascible y difícil, desplaza su angustia, envidia y agresión a las personas que lo rodean; esta agresión puede ir dirigida hacia individuos en particular, o hacia la población en general, culpándolos de ser responsables de su enfermedad, cuestionándose constantemente "¿Por qué yo?", lo que se conoce como la fase de *cólera*. Estas dos etapas son de singular importancia en el caso de pacientes diagnosticados como seropositivos, porque es precisamente en este periodo donde pueden infectar a otros.

La tercera fase es la de *pacto*: el paciente generalmente pacta con alguna forma sobrenatural de existencia o fuera de su realidad inmediata, maneja conscientemente parte de su conflictiva interna y pide un tiempo para intentar hacer cambios en su vida.

Cuando esta fase termina, el individuo entra en franca *depresión*, analizando sus pérdidas. La fórmula subjetiva es: "Lo he perdido todo, ahora el mundo no tiene sentido, estoy infectado". En este punto, la pérdida se debe a falta de suministros externos. En estos pacientes observamos que lo esencial es la carencia de suministros internos, y la fórmula es: "Lo he perdido todo porque no soy merecedor de nada, ni siquiera de vivir". Cuando los pacientes obtienen un resultado positivo, tratan de influir sobre las personas de su contorno para que les devuelvan la autoestima perdida, demostrando su desdicha y forzando su afecto. Así, existe una permanente necesidad de suministros afectivos que puedan elevar su autoestima, caracterizándose por su dependencia y su tipo narcisista en la elección de una pareja, tendiendo a cambiar de compañía con frecuencia —de ahí que muchos pacientes desconozcan quién pudo haberlos infectado, cuando el medio de transmisión fue por vía sexual—. Se empeñan en tener un "buen entendimiento", siendo incapaces de contribuir a ello, argumentando que "no son entendidos"; se sienten desvalidos, sin esperanzas para un futuro próximo, sensación que suele ir en aumento cuando han tomado la decisión de no integrarse a ningún proceso terapéutico, junto a la posibilidad —en algunos casos no alejada de la realidad— de perder su trabajo, casa, amigos, familia, pareja, etcétera. La mayoría de las veces son pérdidas que ellos han provocado por el monto de angustia y/o culpa que sienten respecto a la infección. Este aislamiento social aparece por periodos que varían desde un par de semanas después de saberse infectados, hasta meses o incluso años; el aislamiento social está íntimamente ligado con las relaciones de tipo afectivo que el paciente haya podido desarrollar y mantener a lo largo de su vida; se caracteriza por miedo injustificado de infectar a otros, lo que ocasiona que se alejen, evitando así cualquier tipo de contacto social normal.

A las pérdidas mencionadas se agrega la fantasía de los cambios que sufrirá su imagen corporal; dejarán de ser individuos sanos, atractivos, disminuirá su actividad sexual, habrán perdido la posibilidad de concebir un hijo y muy probablemente tendrán que enfrentarse o ya se enfrentaron a la pérdida de amigos que murieron o están próximos a morir por SIDA.

Aparece en algunos casos la homofobia como resultado de la culpa que sienten por haber infectado a otros, conociendo su condición de seropositivos. Algunos pacientes presentan ideas suicidas; éstas no surgen en el momento de conocer su resultado positivo, sino que aparecen en el transcurso del tratamiento, cuando empiezan a morir por SIDA amigos o personas que creen haber infectado, o bien al percatarse de que son excluidos de la sociedad.

Finalmente, surge la fase de *aceptación*; el paciente empieza a elaborar el duelo o la relación entre su realidad presente como enfermo y las pérdidas sufridas. Podrá nuevamente, dependiendo de su historia personal y patología predominante, hacer cambios estructurales en su aparato mental que le permitan incorporarse a la vida diaria con nuevos hábitos de conducta, enfrentando de una nueva manera los desafíos del mundo externo.

La angustia se encuentra presente en todas las fases descritas, se puede manifestar de diversas maneras, siendo las más frecuentes las quejas y las preocupaciones exageradas sobre su estado de salud, su futuro en la sociedad, con su pareja, y la irremediable incertidumbre de si desarrollarán síntomas y, por ende, serán desahuciados. Estas preocupaciones están acompañadas de ataques de pánico ante la falta de certeza del futuro próximo, presentando cuadros psicosomáticos importantes. Aquí es necesario un diagnóstico diferencial para descartar el desarrollo de síntomas propios de SIDA de aquellos secundarios al estado emocional del paciente. Muchos de ellos corroboran su estado de salud, constantemente realizan pruebas de detección del virus en diversos laboratorios, para confirmar su diagnóstico, con la fantasía siempre presente de que: "Alguien se equivocó" y de que, por lo tanto, su resultado será negativo. Al confirmar o reconfirmar su condición de seropositivos, el estado de ansiedad aumenta, lo que los convierte en pacientes sumamente demandantes de los servicios tanto médicos como psicológicos.

Cuando la angustia va más allá de las capacidades yoicas del sujeto para manejarla, es recomendable la intervención de un especialista para un tratamiento farmacológico. Los periodos de impotencia sexual o de algún tipo de inhibición se atribuyen a la ansiedad del paciente; generalmente se debe a que necesitan reevaluar su actividad sexual en el pasado y considerar cómo será en el futuro, y qué medidas preventivas les son afines, ya que algunos llegan a vivir su sexualidad como un arma mortal.

En términos generales, los pacientes infectados por el VIH pasarán por estas fases. Cabe señalar que no todos los pacientes siguen este orden riguroso descrito por Kübler Ross; pueden tener regresiones importantes a fases anteriores.

TIPOS DE TRATAMIENTO

Desde el punto de vista institucional, las psicoterapias individuales y de grupo han sido hasta el momento las más socorridas; esto se debe en gran medida no sólo a las posibilidades y limitaciones reales de las instituciones, sino también a las demandas planteadas por los pacientes y a las características propias de cada tratamiento.

Independientemente de que un paciente decida ingresar en alguna de las modalidades terapéuticas, existen recomendaciones básicas para el psicólogo o personal de salud encargado del caso: 1) Intercambiar información sobre la infección por VIH, síntomas de SIDA, pruebas de detección de anticuerpos y medios de transmisión. 2) Dar oportunidad para que el paciente exprese su miedo, enojo y agresión, en un medio ambiente seguro, es decir, la institución misma. 3) Ser sensibles al dolor y entender las pérdidas del paciente, tanto internas como externas. 4) Investigar posibles sentimientos de culpa. 5) Descartar o confirmar la presencia de ideas suicidas. 6) Asistir e informar, a través de métodos que permitan reducir la angustia.7) Investigar la presencia de mecanismos que permitan continuar con conductas de riesgo. 8) Estimular al paciente para que mantenga una buena calidad de vida.

La psicoterapia individual breve —de corto tiempo —, con pacientes infectados, favorece el uso de: 1) Técnicas diseñadas para disminuir ansiedad, culpa, tensión, etcétera. 2) Procedimientos de influencia directa para promover cambios específicos en la conducta del paciente. 3) Reflexión sobre las personas y las situaciones involucradas en la crisis. 4) Comprensión dinámica. 5) Fortalecimiento yoico. Asimismo, se recomienda que por las limitaciones de una psicoterapia breve institucional, el terapeuta procure tener un plan de trabajo que contemple los siguientes puntos:

1. Ayudar al paciente a comprender, en su totalidad, el significado de la prueba de detección de anticuerpos.
2. Identificar las conductas de riesgo que el paciente tiene o tuvo en el pasado.
3. Dar fuerza al paciente para descubrir sus miedos, fantasías, y discutir su situación con otros pacientes.
4. Ayudar al invididuo a distinguir prioridades y a mantener así un buen equilibrio emocional.
5. Informar sobre las consecuencias que acarrea evitar los servicios médicos y hacerlo consciente de que pueden aparecer síntomas en el futuro, así como la posibilidad de infección a otras personas.
6. Explorar las relaciones tanto de pareja como familiares.
7. Investigar características de su vida sexual actual.
8. Promover el uso de medidas preventivas para evitar el contagio.
9. Investigar la vida social, laboral y situación económica.
10. Favorecer la relación transferencial para el éxito del tratamiento terapéutico.

La psicoterapia grupal favorece: 1) El sentimiento de que los componentes del grupo no están solos y de que no son los únicos con problemas. 2) El altruismo, o sensación de que uno se ayuda a sí mismo ayudando a otros. 3) La identificación, es decir, se cambian conductas con el ejemplo exitoso de algún otro miembro. 4) La cohesividad, o sensación de aceptación incondicional y de pertenencia, la cual disminuye la soledad que los pacientes experimentan. 5) El proceso estimula el desarrollo de la alianza de trabajo entre los miembros para que acepten la ayuda. 6) El grupo *per se* estimula la discusión e incrementa la fuerza yoica del paciente mediante la aceptación de otros miembros o la identificación de los problemas. Lo anterior se basa en que nadie comprende lo que es estar infectado por el virus de la inmunodeficiencia humana, excepto otro paciente infectado.

En todo tipo de participación activa, las personas establecen dinámicas específicas. Es inevitable que ahí donde hay acción en grupo haya también interacción entre sus miembros. La interacción en estos grupos, debe tener límites. En ciertos periodos debe surgir un propósito común o un acuerdo (código del grupo), que subordine al grupo a un propósito tácitamente aceptado o codificado. Si las tensiones que se dan en su seno impiden el movimiento que lleva hacia el objetivo grupal, pueden encontrarse siempre medidas que permitan resolver esas tensiones. Es frecuente que en un grupo se encuentren pacientes en distintas fases de elaboración; así el paciente en fase de cólera ayudará a romper la negación de otro miembro, y aquel que ha alcanzado la fase de pacto se solidarizará con el terapeuta para ayudar a sus compañeros a avanzar hacia la inevitable depresión, que suele ser el preludio de la aceptación.

La motivación principal en cualquier tipo de tratamiento será la búsqueda de aceptación de la infección, así como el diálogo constante acerca de cómo manejar la sexualidad de cada integrante, a fin de poder obtener satisfacción sin que ello implique propagar el contagio.

Es indiscutible que la psicoterapia en cualquiera de sus modalidades forma una parte medular del tratamiento con pacientes infectados, para tratar de recuperar el equilibrio perdido al que todo ser humano aspira para promover su crecimiento, desarrollo y supervivencia en general.

BIBLIOGRAFÍA

Bellak, L. y Small, L. *Psicoterapia breve y de emergencia*. México, Pax, 1969.

Cámara, G. "La alianza de trabajos en grupos psicoterapéuticos analíticos". *Aléteheli*, México, 1980.

Freud, S. *Más allá del principio del placer*. En *Obras completas*, 1920.

Fromm, E. y Reichmann, F. *Principios de psicoterapia intensiva*. Buenos Aires, Paidós, 1975.

Gaitán, R. "Sobre el sentimiento de soledad". *Gradiva,* Sociedad Psicoanalítica de México, México, 1981.

González, N., Kupferman, E. y Velasco, A. *Dinámica de grupos, técnicas y tácticas*. México. Concepto, 1978.

Kübler Ross, E. *On Death and Dying*. Mac Millan, 1969.

___ , *Dying From the Patient's Point of View*. Triangle, 1974.

Laplanche, J. J. y Pontalis, J. B. *Diccionario de Psicoanálisis*. Barcelona, Labor, 1979.

Pattison, M. *The experience of Dying*. Prentice Hall, 1977.

Working with AIDS. A Resource Guide for Mental Health Proffessionals. University of California, San Francisco, 1987.

Wolberg, L. R. *The Technique of Psychotherapy*. Nueva York, Grume & Stratton, 1967.

XI. TRATAMIENTO

Guillermo M. Ruiz Palacios

Introducción

El Síndrome de Inmunodeficiencia Adquirida representa uno de los retos más grandes de la terapéutica moderna. Se trata de una infección viral sistémica cuya característica principal es inducir inmunodeficiencia severa que lleva a los pacientes a tener una susceptibilidad mucho mayor a infecciones por gérmenes oportunistas que eventualmente los lleva a la muerte. De esta manera, todos los esfuerzos que se están llevando a cabo para encontrar medicamentos contra el SIDA están orientados a actuar directamente sobre el virus y a reconstituir el sistema inmune del paciente.

El enfermo con SIDA, por lo general, requiere de atención médica exhaustiva, y de constantes cuidados de enfermería. Continuamente entra y sale del hospital durante periodos de uno a dos años, ya sea por internación o por consulta especializada. En México los enfermos con SIDA se internan, en promedio, tres o cuatro veces por año, con periodos de estancia de 21 días. También toman medicamentos en forma crónica para evitar la recurrencia de infecciones. Todos estos eventos hacen que su manejo sea extremadamente costoso, ya que a la fecha no existe medicamento o vacuna efectiva que pueda curar o prevenir esta enfermedad.

El reto para encontrar medicamentos efectivos contra el SIDA es muy grande. El progreso en el tratamiento experimental de esta enfermedad dependerá, en gran parte, de la capacidad de los médicos y de los científicos de mantener una mente abierta, y de que los estudios con medicamentos sean controlados, es decir, que se desarrollen basados en el método científico.

Existen dos razones fundamentales para sugerir esto último: la primera razón es que el curso clínico del SIDA a corto plazo es impredecible, ya que varía de persona a persona, aunque a largo plazo, el desenlace de estos pacientes sea fatal. En este sentido, se ha podido observar durante un seguimiento cuidadoso y a largo plazo, que los pacientes pueden mejorar o empeorar temporalmente, aun en ausencia de tratamiento, sin que se tenga una explicación clara. Es por ello que es totalmente indispensable que se lleven a cabo estudios controlados doble ciego, con un seguimiento mínimo de seis meses, si se desea hacer algún progreso en la identificación y conocimiento de un medicamento efectivo.

La segunda razón, y quizá la más importante, es que los estudios clínicos controlados son la forma más rápida y efectiva de saber si un medicamento es útil o no. Esto quedó claramente demostrado con el éxito del estudio multicéntrico con AZT, que se diseñó como ensayo doble ciego controlado con placebo en una población muy bien definida de pacientes con SIDA.

Necesidad de estudios clínicos controlados

Los estudios clínicos terapéuticos realizados en humanos, cuyo antecedente inmediato es la experimentación en animales, se dividen en cuatro fases. En la fase 1 se analiza la toxicidad o daño que puede causar el medicamento, y de qué manera el organismo lo procesa y metaboliza. En la fase 2 (estudios abiertos) se observa si el medicamento tiene algún efecto sobre el padecimiento, es decir, si se controlan los síntomas y signos de la enfermedad. En la fase 3 se verifica la eficacia del medicamento a través de los llamados estudios "controlados". En esta fase los enfermos se dividen al azar en dos o más grupos. En un grupo los pacientes reciben el medicamento en estudio, a las dosis que se establecieron en fases previas. Al otro grupo se le administra una sustancia que no tiene ninguna actividad —como pueden ser cápsulas de almidón o azúcar o sustancias inertes—, que a la vista es similar a la sustancia activa. A estas sustancias se les denomina "placebo" y a este tipo de estudios, "doble ciego", ya que ni los investigadores que llevan a cabo el estudio (a excepción del monitor) ni los enfermos participantes tienen conocimiento sobre quién recibe el placebo y quién el medicamento activo. De esta manera se evitan inclinaciones personales o prejuicios en ambos casos.

Es muy importante para el progreso en la terapéutica contra el SIDA, que tanto los médicos como los enfermos se den cuenta de la importancia y de la necesidad de llevar a cabo estudios clínicos controlados. Se ha criticado mucho el uso de placebos en la investigación clínica; sin embargo, sin ellos sería prácticamente imposible saber si los resultados que se observan son sólo producto del azar o del deseo del paciente de curarse.

Es, pues, muy importante que el enfermo que participa en este tipo de estudios, entienda bien lo que significa una investigación de medicamento. Debe entender que no se trata de un tratamiento cuya eficacia haya sido comprobada, es decir, que sea efectivo o que cure. Por otra parte, el medicamento puede fracasar o causar efectos tóxicos. Es por ello que estos estudios sólo deben llevarse a cabo en instituciones autorizadas que tengan experiencia en estudios experimentales; es necesario también que se lleven a cabo bajo la reglamentación ética que requieren los estudios en humanos y que sean realizados con todo el cuidado y las precauciones necesarias, para evitar que se produzca daño en los enfermos.

Otro principio importante que debe prevalecer es la libertad del enfermo de decidir su participación en los estudios experimentales, y la libertad para renunciar en cualquier momento a seguir participando.

PAPEL DE LA MEDICINA TRADICIONAL Y TRATAMIENTOS ALTERNATIVOS

Particularmente en aquellas enfermedades que son fatales y para las que no existe cura es frecuente que los pacientes recurran a alternativas de tratamientos empíricos como la herbolaria, uso de megadosis de vitaminas, acupuntura, extractos de veneno de víbora, etcétera. Ocasionalmente, este tipo de tratamientos ha mostrado ser efectivo en algunas enfermedades, y ha sido el origen de medicinas de patente. En otras situaciones, pueden mostrar algún beneficio, aunque es difícil identificar cómo produce estos efectos; también es difícil explicar si en verdad estos medicamentos son útiles, o si los cambios son efectos del azar. Sin embargo, debe hacerse hincapié en que, en la gran mayoría de las ocasiones, estos tratamientos no tienen ninguna utilidad.

Es comprensible que los pacientes con enfermedades fatales busquen desesperadamente alguna curación. Desafortunadamente, hay mucha deshonestidad y falta de ética por parte de las personas que practican este tipo de medicina, lo que hace aún más difícil definir si alguna de estas sustancias es útil. Si el enfermo decide seguir alguno de estos tratamientos, es recomendable que siga las siguientes indicaciones:

1. Identificar a un médico de cabecera que pueda seguir con cuidado la evolución de la enfermedad, realizando exámenes médicos cuidadosos periódicamente, con objeto de prevenir posibles efectos tóxicos graves, o de poder documentar cambios en el tiempo.
2. Debe haber una comunicación periódica entre la persona que esté dando estos tratamientos y el médico de cabecera, con el propósito de que éste pueda documentar con precisión los cambios que estén ocurriendo, así como para evitar que se den medicamentos o sustancias que, combinadas, tengan un efecto adverso o tóxico.
3. Antes de tomar la decisión de seguir alternativas de tratamiento, el enfermo debe informarse bien al respecto. Debe reunir información sobre los posibles efectos tóxicos, e investigar si otras personas ya han sido tratadas y qué beneficios se han obtenido. Debe asegurarse de que la persona que esté dando estos tratamientos sea honesta y seria. Debe averiguar si tiene experiencia previa en el tratamiento de pacientes con SIDA, cuántas personas ya han sido tratadas, cuál ha sido su respuesta, si hubo mejoría o reacción cruzada con algún otro medicamento. Es importante que la persona que administre estos tratamientos elabore historias clínicas completas, haga anotaciones regulares y ordenadas, y archive y analice la información que se obtiene, manteniendo su carácter confidencial. Si el enfermo no observa ninguna mejoría después de un tiempo razonable, debe preguntar al respecto. Si nota que el medicamento incluso está siendo contraproducente o nocivo, debe suspenderlo y hacérselo ver a su terapeuta.
4. Por encima de todo, no debe sacrificar y poner en riesgo su situación económica. De ninguna manera se deben afectar cuestiones esenciales como renta, comida y vestido.

Estas recomendaciones pueden ser de utilidad para tomar una decisión correcta. Los estudios controlados con medicamentos experimentales tienen una gran importancia para el conocimiento y el control del SIDA; aquellas personas que participan en estos estudios deben tener plena conciencia de que sus servicios son invaluables para encontrar una solución y ayudar a otras personas con este padecimiento.

PROBLEMAS EN EL TRATAMIENTO

Aun cuando se está en los inicios de la terapéutica del SIDA, han surgido importantes controversias, tales como en qué fase de la infección por VIH deben iniciarse tratamientos antivirales, y si conviene o no dar tratamientos que restauren el estado inmunológico (inmunomoduladores). Otro problema importante es que el tratamiento específico contra infecciones por gérmenes oportunistas no siempre es eficaz, como en el caso de las infecciones por *Cryptosporidium* o por micobacterias atípicas. El uso de tratamientos profilácticos de por vida para evitar la reaparición de infecciones oportunistas, el uso de tratamientos combinados de dos antivirales, o de un antiviral y un inmunomodulador son algunas de las controversias que prevalecen para ser contestadas en el futuro.

Es posible que la infección por VIH permanezca latente, esto es, sin que se manifieste la enfermedad a lo largo de toda la vida de la persona infectada, como sucede con algunas infecciones virales tales como la infección por virus del herpes simple, o aquélla producida por el virus Epstein-Barr. De esta manera, si en algunas personas se mantiene el virus en forma latente y por tiempo indefinido, no se sabe si el uso de antivirales específicos pueda disparar la replicación del virus en esta fase asintomática, y así producir más daño que beneficio. Por otro lado, los antivirales contra el VIH accesibles en el momento actual son altamente tóxicos, y pudieran inducir un deterioro más rápido de los pacientes.

En favor del uso de antivirales en forma temprana durante la fase asintomática está el hecho de que, en esta fase, el aparato inmune está íntegro y pudiera ser que el medicamento fuera más efectivo, requiriéndose dosis menores y por lo tanto menos tóxicas. También podría favorecerse una disminución en la transmisión de la infección, ya que los antivirales específicos contra el VIH interrumpen la viremia y la excreción del virus por secreciones, particularmente por semen. Para contestar esta interrogante, se han iniciado algunos estudios experimentales en pacientes asintomáticos seropositivos, que tienen algunos criterios de riesgo para desarrollar la enfermedad, como son la presencia de viremia, la caída en la relación de linfocitos CD4/CD8, o una disminución en las cuentas absolutas de CD4.

Otra controversia importante es el uso de inmunomoduladores o inmunorrestauradores. Hay una corriente de investigadores que considera que no es importante el desarrollo de inmunomoduladores para el tratamiento del SIDA, ya que la inmunodeficiencia es un efecto secundario a la infección por VIH. Por lo tanto, si los esfuerzos se encaminan a encontrar un antiviral eficaz que elimine la infección, consecuentemente habrá una restauración hacia la normalidad del aparato inmune y desaparecerá la inmunodeficiencia. Sin embargo, vale la pena mencionar que se desconoce si la población celular afectada o las células progenitoras tienen la capacidad de regenerarse, y en cuánto tiempo lo harían. A favor de que los inmunomoduladores puedan tener un papel importante en el tratamiento del SIDA, está la posibilidad de que, al activarse la respuesta inmune, ésta pueda ser dirigida también contra el VIH. Esto es, se estimularía la capacidad del sistema inmune del paciente de reaccionar contra partículas virales infectantes, y de esta manera también podría servir para proteger a los pacientes ya infectados, como un auxiliar en la vacunación, cuando ésta se desarrolle, o como un potenciador inespecífico que pueda administrarse simultáneamente con la vacuna, evitando así que se hagan vacunas contra múltiples cepas del VIH. Por ello, el concepto que debe prevalecer es que estos medicamentos deben verse como complementarios al desarrrollo de antivirales.

Las infecciones por gérmenes oportunistas en estos pacientes son, por sí solas, un reto para el médico tratante. Desafortunadamente, para un buen número de estas infecciones no hay tratamientos eficaces, en parte por tratarse de infecciones relativamente raras y en las que no había interés por desarrollar medicamentos efectivos. Ejemplo de ello son las infecciones por *Mycobacterium avium-intracellulare* y *Cryptosporidium*. El conocimiento sobre el tratamiento de estas infecciones no ha sido sistematizado, ya que buen número de medicamentos se ha utilizado basándose exclusivamente en la susceptibilidad que muestran los microorganismos *in vitro* o en reportes anecdóticos, y no existen, o rara vez se llevan a cabo, estudios serios controlados. Así, después de varios años de que apareció la epidemia de SIDA, aún no es claro si alguno de estos antibióticos y antiparasitarios son en verdad eficaces o incluso perjudiciales. Esto también ha provocado una gran dificultad para llevar a cabo estudios clínicos bien controlados, en parte por pensar que no es ético dar placebo a estos pacientes, por considerar que el medicamento activo tiene alguna eficacia aunque no haya sido probada, o simplemente porque se ha perdido interés en el estudio de algunos medicamentos o porque de manera superficial se ha considerado que no son eficaces. Esta manera de usar los medicamentos en forma heroica o por compasión ha sido en detrimento de los pacientes, ya que a la fecha no se cuenta, en muchas ocasiones, con el conocimiento suficiente de medicamentos que se han venido usando desde el inicio de la epidemia. Quizá esta experiencia deba servir para llevar a cabo estudios controlados y bien diseñados para evaluar la seguridad y eficacia de nuevos y viejos medicamentos contra las infecciones oportunistas.

Otro punto de controversia es el uso de medicamentos a dosis bajas por largo tiempo para prevenir la recurrencia de las infecciones oportunistas. Para algunas infecciones como toxoplasmosis cerebral, meningitis por criptococo y retinitis por citomegalovirus parece haber un acuerdo en la necesidad de uso profiláctico de medicamentos adecuados para prevenir recurrencias, en vista de la alta frecuencia de éstas. Sin embargo, para otras infecciones como la neumonía por *P. carinii*, es aún controversial la profilaxis, ya que hasta el momento no existen estudios controlados que demuestren una reducción en la recurrencia. Además, existe la posibilidad de que se adquiera resistencia contra este parásito por el uso prolongado del medicamento, así como de que aumente el riesgo que tienen estos pacientes de desarrollar toxicidad conforme se prolonguen los tratamientos. De la misma manera, no existe acuerdo en el uso de profilaxis con medicamentos antituberculosos en pacientes con SIDA que provienen de zonas endémicas de dicha enfermedad, aunque la opinión que prevalece es que la profilaxis en esta situación no está indicada, ya que los efectos tóxicos del medicamento y los gastos son mayores. De adquirir la infección, el diagnóstico oportuno y su tratamiento pueden ser de mayor beneficio que el dar una profilaxis prolongada.

PARÁMETROS PARA MEDIR LA EFICACIA DE UN MEDICAMENTO CONTRA EL SIDA

Como consecuencia de la evolución impredecible a corto plazo del SIDA, ha habido necesidad de establecer criterios objetivos para evaluar la respuesta del paciente, que puedan ser usados en estudios clínicos para definir la eficacia de un medicamento.

Se dice que un medicamento es efectivo contra el SIDA cuando se cubren tres criterios primarios: 1) Aumento en la sobrevida. 2) Disminución en la incidencia de infecciones oportunistas. 3) Desaparición o disminución importante en el tamaño de las lesiones tumorales. Estos cambios deben observarse por un periodo mínimo de dos meses, en presencia tanto de una mejoría sustancial del estado inmunológico como de una disminución en la viremia o antigenemia de VIH. La mejoría inmunológica o virológica, por sí solas, no se consideran criterios adecuados para concluir que un medicamento es eficaz. De la misma manera, la mejoría clínica en los pacientes con SIDA tampoco se considera como un indicador de eficacia, ya que —como se ha mencionado previamente— su evolución es muy errática y, en cambio, es más objetivo evaluar la disminución en la frecuencia de infecciones oportunistas.

Para evaluar la eficacia de un medicamento en personas asintomáticas seropositivas, el mejor parámetro que se tiene por el momento es un retraso significativo en el desarrollo del SIDA, sin efectos tóxicos graves e irreversibles del medicamento.

ANTIVIRALES

Es posible que la forma más directa de tratar la enfermedad sea eliminando la causa, esto es, utilizando medicamentos antivirales efectivos, que destruyan al virus o inhiban su reproducción. Aunque parece ser éste el camino más apropiado a seguir, existen situaciones inherentes a la infección por VIH que dificultan el desarrollo de antivirales eficaces. Uno de los problemas más importantes radica en que una vez que el virus penetra en las células (linfocitos, monocitos y células de la microglia), la información genética determinada por ácidos nucleicos se integra a los genes propios del huésped. De esta manera, los genes del virus llegan a formar parte de los genes de algunas células particulares del individuo infectado. Esta propiedad del VIH de integrarse al genoma del huésped hace que los agentes antivirales probablemente no puedan erradicar la infección, aunque sí, como se ha observado con AZT, pueden inhibir la reproducción del virus, manteniéndolo en fase latente.

La demencia y otros transtornos neurológicos y psiquiátricos que se presentan en el paciente con SIDA son consecuencia de la afección del VIH al sistema nervioso central. Mediante técnicas de hibridización con ADN, se ha logrado demostrar que el VIH infecta al cerebro en fases muy tempranas, incluso antes de que se manifieste la inmunodeficiencia.

Con estos antecedentes, es posible establecer algunos criterios sobre las características que debieran tener los agentes antivirales contra la infección por VIH: 1) Que sean capaces de inhibir la replicación viral en el sujeto, y no sólo a nivel experimental *in vitro*. 2) Que su toxicidad sea mínima, ya que se requieren tratamientos prolongados. 3) Que puedan penetrar la barrera hematoencefálica y que se puedan obtener niveles inhibitorios en el sistema nervioso central. 4) Que sea de bajo costo.

Estrategias para el desarrollo de medicamentos antivirales

El conocimiento del ciclo biológico del VIH permite plantear estrategias más racionales para el desarrollo de antivirales eficaces. Basados en la información actual, es posible que se pueda intervenir con varias sustancias bloqueando la replicación del virus a varios niveles (figura 38 *a-g*). A pesar de que existen muchas posibilidades y prospectos, a la fecha sólo los inhibidores de transcriptasa reversa han mostrado algún valor clínico. Hay otras sustancias muy prometedoras, como la proteína soluble CD4, producida mediante ingeniería genética.

Figura 38

a. Inhibidores de adherencia a membranas celulares:

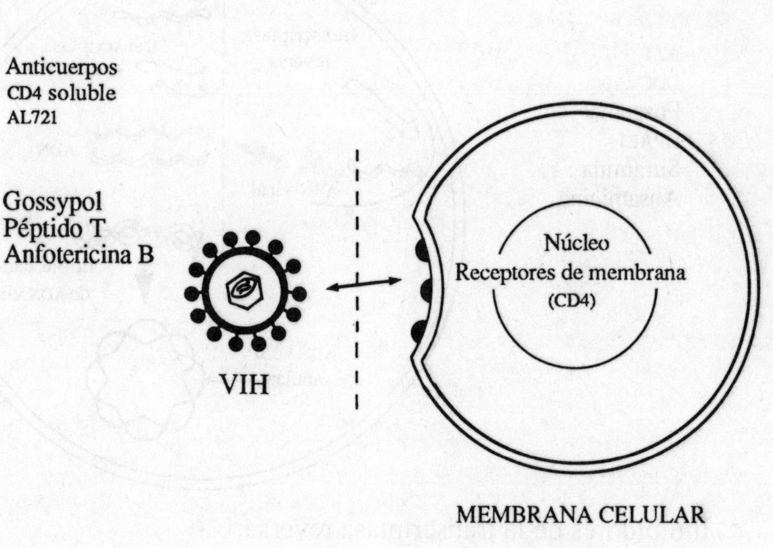

Figura 38

Interferón

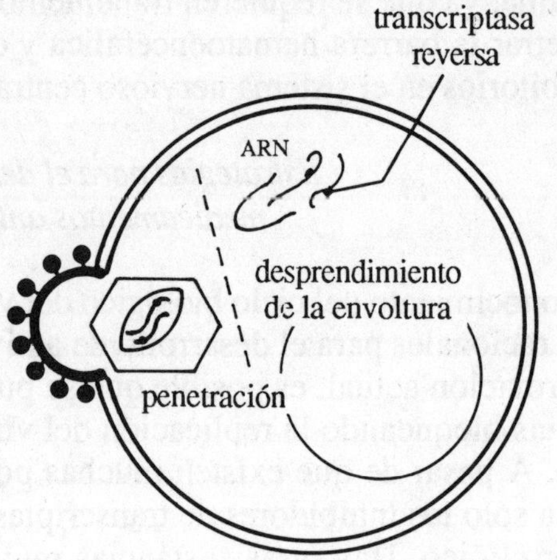

b . Inhibidores de la fase de desprendimiento de la envoltura del ARN:

Figura 38

AZT
DDC
Foscamet
HPA23
Suramina
Ansamicina

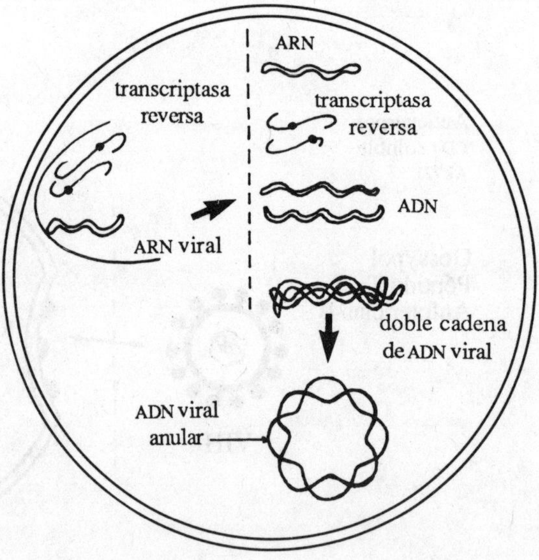

c . Inhibidores de la transcriptasa reversa:

Figura 38

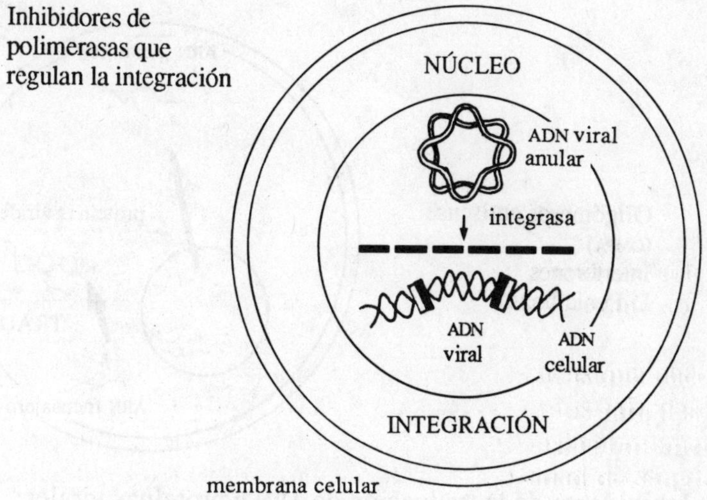

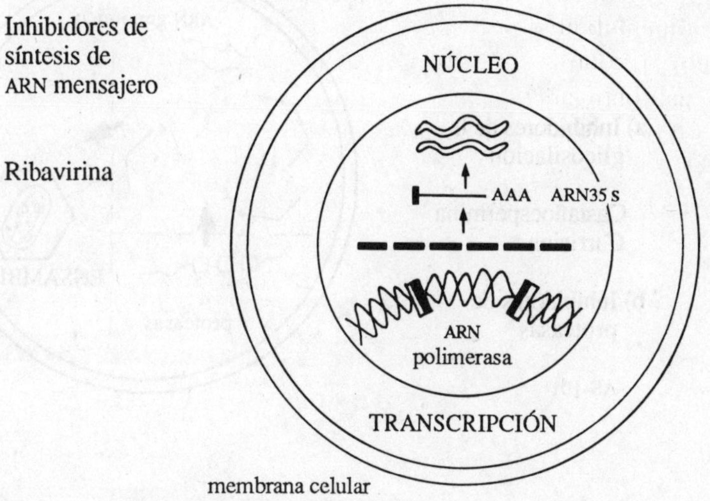

4. Inhibidores de la fase de integración-transcripción:

Figura 38

Oligómeros antisense
(OMPA)
Interferones
D-Penicilinasa

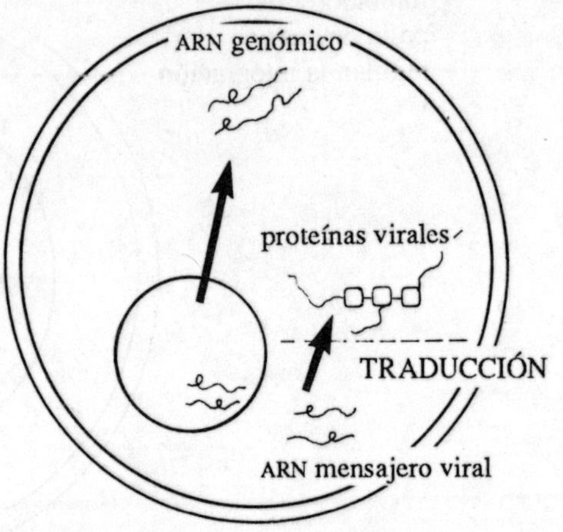

e. Inhibidores de la traducción de ARN a proteínas virales:

Figura 38

a) Inhibidores de la glicosilación

Castañoespermina
Carrisina

b) Inhibidores de proteasas

AS-101

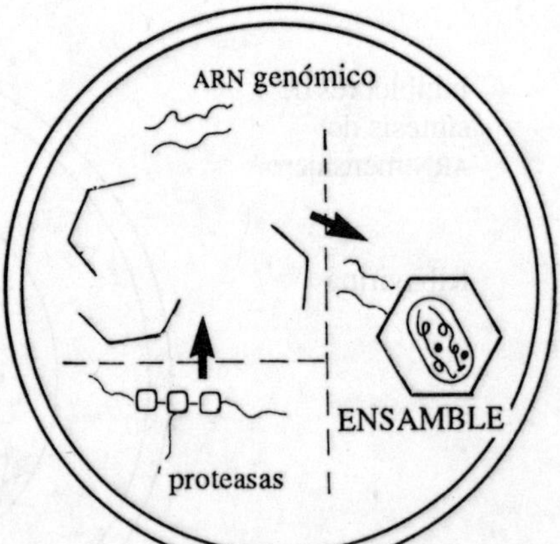

f. Inhibidores de la traducción y ensamblaje de algunos componentes virales:

Figura 38

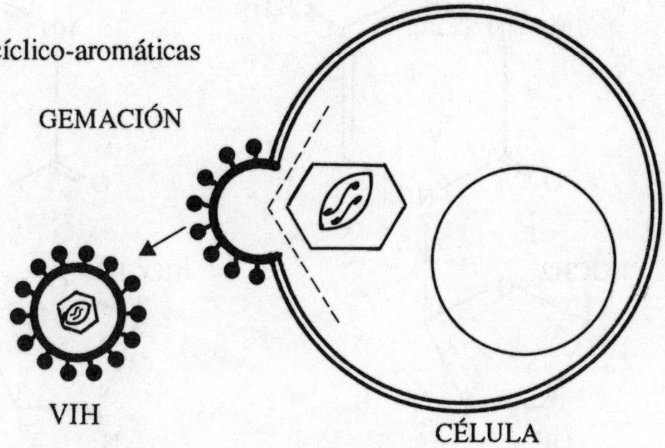

g. Inhibición de la gemación de partículas virales:

Azidotimidina (AZT, Retroviro Zidovudine)

La azidotimidina es un nucleótico semisintético que fue diseñado en los años sesenta por el doctor J. P. Horwitz para ser utilizado como tratamiento contra el cáncer. Sin embargo, este medicamento nunca pasó de las fases experimentales *in vitro*. Ostertag en 1980 demostró su actividad inhibitoria del retrovirus denominado FLLHV (del inglés "Friend lymphatic leukemia helper virus"). Conociendo su actividad inhibitoria de la transcriptasa reversa, en 1985 Mitsuya y colaboradores demostraron que también inhibía la transcriptasa reversa del VIH.

El AZT es un análogo de la timidina que sólo difiere de ésta por tener en la posición 3' del anillo del azúcar, un radical N_3 en lugar de un radical hidróxido (figura 39). La manera como actúa el AZT es interfiriendo con la síntesis de ADN *de novo*, durante el proceso de transcripción reversa, interrumpiendo la formación de la cadena de ADN (figura 40). De esta manera, los nucleótidos naturales originados en la célula infectada no pueden unirse a la cadena de ADN, por no encontrar su sitio de unión, y la transcripción reversa —esto es, la síntesis de ADN a partir de un templete de ARN— se interrumpe, y como consecuencia se bloquea la replicación del VIH.

Figura 39

ESTRUCTURA QUÍMICA DE LA AZIDOTIMIDINA (AZT)

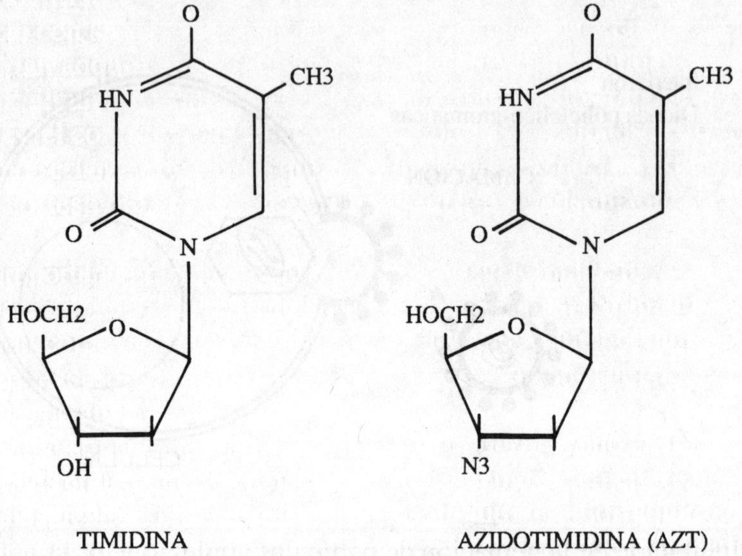

Figura 40

SÍNTESIS DE LAS CADENAS DE ADN Y SU INTERRUPCIÓN CON AZT

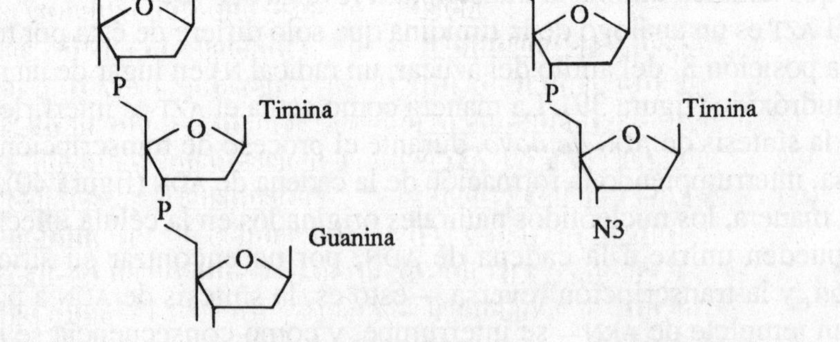

El primer ensayo clínico en el que se demostró la eficacia del AZT fue un estudio doble ciego que se llevó a cabo en diferentes hospitales en los Estados Unidos. En él se incluyeron 282 pacientes, 145 con SIDA y 137 con complejo relacionado al SIDA, de acuerdo a la clasificación antigua. Sólo se incluyeron en el estudio pacientes con historia de un episodio de neumonía por *Pneumocystis carinii* en los últimos cuatro meses. Los pacientes fueron seleccionados de acuerdo al número absoluto de linfocitos CD4, y se dividieron en forma aleatoria para recibir 250 mg de AZT cada 4 horas por vía oral, o placebo por un periodo de seis meses. Durante este periodo murieron 19 pacientes que recibieron placebo, y sólo uno que recibió AZT. Las infecciones oportunistas ocurrieron más frecuentemente en los pacientes que recibieron placebo, de los cuales 45 desarrollaron una infección, comparado con sólo 24 pacientes en el grupo que recibió AZT. La respuesta inmunológica fue transitoria: mientras que los pacientes con complejo relacionado al SIDA mantuvieron niveles de CD4 mayores y estables durante cuando menos seis meses, en el grupo con SIDA estos niveles cayeron rápidamente a los niveles previos al tratamiento. Entre los efectos tóxicos observados con el uso de AZT se incluye supresión de la médula ósea, manifestada principalmente por anemia en 38% de los pacientes tratados con AZT, comparado con 13% en el grupo control, y leucopenia, que fue principalmente a expensas de neutrófilos; así, 16% de los pacientes tratados con AZT desarrollaron una neutropenia con cuentas por debajo de 500 células por mm^3, mientras que sólo 2% del grupo placebo desarrolló este grado de neutropenia. Hubo necesidad de aplicar transfusiones en 31% de los pacientes con AZT, en comparación con 11% del grupo con placebo.

El número de transfusiones requeridas fue de 6 y 2 en los grupos de AZT y placebo, respectivamente ($p< 0.05$). Los pacientes que tenían cuentas bajas de linfocitos CD4, niveles de vitamina B12 por debajo de lo normal, y anemia o neutropenia tuvieron mayor riesgo de desarrollar mielosupresión.

a) Efectos del AZT a largo plazo

La mortalidad al año, en el grupo con placebo, fue de 57.8%, y a los 18 meses, de 62%, mientras que en el grupo tratado con AZT fue de 15% y 31%, respectivamente. Sin embargo, las condiciones generales de los pacientes con AZT se deterioraron, presentándose de nuevo pérdida de peso en forma significativa, y las cuentas de CD4 se mantuvieron en niveles bajos. La sobrevida fue mucho mayor y la calidad de vida mejor en los pacientes que al inicio del tratamiento con AZT tenían una inmunodeficiencia menos grave, lo que sugiere que el tratamiento iniciado en fases tempranas puede ser más benéfico. Aun así, se requiere más información sobre los resultados de estos estudios a largo plazo.

b) Efectos del AZT sobre antigenemia

En un estudio llevado a cabo por Stambuck en Londres, se mostró que en los pacientes con SIDA y antigenemia, el antígeno p24 desapareció de la sangre a los dos meses de tratamiento, y en 18% hubo una reducción en los niveles de antígeno, de cuando menos 50% en relación a los valores inciales. Entre los pacientes tratados con AZT que no tuvieron una caída sustancial en los niveles de antígeno p24, la mortalidad fue de 28.3%, comparado con el 3.7% entre los pacientes que tuvieron una caída significativa de antigenemia.

c) Efectos de la combinación de AZT con otros medicamentos

Estudios preliminares de la combinación de AZT con acyclovir, otro antiviral utilizado contra herpes, muestran un efecto potenciador, observándose una calidad de vida y una sobrevida mayor en los pacientes tratados con esta combinación, que en aquéllos que recibieron sólo AZT. Hay estudios en fases iniciales con AZT y alfa-interferón; sin embargo, se requiere esperar más tiempo para obtener conclusiones.

d) Dosis de AZT

La dosis recomendada de AZT para adultos es de 2 tabletas de 100 mg cada 4 horas, que puede ser administrada por tiempo indefinido. En niños está en fases experimentales; se administra por vía intravenosa, a razón de 1.4 mg por kg de peso por hora, en infusión continua.

Di-Deoxi-citidina (DDC)

Es una pirimidina nucleósida que se parece mucho al AZT y que tiene funciones similares a ésta, como inhibidor de la transcriptasa reversa (figura 41). Es más activa *in vitro* que el AZT. Aun cuando los estudios

Figura 41
ESTRUCTURA QUÍMICA DE LA DIDEOXICITIDINA (DDC)

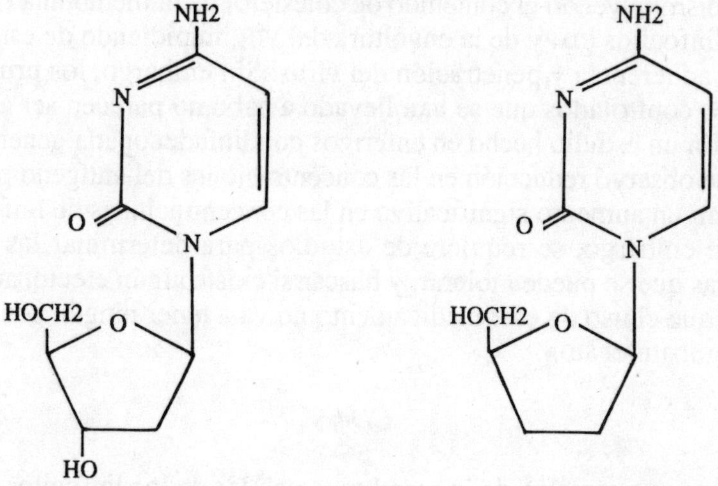

2' DEOXICITIDINA

2', 3' DIDEOXICITIDINA

se encuentran en fases clínicas iniciales de tolerancia, se ha visto una menor toxicidad en médula ósea, aunque se observaron reacciones adversas tales como erupción cutánea, estomatitis aftosa y neuropatía periférica. Un punto interesante es que los niveles del antígeno p24 disminuyeron significativamente en los pacientes tratados.

Foscarnet (Fosfono-Formato)

Es un medicamento que se ha investigado en Suecia y se ha utilizado con algún beneficio en las infecciones por citomegalovirus. Inhibe la transcriptasa reversa, y en algunos estudios *in vitro* se ha demostrado la inhibición de la replicación del VIH en cultivo de células. Sin embargo, los estudios clínicos en SIDA no han sido alentadores. No se observa cambio en los niveles de linfocitos CD4 ni se ha observado una disminución significativa en los niveles de antigenemia de VIH.

AL-721

El AL-721 es una combinación hecha a partir de glicéridos neutros, fosfatidil-colina y fosfatidil-etanolamina, con una relación de 7:2:1. Parece actuar disminuyendo el contenido de colesterol de la membrana celular de los linfocitos CD4 y de la envoltura del VIH, impidiendo de esta manera la adherencia y penetración del virus. Sin embargo, los primeros estudios controlados que se han llevado a cabo no parecen ser alentadores. En un estudio hecho en enfermos con linfadenopatía generalizada no se observó reducción en las concentraciones del antígeno p24 en sangre ni un aumento significativo en las concentraciones de linfocitos T4. Sin embargo, se requiere de estudios para determinar las dosis máximas que se pueden tolerar, y buscar si existe algún efecto, aunque parece que el uso de este medicamento no va a tener ningún beneficio para combatir el SIDA.

CD4

El CD4 es una proteína de la membrana celular de los linfocitos T4 (o CD4), que representa el receptor específico del VIH, siendo de esta manera el primer punto de contacto del virus con las células huésped. La proteína CD4 ha sido producida por ingeniería genética en cultivo de células, por lo que es posible disponer de suficiente cantidad para una producción masiva en un futuro. En los estudios *in vitro* se ha demostrado que es altamente eficaz, evitando la replicación del virus. Los estudios de toxicidad en animales y en humanos son muy prometedores, ya que parece ser una sustancia no tóxica. Se espera que en un futuro cercano se tengan los primeros estudios clínicos sobre eficacia.

TRATAMIENTO DE LAS INFECCIONES ASOCIADAS AL SIDA

Sin lugar a dudas, las infecciones asociadas son la causa más frecuente de complicaciones y muerte del paciente con SIDA. Es por ello que el diagnóstico y tratamiento oportuno de las infecciones es primordial para el pronóstico de estos pacientes. En el cuadro 20 se muestran las principales infecciones que suceden en los enfermos con SIDA y los tratamientos recomendados más actualizados.

CUADRO 20. *Guía para el tratamiento de las infecciones asociadas al SIDA*

	Tratamiento		Dosis	Vía	Comentario
VIRUS					
Citomegalovirus	Gancyclovir		5 mg/kg c/12 h x 14 días	IV	Recomendada en retinitis e infecciones de tracto gastrointestinal. Menos efectiva en neumonía y hepatitis. Aún está en fase de investigación.
Herpes simple	Acyclovir	Genital o perianal crónico	200-400 mg x 5 al día durante 5-15; continuar 200 mg/día	Oral	Frecuentemente se requiere dar dosis de supresión en forma indefinida.
		Diseminado o encefalitis	6.2 mg/kg c/8 h x 7-10 días	IV	
Herpes zoster	Acyclovir	Diseminado	12.4 mg/kg (500/m2) c/8 h x 7 días	IV	La administración oral debe usarse sólo cuando está afectado un dermatoma.
		Benigno	800 mg x 5 al día durante 10 días	Oral	
BACTERIAS					
M. Avium-Intracellulare	Imipenem		1 g c/6 h	IV	No existe tratamiento efectivo a la fecha. Este esquema se basa en la susceptibilidad *in vitro*. Los estudios aún no han concluido.

CUADRO 20. (*Continúa*)

	Tratamiento		Dosis	Vía	Comentario
	Amikasina Ciprofloxacina		5 mg/kg c/8 h 750 mg c/8 h	IV Oral	
M. tuberculosis	Isoniazida Rifampicina Etambutol		300 mg/día 600 mg/día 1.2 g/día	Oral Oral Oral	Etambutol se requiere sólo por 2 meses. El tratamiento debe prolongarse por 9 a 12 meses.
Salmonella sp.	Trimetroprim- Sulfametoxazol		10 mg/kg día 50 mg/kg día	Oral o IV	*Salmonella enteritidis* es más frecuente y por lo tanto multirresistente. Si no se tiene sensibilidad, usar cefalosporinas de 3a. generación.
HONGOS *Candida albicans*	Ketoconazol	esofagitis	400 mg/día x 14 días	Oral	Se requiere dosis de mantenimiento con nistatina, para evitar recaídas.
	Anfotericina	esofagitis grave	0.5 mg/kg/día	IV	
	Fluconazol	invasiva	100-200 mg/día	Oral	
Cryptococcus	Anfotericina B		0.4-0.6 mg/kg/día	IV	Para evitar recaídas, debe continuar con anfotericina 100 mg por semana. Fluconazol oral parece ser una alternativa para evitar recaídas.
Histoplasma-capsulatum	Anfotericina B		0.5 mg/kg/día		No es raro en la población mexicana.

CUADRO 20.(*Concluye*)

	Tratamiento	Dosis	Vía	Comentario
PARÁSITOS				
Peumocystis carinii	Trimetroprim-Sulfametoxazol (TM-SMX)	20 mg/kg/día 100 mg/kg/día durante 3 semanas	Oral IV	Son frecuentes las recaídas, por lo que debe usarse profilaxis con TM-SMX; otra alternativa es con dapsone más trimetroprim.
		Pentamidina 4 mg/kg/día	IV	La pentamidina por inhalaciones parece ser más efectiva y menos tóxica. Primaquina más clindamicina, parece ser otra alternativa.
Toxoplasm gondii	Pirimetamina	25-50 mg al día	Oral	Debe asociarse con ácido fólico, para evitar anemia megaloblástica.
	Sulfadiazina	100 mg/kg día durante 6 meses	Oral	Otras alternativas pueden ser espi ramicina o clindamicina asociadas a pirimetamina.
Cryptosporidium	Espiramicina	1 g c/8 h	Oral	No hay ningún tratamiento efectivo. La espiramicina tiene algún efecto en 50% de los pacientes. Trimetroprim y rifampicina parecen tener también algún efecto.

Existen infecciones que son muy comunes y se adquieren en fases tempranas de la vida. Éstas tienen un curso benigno cuando suceden en personas inmunocompetentes, es decir, cuyo sistema inmune es normal. Sin embargo, el agente infeccioso no es eliminado del organismo y permanece en forma latente, gracias a un control que se ejerce por mecanismos de defensa, generalmente de tipo celular, y regulado por los linfocitos T4. Ejemplo de estas infecciones son aquéllas por citomegalovirus, virus del herpes simple, por los parásitos *P. carinii*, *Cryptosporidium* y *Toxoplasma gondii*, y por algunas micobacterias. En el paciente con SIDA, en el cual dicho componente del sistema inmune está deprimido, estas infecciones latentes se hacen entonces manifiestas, y por ello se habla de "reactivación endógena". Por tal razón, en la mayoría de las infecciones del paciente con SIDA no existe el riesgo de transmisión a otra persona. Probablemente las únicas infecciones frecuentes que se asocian a SIDA y que pueden ser transmitidas son tuberculosis, salmonelosis y amibiasis.

Dado que no es posible erradicar las infecciones latentes, el paciente con SIDA requiere tratamientos profilácticos para evitar recurrencias. Una de las dificultades que se presenta en estos enfermos es que frecuentemente tienen infecciones múltiples, requiriendo entonces tratamiento con varios medicamentos simultáneamente, lo que dificulta el manejo y aumenta el riesgo de toxicidad y reacciones adversas.

La mayoría de las infecciones que suceden en los pacientes con SIDA se presentan en forma grave y diseminada y, como consecuencia de una deficiencia de linfocitos B, también se asocian infecciones bacterianas graves.

Las infecciones por *Candida* son probablemente las más frecuentes del tracto gastrointestinal, y rara vez se presentan en forma diseminada. Generalmente es insuficiente el tratamiento con antimicóticos orales como ketoconazol. Sin embargo, cuando se presenta en forma agresiva y refractaria a este tratamiento, es necesario utilizar anfotericina B intravenosa, a dosis bajas.

El citomegalovirus es una causa frecuente de infección y muerte en los pacientes con SIDA. El único tratamiento que parece eficaz es el uso de gancyclovir y gamaglobulina hiperinmune en la retinitis e infecciones del tracto digestivo por este virus. Su efecto en las formas diseminadas, incluyendo afección al hígado y pulmones, parece ser menor.

Las infecciones por micobacterias son también muy frecuentes, y en México el 50% de éstas es causado por *Mycobacterium tuberculosis*. El tratamiento de la tuberculosis en el paciente con SIDA no difiere del tratamiento habitual de esta enfermedad, aunque sí es recomendable que después de terminado el tratamiento de 9 a 12 meses con tres medicamentos antituberculosos, se continúe con isoniazida indefinidamente.

Las infecciones por *M. avium-intracellulare* se presentan en forma diseminada y frecuentemente cursan con bacteremia. No existe un tratamiento que haya demostrado eficacia. Sin embargo, se recomienda el uso de cuatro o más medicamentos antituberculosos como isoniazida, rifampicina, etambutol, cicloserina, etionamida y pirazinamida. Nuevos antibióticos muestran gran actividad *in vitro* contra esta bacteria, como son el imipenem y la ciprofloxacina; desfortunadamente no existen aún estudios controlados sobre su eficacia.

La infección por *P. carinii* es quizá, en todo el mundo, la más frecuente de las infecciones asociadas a SIDA. Aun cuando la mayoría de los pacientes responde a tratamiento con trimetroprim-sulfametoxazol (TM-SMX) o pentamidina en el primer episodio de neumonía por este parásito, los episodios subsecuentes son más resistentes a estos tratamientos. Más aún, las reacciones adversas graves son comunes en estos pacientes, por lo que se hace imperiosa la búsqueda de nuevos medicamentos más eficaces y menos tóxicos. Por ejemplo, el uso de pentamidina por inhalaciones tiene la misma eficacia que el tratamiento intravenoso, y no se han reportado efectos adversos. El uso de clindamicina más primaquina en la infección experimental por *P. carinii* en animales ha mostrado ser de utilidad, por lo que resulta prometedora esta combinación, para su uso en humanos, haciéndose necesarios los estudios clínicos controlados.

Las infecciones por herpes simple en el paciente con SIDA se presentan generalmente como úlceras crónicas perianales o genitales resistentes al tratamiento con gacyclovir en el esquema habitual recomendado, por lo que se requieren dosis mayores de 2 gramos al día por varias semanas, continuándose con una dosis diaria de mantenimiento, de 400 mg por tiempos muy prolongados para evitar recaídas. El herpes zoster también representa un problema de manejo en estos pacientes, ya que se requieren grandes dosis de gacyclovir, y por tiempo prolongado.

La meningitis e infecciones diseminadas por criptococo son la segunda infección por hongos más frecuente, después de *Candida*. Es una infección que no se erradica y, por lo tanto, después de controlar el cuadro agudo con dosis diarias de anfotericina B por 6 semanas, es necesario continuar en forma indefinida con 100 mg por vía intravenosa

(IV) una vez por semana. A este respecto existen algunos estudios que prometen sustituir la inconveniencia de dar anfotericina intravenosa por el fluconazol, un medicamento más efectivo y menos tóxico que se administra por vía oral.

En países en desarrollo no son raras las infecciones por *Salmonella* asociadas a SIDA. Generalmente son muy graves y frecuentemente fatales. Pueden presentarse también como bacteremias crónicas. Siempre son producidas por *Salmonella no-typhi*, y frecuentemente son resistentes a ampicilina y en menor grado a TM-SMX. Por esta razón, cuando se sospecha esta infección y no se cuenta con estudios de sensibilidad a estos antibióticos es preferible utilizar cefalosporinas de tercera generación, o nuevas quinolonas como ciprofloxacina o norfloxacina. El tratamiento debe prolongarse por un mínimo de tres semanas, y debe hacerse un seguimiento periódico por la posibilidad de recaídas.

En conclusión, el tratamiento del enfermo con SIDA es extremadamente complejo y requiere de un manejo multidisciplinario, esto es, de especialistas de diversas ramas de las ciencias de la salud, que incluyen médicos internistas, cirujanos, psiquiatras, trabajadores sociales, químicos, enfermeras, etcétera.

La perspectiva de encontrar medicamentos efectivos específicos es buena. Sin embargo, el camino parece ser aún largo y con múltiples obstáculos.

XII. TRANSMISIÓN DEL VIH

Blanca Rico

> En la antigua teología judeo-cristiana, refiere un moralista, la sangre es parte de la vida; el sexo, fuente de amor; el esperma, principio de fecundidad: y éstos son los mayores vehículos para transmitir el SIDA.
>
> (Enzo Biagi, *Un sol maligno, SIDA*)

LAS ENFERMEDADES TRANSMISIBLES

LAS ENFERMEDADES transmisibles son las que mayores estragos han causado a la humanidad, tanto por las muertes que han provocado, como por la frecuencia con que éstas ocurren entre la población joven. En la historia de la humanidad se pueden encontrar múltiples ejemplos de enfermedades infecciosas que aterrorizaban y mermaban poblaciones enteras, o que definían el destino de ejércitos y naciones. Una de las razones que determinaron que unas cuantas docenas de españoles conquistaran a una civilización de las dimensiones de la mexica fue sin duda la epidemia de viruela de que fue víctima.

Se puede decir que el control de las enfermedades infecciosas ha sido el mayor logro de la medicina contemporánea.

Mucho antes de que se descubrieran los microorganismos, y de que se les comprobara su papel como agentes causantes de enfermedades, ya existía el concepto de enfermedades contagiosas o transmisibles.

Aunque los antiguos hebreos veían las "pestilencias" como castigo divino, adoptaron numerosas medidas de salud pública que incluían el aislamiento de los leprosos, la prohibición de comer mariscos o puerco y la eliminación de algunos objetos sucios.

Fracastorius, en 1546, señaló en su tratado *De Contagione* múltiples pruebas sobre la naturaleza contagiosa de muchas enfermedades. En sus conclusiones respecto a la peste y la sífilis, aseguró que éstas eran diseminadas por seminaria (semillas) que se transmitían de una persona a otra en forma directa o a través de objetos. Sin embargo, un siglo después, médicos tan eminentes como William Harvey seguían atribuyendo la causa de las epidemias a miasmas: vapores creados por influencia planetaria.

En parte, la dificultad para llegar al concepto actual de enfermedad transmisible surgió de la existencia de algunas enfermedades infecciosas que no son "contagiosas" en forma directa. Éstas se transmiten por vías menos obvias como el aire, el agua, la comida o los insectos. Antes de conocer la estructura atómica y molecular de la materia, la sola idea de que existieran organismos tan pequeños que no pudieran ser vistos, y que lesionaran al hombre y a otros animales de dimensiones mucho mayores, carecía por completo del más mínimo sentido común.

John Hunter, un valiente cirujano del siglo XVIII, demostró la transmisión directa de las enfermedades al inocularse con material purulento de un paciente con gonorrea. Por desgracia —para él y para el estudio—, adquirió al mismo tiempo una enfermedad mucho más grave: la sífilis. La experimentación en animales se introdujo después. Así, en 1865, veinte años antes de que se descubriera el bacilo de Koch, Villemin logró transmitir tuberculosis. La transmisión indirecta fue demostrada en los años 40 del siglo XIX, cuando Semmelweis mostró a los obstetras —que entonces atendían partos sin lavarse siquiera las manos entre una paciente y otra— que con esta simple medida de higiene se disminuía considerablemente la fiebre puerperal. Otra forma de transmisión indirecta, la contaminación del agua, fue demostrada convincentemente en 1854 para el caso de las infecciones intestinales, en un excelente trabajo realizado por John Snow, que contribuyó a terminar con una epidemia de cólera en Londres, con sólo cerrar la bomba de agua de la calle Broad, cuyo suministro había sido contaminado con aguas negras. Pocos años después, se inició la "Época de Oro" de la microbiología, con los descubrimientos de Lister, Koch y Pasteur, por mencionar sólo a los más sobresalientes, quienes terminaron definitivamente con la idea de la "generación espontánea" y sentaron las bases para el desarrollo de la microbiología médica.

A pesar de los enormes progresos alcanzados en este siglo en el conocimiento de las enfermedades transmisibles, por los cuales triunfalistamente se llegó a pensar que muy pronto éstas desaparecerían del planeta, todavía figuran entre las principales causas de mortalidad y morbilidad de la población, particularmente en los países en desarrollo. No sólo no se han podido erradicar, sino que hoy día nos encontramos frente a una nueva, el SIDA, que no respeta sexo, edad, raza o nivel de desarrollo.

En todo proceso patológico interactúan tres factores: 1) Características del agente causal. 2) Las propias del huésped. 3) Condiciones propicias del medio ambiente. Y las enfermedades transmisibles no sólo no son la excepción, sino que han servido de modelo para documentarlo. Dado que estos factores están sujetos a cambios, en virtud de la evolución determinada por la selección natural, los dos primeros, y de la pesada mano del hombre y las fuerzas naturales, el último, las enfermedades seguirán cambiando, como de hecho ha ocurrido en la breve historia del hombre sobre la Tierra.

La interacción de estos factores se representa en forma esquemática en la llamada "cadena epidemiológica" o "cadena de transmisión" descrita por C. Chapin, que consta en su versión más simplificada, de seis eslabones enlazados, como se observa en la figura 42.

Volveremos sobre este esquema para revisar la cadena de transmisión del caso que nos ocupa, el de la infección del VIH, agente causal del SIDA.

EL CASO DEL VIH

Desde que se reportaron los primeros casos existió la sospecha de que se trataba de una enfermedad transmisible. Para comprobarlo, era preciso aislar al agente. Sin embargo, esto no se logró hasta varios años después. Veamos cómo ocurrieron los hechos.

Los primeros casos de que se tiene noticia aparecieron en Estados Unidos. Fue en 1978 y se trataba de hombres homosexuales jóvenes con sarcoma de Kaposi, por lo que al inicio de la epidemia se tuvo la sospecha de que la causa estaba asociada a algún factor inherente a las relaciones homosexuales, tanto, que el padecimiento se denominó en un principio GRID (Gay Related Immunodeficiency Disease). Se planteaba que debía existir alguna característica particular en este tipo de relaciones que explicara que solamente enfermasen los varones que las practican. Esto condujo a un relativo retraso en la definición de las poblaciones en riesgo, y a que no se formularan recomendaciones para evitar el contagio entre la población heterosexual. De hecho, se extendió la idea de que solamente los hombres homosexuales estaban ex-

Figura 42

CADENA EPIDEMIOLÓGICA O CADENA DE TRANSMISIÓN

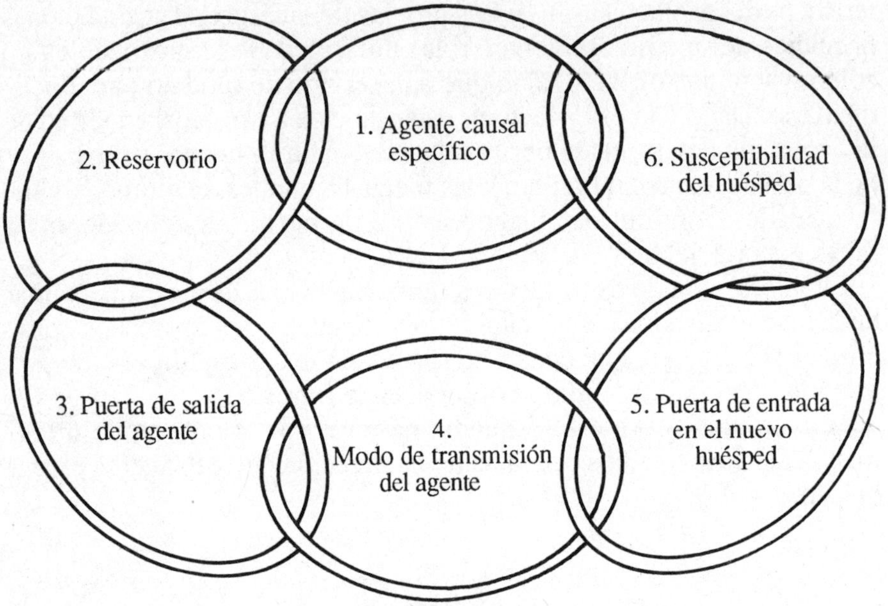

puestos a adquirirla. En junio de1981 se publicaron los primeros cinco casos de neumonía por *Pneumocystis carinii* en Los Ángeles. Todos eran hombres homosexuales que habían iniciado su padecimiento desde 1980. El hecho quedó registrado en los Centros de Control de Enfermedades de los Estados Unidos. A principios de 1982, se notificaron casos similares en drogadictos intravenosos, sugiriendo que ambos grupos padecían la misma enfermedad. La característica común era que tenían las defensas disminuidas, es decir, tenían afectado de manera muy importante el sistema inmunológico. Entre 1982 y 1983, empezaron a aparecer otros afectados: hombres bisexuales, receptores de transfusiones sanguíneas, hemofílicos, parejas sexuales de los mismos pacientes y algunos de sus hijos, por lo que se hacía evidente que existían otros grupos afectados, así como otros mecanismos de transmisión. En junio de 1982, finalmente se acuñó el nombre de síndrome de inmunodeficiencia adquirida (SIDA).

No fue hasta 1983 cuando el equipo del doctor Luc Montagnier, del Instituto Pasteur de Francia, logró aislar al agente causal. Un año después, el doctor Robert Gallo y sus investigadores, del Instituto Nacional del Cáncer en los Estados Unidos, aislaron un virus con las mismas características, a partir de pacientes con SIDA o en riesgo de adquirirlo, comprobándose posteriormente que se trataba del mismo agente, al que se denominó, como ha sido señalado en páginas anteriores, virus de la inmunodeficiencia humana (VIH).

Desde entonces, son numerosos los estudios epidemiológicos realizados en forma prospectiva en los que se observa una asociación directa entre la infección por el VIH y el desarrollo de SIDA. El hecho de que la infección por el VIH y el SIDA se encuentren en los mismos grupos poblacionales, coincidiendo en tiempo y espacio, la correlación entre el momento de aparición del SIDA en un país y el tiempo de introducción del VIH en el mismo, así como el aislamiento del virus de los pacientes con SIDA permiten afirmar que el VIH es el agente causal del padecimiento.

Es interesante mencionar que algunos investigadores no se han convencido de que el VIH sea efectivamente el agente etiológico de esta enfermedad. Ellos plantean que el virus no se ha podido aislar de todos los pacientes con SIDA; que existen zonas como el sur de Japón, donde se ha detectado gran número de individuos con anticuerpos contra el virus, y pocos casos de SIDA; y por último, que los pacientes con SIDA y los individuos con prácticas de alto riesgo tienen en común estar expuestos a *agentes oxidantes* y a *cofactores*. Con ello proponen que son éstos los que determinan la instalación de la inmunodeficiencia. Sin embargo, tal hipótesis no explica satisfactoriamente los casos de individuos que no están expuestos a estos agentes y que han adquirido la infección por transfusión sanguínea, por vía heterosexual o por transmisión perinatal.

Quienes pensamos que el VIH sí es el agente causal consideramos a estos *agentes oxidantes* y *cofactores* como factores que aumentan la susceptibilidad del huésped.

Aunque la comunidad científica debiera tener la mente abierta, y no casarse con una sola idea, existen muchas más evidencias en apoyo a la hipótesis infecciosa. De hecho, se ha logrado consenso sobre la etiología infecciosa del padecimiento, sobre el VIH como el agente causal del mismo y sobre los mecanismos a través de los cuales se transmite.

MECANISMOS DE TRANSMISIÓN DEL VIH

Hasta el momento, se reconocen tres mecanismos o vías de transmisión para el VIH: 1) La sexual, tanto homosexual masculina como heterosexual (de hombre a mujer y de mujer a hombre). 2) La sanguínea, siendo la transfusión de sangre y hemoderivados el mecanismo más frecuente dentro de este grupo. 3) La perinatal, es decir, la que ocurre durante el embarazo, el parto o el postparto a través de la leche materna. En orden descendente, la frecuencia con la que cada uno ha contribuido al número de casos de SIDA hasta el momento es la siguiente: primero el sexual, le sigue el sanguíneo, y por último el perinatal.

Antes de entrar a explicar cada uno de ellos, es necesario revisar las características particulares de la *cadena de transmisión* del VIH.

En la introducción al capítulo se presentó en forma esquemática la cadena de transmisión de un agente infeccioso. Para el caso particular del VIH, ésta sería como se presenta en la figura 43.

Figura 43
CADENA DE TRANSMISIÓN DEL VIH

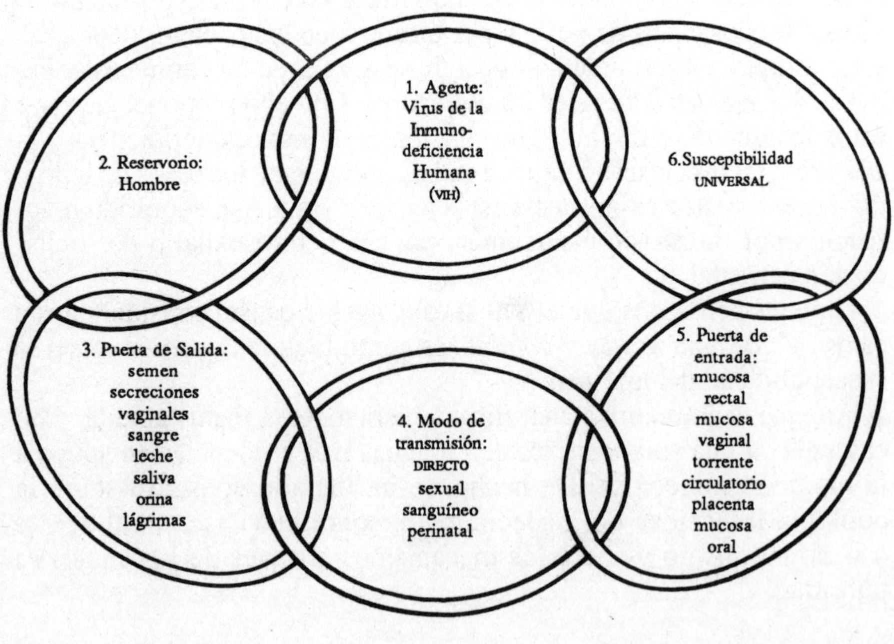

Agente causal

En los capítulos precedentes se examinaron a profundidad las principales características del VIH; aquí se resumirán aquellas que son importantes para su transmisión.

Naturaleza del agente

Se trata en realidad de dos virus, el VIH-1 y el VIH-2. Los virus son organismos intracelulares obligados, lo cual quiere decir que sólo son capaces de vivir y reproducirse en el interior de una célula. Por las similitudes que estos virus presentan entre sí, se mencionarán en adelante como uno solo, el VIH.

Labilidad del virus

El VIH es un virus muy lábil, es decir, muy frágil, vulnerable o susceptible a las condiciones del medio ambiente. Los cambios de temperatura, humedad, pH, o la presencia de desinfectantes comunes, como el cloro o el alcohol, son capaces de inactivarlo. Esto determina que su transmisión sea más eficiente si ocurre cuando la célula que lo contiene pasa de un individuo a otro, para lo cual se requiere contacto directo, como es la transmisión sexual, sanguínea o perinatal. Esto también explica que los fluidos corporales con mayor contenido de células (sangre y semen) sean los más eficientes en la transmisión. Se ha demostrado que puede existir transmisión de virus que se encuentren libres en fluidos corporales aunque la eficacia es mucho menor.

Características antigénicas

Es un virus con una enorme capacidad para cambiar sus proteínas de envoltura, es decir, su estructura externa. Esta condición puede hacer que aunque se formen anticuerpos contra dichas proteínas llegue un momento en que éstos no reconozcan las formas modificadas. Se han encontrado *anticuerpos neutralizantes*, esto es, con capacidad de unirse al virus impidiendo que éste pueda infectar a otra célula. Conviene aclarar que dichos anticuerpos no son protectores (no contribuyen a combatir al agente). Si un individuo con anticuerpos neutralizantes contra una *cepa* del virus se pone nuevamente en contacto con otra distinta en su estructura externa, la actividad neutralizante puede ya no funcionar.

Infectividad

La medida básica de infectividad es el número mínimo de partículas infecciosas que se requiere para producir una infección. Dicho número no se conoce para el caso del VIH. La concentración del virus en los distintos fluidos corporales y el volumen de los mismos que se intercambie durante la transmisión influyen en la eficacia de la misma. El semen y la sangre son los dos productos corporales con mayor número de partículas virales, por su alto contenido en linfocitos, y por ello, los más efectivos en la transmisión.

Patogenicidad y virulencia

El VIH afecta selectivamente aquellas células que poseen un receptor muy especial en su membrana, el receptor CD4, que son fundamentalmente las células del sistema inmunológico: las distintas poblaciones de linfocitos y los macrófagos, aunque también afecta algunas células epiteliales y del sistema nervioso central. Una vez que el virus penetra en una célula puede: 1) Incorporar su material genético al material genético de la célula huésped, y permanecer latente durante largos periodos (lo cual explica en parte el largo *periodo de incubación*, es decir, el tiempo que transcurre entre el momento de la infección y el desarrollo de la enfermedad). 2) Multiplicarse dentro de la célula y destruirla. Se desconoce todavía si existen virus con distinto grado de *virulencia*, pero se sospecha que así es. Otros mecanismos de patogenicidad que han sido descritos plantean que el daño no lo produce el virus directamente a las células que infecta, sino indirectamente al alterar el equilibrio en el funcionamiento del sistema inmunológico.

Reservorio

Al parecer, el único reservorio de la enfermedad es el hombre. Hasta hoy se han aislado virus estrechamente relacionados (emparentados) con el VIH en monos africanos, pero no se ha logrado documentar ningún caso humano que haya adquirido la infección a partir del contacto con un mono, o en el que el agente aislado sea un virus propio de los simios. La fuente de infección la constituyen los individuos infectados, a través de sus secreciones y fluidos corporales.

Vía de salida

La vía de salida son las diferentes secreciones de donde ha sido aislado el VIH: sangre, semen, secreciones vaginales, leche, saliva, lágrimas y orina. La concentración del virus en cada uno de estos fluidos varía, siendo mayor en sangre y semen, intermedia en secreciones vaginales y leche y mínima en saliva, lágrimas y orina. Esto coincide con las pruebas disponibles sobre los fluidos implicados en los tipos de transmisión.

Modo de transmisión

De las características mencionadas, se desprende que el VIH sólo puede transmitirse por contacto directo, de persona a persona: 1) Porque al ponerse en contacto con el medio ambiente se inactiva (ya se vio que es muy lábil). 2) Porque siempre se encuentra dentro de las células a las que infecta, y éstas a su vez se encuentran en los fluidos corporales que se intercambian durante el contacto sexual, o al pasar de un individuo a otro, sin ponerse en contacto con el medio ambiente (vía sanguínea y perinatal).

Puerta de entrada

Las puertas de entrada del virus son, en orden de frecuencia descendente, las mucosas rectal y vaginal, el torrente circulatorio (vía de entrada *parenteral*) y transplacentaria, y en mucho menor grado la mucosa oral.

Aunque Perogrullo podría haber dicho la siguiente frase, consideramos oportuno hacerla nuestra: quien no se ponga en contacto con el virus no se infectará. Por lo tanto, para contraer la infección hay que estar expuesto al riesgo, y sólo quienes se expongan a los mecanismos de transmisión ya mencionados, correrán el riesgo de infectarse. El riesgo, no la certeza, puesto que la eficacia de la transmisión es variable, ya que depende de la capacidad infectante del transmisor, la susceptibilidad del receptor, los mecanismos específicos de transmisión y posiblemente la *cepa* vírica, o al menos se relaciona con dichos factores.

Se desconoce el número exacto de exposiciones necesarias para una transmisión efectiva. El problema es complejo y difícil de investigar, debido a las múltiples variables por las que hay que controlar los estudios. Por ejemplo, en la transmisión sexual se debe considerar el tipo de prácticas sexuales, el número de parejas, el grado de avance de la infección en el transmisor, la utilización o no del condón y si existen además otros factores de riesgo. Para el caso de la transmisión sexual, se han reportado casos en que una sola exposición fue suficiente para contraer la infección, y otros más en los que a pesar de repetidos contactos los individuos permanecen sin seroconvertir, es decir, sin desarrollar anticuerpos que permitan identificarlos como individuos infectados. Un caso digno de mencionar es el de las parejas de hemofílicos infectados, que, a pesar de mantener una vida sexual activa durante periodos prolongados y sin protección alguna, se mantienen seronegativas con mucha frecuencia. Además, en promedio, los hemofílicos tardan más en desarrollar la enfermedad que otros grupos afectados.

Respecto a la transmisión sanguínea, la probabilidad de adquirir la infección es mucho mayor, aunque dentro de este tipo de mecanismo varía mucho. Por ejemplo, se ha calculado que el riesgo por punción ocupacional es tan sólo de 0.76% (promedio de datos obtenidos de un gran número de estudios). En la transfusión de un paquete de sangre completa es muchas veces mayor.

Para el caso de la transmisión perinatal, se han realizado estudios cuyos resultados fluctúan entre 22 y 91%.

Susceptibilidad a la infección

Todavía no se han descrito poblaciones que no sean susceptibles a la infección por VIH, por lo que se puede afirmar que se trata de una enfermedad para la cual el hombre tiene susceptibilidad universal. Sin embargo, es posible que existan factores genéticos que influyan en la susceptibilidad del huésped a la infección, aunque faltan estudios que la documenten plenamente. Éstos requieren ser confirmados en un gran número de individuos de diverso origen étnico, y con diferente grupo de riesgo.

Existen, en cambio, otros factores, plenamente documentados, que aumentan la susceptibilidad del huésped a la infección. A éstos se les ha llamado cofactores. Los cofactores más frecuentes y mejor estudiados son algunas infecciones virales como las producidas por el citomegalovirus, el virus del herpes, el virus Epstein-Barr, el de la hepatitis B y algunos otros agentes productores de enfermedades de transmisión sexual (ETS), como la sífilis, la gonorrea o el linfogranuloma venéreo.

Al parecer, esto se debe a que cuando el sistema inmunológico se encuentra sobreestimulado, situación que ocurre cuando existen infecciones múltiples, el virus puede reproducirse más activamente —además, estas infecciones son inmunosupresoras por sí mismas—, y por último, a que estas infecciones ocasionan lesiones genitales que facilitan la entrada del virus.

La ocurrencia de las ETS sirve además como marcador de prácticas de alto riesgo para transmisión sexual, y en algunos estudios se ha visto que dichas enfermedades son factores de riesgo independientes para la adquisición de la infección por VIH.

Otros cofactores que han sido frecuentemente asociados a la infección por VIH, y que parecen aumentar la susceptibilidad del huésped, son algunas sustancias químicas como los nitritos: *poppers* y las drogas intravenosas.

Es importante mencionar que, por lo general, aquellos individuos que consumen este tipo de sustancias químicas presentan patrones conductuales que conllevan una mayor exposición al riesgo de infección; por tanto, resulta difícil estudiarlas como factores de riesgo independientes.

TRANSMISIÓN SEXUAL

> ¡Un fluido! Noche ardorosa
> de prospecto turístico y
> las *ladies* surgen de sus fotografías:
> bellezas inverosímiles,
> largas de piernas, altas cataratas,
> sobre cuya entrega uno no puede permitirse
> el lujo de reflexionar.
> (Gottfried Benn)

El hombre es el animal sexual por excelencia, y desde los albores de la humanidad la sexualidad ha sido practicada con diversas modalidades, a diferencia del resto de los animales, que presentan un patrón de comportamiento sexual claramente definido, con las inevitables excepciones. A lo largo de la historia ha habido —y sigue habiendo— sociedades monógamas, polígamas, y culturas que no sólo no han reprobado la homosexualidad, sino que la han sublimado.

Durante el contacto sexual, habitualmente ocurre transferencia de fluidos corporales e intercambio de microorganismos. Dependiendo del tipo de contacto de que se trate, los fluidos pueden ser vaginales, semen, sangre, saliva, orina, moco rectal o heces fecales. El VIH ha sido aislado de casi todos ellos. Sin embargo, solamente la sangre, el semen y las secreciones vaginales han sido implicados en la transmisión de manera contundente.

A la fecha, existen múltiples estudios acerca de la eficacia de transmisión del VIH, según el tipo de práctica sexual utilizada. Existen casos documentados de transmisión sexual de hombre a hombre, de hombre a mujer y de mujer a hombre, pero se ha podido demostrar que la eficacia de transmisión no es igual en todos los casos, y que, por lo tanto, existen prácticas que implican mayor riesgo que otras. De las de mayor a las de menor riesgo serían:

Coito rectal. Las relaciones sexuales en las que ocurre penetración del pene por el recto del compañero o compañera son las que implican mayor riesgo de transmisión. La explicación más aceptada se basa en la naturaleza del *epitelio rectal*. El epitelio rectal es el tejido que tapiza la porción final del intestino grueso, y está constituido por una sola capa de células de forma cilíndrica; la irrigación sanguínea es muy rica en esta región, y además está rodeado por *tejido linfoide* (tejido rico en células del sistema inmunológico) [figura 44]. Durante el coito rectal, este epitelio sufre con frecuencia laceraciones, permitiendo el contacto del VIH contenido en el semen allí depositado, con el torrente circulatorio y con las células que poseen el receptor CD4. Por otro lado, el penetrador puede tener lesiones en el pene (aunque éstas sean imperceptibles), que, al ponerse en contacto con la sangre proveniente de las lesiones rectales del compañero(a), permitan la entrada del virus a la circulación sanguínea. Cualquier otro tipo de práctica que produzca lesiones en la mucosa rectal, como la aplicación de enemas precoitales y postcoitales, se asocia también a un importante riesgo de transmisión.

Coito vaginal. En esta práctica la transmisión del VIH parece ser menos efectiva que en la anterior. Nuevamente, la naturaleza del epitelio que recubre la vagina parece ser la explicación (figura 44). En este caso se trata de un epitelio constituido por varias capas de células, de forma aplanada, lo cual lo hace mucho más resistente a la fricción mecánica a que se somete durante el coito. Se ha mencionado que el riesgo de con-

Figura 44
CARACTERÍSTICAS DE LOS
EPITELIOS RECTAL Y VAGINAL

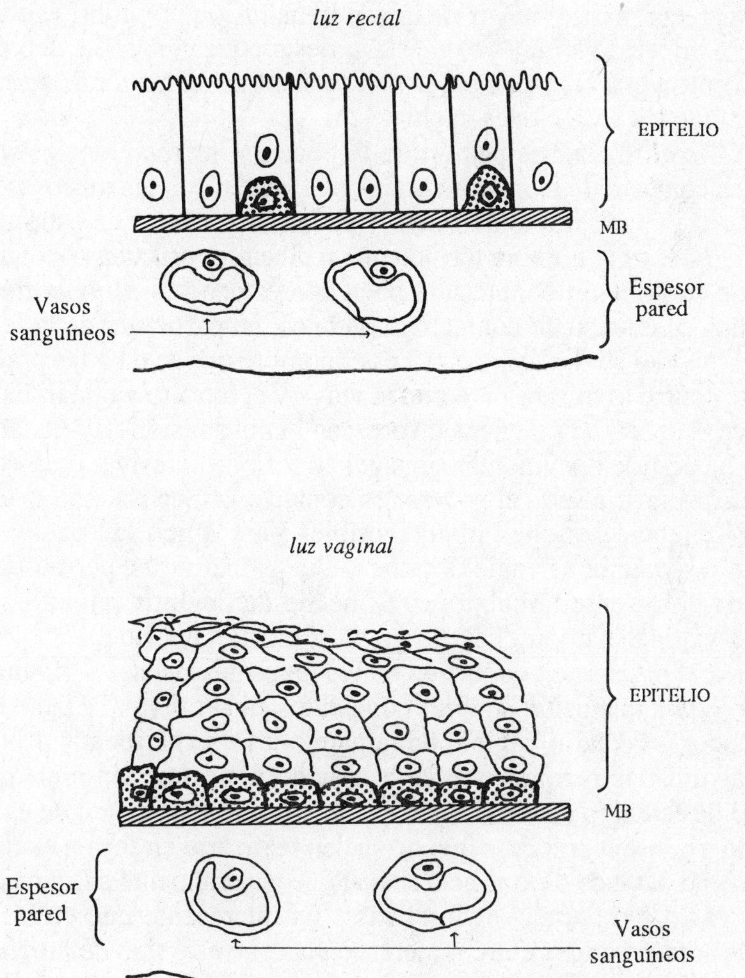

tagio aumenta durante el periodo menstrual: 1) Por los cambios hormonales a los que está expuesta la mucosa vaginal. 2) Por la mayor accesibilidad al torrente circulatorio. 3) Por la presencia de sangre, que —ya se vio— es uno de los fluidos corporales con mayor número de partículas virales. Sin embargo, estas consideraciones permanecen hasta el momento como planteamientos teóricos, ya que no existen a la fecha datos convincentes al respecto.

Al parecer, existe mayor riesgo de transmisión por coito vaginal de hombre infectado a mujer expuesta al riesgo, que viceversa, debido posiblemente a que el semen posee una concentración mayor de partículas virales que las secreciones vaginales.

Sexo oral. La participación de la boca en las relaciones sexuales implica contacto de la mucosa oral con el pene o con las mucosas rectal o vaginal e intercambio de saliva y de las secreciones de estas mucosas. *Fellatio* es el nombre técnico que reciben las prácticas sexuales en las que se pone en contacto la boca con el pene. *Anilingus* designa aquellas en que existe contacto de la boca, en particular de la lengua, con el orificio anal. *Cunnilingus* es el nombre que se da a las prácticas en que ocurre lo mismo pero con la vulva y el introito vaginal. Es posible que este tipo de prácticas favorezcan la transmisión del VIH, aunque no se ha podido documentar su papel en forma exclusiva. La forma en que esto ocurriría sería al ponerse en contacto la mucosa oral, que sufre con frecuencia lesiones imperceptibles para quien las padece, con semen o secreciones vaginales que contengan al virus, permitiendo la entrada al torrente circulatorio. El hecho de deglutir semen o secreciones vaginales no implica riesgo en sí mismo, puesto que el virus se inactiva al ponerse en contacto con los jugos gástricos. La vía inversa, es decir, la transmisión de virus contenidos en la saliva que penetren en las mucosas rectal o vaginal de la pareja, es mucho menos probable, por las mismas razones que ya han sido expuestas. Sin embargo, el riesgo de este tipo de exposición es extremadamente difícil de evaluar, debido a que son prácticas que no suelen realizarse en forma exclusiva, sino como parte de todo el acto sexual que generalmente culmina con el coito vaginal o rectal, según el caso. Es interesante que en las relaciones homosexuales entre mujeres, en las que este tipo de prácticas sí suele ejercerse en forma exclusiva, la transmisión no ocurre. Sólo han sido reportados unos cuantos casos de infección por VIH en lesbianas, y casi sin excepción, por antecedentes de inseminación artificial, transfusión sanguínea o drogadicción intravenosa.

Existen muchas otras prácticas sexuales en las que no hay participación genital, o ésta se da a través de manipulación manual o con objetos, como la masturbación mutua. En todas estas prácticas no hay intercambio de fluidos corporales, o en todo caso, sólo de aquellos que no conllevan gran riesgo de transmisión (saliva, sudor, lágrimas u orina), por lo que se considera que no implican riesgo alguno.

Ya se dijo cuáles son las prácticas sexuales que implican mayor riesgo y por qué. Sin embargo, hay que señalar algunas características de las poblaciones que las practican, que son las que a continuación se describirán:

Hombres homosexuales y bisexuales. En el mundo occidental, los hombres homosexuales y bisexuales continúan siendo el grupo más afectado. La explicación ha sido motivo de especulación y controversia, sobre todo si se considera que en otros lugares, como África y el Caribe, la situación ha sido distinta: allí existe el mismo número de hombres y mujeres afectados. Se mencionarán los factores más sobresalientes de este grupo que, en conjunto, posiblemente conformen la explicación real del fenómeno.

1. Es muy posible que en Occidente, por razones azarosas, o que no han encontrado una explicación clara, los primeros casos se hayan dado en individuos homosexuales Al ser una comunidad cerrada, la transmisión permaneció confinada a este grupo, durante el primer periodo de la epidemia.
2. Por razones obvias pasó a los bisexuales.
3. Se conocen casos de individuos homosexuales y bisexuales con un número de parejas que rebasa el promedio de los heterosexuales más promiscuos. Se han reportado en algunos estudios individuos que tienen hasta 50 o más contactos con distintas parejas por día.
4. Ya se mencionaron las razones por las que el coito rectal implica un riesgo mayor que otro tipo de prácticas.
5. Al ser frecuentemente promiscuos, están más expuestos a otras enfermedades de transmisión sexual, y —ya se dijo— esto aumenta la susceptibilidad de los individuos que las padecen a la infección por el VIH.

Heterosexuales promiscuos. El paso de la infección de la población homosexual a la heterosexual ha sido distinto en los diferentes países, y los alcances que pueda llegar a tener el SIDA en la población heterosexual continúa siendo motivo de controversia. En Estados Unidos los drogadictos intravenosos han sido el puente principal, mientras que en México todo parece indicar que lo han sido los bisexuales.

Ya se mencionó que la transmisión del virus está relacionada con diversos factores, uno de los cuales es el número de parejas sexuales y el número de contactos que se tengan. Es difícil definir el número de parejas sexuales a partir del cual se puede considerar a un individuo como promiscuo. La definición no se puede pretender elaborar con base en connotaciones morales, sino estrictamente en aquellas relacionadas con el riesgo de transmisión, puesto que el problema no estriba en la promiscuidad en sí misma, sino en el riesgo que conlleva. Un individuo que mantenga relaciones con una, dos o veinte parejas no infectadas, no corre ningún riesgo de infectarse, pero a mayor número de parejas, mayor riesgo de que alguna tenga la infección.

Prostitutas y prostitutos. Como en cualquier enfermedad transmitida sexualmente, los trabajadores del sexo, prostitutas y prostitutos, son presa fácil de la infección y piezas clave para la transmisión.

En el caso particular del SIDA, esto se ha podido demostrar en muchos países del mundo, pero no en todos. Por ejemplo, en algunos países africanos, como Zaire, se ha observado que hasta el 90% de las prostitutas están infectadas. En cambio en México, donde se han realizado estudios de detección de anticuerpos contra el VIH en prostitutas de varios estados de la República, hasta muy recientemente se han observado los primeros casos de infección; en cambio, se ha podido comprobar una mayor prevalencia en hombres prostitutos. Mientras que para mujeres prostitutas el rango de prevalencia observado entre 1986 y 1987 fue de 0 a 1.2%, para prostitutos lo fue de 2.2 a 16%, aunque estos datos no son representativos del total de esta población. La explicación indudablemente está relacionada con las costumbres, tipo de prácticas utilizadas y características de los usuarios, que no han sido bien estudiados.

La distribución de la infección en los grupos con prácticas sexuales de alto riesgo varía según las características sociales y culturales de cada país. Así, mientras que en Estados Unidos y Europa existe un patrón de transmisión predominantemente homosexual y bisexual, en África y el Caribe el patrón es heterosexual. La relación de casos entre hombres y mujeres es de 10-14:1 en los primeros, y de 1:1 en los segundos. En México, el patrón empezó siendo homosexual y bisexual, pero está cambiando rápidamente. De hecho, el grupo de mujeres es el que ha registrado un crecimiento muy acelerado en los últimos años. Hasta marzo de 1987, la relación hombre-mujer era de 23:1; para diciembre del mismo año de 16:1, y para agosto de 1988, de 10.5:1. Lo mismo está ocurriendo en otros países de Latinoamérica.

En el capítulo sobre la situación epidemiológica del SIDA en México, se revisan los casos de SIDA y la prevalencia de infección en México en relación con el mecanismo de transmisión.

TRANSMISIÓN SANGUÍNEA

La sangre ha jugado un papel importante a lo largo de la historia de la humanidad. No hay religión que no la mencione, ni filósofo, teólogo, poeta o artista que no la cite. Las distintas civilizaciones le han imputado propiedades diversas, asociadas a la herencia: "sangre de mi sangre"; al compromiso: pactos de sangre; a la nobleza: sangre azul, etcétera. La sangre constituía algo sagrado y mágico al mismo tiempo, al grado que cuando se describió por vez primera la circulación de la misma, le costó la vida, en manos de la Santa Inquisición, a Miguel Servet en 1553. Todavía hoy existen sectas, como los Testigos de Jehová, que prohíben a sus feligreses las transfusiones sanguíneas. En medicina se le han atribuido diversas propiedades desde siempre: es uno de los humores hipocráticos, las sangrías son practicadas todavía en nuestros tiempos, y en la actualidad se sigue empleando con fines curativos y diagnósticos. En buena medida esto determina que existan múltiples oportunidades de entrar en contacto con sangre de otras personas.

La aparición de casos de SIDA en receptores de productos sanguíneos, y la incidencia de infección en los donadores de dichos productos, fue uno de los primeros indicadores de la naturaleza infecciosa de la enfermedad y de esta vía de transmisión. Los casos asociados a transfusiones han proporcionado importantes conocimientos sobre la transmisión de esta enfermedad, porque tienen la ventaja de que se conoce el momento preciso en que la transmisión ocurrió. Esto permite saber en cuánto tiempo la enfermedad empieza a manifestarse: periodo de incubación; cuáles son las condiciones del donador; en qué estado se encuentran los contactos, tanto sexuales como con las personas con las que convive, etcétera. La transmisión sanguínea del VIH ocurre en las siguientes situaciones:

1. Recepción de sangre y sus productos.
2. Utilización de agujas y jeringas inadecuadamente esterilizadas (drogadicción intravenosa, automedicación, escarificación).
3. Punción ocupacional. Los componentes sanguíneos implicados en este tipo de transmisión son la sangre total, paquetes celulares (eritrocitos, plaquetas, leucocitos), el plasma y los factores de coagulación (VIII y IX). No se ha documentado transmisión por otros componentes (inmunoglobulinas, como la gamaglobulina, albúmina o vacuna obtenidas de plasma humano, como la de la hepatitis B).

La vía de transmisión sanguínea ha permitido documentar el tiempo transcurrido desde la exposición hasta el desarrollo de la enfermedad. En los primeros estudios, la duración de este periodo se calculó en 27.5 meses. Posteriormente se han hecho cálculos basados en modelos matemáticos, estimando que es de 4.5 años. En diferentes estudios se ha podido determinar la cantidad de sangre necesaria para transmitir la infección, y la eficacia de esta vía. Se ha comprobado transmisión desde volúmenes tan reducidos como 1.4 microlitros de sangre, en casos de punción ocupacional, hasta 400 mililitros en la transfusión de un paquete sanguíneo completo. Pero la eficacia de la transmisión en ambos casos es distinta: mientras que para la transfusión se calcula que es de aproximadamente un 70%, para la punción ocupacional se estima que sea de un 0.7%. Esta diferencia está relacionada en buena medida con el número de partículas virales que contenga el volumen inyectado.

En México se observó en un estudio que los donadores remunerados tenían una prevalencia de infección mucho mayor que los donadores altruistas; ésta era de 7% para los primeros, contra 0.01 a 0.1% para los segundos. Por esta razón se prohibió la comercialización de la sangre en nuestro país.

Uno de los grupos más expuestos es el de los hemofílicos, que en la República Mexicana representa el 1.2% del total de transmisiones, y el 10.6% de los casos de SIDA adquiridos por esta vía. Estos pacientes requieren de múltiples administraciones de factores de la coagulación a lo largo de su vida.

En estudios realizados en México, se ha encontrado una prevalencia de infección del 28% en Monterrey y de 67% en Guadalajara y el Distrito Federal. Ya se dijo con anterioridad que recientemente se ha publicado una serie de artículos sobre la capacidad de transmisión de estos individuos a sus parejas sexuales, que señalan una característica que llama la atención: los hemofílicos transmiten menos la infección a sus parejas, aunque, al igual que en los otros tipos de transmisión, esta capacidad depende de factores como el grado de avance de la enfermedad, el número de exposiciones, el tipo de prácticas, la susceptibilidad de la pareja, etcétera.

En Estados Unidos y Europa, la transmisión sanguínea por compartir agujas entre los drogadictos intravenosos constituye un problema de grandes magnitudes, y después de los homosexuales y bisexuales es el segundo grupo afectado. En Estados Unidos, el porcentaje de casos atribuibles a este mecanismo de transmisión se ha mantenido estable en 17% durante los últimos años. En México, esta vía representa sólo el 0.4%, por ser una práctica poco frecuente.

Es importante señalar que aunque existen otras prácticas que pueden ser vías potenciales de transmisión sanguínea, como los tatuajes, la acupuntura, las clínicas de pedicuristas o de belleza, hasta el momento no se han reportado casos imputables a ellas. La cantidad de sangre y las condiciones en que se realiza este tipo de prácticas determina que no representen un problema para la transmisión del virus.

Por último, la detección de anticuerpos mediante las pruebas de laboratorio disponibles desde 1985 en bancos de sangre, así como las indicaciones más precisas para realizar transfusiones, han reducido significativamente los casos en países como México, donde la detección se realiza en forma obligatoria. Sin embargo, debido al número de transfusiones que se realizaron antes de que se adoptaran estas medidas, todavía se espera que aparezcan muchos casos de SIDA asociados a transfusiones sanguíneas.

TRANSMISIÓN PERINATAL

Este mecanismo tiene particular importancia debido al grupo de edad que afecta, a que es un indicador indirecto de transmisión heterosexual, y a que ha llegado a constituir un problema de salud materno-infantil en algunos países de África y el Caribe.

Desde que se empezaron a reportar los primeros casos en lactantes, hijos de madres seropositivas, se despertó un gran interés por definir este tipo de transmisión y sus factores asociados.

Se acepta que la transmisión del VIH de una madre a su hijo puede ocurrir por tres mecanismos y en tres momentos distintos:

1. Se sopechó de la vía de transmisión transplacentaria desde que empezaron a aparecer los primeros casos en lactantes, debido al periodo relativamente corto en que algunos de ellos desarrollaban SIDA, y al reporte de casos de niños infectados que presentaban una apariencia dismórfica característica, que hacía sospechar la transmisión temprana *in utero*. Se ha podido demostrar infección por VIH en los tejidos de un feto de 15 semanas de gestación, y el virus ha sido aislado de la placenta y el líquido amniótico.
2. Durante el parto, al existir contacto de la sangre materna con la del niño; además, el virus ha sido aislado de las secreciones cervicales y vaginales, por lo que se plantea la posibilidad de que la transmisión ocurra durante el parto. Este mecanismo es difícil de comprobar, ya que la transmisión pudo haber ocurrido anteriormente a través de la placenta.
3. Por lo que se refiere a la transmisión posparto, el primer informe en que se formuló la hipótesis de transmisión por leche materna fue publicado en 1985. Desde entonces han seguido apareciendo informes que documentan esta vía de transmisión. El virus se ha aislado de la fracción celular de la leche en portadoras sanas. Sin embargo, el riesgo de transmisión por la lactancia se desconoce, pero parece ser muy bajo comparado con los anteriores.

Recientemente se ha propuesto cambiar el término "transmisión perinatal" por el de "transmisión vertical", debido a que el primero de ellos se refiere a un corto periodo antes y después del parto, y no existe evidencia que sugiera que sólo en este breve lapso ocurra dicha transmisión. En cambio, el término *vertical* cubre la transmisión que ocurra en cualquier momento del embarazo, el parto o posteriormente al nacimiento.

Existe controversia acerca de cuál es la tasa de transmisión perinatal, y de cuáles son los posibles factores que favorecen que una madre infectada transmita el VIH a su producto.

Se han reportado casos de madres infectadas que dan a luz niños sanos, así como de madres positivas en pruebas de detección de anticuerpos, pero negativas al cultivo, que dan a luz niños infectados que desarrollan la enfermedad. Entre otros factores, esto depende de la evolución de la infección en la madre, y del estado de maduración del sistema inmunológico del niño en el momento en que ocurre la transmisión.

Se han realizado estudios para determinar la eficacia de transmisión de esta vía. Los resultados muestran porcentajes que van del 22 al 91%, aunque es necesario aclarar que las poblaciones estudiadas no son iguales en todos los casos, y que el diagnóstico se basó en diversos criterios, lo cual puede explicar parcialmente las diferencias encontradas.

Para poder definir el efecto que tiene el embarazo en mujeres infectadas, y los factores pronósticos asociados a la evolución clínica en los niños infectados por VIH, se han realizado estudios longitudinales que incluyen el seguimiento de las pacientes de alto riesgo y/o de los niños, desde el punto de vista clínico e inmunológico. Los datos obtenidos sugieren que el embarazo aumenta el riesgo de desarrollar la enfermedad en mujeres infectadas.

La transmisión perinatal en México es todavía incipiente; los primeros casos se reportaron en agosto de 1987, y hasta agosto de 1988 se ha notificado en total 13, que corresponden al 22% de los casos en población infantil. Sin embargo, de los tres mecanismos de transmisión, es el que muestra una curva de crecimiento más acelerada.

Existe gran inquietud por conocer las características particulares que presentan los niños que desarrollarán SIDA para poder predecir su evolución y seleccionar a aquellos que se pueden beneficiar con un tratamiento temprano.

¿POR QUÉ SE AFIRMA QUE NO SE TRANSMITE POR OTRAS VÍAS?

Puesto que se trata de una infección mortal para la que no existen por el momento ni vacuna ni tratamiento efectivos, y en vista de que se transmite por vía sexual y sanguínea, se han tratado de descartar otras vías que al inicio de la epidemia parecían lógicas. El hecho de que se tratara de una enfermedad transmisible asustó —ahora sabemos que injustificadamente— a todos los que sabían de su existencia, pero sobre todo a médicos, enfermeras y a las demás personas que tenían que tratar directamente con los enfermos.

Si se transmitía por sangre, ¿no la transmitirían los mosquitos y otros insectos hematófagos como chinches, pulgas o piojos?; ¿no podría adquirirse en baños, albercas o a través de utensilios al ponerse en contacto con secreciones depositadas allí por personas infectadas?; ¿no la podrían adquirir los niños en la escuela al ser mordidos, por ejemplo, por algun niño infectado?; y en los hospitales, los pinchazos accidentales, el contacto con sangre, heces y otras secreciones de los enfermos ¿no serían formas de adquirirla? El pánico empezó a extenderse y con él los estudios para conocer si este tipo de transmisión realmente existía.

Es importante mencionar que las características epidemiológicas empezaban a apuntar claramente a que esto no era así. Si los mosquitos sirvieran como vectores para la transmisión, ¿por qué no aumentaba el número de casos entre niños y ancianos?; ¿por qué no en población sin prácticas de alto riesgo?

Las investigaciones de laboratorio permitieron conocer los fluidos corporales en los que se encuentra el virus: sangre, semen, secreciones vaginales, leche, saliva, orina, lágrimas, líquido cefalorraquídeo. Esto apoyaba, al menos teóricamente, que la infección podía transmitirse por contacto casual, al besarse, al convivir cotidianamente con un individuo infectado y compartir el baño, la ropa o los utensilios. Sin embargo, las investigaciones de laboratorio también mostraron que la concentración del virus era muchas veces menor en saliva que en sangre o semen, y también mucho menor en lágrimas y en orina. Asimismo se demostró que algunas sustancias presentes en la saliva son capaces de inactivar al virus.

En un artículo reciente publicado en la revista *JAMA* en 1988 ("Do alternate modes for transmission of human immunodeficiency virus exist"?), el autor hace una revisión de 66 publicaciones científicas referentes al tema, sobre las posibles vías alternas de transmisión del virus, concluyendo que éstas no existen.

Ya se mencionó la extraordinaria labilidad del virus. Si se le compara con otro virus, por ejemplo el virus de la hepatitis B (enfermedad que se transmite de manera prácticamente idéntica a la infección por VIH), aquél tiene una resistencia mucho mayor a las condiciones medioambientales. La transmisión es más efectiva cuando el virus se encuentra en el interior de células infectadas, y para transmitirse éstas, se requiere de contacto directo con fluidos que las contengan.

Algo digno de ser mencionado es la creencia de mucha gente de que donar sangre es un factor de riesgo para adquirir la infección. Puesto que se ha hablado mucho del riesgo que implica recibir una transfusión sanguínea con sangre contaminada, esta gente piensa que donarla también lo implica. Esto no es así porque para extraer la sangre del donador se utiliza equipo estéril desechable, que es lo único con lo que el donador entra en contacto.

LOS MECANISMOS DE TRANSMISIÓN Y LAS MEDIDAS PREVENTIVAS

De los tres mecanismos de transmisión del SIDA aceptados, el sexual es sin duda el que se asocia a un mayor número de casos y, desgraciadamente, el que mayores problemas preventivos plantea, puesto que para prevenirlo se necesita modificar hábitos y costumbres profundamente arraigadas, que se relacionan con lo más íntimo del ser humano: su sexualidad.

La transmisión sanguínea, al menos la que se asocia a transfusiones, en teoría puede desaparecer por completo. De hecho, la disminución de casos atribuibles a esta vía ha sido notable gracias a las medidas que se han adoptado: la obligatoriedad en la realización de la prueba de detección de anticuerpos en bancos de sangre, y la prohibición del comercio de la sangre. La prevención de la transmisión por drogadicción intravenosa plantea serios problemas, pero por fortuna es muy poco frecuente en nuestro país.

Por último, la prevención de la transmisión madre a hijo sólo será efectiva en tanto sea efectiva la de la transmisión sexual, puesto que la mayoría de las mujeres en México adquiere la infección por esta vía.

BIBLIOGRAFÍA

Biagi, E. *Un sol maligno, SIDA*. Madrid. Edit. Mondadori, S.A., 1988.

Blattner, W., Gallo, R.C., Temin, H.M. "HIV causes AIDS". *Science*, vol. 241, 1988.

Brunet, J.B., Des Jarlais, D.C., Koch, M.A. "Report on the European Community Workshop on Epidemiology of HIV infections: spread among intravenous drug abusers and the heterosexual population." *AIDS*, vol. 1, 1987, pp. 50-61.

Curran, J.W., Jaffe, H.W., Hardy. A.M. *et al*. "Epidemiology of HIV infection and AIDS in the United States". *Science*, vol. 239, 1988, pp. 610-616.

Davis, M.K. "Vertical transmission of HIV". *JAMA*, vol. 260, 1988, pp. 30-31.

Des Jaslais, D.C., Friedman S.R., Stoneburner, R.L. "HIV infection and intravenous drug use: critical issues in transmission dynamics, infection outcomes, and prevention". *Rev. Infect. Dis*., vol. 10, 1988, pp. 151-158.

Duesberg, P.H. "Duesberg's response to Blattner and colleagues". *Science*, vol. 241, 1988, pp. 515-517.

Friedland, G.H., Klein, R.S. "Transmission of the human immunodeficiency virus: an update review". *N. Engl. J. Med*., vol. 317, 1987, pp. 1125-1135.

_____"HIV infection, breastfeeding, and human milk banking". *Lancet*, vol. 2, 1988, pp. 143-144.

Levy, J.A. "The transmission of AIDS: The case of the infected cell". *JAMA*, vol. 259, 1988, pp. 3037-3038.

Lifson, A.L. "Do alternate modes for transmission of human immunodeficiency virus exist? A review". *JAMA*, vol. 259, 1988, pp. 1353-1356.

Padian, N.S. "Heterosexual transmission of acquired immunodeficiency syndrome: International perspectives and national projections". *Rev. Infect. Dis*., vol. 9, 1987 pp. 947-960.

Papadopulos-Eleopulos, E. "Reappraisal of AIDS — Is the oxidation induced by the risk factors the primary cause?" *Medical Hypotheses*, vol. 25, 1988, pp. 151-162.

Peterman, T.A., Stoneburner, R.L., Allen, J.R., Jaffe, H.W., Curran, J.W. "Risk of human immunodeficiency virus transmission from heterosexual adults with transfusion-associated infection". *JAMA*, vol. 259, 1988, pp. 55-58.

Piot, P., Plummer, F.A., Mhalu, F.S., *et al*. "AIDS: an international perspective". *Science*, vol. 293, 1988, pp. 573-579.

Sepúlveda, J., Valdespino, J.L., García García, M.L. *et al*. "Características epidemiológicas y congnoscitivas de la transmisión del VIH en México". *Salud Pública de México*, vol. 30, 1988, pp. 513-527.

_____"Transmisión perinatal del VIH". *SIDA*, vol.1, 1987, pp.150-160.

_____"Transmisión del SIDA por sangre y hemoderivados". *SIDA*, vol. 1, 1987, pp. 41-46.

——— "Transmisión sexual". *SIDA*, vol. 2, 1988, pp. 231-241.

Simonsen, J.N., Cameron, D.W., Gakinya, M.N. *et al.* "Human immunodeficiency virus infection among men with sexually transmitted diseases". *N. Engl. J. Med.*, vol. 319, 1988, pp. 274-278.

Van de Perne, P., Jacobs. D., Sprecher-Goldberg, S. "The later condom, and efficient barrier against sexual transmission of AIDS-related viruses". *AIDS*, vol. 1, 1987, pp. 49-52.

Word, R. "Mainstream scientists confront unorthodox view of AIDS". *Nature*, vol. 332, 1988.

XIII. DISTRIBUCIÓN DE LA EPIDEMIA DEL SIDA

José Luis Valdespino
Ma. de Lourdes García
José Antonio Izazola

Los médicos epidemiólogos escribimos comúnmente de números de casos de padecimientos, incluyendo al SIDA; debemos tener presente que cada cifra representa seres humanos y enfermos que merecen nuestro mayor respeto y comprensión.

INDICADORES DE LA DISTRIBUCIÓN DE LA INFECCIÓN POR VIH Y EL SIDA, Y DINÁMICA DE TRANSMISIÓN

LA DISTRIBUCIÓN y frecuencia de los infectados por el VIH y de los enfermos de SIDA en las poblaciones y áreas geográficas, así como su evolución en el tiempo, dependen de factores psicológicos y sociales, además de las características biológicas de la interacción entre este virus y el hombre.

Para determinar la magnitud y distribución de cualquier enfermedad infecciosa es necesario conocer: 1) El número de personas que están *infectadas*. 2) Cuántas son capaces de transmitir la infección a otras personas (*infectantes*). 3) Cuántos infectados tienen manifestaciones clínicas (*casos* o *enfermos*). 4) Las *muertes* por esta causa.

La infección por VIH tiene la particularidad de que las personas infectadas son al mismo tiempo infectantes. Esta característica de la historia natural tiene repercusiones sobre la dinámica de transmisión, especialmente si se considera el largo periodo asintomático antes del inicio de la infección (en adultos, un promedio de 8-10 años).

Como casos de SIDA se tienen aquellos que reúnen los criterios de inmunodeficiencia (infecciones o cánceres secundarios), enfermedad constitucional (diarrea, fiebre y pérdida de peso) o enfermedad neurológica (demencia, encefalitis, otras). Las muertes por SIDA son registradas a partir de los certificados de defunción.

En este capítulo se presentan aspectos sobre la distribución y frecuencia de la infección por VIH y del SIDA. La frecuencia de infección se manejará como "porcentaje de personas infectadas en un grupo determinado" o como "prevalencia de la infección". El análisis de los casos se hará en porcentajes o en tasas (número de casos entre una población determinada); la letalidad de la enfermedad se presentará como el porcentaje de muertos entre los enfermos, y la tasa de mortalidad como las muertes por esta causa entre la población.

La descripción del SIDA en un contexto mundial es otro de los temas que se desarrollarán en este capítulo, para posteriormente centrar la atención en la situación que prevalece actualmente en América Latina y en México.

A partir de la dinámica de transmisión del VIH/SIDA, se clasifica a la población en cuatro grupos de individuos: primero, todos aquellos que son susceptibles de adquirir la infección por VIH; para fines prácticos, todos los seres humanos se pueden considerar dentro de este grupo. Otro grupo aglutinaría a los individuos expuestos al riesgo de transmisión, ya sea de tipo sexual, sanguíneo o perinatal. Algunas personas pertenecen a este grupo en forma permanente, como los hemofílicos o los homosexuales promiscuos, mientras que otros ingresan en forma transitoria, es el caso de los monotransfundidos y los heterosexuales no monógamos.

No existen grupos de alto riesgo, sino prácticas (sexuales o de drogadicción intravenosa) o circunstancias de alto riesgo. Los hemofílicos, los receptores de sangre (antes de la detección del VIH) y los recién nacidos de mujeres infectadas corresponderían a esta última clasificación.

El tercer grupo lo constituyen los individuos infectados; se puede conocer su frecuencia a través de encuestas de prevalencia de infección o mediante estudios longitudinales. Finalmente, se concentran en el cuarto grupo los que ya presentan manifestaciones clínicas, identificados como casos de SIDA (cuadro 21).

El riesgo de transmisión en una población depende del número de individuos con prácticas riesgosas de tipo sexual (homosexual en varones, bisexual en varones y heterosexual en ambos sexos), de tipo sanguíneo (transfusión, punción accidental o voluntaria, administración de hemoderivados, etcétera) y perinatal.

La probabilidad de infección en los expuestos al riesgo está estrechamente vinculada a la eficacia de transmisión, que en el caso de transfundidos y mujeres embarazadas es cercana al 50%; frente a la transmisión sexual, que es más reducida porque en ella intervienen otros factores como número de compañeros sexuales, frecuencia del uso de condón, prevalencia de infección por VIH en las parejas potenciales y tipo de prácticas sexuales.

CUADRO 21. *Relación entre la historia natural y la epidemiología*

susceptibles	población expuesta al riego de trasmisión	infectado por VIH	enfermo de SIDA		muerte por SIDA
	porcentaje de población riesgo	porcentaje infectado infectantes	tasa morbilidad	porcentaje letalidad	tasa de mortalidad

La tasa de progresión de la enfermedad en los infectados ha sido documentada en una cohorte de homosexuales de San Francisco. De acuerdo con esta investigación, a los cinco años el 10% de los individuos estudiados cursó con SIDA; un decenio después, la cifra se había elevado a un 36%. La presencia de cofactores y el efecto de la infección por VIH contribuyen a acelerar la tasa de progresión.

HISTORIA DE LA EPIDEMIA DEL SIDA EN EL MUNDO Y EN MÉXICO

La historia del SIDA es breve (menos de diez años), aunque oficialmente su inicio data de junio de 1981, cuando se notificaron en Los Ángeles, California, cinco casos de neumonía por *Pneumocystis carinii* en hombres jóvenes homosexuales. Este microbio usualmente sólo afecta a personas con deficiencia en su respuesta inmunológica. Un mes después se reportaron 26 casos de sarcoma de Kaposi asociado a neumonía por *P. carinii* en hombres homosexuales de Nueva York y California. La aparición de infecciones oportunistas y cánceres en estos pacientes que ya presentaban deficiencia de la respuesta inmunológica hizo pensar en una nueva (adquirida) inmunodeficiencia, de etiología desconocida.

Para mediados de 1982, se tenía la fuerte sospecha de que la causa de la inmunodeficiencia aquirida era un virus trasmitido mediante relaciones homosexuales.

En septiembre de ese mismo año, los Centros para el Control de Enfermedades de los Estados Unidos formularon la primera definición operacional de caso del síndrome de inmunodeficiencia adquirida, para fines de notificación epidemiológica. Entre 1982 y 1983, se sospechó que este virus también se transmitía por vía sanguínea en hemofílicos, drogadictos intravenosos y receptores de transfusión. Los casos de infección en recién nacidos confirmaron la transmisión de tipo perinatal.

En el Instituto Pasteur de París, Francia, en mayo de 1983, el grupo de Luc Montagnier logró aislar el agente de SIDA, identificándolo como virus asociado a la linfadenopatía (LAV, siglas en inglés). A finales de 1983, se habían reportado 3 000 casos a nivel mundial.

En mayo de 1984, en el Instituto Nacional de Cáncer de los Estados Unidos, el doctor Robert Gallo y colaboradores aislaron de pacientes con SIDA un virus al que denominaron HTLV-III (virus linfotrópico T humano tipo-III). Previamente, este grupo había aislado otros dos retrovirus humanos. Para esta etapa, ya se sospechaba la transmisión del virus en relaciones heterosexuales.

En 1985 se inician las pruebas serológicas para detección de anticuerpos contra VIH en los bancos de sangre de los Estados Unidos. Cuando terminó ese año, ya sumaban más de 24 000 los casos.

En 1986 un comité de taxónomos de la Organización Mundial de la Salud (OMS) propuso utilizar una sola denominación para el virus causante del SIDA: virus de la inmunodeficiencia humana, cuyas siglas en español son VIH. Este nombre sustituyó a los anteriores (LAV, HTLV-III y otros). A diciembre de 1987, se habían notificado 73 747 casos de SIDA en 129 países del mundo.

La historia del SIDA en México se puede resumir de la siguiente manera: los primeros casos fueron diagnosticados en 1983, en extranjeros residentes en este país. En 1985, se inicia en los bancos de sangre, la utilización de pruebas serológicas en donadores, lo que permitió determinar la magnitud de la infección. En mayo de 1986 se publicó la ley que establece la obligación de practicar pruebas en todos los donadores de sangre. Ese mes cerró con 134 casos de SIDA.

Para diciembre, ya eran 226 los casos. El Consejo de Salubridad General establece entonces que el SIDA es una enfermedad objeto de vigilancia epidemiológica, y que debía ser notificada en forma inmediata y obligatoria. En mayo de 1987, los casos sumaban 487. Entonces se hicieron modificaciones a la Ley General de Salud. Fundamentalmente se ratificó la obligación de notificar de inmediato los casos de SIDA y de seropositivos, y se prohibió la comercialización de la sangre.

DISTRIBUCIÓN DEL SIDA

Situación en el mundo

Hasta el 1o. de agosto de 1988 se han reportado a la Organización Mundial de la Salud, 108 176 casos de SIDA en 138 países del mundo: 73% en América (40 países); 14% en África (45); 12% en Europa (28); sólo un 1% en Asia y Oceanía (25). La propia OMS estima que, debido al subregistro de muchos países, el número de casos acumulados de SIDA es de un cuarto de millón; asimismo, se supone que existen entre 5 a 10 millones de personas infectadas por VIH, por lo que se pronostica la aparición de un millón de nuevos casos durante los próximos cinco años (véase el mapamundi).

Situación en América

Se han notificado 74 735 casos en este Continente, de los cuales 68 540 corresponden a Norteamérica: 66 747 se ubican en Estados Unidos y 1 793 en Canadá. México ha reportado 1 628. Los siete países centroamericanos tienen registrados, en conjunto, 277, concentrados principalmente en Honduras (109), Costa Rica (57), Panamá (47) y Guatemala (34). En los veinticinco países del Caribe, la enfermedad se distribuye así: en total, 2 810 casos; 1 374 en Haití, 504 en República Dominicana, 269 en Trinidad y Tobago, 188 en las Bahamas y 113 en la Guayana Francesa.

En Sudamérica, los casos suman 3 668: Brasil tiene 2 956, Colombia 174, Argentina 163, Venezuela 140, Perú 81, Chile 77, Ecuador 43, Uruguay 20, Paraguay 8 y Bolivia 6.

Figura 45

CASOS DE SIDA EN EL MUNDO
(31 de julio de 1988)

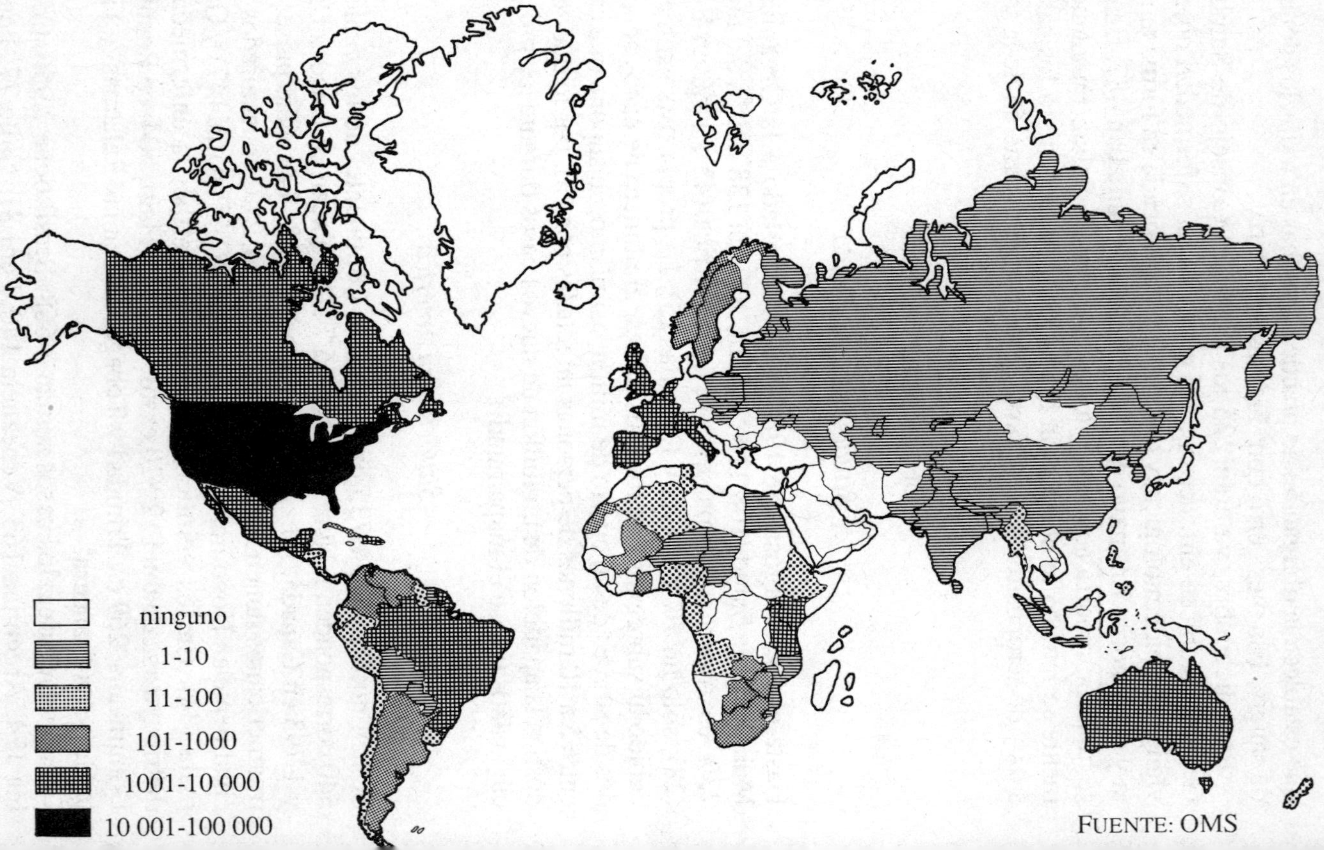

FUENTE: OMS

Situación en Estados Unidos

Los 66 747 casos se localizan principalmente en Nueva York, San Francisco, Los Ángeles, Houston y Nueva Jersey. Una tercera parte corresponde a los cuatro estados que tienen frontera con México. El 63% son hombres homosexuales y bisexuales, y 19%, drogadictos intravenosos. El resto se relaciona con otras categorías de transmisión.

Situación en Brasil

Brasil ha notificado cerca de 3 000 casos de SIDA, los cuales se concentran en el sureste en Sao Paulo y Río de Janeiro. El 50% ha ocurrido en homosexuales, 24% en bisexuales, 7% en drogadictos intravenosos, 5% en contactos heterosexuales y el resto en otras categorías de transmisión.

COMPORTAMIENTO DEL SIDA/VIH EN DIFERENTES REGIONES (PATRONES DE TRANSMISIÓN DEL SIDA EN EL MUNDO)

La transmisión del virus del SIDA en el mundo ha sido diferente en cada región, y se puede resumir en cuatro patrones.

Patrón de transmisión en algunas regiones de África y el Caribe

En África, los primeros casos aparecieron a principios de los setenta, bajo un clima de problemas sociopolíticos graves, con fenómenos migratorios importantes, y dificultades económicas que agudizaron la falta de infraestructura sanitaria. De acuerdo con las encuestas serológicas, la transmisión es elevada, y ocurre principalmente por contacto heterosexual. En algunas regiones de este continente, hasta el 70% de las mujeres que se dedican a la prostitución están infectadas. La transmisión por transfusión sanguínea constituye un problema de salud pública importante, y no existe posibilidad de controlarlo en el corto plazo. La transmisión perinatal es también frecuente, y en algunas áreas específicas entre el 5 y el 15% de las mujeres en edad reproductiva están infectadas. La frecuencia de casos entre hombres y mujeres es semejante.

Existen escasos estudios sobre la repercusión del SIDA en el panorama de morbilidad y mortalidad de estas regiones. Los datos disponibles indican que la incidencia anual es de un caso por cada 1 000 adultos. Por otro lado, ha cesado la tendencia descendente de la mortalidad infantil. Las causas más importantes de morbilidad y mortalidad continúan siendo las diarreas, la desnutrición, el paludismo, y ahora a estos problemas se ha agregado el SIDA, el cual se está diseminando de áreas urbanas a rurales.

El caso de los países del Caribe es muy similar; Haití y República Dominicana son los países más afectados.

Patrón de transmisión en Estados Unidos y Europa Occidental

Se registraron los primeros casos a finales de los años setenta. La prevalencia de infección es elevada dentro de grupos con prácticas de alto riesgo, y la transmisión ocurre, principalmente, en hombres homosexuales y en drogadictos intravenosos. La transmisión en transfundidos ya ha sido controlada, y la perinatal es incipiente en áreas hiperendémicas. Por cada diez casos en hombres, se tiene uno en mujeres. La notificación es elevada; esto se debe a la frecuencia misma y a la cobertura e infraestructura de los servicios de salud. Se ha observado una tendencia ascendente en casos de SIDA, y también se han comprobado sus efectos en la mortalidad, sobre todo en hombres adultos de algunas ciudades de alta endemia, como Nueva York y San Francisco.

Patrón de transmisión en América Latina, excepto el Caribe

En esta región la transmisión se inició a principios de los ochenta. La prevalencia es moderada en grupos con prácticas de alto riesgo, entre hombres homosexuales y bisexuales, quienes constituyen el puente para la transmisión heterosexual. En pacientes trasfundidos, ésta es importante; en algunos países aún no está controlanda. La proporción de casos de SIDA en drogadictos intravenosos es menor a la reportada en Estados Unidos y Europa. La transmisión perinatal es poco frecuente. En cuanto a la relación de casos de SIDA por sexo, ésta es de 14 a 20 casos en hombres, por uno en mujeres. Por el momento, la distribución del VIH está circunscrita a las grandes ciudades.

Patrón de transmisión en Asia y Oceanía

El inicio de la transmisión se ubica entre principios y mediados de los ochenta. La prevalencia de la infección es incipiente en grupos con prácticas de alto riesgo. El virus se transmite en forma reducida entre homosexuales, prostitutas y usuarios de drogas intravenosas. No existen datos de transmisión por hemoderivados, y la perinatal no representa un problema importante en esta región.

Estos patrones dependen, entre otros factores, de los siguientes: 1) El periodo transcurrido desde la introducción del VIH en una población determinada. 2) Las condiciones sociales de la población, incluyendo los fenómenos migratorios. 3) Los hábitos y costumbres sexuales (educación sexual, frecuencia y características de promiscuidad sexual, prostitución, heterosexualidad, bisexualidad, homosexualidad y otros aspectos). 4) Otros hábitos y costumbres (drogadicción intravenosa, escarificación, otros). 5) La infraestructura sanitaria y educativa y la capacidad de respuesta de la sociedad ante la epidemia (algunos países con infraestructura sanitaria adecuada han podido detectar la epidemia en forma temprana, y modificar su comportamiento, especialmente cuando disminuye la transmisión por sangre y hemoderivados). 6) Ciertos cofactores que están asociados a la frecuencia y características de algunas enfermedades infecciosas endémicas de las diferentes regiones, como tuberculosis, infecciones gastrointestinales, enfermedades de transmisión sexual o parasitosis.

Los patrones epidemiológicos ya descritos son de utilidad para analizar los factores que explican globalmente la transmisión del VIH en el interior de cada continente y país. Finalmente, se debe considerar que la distribución del SIDA es el resultado de epidemias que se sobreponen unas a otras en un rápido crecimiento.

SITUACIÓN DEL SIDA EN MÉXICO

México ocupa el decimocuarto lugar en cuanto a número de casos a nivel mundial, y el cuarto en América. Hasta el 1o. de agosto de 1988, se han notificado 1 628 casos de SIDA.

La tendencia de los casos es ascendente en todas las entidades del país; no obstante, en el Distrito Federal se concentran 552 casos (34%), con una tasa de incidencia acumulada de 55 casos por millón de habitantes. El 66% restante está distribuido en la provincia, y muestra una tendencia más acelerada que en el Distrito Federal. Los estados de la región norte del país concentran el 15.9%, con tasas de 39.1 casos por millón de habitantes en Baja California, hasta 7.5 en Sonora. En conjunto, en las entidades colindantes con Estados Unidos se han reportado 258 casos, con una tasa de 20.7. En la región centro occidente hay 399 casos, que representan el 24.7%; su tasa es de 20.9 por millón de habitantes. Jalisco tiene 227 (particularmente Guadalajara), y su tasa es de 45.6, muy cercana a la del Distrito Federal. La región centro oriente ha notificado 293 casos (18.1%), con una tasa de 10.4, de los cuales el Estado de México concentra 125, correspondiéndole una tasa de 12.3. En los estados de la región sur, únicamente se han registrado 95 casos (5.9%), cuya tasa es 11.4. Las entidades con mayor riesgo de SIDA expresado en tasas son el Distrito Federal, Jalisco, Baja California, Morelos, Coahuila y Yucatán (véase la figura 46).

Del total de casos de SIDA, 1 487 (91.3%) corresponden a hombres, y 141 (8.7%) a mujeres; la relación es de 10.5 a 1. Entre mayores de 65 años y menores de 15, ésta es de 2 a 1 y de 4 a 1, respectivamente. Del total de casos, el 66.5% se notificó en el grupo de 25 a 44 años, el 13.6% en adultos jóvenes (de 15 a 24 años), y 13.0% corresponde al grupo de 45 a 64 años

Se ha reportado más de un caso de SIDA por cada 10 000 hombres, en el grupo de 25 a 44 años; en cambio, sólo hubo 9 casos por cada millón de mujeres, en este mismo grupo. El riesgo de tener SIDA es 2.5 veces mayor en hombres de 25 a 44 años, y 1.3 veces en los de 45 a 64, en relación al total de la población masculina. Los sujetos menores de 15 años, tanto hombres como mujeres, son los de menor riesgo; de este grupo se han reportado 60 casos, que representan el 3.7%.

De acuerdo con los 844 casos de SIDA de los que se conoce la ocupación, la enfermedad afecta principalmente a trabajadores de servicios públicos o personales (meseros, estilistas, aeromozos y otros), con 17.4%; empleados administrativos (15.6%); profesionistas (8.5%); trabajadores de la educación (7.9%) y estudiantes (6.2%); comerciantes o vendedores (5.8%); obreros industriales (6.9%), amas de casa (5.6%); trabajadores de la salud (5.1%); artistas y deportistas (4.3%). La población urbana de estrato socioeconómico medio y alto, sigue siendo la más afectada. Sólo el 2.4% de los casos se ha reportado en campesinos.

Figura 46

Casos de sida en México por incidencia acumulada
(1o. de agosto de 1988)

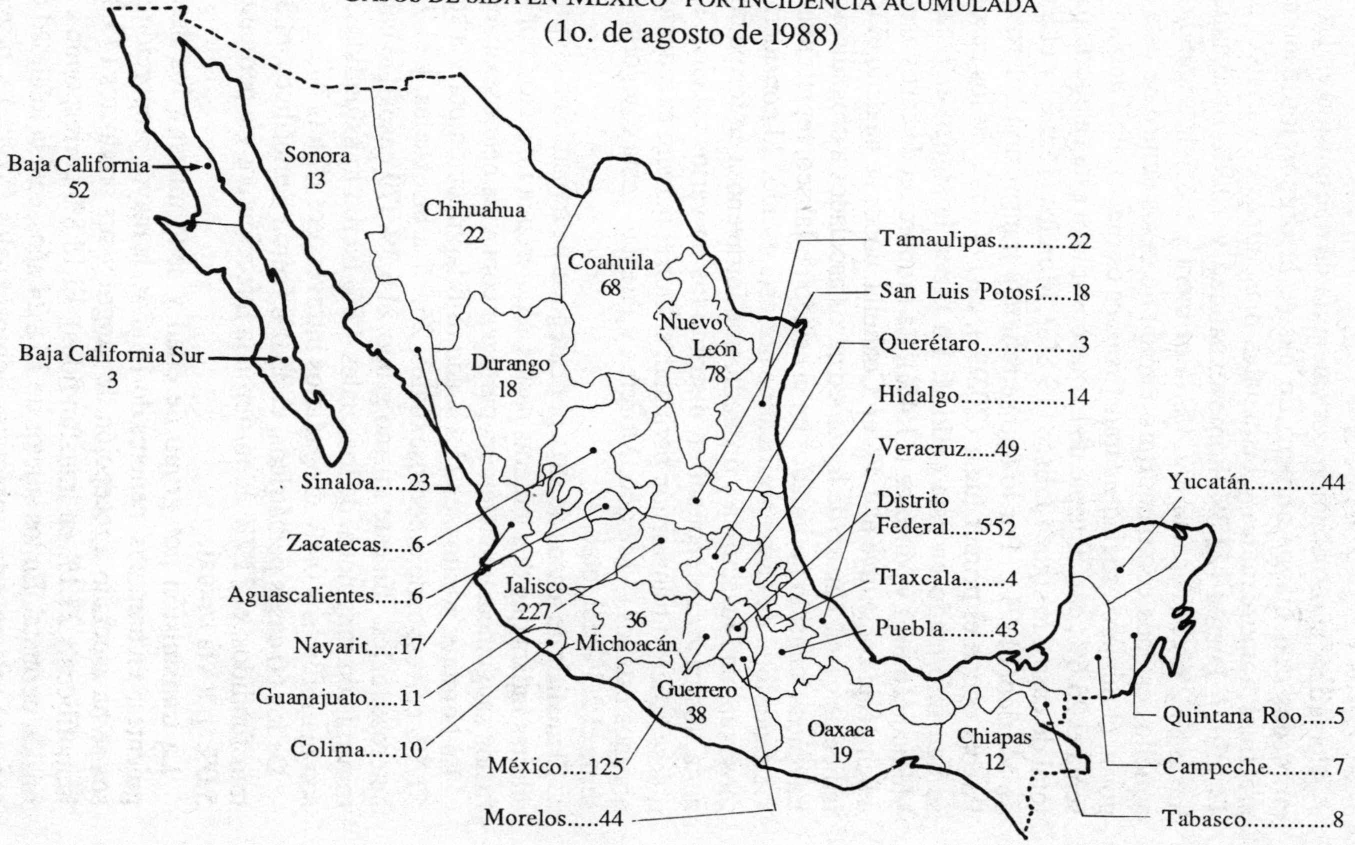

Al analizar la distribución por categoría de transmisión en las diez entidades con mayor número de casos, la proporción asociada a prácticas homosexuales y bisexuales masculinas es variable, desde 44.2% en Puebla (23.3% homosexualidad y 20.9% bisexualidad), hasta 84.2% en Yucatán (77.3% la primera y 6.8% la segunda). En aquellos estados con menor proporción de casos dentro de esta categoría, el número asociado a transfusiones es mayor: en Puebla representa el 25.6%, casi el triple de lo que constituye esta categoría para el total de casos; le siguen Jalisco (19.8%), Morelos (15.9%) y el Estado de México(14.4%). Por lo que se refiere a transmisión heterosexual, Puebla ocupa el primer lugar (20.9%), casi el doble de los casos que se han informado en esta entidad. En orden le siguen el Estado de México (16.8%) y Morelos (11.4%). La proporción de casos asociada a hemofilia constituye el 7.4% en Coahuila, donde se ha dado el mayor índice de casos. Cuatro de los cinco casos asociados a drogadicción intravenosa han sido notificados en el estado de Jalisco, representando el 1.8% del total de casos notificados por este estado. Al considerar homosexualidad masculina y drogadicción intravenosa en forma combinada, los casos se encuentran distribuidos en varios estados. Por lo que se refiere a transmisión perinatal, si bien el número es reducido, en algunos estados —México, Morelos y Puebla— esta categoría representa el 2.3% del total.

El análisis de casos de SIDA por categoría de transmisión en mujeres adultas indica que dos terceras partes adquieren la infección por transfusión sanguínea, y una tercera parte por contactos heterosexuales.

En hombres adultos, el 92.4% adquirió la infección por vía sexual: 57.5% corresponde a homosexuales, 25.9% a bisexuales, y el 9.0% a heterosexuales. En este mismo grupo, el 6.3% (79 casos), lo causó la transmisión sanguínea, de los cuales 4.6% fueron transfundidos, 1.3% son hemofílicos y 0.4% drogadictos intravenosos (figura 47).

De los 60 casos pediátricos, el 35.0% fueron hemofílicos, el 31.7% transfundidos; el 21.7% adquirieron la infección por vía perinatal, y el 5.0% por vía sexual.

La transmisión por grupo de edad y sexo muestra los datos siguientes: en hombres menores de 15 años, la mayor proporción de casos se ha asociado a recepción de sangre y sus productos (43.8% en hemofílicos y 27.1% en transfundidos). El 18.8% corresponde a transmisión perinatal. En los sujetos de 15 a 24 años, casi la totalidad de casos está relacionada a prácticas homosexuales (52.8%) y bisexuales

(20.0%). La proporción de casos por recepción de sangre o sus productos (4.1% en transfundidos y 3.1% en hemofílicos) es mayor que la asociada a la vía heterosexual (5.6%). En este grupo de edad se presenta el mayor número de casos cuya causa fue la drogadicción intravenosa (1.5%). En los sujetos entre 25 y 44 años, la proporción vinculada a prácticas homosexuales (53.0%) y bisexuales (23.0%) ocupa el primer lugar. En este grupo de edad, la transmisión heterosexual es proporcionalmente más alta (8.6%) que la relativa a transfundidos (2.9%) y a hemofílicos (0.8%). Igual que los dos grupos anteriores, en los hombres de 45 a 64 años, el número referente a prácticas homosexuales y bisexuales es el más alto (42.3% y 27%, respectivamente), mientras que el asociado a transmisión heterosexual (7.7%) es casi equivalente al de recepción de sangre y sus productos (transfundidos 7.7% y hemofílicos 0.5%). En los mayores de 64 años, el primer lugar lo ocupan los transfundidos (45.5%); frente a esta proporción, los casos debidos a prácticas homosexuales y bisexuales (9.1% y 18.2%, en ese orden) y a hemofilia (9.1%) son menos numerosos. En hombres, la transmisión sexual ocurre, sobre todo, dentro del grupo sexualmente activo; la sanguínea se observa particularmente en los menores de 15 años y mayores de 65.

Con las mujeres, la situación es diferente. En todos los grupos de edad, los casos asociados a transfusión ocupan el primer lugar, de 50% en las menores de 15 años, hasta 100% en las mayores de 64. En las primeras, la transmisión perinatal ocupa el segundo lugar (33.3%). En adolescentes y adultas, la transmisión heterosexual representa un mayor porcentaje.

En cuanto a las instituciones notificantes, el 44.2% (720 casos) ha sido presentado por el IMSS; 33.4% (544), por la SSA; 10.9% (177), por el ISSSTE; y 11.5% (187), por otras instituciones.

Por lo que se refiere al estado actual de los pacientes, el 60.7% (989 casos) continúa vivo, y el 30.3% (494 casos) ha fallecido. Se desconoce el estado actual de 145 pacientes.

En los casos de SIDA en México, las entidades clínicas presentes al momento de la notificación son neumonía por *P. carinii* (13%), otras infecciones (55%), sarcoma de Kaposi (9%) y dos o más entidades clínicas (23%). Es decir, las infecciones diferentes a neumonía por *P. carinii* ocupan el primer lugar en frecuencia. Los microbios identificados más frecuentes fueron *Candida*, *P. carinii*, *M. tuberculosis*, herpes simple, herpes zoster y *Cryptosporidium*. La proporción de pa-

Figura 47

CASOS DE SIDA EN MÉXICO
HASTA EL 1o. DE AGOSTO DE 1988
(por categoría de transmisión y sexo en adultos)

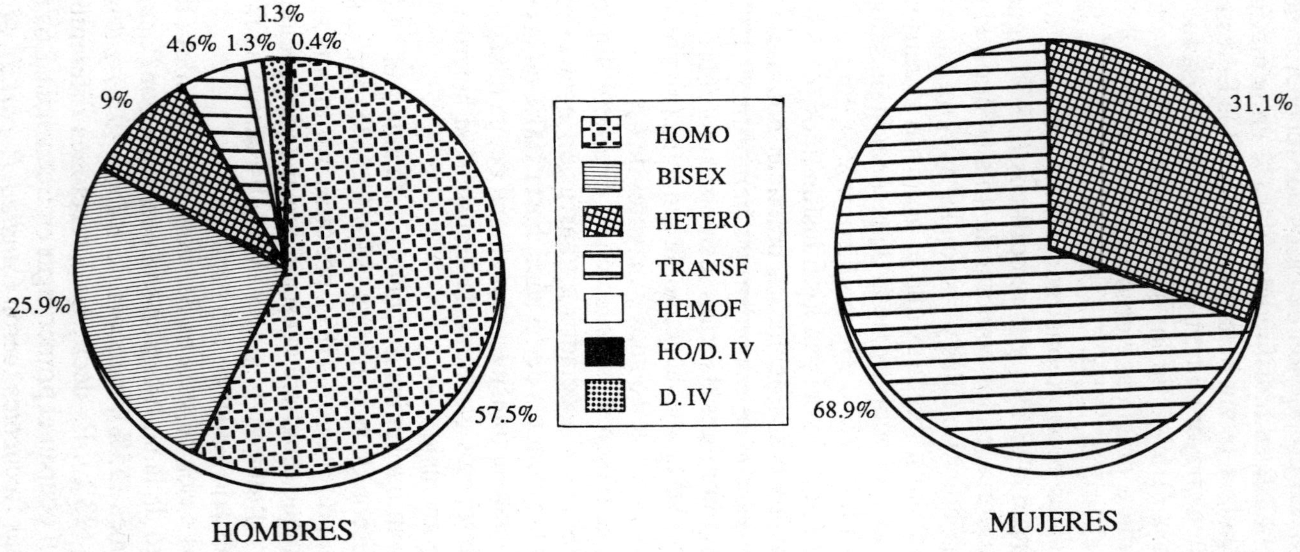

Se desconoce la categoría de transmisión en 172 hombres y 10 mujeres.

cientes con sarcoma de Kaposi ha disminuido del 17% al 7%. En los hospitales de este país la sobrevida es de solamente 11 meses a partir del diagnóstico.

El SIDA y la infección por VIH en grupos específicos

En los párrafos siguientes se describe la situación de la infección por VIH y el SIDA en México, en homosexuales, prostitutas, hemofílicos, prisioneros y drogadictos intravenosos.

Hombres homosexuales y bisexuales

Los primeros casos notificados en 1983, correspondieron a hombres homosexuales. A la fecha ascienden a la cantidad de 731 (44.9%). Este grupo desempeña un papel importante en la transmisión a hombres bisexuales, que representan el segundo grupo en frecuencia, con 328 casos (20.1%). Debido a que esta cifra es particularmente elevada en nuestro medio, dichos casos representan un puente para la transmisión entre los hombres homosexuales y la heterosexual hacia las mujeres, que en nuestro medio suman 37 (2.2% del total); a su vez, los hombres compañeros sexuales de las mujeres infectadas representan el 7.0% (114 casos reportados).

En México, al igual que en Estados Unidos y Europa, el grupo de mayor riesgo de infección por VIH es el de hombres homosexuales, aunque los bisexuales también constituyen un grupo de alto riesgo. Desde 1985 se han realizado encuestas seroepidemiológicas para ambos grupos en seis ciudades de la República Mexicana (Distrito Federal, Guadalajara, Monterrey, Tijuana, Acapulco y Mérida). La prevalencia de la infección ha variado desde 1% en Monterrey, hasta 31% en el Distrito Federal.

Estas encuestas se han efectuado en individuos que confidencial, anónima y voluntariamente aceptaron participar en el estudio; sin embargo, no se pueden extrapolar los datos a la población de hombres homosexuales o bisexuales, debido a que existe el sesgo de autoselección de los individuos. Es probable que estas tasas sobreestimen la prevalencia real de infección en este grupo, ya que al estudio ingresan individuos con mayor exposición al riesgo. En el Distrito Federal la tasa es semejante a la reportada en Los Ángeles y en Seattle en 1985, e inferior a la descrita para San Francisco, de acuerdo con los informes actuales.

En un estudio realizado por Izazola y colaboradores en 312 hombres con prácticas homosexuales, el 56.7% manifestó haber tenido prácticas heterosexuales; un 13.2% había experimentado un promedio de 2.56 relaciones en los últimos cuatro meses. El 82% informó como estado civil, soltero, y el 17.9% casado; 17.6% había vivido en unión libre con una mujer en alguna ocasión. Por lo tanto, un total de 35.5% estuvo o está viviendo en pareja heterosexual. La edad promedio de la primera relación con una mujer es de 18.3 años, y el promedio del total de mujeres diferentes con las que han tenido relación sexual es de 18.0. Un 30.5% de los que han tenido relaciones heterosexuales ha sido con prostitutas. El 100% manifestó haber tenido coito vaginal; rectal, el 20.34%; y 20.34% depositó semen en la boca de las mujeres, cuando éstas le realizaban *fellatio*.

La edad promedio de inicio de relaciones homosexuales fue de 16.9 años; en este periodo tuvieron relaciones sexuales con 19.5 personas diferentes en promedio. El rango referido de personas diferentes con las que se han tenido relaciones homosexuales en toda la vida varía de 1 a 5 000 aproximadamente, siendo el promedio de 262. 76.9% de los entrevistados dijo haber participado en alguna relación homosexual estable, definida ésta si su duración es mayor de cuatro meses.

El 35.6% asiste a baños de vapor donde se mantienen relaciones sexuales. El 72.4% asiste a bares "gay" 3.42 veces mensuales en promedio. El 17.3% generalmente tiene relaciones sexuales con personas a las que "conoce" en la calle, 57.3% sólo lo hace eventualmente, y 25.3% nunca tiene relaciones sexuales de este tipo.

El uso de drogas recreativas es variable: marihuana (30.4%), nitritos inhalados, *poppers* (26.9%), LSD (2.9%), cocaína (7.8%), anfetaminas (3.5%), y "polvo de ángel" (1.0%). Otro 1.0% (tres personas) ha usado drogas intravenosas, en promedio dos veces en los últimos cinco años, y ninguna ha usado heroína. En cuanto a la frecuencia de enfermedades transmisibles por contacto sexual (ETS), 43.9% había padecido gonorrea alguna vez (1.85 episodios/persona en promedio); sífilis, 13.8% (1.32 episodios); herpes simple genital, 9.9% (1.61 episodios); y hepatitis, 19.6% (1.2 episodios). La frecuencia que se informó respecto a introducción de objetos por el ano, fue de 17.6%. El 54.5% notificó haber tenido relaciones sexuales con extranjeros en los cinco años previos a la entrevista, tanto en el país como fuera de él.

La prevalencia de infección por VIH en esta población, para el periodo total (1985-1987), fue de 23.7%; sin embargo, al dividir las prevalencias por periodos secuenciales, se encuentra que para 1985 era de 5.0% (2/40); para 1986, de 23.9% (54/226); y de 39.1% (18/46) para 1987.

En cuanto a factores de riesgo para infección por VIH, destaca fundamentalmente el hecho de haber tenido relaciones sexuales con extranjeros en los últimos años, y haber padecido alguna enfermedad de transmisión sexual con más frecuencia que un episodio.

No se encuentra asociación con el número de parejas sexuales en toda la vida, ni con el número de parejas sexuales en el periodo de referencia de cuatro meses, como se ha encontrado en otros estudios. La diferencia de riesgos entre penetrado y penetrador es difícil de establecer, dado que no se presenta un patrón exclusivo en cuanto a estas técnicas sexuales.

El uso de nitritos inhalados puede implicar un incremento en el riesgo de infección; es probable que esta variable sea de confusión, y que en realidad el riesgo corresponda a las técnicas sexuales empleadas, o al número de parejas sexuales cuando se utilizan estos inhalantes.

Es de importancia para una mejor comprensión de la dinámica actual de transmisión del VIH entender la extensión y las variables de comportamiento heterosexual en hombres homosexuales y bisexuales. En México llama la atención el número elevado de personas estudiadas que han tenido relaciones sexuales con mujeres, y también el elevado número de ellas que han mantenido, en unión libre o en matrimonio, relaciones con parejas heterosexuales.

Prostitutas y prostitutos

El SIDA ha originado la muerte de siete mujeres prostitutas en México, de un total no determinado de personas dedicadas a esta actividad. En las encuestas a prostitutas, se ha observado que en general son jóvenes, con educación formal incipiente, solteras o separadas, la mayoría con hijos. Sus prácticas sexuales son casi exclusivamente vaginales, y la utilización de condón es poco frecuente. Sin embargo, tienen miedo de adquirir el SIDA y transmitirlo a sus hijos.

Se han efectuado encuestas en mujeres prostitutas de seis ciudades del país (Distrito Federal, Guadalajara, Monterrey, Mérida, Acapulco y Tijuana), y sólo se detectaron dos mujeres infectadas de cerca de 700. En cambio, en 56 hombres homosexuales prostitutos se encontró una tasa de infección de 16%. En Estados Unidos, la prevalencia de infección en prostitutas es elevada. En un estudio se encontró que Nueva York tuvo el menor índice (14.3%) de infección en las mujeres estudiadas, mientras que Florida resultó con el 41% de casos.

Frente a estos resultados, la transmisión en nuestro país es baja. Sin embargo, la notificación de siete casos de SIDA y diez de infectadas, indica que el problema en prostitutas está presente.

Hemofílicos

La hemofilia es una enfermedad causada por un defecto genético para la producción de las proteínas sanguíneas que participan en la coagulación, por lo que es necesaria la aplicación repetida de estas proteínas (factores VIII o IX) provenientes de donadores de sangre o plasma.

Como ya se ha señalado, desde 1982 se tenían datos de la transmisión del VIH en hemofílicos. Sin embargo, hasta 1985 fue factible disponer de técnicas serológicas para la detección de infectados, y por tanto, hasta esa fecha se pudo descartar la sangre proveniente de donadores infectados. Esta medida asociada al tratamiento (por calor y/o métodos químicos) para inactivar el virus en la producción de estos factores de coagulación ha logrado detener la diseminación de la infección en los hemofílicos. A pesar de ello, muchos de estos enfermos en todo el mundo están ya infectados, y algunos han desarrollado SIDA.

En México, la prevalencia de infección en hemofílicos varía de 28% en Monterrey, a 67% en Guadalajara y el Distrito Federal. Estas tasas son semejantes a las reportadas en Los Ángeles, y ligeramente inferiores a las descritas en estudios llevados a cabo en Boston y Cleveland.

Las altas tasas de prevalencia en hemofílicos son el resultado de la infección a través del factor VIII, necesario para el tratamiento de la hemofilia tipo A, y del factor IX, utilizado en hemofilia tipo B.

Se espera que los hemofílicos que ya están infectados desarrollen SIDA, de acuerdo con las tasas de progresión antes descritas.

Reclusos y otras poblaciones cerradas

La reclusión por sí sola no define riesgo de infección por VIH, más bien lo determina la prevalencia de infección en los reclusos y la frecuencia con que se efectúan prácticas de riesgo entre infectados y no infectados.

En los Estados Unidos y en Europa, la población de reclusorios tiene particular importancia, debido a que entre los reclusos se encuentran, en mayor grado, grupos con prácticas de alto riesgo, como son los usuarios de drogas intravenosas. Por otro lado, el ambiente del reclusorio mismo favorece prácticas de alto riesgo, como podrían ser los contactos homosexuales y el compartir agujas y jeringas no esterilizadas. En dicho país se ha documentado abuso de drogas intravenosas en más del 30% de los reclusos de algunas prisiones; en un estudio llevado a cabo en prisiones federales, el 30% de los reclusos admitió realizar prácticas homosexuales.

La prevalencia de infección en reclusos es mayor que la que se ha observado en población general. Esto ha ocurrido en grupos con prácticas de riesgo conocidas, principalmente usuarios de drogas intravenosas. Las tasas de prevalencia en reclusos sin riesgo conocido están muy por debajo de las descritas en grupos con prácticas de alto riesgo.

En 1987 se realizó una investigación en los reclusorios del Distrito Federal: en una muestra de 980 prisioneros masculinos con prácticas de riesgo se encontró una prevalencia del 0.8% de infección por VIH. Se encuestaron, además, 480 mujeres, en las que la prevalencia de infección fue nula. Asimismo, fueron estudiados algunos sujetos del Centro de Sanciones Administrativas, en el que ingresan personas que se dedican a la prostitución, a quienes se detiene por un lapso de 48 horas: en 56 hombres estudiados, se encontró una prevalencia de 16%.

Se realizó un segundo estudio en el Reclusorio de Almoloya de Juárez, en donde se presentaron tres defunciones por SIDA, durante el periodo de 1985 a 1986.

La población de reclusos en México es diferente a la estudiada en otros países, particularmente por una menor frecuencia en el abuso de drogas intravenosas; por lo tanto, la prevalencia de infección será menor, comparativamente, a la observada en otras investigaciones.

En 1986 se efectuó en México un estudio en una muestra probabilística de población masculina cautiva proveniente de diversos sitios del país. La investigación incluyó 766 personas, encontrándose cuatro infectados y una prevalencia de 0.5%.

En Estados Unidos se llevó a cabo un estudio en 789 578 reclutas de ambos sexos, y se encontró una prevalencia de 0.15%. También se analizaron las tasas de infección por grupo étnico, y se encontró el 0.41% en negros, 0.23% en personas de origen hispánico, 0.10% en indígenas americanos y 0.08% en reclutas catalogados como de raza blanca. La tasa en hombres fue de 0.16, y en mujeres, de 0.06%.

Los estudios de seroprevalencia de infección en reclutas, y las tasas de incidencia de casos de SIDA en Estados Unidos, sugieren que los negros y los hispánicos corren un riesgo dos a cuatro veces mayor de adquirir la infección y desarrollar la enfermedad, en comparación con los estadunidenses de raza blanca.

Donadores de sangre

La prevalencia de infección en donadores de sangre en México ha reportado tasas de 7.2% en 9 100 donadores que recibían pago (en México, antes de octubre de 1987, se permitía la comercialización de la sangre). En cambio, en donadores familiares y altruistas la prevalencia era de 9-12 infectados por cada 10 000 donadores. El Instituto Mexicano del Seguro Social, hasta finales de 1987, había realizado pruebas de detección en 319 153 donadores, informando una frecuencia de seropositividad de 0.67%; cabe aclarar que a pesar de que esta cifra corresponde a individuos repetidamente positivos para pruebas de ELISA, no se dispone de la frecuencia de pruebas de confirmación.

En países en donde todavía existen donadores de sangre o plasma "profesionales" o de paga, se deben considerar como individuos con alto riesgo de infección y fuente muy importante debido a la cantidad de móculo que está contenido en una transfusión de sangre (medio litro aproximadamente).

La frecuencia de infección por VIH en donadores a nivel mundial varía entre la reportada en el Reino Unido y Canadá, de dos y seis casos respectivamente por cada 100 000 donadores, y la de 1.6% en un estudio en Nueva York, o 5% en un hospital de Zaire.

Drogadictos intravenosos

En Estados Unidos, 26% de los casos de SIDA se ha presentado en drogadictos intravenosos; en Brasil, esta cifra es de 7%, mientras que en México sólo representa el 0.4%. En el vecino país del norte, se han reportado tasas de infección por VIH hasta del 80% en drogadictos intravenosos. La razón del número reducido de casos de SIDA por este concepto en nuestro país se debe al bajo porcentaje de farmacodependientes por esta vía de administración.

TENDENCIAS Y PROYECCIONES DE LOS CASOS DE SIDA

La tendencia de los casos de SIDA en México indica que la transmisión se está difundiendo de las grandes ciudades al medio semiurbano y rural. El crecimiento de los casos en mujeres y niños es más acelerado que en hombres jóvenes, aunque este grupo continúa concentrando el mayor número. La transmisión en los hombres heterosexuales es más acelerada que en los homosexuales y bisexuales.

Lo anterior permite calcular las tasas de crecimiento y el tiempo de duplicación entre dos puntos en el tiempo; también se puede proyectar esta curva para estimar el número de casos de SIDA a futuro. El objetivo de la proyección no se limita a brindar el número de ellos. Éste es fundamentalmente proveer una estimación general del posible comportamiento de esta epidemia, bajo diferentes supuestos. De esta forma, al proyectar casos a partir de una curva exponencial, se pueden estimar los casos que podrían ocurrir si permaneciera constante la tasa de crecimiento, y por consiguiente, predecir el tiempo de duplicación. Los resultados de esta proyección indican que el número de casos esperados en forma acumulada, podría oscilar entre 64 304 y 76 602 para 1991. En la primera cifra se ha utilizado el comportamiento de los casos de 1983, hasta el primer semestre de 1987; y en el segundo, de 1983 a 1986. La razón de no incluir los casos cuya fecha de inicio es posterior es que no existe aún diagnóstico oficial. Los casos por año notificados y esperados se presentan en el cuadro 22.

Los ajustes a un modelo de crecimiento exponencial no describen el crecimiento observado en todos los países; en los Estados Unidos, por ejemplo, no se ha confirmado un crecimiento exponencial desde 1983. Por lo anterior, se han planteado diversas opciones en cuanto al ajuste de curvas, dentro de las cuales se encuentra la curva exponencial amortiguada. El principal problema de esta curva es poder delimitar *a priori* el momento en el cual se desacelera el crecimiento exponencial. Otra alternativa es, de acuerdo con el tiempo de duplicación o con la tasa de crecimiento, plantear diferentes opciones.

En México se ha observado que el crecimiento de los casos se ha desacelerado en la Ciudad de México, mostrando periodos de duplicación más prolongados, en comparación con otras entidades; cabe esperar que después de la fase de crecimiento rápido, se presente un crecimiento exponencial menos acelerado.

CUADRO 22. *Casos de* SIDA *observados y esperados en México, de acuerdo con la curva exponencial, a partir de notificaciones (1983-1987 y 1987 1er. semestre)*

Año	*Semestre*	*Casos observados por fecha de inicio* *núm. casos*	*núm. acumul.*	*Casos acumulados estimados curva exponencial* *1983-1986*	*1983-1987 (1er.)*
1981	1	1	1	5	5
	2	1	2	7	8
1982	1	3	5	12	12
	2	8	13	19	20
1983	1	18	31	30	31
	2	18	49	47	48
1984	1	18	67	75	76
	2	54	121	119	118
1985	1	79	200	189	186
	2	141	341	301	291
1986	1	156	497	477	456
	2	296	793	757	716
1987	1	369	1162	1201	1222
	2	253	1415	1905	1760
1988	1	87	1502	3024	2759
	2			4798	4327
1989	1			7614	6784
	2			12081	10638
1990	1			19171	16680
	2			30421	26154
1991	1			48274	41010
	2			76602	64304

Si se estima el número de casos de acuerdo con las diferentes tasas de crecimiento, es posible calcular una serie de posibilidades en cuanto al probable comportamiento de la epidemia. En el cuadro 23 se pueden observar dos de estas posibilidades.

El número de casos de SIDA en México ha presentado hasta el momento una tendencia de crecimiento exponencial; no obstante, en la Ciudad de México, como se ha mencionado, se observa un proceso de desaceleración. Las proyecciones del número de casos esperados se han basado en el crecimiento observado. Cabe esperar que éste será de

CUADRO 23. *Estimaciones del número de casos de* SIDA, *de acuerdo con hipótesis de crecimiento amortiguado (basadas en tiempos de duplicación más prolongados) (México 1988-1991)*

Año	Amortiguado intermedio: *Casos acum.*	*Tasa de crecim. mens.*	*Tiempo de duplic. (meses) %*	Amortiguado reducido: *Casos acum.*	*Tasa de crecim. mens.*	*Tiempo de duplic. (meses) %*
1988	2 427	8	8.6	2 427	8	8.6
1989	6 339	8	8.6	5 622	7	9.9
1990	14 683	7	9.9	13 022	7	9.9
1991	34 011	7	9.9	26 752	6	11.6
1992	69 873	6	11.6	54 960	6	11.6
1993	14359	6	11.6	100 144	5	13.8
1994	26153	5	13.8	182 474	5	13.8

tipo exponencial. Sin embargo, es necesario amortiguar dicho crecimiento para considerar las observaciones en la Ciudad de México, que concentra alrededor del 20% de la población, y la tercera parte de los casos de SIDA en el país.

Al mismo tiempo, es necesario proyectar el número de casos por factores sociodemográficos y características de transmisión. En este sentido, se pronostica una mayor diseminación del virus hacia medios urbanos, marginados y rurales, afectando estratos socioeconómicos bajos.

La mayor transmisión de casos en mujeres y niños permite predecir que la enfermedad se extenderá a todas las edades, así como a ambos sexos, aunque los varones jóvenes continuarán siendo el grupo más afectado.

En la transmisión entre homosexuales, aunque aún persiste una tendencia ascendente, se espera que haya una disminución de los casos, a expensas de una más acelerada transmisión en bisexuales y heterosexuales.

Se espera también, en los próximos cuatro años, un descenso de los casos asociados a transmisión por transfusión sanguínea, como consecuencia de la detección en donadores y la eliminación de productos contaminados.

ESTIMACIÓN DEL NÚMERO DE INFECTADOS POR VIH PARA 1988

La OMS estima que existen entre 5 y 10 millones de personas infectadas por el virus del SIDA a nivel mundial. En Estados Unidos se han calculado entre 0.5 y 1.5 millones. La magnitud de la infección del SIDA se mide a través de la prevalencia de infección. ¿Cuál es la estimación de infectados para México? A continuación se presenta información que pretende contestar esta pregunta.

Para estimar el número de infectados por VIH en una área geográfica es necesario definir la población total, los grupos expuestos al riesgo, y las prevalencias de infección en la población total o en los grupos con prácticas de riesgo. A continuación se presenta la estimación de infectados por grupos con prácticas de riesgo, considerando los resultados de las diversas encuestas realizadas sobre la prevalencia de infección por VIH.

En México no se han realizado encuestas sobre prácticas sexuales, por lo que para estimar el porcentaje de homosexualidad en hombres se utilizaron los resultados de los estudios de Kinsey. A partir de la información que arrojaron las encuestas, se efectuaron dos estimaciones, una baja y una alta. En el primer caso, se consideró una prevalencia de infección de 3% en hombres exclusivamente homosexuales. De acuerdo con Kinsey, la proporción de esta preferencia en el total de los hombres que rebasan los 15 años es de 2.4%. Con base en los supuestos anteriores, se estima que 15 000 hombres exclusivamente homosexuales están infectados por VIH. Para el caso de la estimación alta, considerando que haya una prevalencia de infección del 15%, y una proporción de 4.8% de hombres homosexuales, los sujetos infectados podrían ser 50 000. Mediante cálculos semejantes, se puede pronosticar que el número de hombres bisexuales infectados por VIH llegará a oscilar entre 5 000 y 30 000.

La estimación del número de personas hemofílicas infectadas es de 3 100. El número de receptores de sangre durante 1985 y 1986 fue de 1.4 millones; asumiendo que la eficacia de transmisión sea de un 50%, y de acuerdo con los resultados de seropositividad en donadores de sangre, es posible que de 1 200 a 2 400 personas hayan sido infectadas por este mecanismo.

El número de infectados por VIH que se estima habrá en México cuando cierre este año de 1988, de acuerdo con las consideraciones anteriores, oscilará entre 31 600 y 97 700. En caso de que fueran correctos estos pronósticos, las tasas de infección en la población general estarían entre 0.04 y 0.11%, cifras que son semejantes a las descritas en párrafos anteriores respecto de adultos jóvenes donadores altruistas de sangre (0.09-0.12%).

En Estados Unidos se estima que la proporción de infección entre la población general oscila entre 0.3 y 0.9%. Estos datos indican que actualmente existe un infectado por cada 100 habitantes.

CONSIDERACIONES FINALES SOBRE LA DISTRIBUCIÓN DEL SIDA Y DE LA INFECCIÓN POR VIH

Los patrones de transmisión descritos en otras regiones pueden ser de utilidad para predecir lo que puede suceder en países que tienen un menor tiempo de evolución de la transmisión por VIH, como es el caso de México.

Se propone un patrón de transmisión característico de los países latinoamericanos, en los que la transmisión en hombres bisexuales es mayor que la reportada en otras áreas: esta circunstancia tiene el efecto de acelerar la transmisión en la mayoría de la población con hábitos heterosexuales.

Al mismo tiempo, una característica propia de esta región es la mayor transmisión sanguínea. De aquí la necesidad de formular medidas legales (por ejemplo, prohibición de la comercialización de la sangre) y acciones técnicas (detección de anticuerpos contra el VIH en todos los donadores), para prevenir la transmisión por sangre y hemoderivados.

La mayor prevalencia de infecciones, como tuberculosis, algunas parasitosis y micosis en poblaciones de países latinoamericanos, puede contribuir a acelerar la progresión de la enfermedad en individuos infectados por VIH.

En resumen, los países de América Latina tienen características que pueden acelerar la infección por VIH y la progresión del SIDA en los individuos infectados, por lo que los servicios de salud deberán reforzar y adaptar las experiencias de otros países a los contextos demográficos, ecológicos y, sobre todo, socioculturales, para desarrollar programas preventivos contra esta enfermedad, sobre todo de educación.

Resulta claro que las acciones de intervención para impedir la transmisión por VIH no repercutirán inmediatamente en la disminución de los casos de SIDA debido al largo periodo de incubación del virus. En esencia, los patrones de transmisión son cambiantes, y pueden ser modificados mediante acciones sociales, educativas y de detección.

La dinámica observada en este sentido permite crear cuatro conjuntos de individuos (susceptibles, expuestos al riesgo, infectados y enfermos), y establecer las dimensiones epidemiológicas de cada uno. Esta información es también de utilidad para definir audiencias específicas en programas educativos. Si bien todos somos susceptibles a la infección, es un subconjunto particular de individuos el que está expuesto al riesgo.

Es necesario caracterizar desde el punto de vista epidemiológico y de las ciencias del comportamiento a homosexuales, bisexuales, prostitutas, prostitutos y otros grupos con prácticas de alto riesgo, para implementar programas preventivos más eficaces.

Los programas preventivos con un enfoque epidemiológico deben enfocarse inicialmente a disminuir los factores que explican la exposición al riesgo de transmisión, y posteriormente a la prevención de la infección. Al respecto, se ha calculado lo que se denomina *probabilidad acumulada de infección* (PAI) en 1 000 exposiciones sexuales. Éstos son algunos ejemplos: un individuo tiene relaciones sexuales con cinco personas pertenecientes a una población con una prevalencia de infección por VIH de 25% (inferior a la de los homosexuales de la Ciudad de México). Si este individuo no usara preservativo, la PAI-VIH sería de 70%; en caso de que siempre lo usara, la probabilidad de infección disminuiría a 21%. En cambio, en un individuo que tiene relaciones con una sola persona perteneciente a una población cuya prevalencia de infección es de 0.1%, aunque nunca utilice preservativo, la probabilidad acumulada de infección será de sólo 0.06%.

De acuerdo con este modelo, en la transmisión sexual por VIH influyen el número de parejas sexuales, la prevalencia de infección en las parejas y la utilización del preservativo.

Se ha descrito que la transmisión heterosexual en mujeres puede ser favorecida por la presencia de úlceras en el epitelio genital, causadas por microorganismos transmitidos sexualmente. Por otro lado, los estudios epidemiológicos en mujeres en África señalan la asociación entre la infección por VIH y el uso de contraceptivos orales.

La dinámica de transmisión de los casos de SIDA permite conocer las interrelaciones de los factores de riesgo y su evolución cronológica en México.

La tendencia de los casos señala un incremento más acelerado de transmisión en mujeres respecto de los hombres; mayor en casos pediátricos que en adultos; en heterosexuales y bisexuales, que en homosexuales; y más acelerado también en provincia que en la Ciudad de México. Al mismo tiempo se observa una dispersión mayor de la transmisión, incluyendo en la actualidad áreas rurales, y presentándose en todos los estratos socioeconómicos.

Las tasas de prevalencia (entre 10 a 31%) de infección por VIH en hombres homosexuales y bisexuales del Distrito Federal, Mérida, Guadalajara, Tijuana y Acapulco contrastan con los resultados encontrados en Monterrey (1%).

Las tasas de infección en las cinco ciudades antes mencionadas son semejantes a las reportadas a principios de los ochenta en la cohorte de San Francisco, donde en la actualidad más del 60% de los sujetos investigados están infectados por VIH. Estas cifras son particularmente alarmantes, si se considera que los individuos seropositivos son fuente de infección para los expuestos al riesgo de transmisión.

La frecuencia de prácticas bisexuales reportada hasta en la mitad de los hombres con prácticas homosexuales representa un factor que puede explicar el acelerado incremento de casos en los heterosexuales.

La prevalencia de infección en hemofílicos es semejante a la reportada en Estados Unidos. La transmisión a las parejas sexuales de los hemofílicos constituye un factor que incrementará el número de infectados en mujeres por transmisión heterosexual.

La transmisión dentro de prisiones ha sido motivo de brotes en cárceles del Estado de México; la tasa de prevalencia de la infección es reducida, entre 0.5 y 1%, y con valores semejantes a la reportada en prisiones de Estados Unidos.

La situación de la transmisión en mujeres prostitutas es muy reducida, de acuerdo con las encuestas de prevalencia en seis ciudades de la República, en comparación con las cifras de Estados Unidos. La frecuencia de infección en hombres homosexuales prostitutos es semejante a la encontrada en los homosexuales que no la ejercen.

Las acciones enérgicas que el Gobierno de México ha realizado para reducir la transmisión del VIH por transfusión sanguínea están plenamente justificadas por los resultados de prevalencia de infección en donadores de paga.

Los estudios de prevalencia de infección por VIH en homosexuales de la Ciudad de México entre 1985 y 1987 son indicadores de la tendencia de la infección y de la velocidad de transmisión en este grupo, sextuplicada en los dos últimos años (de 5 a 33%).

Las predicciones del número de casos de SIDA en México para 1991 permiten estimar una tasa de incidencia acumulada de entre 0.7 y 0.9 casos por cada mil habitantes. De cumplirse esto, la infraestructura hospitalaria puede resultar insuficiente para la atención de los pacientes con SIDA, y esta enfermedad ocupará una de las tres principales causas de mortalidad en hombres jóvenes.

La estimación de infectados por VIH en México permite suponer la existencia de entre 31 600 y 97 700 más, lo que significa que están infectados entre 0.4 y 1.1 por cada mil habitantes. La estimación más baja permite esperar 10 000 casos de SIDA en cuatro años, y la más elevada, hasta 35 000, cifra inferior al número de casos de SIDA esperados de acuerdo con su progresión.

Recientemente se publicó el primer caso comprobado de infección por VIH-2 en Estados Unidos, y existe la sospecha de la circulación de este otro retrovirus en México. ¿Cuál será el papel del VIH-2 en el incremento de casos de SIDA en México? Ésta y otras preguntas sin respuesta obligan a continuar las investigaciones sobre la epidemiología del SIDA en México y América Latina.

BIBLIOGRAFÍA

CDC. "Human immunodeficiency virus infection in the United States: a review of current knowledge". *MMWR,* 1987, vol. 36, pp. 1-48.

Curran, W., Jaffe, J.W., Hardy, A.M., Felix, R.M., Dondera, T.J. "Epidemiology of HIV infection and AIDS in the United States". *Science*, 1988, vol. 239, pp. 610-616.

De Gruttola, V, y Mayer, K.H. "Assessing and modelling heterosexual spread of the human immunodeficiency virus in the US". *Rev. Infect. Dis.*, 1988, vol. 10, p. 138.

Dirección General de Epidemiología. "Situación del SIDA en México". *Bol. Mensual SIDA*, 1988.

Fineberg, H. V. "Education to prevent AIDS: prospects and obstacles". *Science*, 1988, vol. 239, pp. 592-596.

Friedland G.H., Klein R.S."Transmission of the human immunodeficincy virus". *N. Engl J. Med.*, 1987, vol. 317, pp. 1125-1135.

García García, M.L., Bravo García, E., Palacios Martínez, M., y cols."Manifestaciones clínicas iniciales en pacientes con SIDA". *Salud Pública de México*, 1988, vol. 30, pp. 528-543.

Hessol, A.N., Rutherford, G.W., O'Malley, P.M. y col. "The Natural History of human immunodeficiency virus infection in cohort of homosexual and bisexual men: a 7 year prospective study". En *III International Conference on Acquired Immunodeficincy Syndrome (AIDS)*.Washington, D.C., US Department of Health and Human Service, WHO, 1987.

Izazola, J. A., Valdespino, G.J.L., Sepúlveda Amor, J. "Factores de riesgo asociados a infección por VIH en hombres homosexuales y bisexuales". *Salud Pública de México*, 1988, vol. 30, pp. 555-566.

Kelly, P.W., Redfield, R.R., Ward, D.L., Burke, D.S., Miller, N. "Prevalence and incidence of HIV infection in a prison". *JAMA*, 1986, vol. 256, pp. 2198-2199.

Kinsey, C.A., Pomerov, B.W., Martin, E.C. *Conducta sexual del hombre*. Buenos Aires, Siglo XXI, 1967.

Sepúlveda Amor, J., Valdespino, G.J.L., García García, M.L., y cols. "Características epidemiológicas y cognocitivas de la trasmisión del *VIH* en México". *Salud Pública de México,* 1988, vol. 30, pp. 513-527.

Saint John, K.R., Zacarias, F. "Status of AIDS in the Americas". En *III International Conference on Acquired Immunodeficiency Syndrome (AIDS)*.Washington, D.C., US Department of Health and Human Service, WHO, 1987.

Valdespino, G.J.L., Sepúlveda Amor, J., Izazola, J.A. y cols. "Patrones y predicciones epidemiológicas del SIDA en México". *Salud Pública de México*, 1988, vol. 30, pp. 567-592.

XIV. CONOCIMIENTOS, ACTITUDES Y PRÁCTICAS RELACIONADAS CON EL SIDA BASES PARA EL DISEÑO DE PROGRAMAS EDUCATIVOS

José Antonio Izazola
José Luis Valdespino
Luis Guillermo Juárez
Manuel Mondragón
Jaime Sepúlveda

LA EDUCACIÓN EN LA PREVENCIÓN DEL SIDA

EL SIDA se ha convertido, a partir de su primera descripción en 1981, en un problema grave de salud pública, que ha movilizado esfuerzos a nivel internacional, con miras a disminuir las repercusiones de esta enfermedad en el futuro inmediato, y sobre todo, a mediano y largo plazos. Estimaciones realizadas por la Organización Mundial de la Salud prevén un futuro poco optimista en cuanto al número de casos pronosticados para 1991 —alrededor de un millón a nivel mundial—. En nuestro país, las predicciones son poco alentadoras también: se calcula que el número de casos acumulados para el mismo año podría llegar a ser de 74 000 (Valdespino, 1988).

Hasta el momento, y a pesar de los grandes avances en el conocimiento de la naturaleza de la infección por VIH, y de los múltiples protocolos de investigación de tratamientos que curen la inmunodeficiencia subyacente, o de la experimentación de vacunas en humanos, es muy probable que no se encuentre algún elemento inmunopreventivo —vacunas— ni tratamiento efectivo en los próximos 5 o 10 años. Es, por tanto, de vital importancia concentrar los esfuerzos en un principio fundamental: la prevención.

La prevención en el caso del VIH/SIDA se centra fundamentalmente en dos tipos de acciones: la primera corresponde a un nivel social, en donde las autoridades sanitarias ejercen medidas para evitar la transmisión del VIH a través de la transfusión de sangre humana, de sus derivados o en usos terapeúticos, con los programas de detección. La segunda corresponde a la modificación del comportamiento de los individuos en cuanto a prácticas que implican riesgo o probabilidad de adquirir infección por VIH y progresar a SIDA. Esta acción debe estar constituida por un programa de educación-comunicación emitido tanto por autoridades de salud y educación, como por la sociedad civil, y dirigido hacia toda la colectividad, de acuerdo, por un lado, con un programa que considere las necesidades de los diferentes segmentos poblacionales, y por otro, con etapas sucesivas en la profundidad de los conceptos emitidos.

En general, se puede señalar que un modelo útil para el diseño de estrategias de comunicación es aquel que contiene la *fuente emisora* que transmite un *mensaje*, a través de determinados *canales*, hacia una audiencia o serie de audiencias (*receptor*), para lograr determinados *efectos* (Lerbinger, 1979):

Fuente » Mensaje » Canal » Receptor » Efectos

Como se ha señalado anteriormente, las fuentes de los programas educativos para prevenir el SIDA pueden ser la propia sociedad civil, las entidades estatales de salud, o bien ambas en ejercicio simultáneo, en donde los mensajes deben cubrir los objetivos de brindar el componente informativo para incrementar los conocimientos respecto de esta enfermedad y de sus medidas preventivas, así como de mejorar las actitudes y opiniones referentes a los puntos anteriores, para lograr una modificación en la prevalencia de las prácticas que puedan implicar la posibilidad de adquirir infección por VIH y, por tanto, SIDA.

El nivel cognoscitivo debe incluir aspectos del SIDA referentes a su existencia como problema de salud pública, su agente causal, su letalidad, así como los mecanismos de transmisión por los que pueden ser expuestos los individuos a la infección por VIH, pero también las vías por las que no se transmite este virus. Las personas que por sus prácticas sexuales o sus antecedentes de transfusión puedan haber estado expuestos y/o infectados por el VIH deben saber acerca de centros de información y de referencia para su atención.

Una vez incrementado el nivel cognoscitivo sobre SIDA y sus medidas preventivas, se establece un cimiento adecuado para mejorar actitudes tanto de percepción de riesgo por susceptibilidad o exposición, como de eliminación de sanción social y prejuicios hacia el SIDA e individuos con prácticas de riesgo, disponibilidad a la búsqueda de servicios de información, detección de infección y referencia en aquellas personas expuestas al VIH, para que, a su vez, haya cambios en el comportamiento sexual, que incluyan medidas preventivas. Los canales por los cuales se puede establecer este proceso de educación-comunicación deberán responder a las características de los receptores.

Las audiencias de los programas educativos para el caso del SIDA

Porque el SIDA constituye un grave problema de salud pública, y sus mecanismos de transmisión incluyen la vía sexual, perinatal y sanguínea y porque es una enfermedad mortal e incurable, implica miedos y prejuicios en toda la población, casi independientemente de su estado de exposición al VIH. Por tanto, es necesario incluir a toda la población en programas informativos, y a algunos de sus subgrupos en programas de reducción de riesgo. La audiencia para el programa de educación/prevención del SIDA incluye a la totalidad de la población; sin embargo, es posible subdividirla, de acuerdo con diferentes necesidades y objetivos, en tres niveles:

1. Población general, subdividida, a su vez, conforme a su vivienda, lugar de trabajo (que no implique riesgo de infección por VIH), escuelas, medios de transporte, entre otros. Para esta audiencia, el objetivo fundamental de los programas es informar en torno al SIDA, eliminar mitos y problemas de discriminación y brindar centros de referencia para las personas con prácticas de riesgo.
2. Personas con prácticas de alto riesgo para adquirir infección por VIH. Se busca, sobre todo, incrementar el nivel de conocimientos sobre SIDA en general, y mecanismos de transmisión y medidas preventivas en particular, y lograr que adopten estas medidas preventivas; los grupos tradicionalmente denominados con prácticas de alto riesgo se componen por hombres y mujeres dedicados a la prostitución y hombres con prácticas homosexuales.
3. El personal de salud, que desempeña un papel importante como emisor en la campaña educativa. La finalidad de incluirlo como audiencia, es formarlo adecuadamente como informador-educador de las poblaciones ya mencionadas.

Lo que a continuación se presenta son los resultados iniciales de encuestas realizadas para evaluar el efecto de la estrategia educativa para la prevención del SIDA, diseñadas para un levantamiento previo y uno posterior a la realización de una etapa de la campaña educativa nacional a través de medios masivos de comunicación.

El primer levantamiento fue realizado en septiembre y octubre de 1987 en seis ciudades de la República Mexicana. De éste se extrajo la información aquí presentada. La encuesta posterior fue realizada en mayo de 1988; sus resultados aún no están disponibles.

El *corpus* se centra en conocimientos, actitudes y prácticas (CAP) de cinco segmentos poblacionales: población general, jóvenes estudiantes universitarios, hombres homosexuales y bisexuales, personas dedicadas a la prostitución y personal de salud.

EL PÚBLICO EN GENERAL DE LAS ÁREAS URBANAS

Como ya fue señalado, durante los meses de septiembre y octubre de 1987 se llevó a cabo una encuesta de conocimientos, actitudes y prácticas (CAP) respecto del SIDA en zonas urbanas de diferentes ciudades de la República Mexicana.

Las ciudades seleccionadas fueron: Distrito Federal, Guadalajara, Monterrey, Acapulco, Mérida y Tijuana, y se eligieron de acuerdo con la situación geográfica, circulación del VIH y su calidad de metrópolis, centros turísticos o fronteras, condiciones que posibilitan la presencia de VIH/SIDA.

Los cuestionarios se aplicaron en forma de entrevista de persona a persona, en el domicilio de cada informante, cuya selección se hizo a partir de un método probabilístico. Los encuestados serían aquellos que cubrieran los siguientes requisitos: 1) Lugar de residencia habitual dentro del área geográfica seleccionada para la encuesta. 2) Sin impedimentos físicos o mentales para contestar la entrevista. 3) Edad entre 15 y 60 años cumplidos.

Las personas fueron entrevistadas voluntariamente, ya que tenían la opción de no contestar, si lo creían conveniente. De todos modos las respuestas quedarían bajo el anonimato y la confidencialidad. Se realizaron 683 entrevistas en total, de las cuales 36% correspondió a hombres y 64% a mujeres. El 17% tenía entre 15 y 20 años; 31%, 20-29; 26%, 30-39; 14%, 40-49; 11%, 50-59; y sólo el 2% fue de 60 años.

El estado marital era el siguiente: casados o unidos, 57%; solteros, 36% y viudos o separados, 7%.

Con respecto a escolaridad, el 32% había cursado primaria completa; 20%, secundaria completa; 14%, preparatoria; 13%, licenciatura; 11%, técnico postsecundaria; 6% no había estudiado; y 4%, técnico postprimaria.

El 35% de las personas entrevistadas reportó ser ama de casa; el 12%, estudiante; el 10%, personal administrativo y el resto tenía diversas ocupaciones.

Conocimientos (desinformación y mitos)

Casi toda la población de las ciudades en estudio ha oído hablar sobre el SIDA (98%); de éste, el 48% se consideró muy o medianamente informado. A continuación se presentan algunas preguntas con sus principales respuestas:

— ¿Qué considera que es el SIDA? 83% reportó que es una enfermedad infecciosa, el 75% lo conceptualizó como una enfermedad que puede afectar a todos, pero prevenible, y el 60% la identificó como una enfermedad exclusiva de homosexuales.

— ¿Por cuáles agentes es causado el SIDA? Casi tres cuartas partes de las personas (73%) manifestaron que el agente causal del SIDA es un virus; el 17% restante dijo que el agente es un microbio.

— En general, ¿qué riesgo tienen de adquirir SIDA algunos grupos de personas? A través de una escala gradada en mucho, regular, poco y nada, los entrevistados establecieron el riesgo potencial que tienen los individuos pertenecientes a diferentes sectores de la población: con mucho riesgo, el 91%, opinó que las prostitutas; el 92%, que los homosexuales; un 89%, que los transfundidos de sangre infectada; y 58%, contestó que los que se inyectan drogas.

—¿Cómo se transmite el SIDA? El 97% de los entrevistados contestó que es una enfermedad que se transmite por contacto sexual con personas infectadas; el 96% manifestó que se transmite por transfusión de sangre infectada; el 92%, por usar agujas y/o jeringas sin esterilizar y el 90% reportó que se transmite por vía perinatal.

Sin embargo, hubo aseveraciones erróneas acerca de falsas vías de transmisión o mecanismos de transmisión no comprobados, como por ejemplo: 51% refirió que la infección se puede adquirir en albercas; 46%, que por utilizar instalaciones sanitarias públicas; 42%, que a través del contacto casual; 36% dijo que se puede adquirir por piquete de insecto; y el 15%, a través del aire.

— ¿Cuáles son manifestaciones o molestias características del SIDA? Dentro de la amplia gama de signos y síntomas que presenta el SIDA, la pérdida de peso extrema es la que se identifica mayormente como asociada a SIDA, en 72% de los encuestados; la fiebre continua ocupa el segundo lugar (55%); un 44% contestó que era la diarrea persistente; y el 43% relacionó la linfadenopatía generalizada (inflamación persistente de ganglios), como un dato del mismo padecimiento. Además, el 64% sabe que el periodo de incubación, es decir, el tiempo que transcurre entre la infección por VIH y la posible presencia de signos y síntomas del SIDA, varía de 6 meses a 5 años, o más.

— ¿Cuáles son las formas de saber si una persona está infectada por el virus del SIDA? El 93% contestó que es a través de una prueba de sangre; sin embargo, existen conocimientos erróneos al respecto, puesto que el 50% mencionó que la detección de infección se realiza a través de análisis de orina, y 13%, por medio de radiografías.

— ¿Existe una cura contra el SIDA? 79% de los entrevistados saben que no existe ningún tratamiento eficaz para el SIDA; 13 % no sabe si existe o no, y sólo el 8% respondió afirmativa y erróneamente.

— ¿Existe alguna vacuna contra el SIDA? Tres cuartas partes dijeron que no existe una vacuna actualmente, 16% no sabe si existe o no, y sólo el 9% respondió, equivocadamente, que sí.

— ¿Cuáles son las medidas útiles para evitar la infección por VIH, y por tanto, del SIDA? Las medidas que identifica el público en general como efectivas para evitar la infección por VIH, en orden decreciente, son: evitar relaciones sexuales con personas infectadas (97%), realizar pruebas de detección de infección en donadores de sangre (96%), no utilizar agujas y/o jeringas sin esterilizar (95%), evitar relaciones sexuales con personas recién conocidas (92%), disminuir el número de parejas sexuales (70%) y usar preservativo (condón) durante las relaciones sexuales (65%).

La campaña educativa para la prevención del SIDA señala que el uso del condón es útil para evitar adquirir o transmitir infección por VIH al tener relaciones sexuales; sin embargo, entre las medidas indicadas como efectivas por los entrevistados, sólo es reconocida como tal en dos terceras partes.

El 72% reconoció visualmente el condón, al serles mostrado por los entrevistadores. Al preguntar con qué nombre lo conocían, 50% lo identificó como condón, y 54% como preservativo (algunos lo conocieron con ambos nombres). El 27% afirmó no conocerlo, aunque casi la mitad (47% de ellos), había escuchado hablar de él.

Respecto a la utilidad del condón, 95% declaró conocerla; 75% señaló que eran útiles para la planificación familiar; 40%, para prevenir enfermedades sexualmente transmisibles; 2%, para prevenir el SIDA, y 11.34%, para otros fines. Además, el 77% ha tenido relaciones sexuales, y de ellos, 41% lo ha usado cuando menos alguna vez en sus relaciones sexuales. Para estos entrevistados, la intencionalidad de uso fue la siguiente: 84%, para planificación familiar; 32% para prevenir enfermedades de transmisión sexual; y 6%, para prevenir el SIDA. Se debe recordar que cada persona puede utilizar el condón con varios propósitos.

Actitudes (miedo y discriminación)

Hoy en día, evaluar actitudes a través de una encuesta es un reto para el investigador, porque debe elaborar reactivos que, bien aplicados, muestren una aproximación a la realidad de la población en estudio. Aquí se presentan algunas de las preguntas y su evaluación:

— ¿Tiene miedo de enfermarse de SIDA? El 59% de los entrevistados respondió afirmativamente, mientras que el 41% dijo no tener miedo.

— ¿Tiene miedo de que alguien de su familia se enferme de SIDA? El 70% dijo que sí, y sólo el 30% manifestó no provocarle miedo tal situación. Sin embargo, llama la atención que la mayoría de las personas estén más preocupadas por un familiar que por sí mismas. Es probable que esta mayoría sea aquella que entiende la problemática del SIDA como ajena.

Se investigó también sobre la anticipación de conductas frente a casos de SIDA, en tres niveles diferentes de cercanía afectiva, como son: amigo, familiar y pareja.

— Si uno de sus amigos se enfermara de SIDA, ¿qué haría? El 88% reportó que lo ayudaría, el 64.3% avisaría a alguna autoridad, el 13% lo mantendría en secreto, y sólo el 4% dijo que lo rechazaría.

— Si uno de sus familiares se enfermara de SIDA, ¿qué haría? El 93.3% ayudaría al familiar enfermo, 67% avisaría a alguna autoridad, el 9% lo mantendría en secreto, y sólo el 2% lo rechazaría.

— Si supiera que su pareja está infectada, ¿qué haría? El 27% se apartaría, el 84%, la apoyaría, y 27% solicitaría consejo médico.

Por otro lado, al preguntar: "Si usted pudiera tomar decisiones tendientes al control del SIDA, ¿qué medidas dictaría?", el 92% ayudaría a las personas con SIDA, el 95% promovería hospitales especializados en SIDA, 96% promovería campañas preventivas para el SIDA, y el 96% daría información a toda la población.

Hasta este punto, la actitud mostrada fue de preocupación y solidaridaridad con los enfermos de SIDA; sin embargo, en la misma pregunta, el 78% de los entrevistados se pronunció por aislar a los individuos con SIDA, evidenciando un rechazo social hacia ellos. Analizando las respuestas en su conjunto, se observan dos actitudes opuestas, como son la ayuda a los pacientes con SIDA y el rechazo de los mismos. Es probable que esta dicotomía se deba al gran peso social y estigma en que se ha convertido este padecimiento, amén de un temor irreal y casi paranoico a la infección por VIH, que no refleja probabilidad de exposición al mismo, sino miedo ante el pronóstico mortal de la enfermedad, o al estigma social asociado.

Identificación de la enfermedad con subgrupos específicos

El 60% de los entrevistados conceptualizan al SIDA como una enfermedad de homosexuales, y consideran que las prostitutas y los homosexuales son lo subgrupos con más alto riesgo de contraer la enfermedad. Llama la atención que los entrevistados consideren con más posibilidad de riesgo a las personas que viven en las ciudades, que a las que viven en el campo (con mucho riesgo, 46% y 6%, respectivamente). La posible explicación a este concepto es que pueden estar relacionando el hecho de que las grandes concentraciones humanas convierten a las ciudades en impersonales, y por ello confieren mayor o menor grado de anonimato, lo que permite, en algunas ocasiones, romper o transgredir normas que los individuos en un ambiente familiar no se atreverían a hacer.

El 35% de los entrevistados también considera que los marineros tienen mucho riesgo de infectarse; sin embargo, el reporte de casos estratificado por profesión o actividad laboral no los incluye como grupo de alto riesgo. Por otra parte, existen estigmatizaciones hacia algunos subgrupos sociales, con base en sus relaciones interpersonales supuestas y/o en el estereotipo que connota homosexualidad, bajo el supuesto, no comprobado, de que cualquier homosexual es un individuo con prácticas de alto riesgo, sin antes investigar variables como el número de parejas sexuales —que varían entre ninguna (hombres homosexuales célibes), una (monógamos), hasta decenas e incluso centenas de parejas sexuales—, y la utilización de medidas preventivas efectivas para evitar la infección por el VIH.

Uso de medios masivos de información

El 66% de la población entrevistada escucha la radio todos los días, y el 8.7% la escucha por lo menos una vez a la semana; el 82% ve la televisión de 1 a 3 veces a la semana, por lo menos; sólo el 45% de los entrevistados lee el periódico, de 1 a 3 veces semanalmente. El 26% reportó que lee revistas 1 a 3 veces a la semana, de las cuales un tercio son historietas, en tanto que el 13% lee revistas de sociales.

La Campaña Nacional de Prevención del SIDA ha utilizado diferentes medios masivos de información para educar a la población de nuestro país. Todas las personas entrevistadas han escuchado hablar sobre el SIDA (98%). Del 73% al que le llegó información a través de la radio, el 58% considera que los mensajes son claros, 25% los calificó de alarmistas, y el 20% afirmó que eran confusos. También 72% ha visto mensajes sobre SIDA en la televisión: el 65% los catalogó como claros, 20% los calificó de alarmistas, y 17% habló de confusión.

Cuando se planteó la pregunta "¿Ha leído información sobre el SIDA?", el 50% de los entrevistados contestó afirmativamente con relación a periódicos, el 23% se ha informado en revistas, el 9% en folletos, el 4%, en libros, y el 36% no ha leído mensaje alguno.

Un 70% afirmó que lo que leyó fue claro, 20% lo calificó de alarmista, y 16% de confuso.

El 93% no ha visto propaganda sobre SIDA en ningún artículo promocional de distribución directa de la Campaña Nacional para la Prevención del SIDA, como son: carteles, cerillos, calcomanías, ceniceros y llaveros.

Aunque 94% de los entrevistados no ha asistido a pláticas sobre el SIDA, el 47% respondió que por medio de la televisión obtuvo mayor información sobre el SIDA; el 24% dijo haberla obtenido en medios impresos (periódico), y 19% por radio. Consideran, además (56%), que la televisión sería el medio más adecuado para transmitir información sobre el SIDA a la población en general; el 22% la transmitiría a través de la radio, y el 9% en pláticas y/o conferencias.

El 35% de los entrevistados admitió un cambio de su conducta a partir de la información recibida; el 54% refirió no haber modificado nada, y en un 11% la modificación de la conducta fue reducida.

De los entrevistados, un 12% ha buscado por interés personal información sobre el SIDA. Sin embargo, el 78% desconoce la existencia de algún centro de información, y sólo el 11% dijo conocer alguno, sin implicar que hubiera demandado sus servicios.

Sólo el 23% de los informantes reportó haber escuchado hablar acerca del Comité Nacional para la Prevención del SIDA. Además, es frecuentemente confundido con su centro de información.

LOS JÓVENES ESTUDIANTES UNIVERSITARIOS

Éste es un grupo de interés por diferentes características: lo integran individuos jóvenes con vida sexual activa, y que posiblemente tienen múltiples parejas sexuales, lo que significa que están potencialmente en riesgo de adquirir la infeción por el VIH; por tanto, son susceptibles de ser educados al respecto.

La gran movilidad de la población estudiantil en el interior de las diferentes universidades del país hace casi imposible, para las instituciones de enseñanza, contar con listados actualizados de alumnos por carrera, grado escolar y salón de clase. Por ello, la selección de la muestra no fue probabilística, sino por cuotas, manteniendo, en la medida de lo posible, proporcionalidad por cada una de las carreras que se imparten en universidades seleccionadas aleatoriamente. Los criterios de inclusión fueron: ser estudiante de alguna de las universidades seleccionadas, y estar cursando en el momento de la entrevista alguna de las carreras que ahí se imparten a nivel de licenciatura.

Durante los meses de septiembre y octubre de 1987 se realizaron 811 entrevistas en seis ciudades de la República (Distrito Federal, Acapulco, Guadalajara, Tijuana, Monterrey y Mérida).

La distribución relativa, por sexo, de los entrevistados fue: 53% hombres y 47% mujeres. Del total, el 25% era menor de 20 años, el 72% tenía entre 20 y 29, y 3%, entre 30 a 39 años. Sobre el estado marital, 92% era soltero, y 8% casado o unido.

La distribución por área de estudio fue: 66% cursaban carreras del área social y administrativa; 16%, ingeniería y ciencias exactas; 11%, ciencias de la salud, y 7%, otras.

Conocimientos en torno al SIDA

Prácticamente todos los entrevistados habían escuchado hablar sobre el SIDA (99.8%). De éstos, 5% se consideró muy informado, 55% medianamente informado, 38% poco informado y 2% no informado.

Al indagar sobre algunos conocimientos específicos en torno al SIDA, el 76% consideró que es un padecimiento prevenible; 72%, que es un padecimiento infeccioso; 54%, que es una enfermedad que afecta a todos; y sólo el 41% confunde este padecimiento con un tipo de cáncer, y otro 41% lo señala como una enfermedad de homosexuales.

Existe un alto grado de conocimiento adecuado acerca de la etiología del SIDA; el 90% sabe que el agente causal es un virus.

Los mecanismos de transmisión más conocidos, en orden decreciente de porcentajes, son: a través de sangre infectada (99%), por contacto sexual con una persona infectada por el VIH (99%), por vía perinatal (92%), por utilizar agujas y/o jeringas sin esterilizar (91%). Sin embargo, persisten conocimientos erróneos acerca de vías de transmisión no documentadas, como son: a través de la utilización de instalaciones sanitarias públicas (28%), por contacto casual (24%), por uso de albercas (23%), y por piquete de insecto —mosquitos— (23%).

Por lo que se refiere a la duración del periodo de incubación (que actualmente se considera que oscila entre 6 meses hasta 9 o más años), fue correcto en el 87% de las respuestas.

Las manifestaciones del SIDA que más reconocen son: pérdida de peso extrema sin motivo alguno (76%), fiebre continua (53%), diarrea persistente (42%) y linfadenopatía generalizada —inflamación persistente de ganglios— (40%).

El diagnóstico de infección por VIH a través de una prueba de sangre (ELISA) fue reconocido por el 96% de los entrevistados.

El 76% señaló que todas las personas que tienen SIDA se mueren por esta causa, y un 14% afirmó que sólo algunas, quedando el concepto de letalidad del padecimiento incompleto en esta proporción de la población.

84% de los estudiantes mencionó, adecuadamente, que hasta el momento actual no existe ni tratamiento efectivo para este padecimiento, ni vacuna que proteja a los individuos de infectarse por el VIH.

Al preguntar acerca de las medidas preventivas, 98% de los entrevistados mencionó que una medida útil para evitar la infección por VIH es no tener relaciones sexuales con personas infectadas o enfermas de

SIDA (a pesar de que no hay forma de saberlo en las asintomáticas). El 97% es consciente de que no se deben utilizar agujas y/o jeringas sin esterilizar, y otro 96% reconoció que la prueba de detección para VIH en donadores de sangre es útil para evitar la difusión de la enfermedad; evitar relaciones sexuales con personas recién conocidas (89%), y utilizar condón durante las relaciones sexuales (74%) fueron aceptadas como medidas útiles para evitar la infección por VIH.

Se aprecia que el grado de conocimientos sobre SIDA entre la población estudiantil universitaria es mayor que el observado en la población general. Aun así, este mismo nivel se puede incrementar, lo cual es deseable, pues los estudiantes de nivel de licenciatura, por su escolaridad, son potencialmente diseminadores de información en su familia y su comunidad, y pueden con mayor facilidad asimilar la información básica sobre esta enfermedad, la cual debe ser objetiva y descriptiva con base en actitudes favorables, y no valorativa o prejuiciada.

Actitudes (miedo y discriminación)

Investigar y evaluar las actitudes de los estudiantes universitarios resulta ser también de suma importancia, ya que ellos, potenciales diseminadores de información, deben tener actitudes positivas ante la enfermedad, los enfermos y los grupos mayoritariamente afectados; de lo contrario, transmitirán dudas y prejuicios a la población con la que se reúnen, causando un daño social importante.

El 47% de los entrevistados mencionó tener miedo de enfermarse de SIDA (mucho o regular), mientras que el 23% sólo tiene poco miedo, y el 30% restante no tiene miedo. Sin embargo, el 57% respondió que tenía mucho o regular miedo de que alguno de su familiares se enfermara de SIDA; sólo el 21% reportó que tenía poco miedo, y el 22% no tenía miedo por su familia.

Es importante mencionar que al comparar el miedo de padecer la enfermedad, y de que un familiar la presente, se observa que este último predomina, sin ser posible, por tanto, discernir entre el temor por la posibilidad de haber estado expuesto al VIH, y el simple temor hacia cualquier suceso que ponga en peligro la vida.

Al investigar anticipación de conductas ante posibles casos de SIDA, en tres niveles diferentes de cercanía afectiva, como son amigo, familiar y pareja, se encontró que cuando se trata de un amigo, el 93% lo ayudaría, el 45% avisaría a alguna autoridad, sólo el 14% lo mantendría en secreto, y el 4% lo rechazaría. Si fuera un familiar el enfermo de SIDA, 95% lo ayudaría, el 45% avisaría a alguna autoridad, sólo el 10% lo mantendría en secreto, y el 1% lo rechazaría.

Pero si se trata de la pareja, el 23% se apartaría de ella, el 76% pediría consejo médico, y el 80% le brindaría apoyo.

Al analizar las respuestas en conjunto, se observa que los individuos entrevistados digan que brindarían apoyo a un familiar o a un amigo, en forma frecuente, lo cual se debe probablemente al aprendizaje social que sustenta que algunos de los valores más importantes del ser humano son el respeto a "la amistad" y a "la familia". Sin embargo, cuando es la pareja quien estuviera enferma, la actitud de rechazo es evidente en 23%, quizá por temor a la infección, y por lo tanto, a padecer SIDA. Además, también se pone en evidencia este rechazo cuando sólo el 80% de los entrevistados ayudaría a su pareja enferma, mientras que para un amigo o familiar enfermo el porcentaje es del 93% y del 95%.

Uno de los muchos aspectos a evaluar es la anticipación de decisiones ante problemas reales que fueron planteados en diferentes reactivos, por ejemplo, al preguntar: "Si usted pudiera tomar decisiones tendientes al control del SIDA, ¿qué medidas dictaría?", el 95% de los entrevistados respondió que ayudaría a los enfermos de SIDA, el 96% promovería hospitales especializados en SIDA, el 98% promovería las campañas preventivas de SIDA. Sin embargo, se manifiesta actitud de rechazo cuando el 61% de los entrevistados señala que aislaría a las personas enfermas de SIDA.

Identificación de la enfermedad con subgrupos específicos

El 40% de los estudiantes entrevistados identifica al SIDA como una enfermedad de homosexuales y el 93% considera que las prostitutas y los homosexuales tienen mucho riesgo de infectarse por el VIH, pero olvida que el virus del SIDA no infecta a los individuos por su preferencia sexual o actividad laboral, sino única y exclusivamente cuando se exponen a un mecanismo de transmisión efectivo, independientemente de la edad, sexo, condición social, preferencia sexual o actividad laboral. Sólo el 2% de los estudiantes considera que las personas que viven en el campo tienen mucho riesgo de infectarse por el VIH, mientras que el 25% cree que las personas que viven en las ciudades tienen mucho riesgo. Este mismo fenómeno se observa en las otras poblaciones estudiadas. Asimismo, el 30% considera que los marineros tienen mucho riesgo, en contraste con sólo el 8%, que señaló que los estudiantes tienen mucho riesgo de infectarse por el VIH.

Uso de medios de información

La cobertura de los medios masivos de comunicación o información es de vital importancia en todos los diferentes subgrupos poblacionales, ya que a través de ellos gran parte de la sociedad adquiere conocimientos acerca de su entorno social y cultural, así como actitudes en la forma de vestir, hablar o comportarse ante una situación particular. En el caso de las personas con alta escolaridad y/o educación, la función de estos medios es también importante, aun cuando la recepción de mensajes a través de los medios de comunicación masiva puede ser relativizada, en tanto que es una fuente adicional de información, y la recepción de los mensajes suele ser más crítica.

El perfil de recepción informativa por medios de comunicación colectiva indica que el 67% de los entrevistados escucha la radio todos los días, y el 20%, de 1 a 6 veces por semana; 83% ve la televisión por lo menos de 2 a 3 veces por semana. En cuanto al acceso a medios de información impresos, se encontró que el 67% lee periódico al menos 2 a 3 veces por semana, el 34% acostumbra leer revistas, por lo menos 2 a 3 en el mismo periodo. El 26% de éstas es de contenido político, 22% cultural y el 18% son novelas o historietas. El 73% de los informantes ha escuchado hablar sobre el SIDA en la radio, el 57% de éstos considera que los mensajes son claros, 35% los reportó como alarmistas, y sólo el 19% mencionó que son confusos.

A través de la televisión, el 82% ha escuchado algún mensaje sobre SIDA. De dicho porcentaje, el 62% los considera claros, 30% alarmistas, y sólo el 18%, confusos.

En los medios impresos se han publicado diferentes artículos en torno al SIDA, algunos de ellos como parte de la estrategia educativa del Consejo Nacional para la Prevención del SIDA (CONASIDA), otros provienen de diversas fuentes. El 74% de los estudiantes ha leído esta información en periódicos; 59% lo ha hecho en revistas, 36% en folletos y sólo el 13% en libros.

Un 65% de esta población no ha tenido acceso al material promocional de distribución directa con información sobre el SIDA, como son los cerillos, las calcomanías, los ceniceros, etcétera; el porcentaje mayor corresponde al 30%, que reporta haber visto carteles con información sobre el SIDA.

De los entrevistados, el 20% ha asistido a alguna plática o conferencia sobre el SIDA. Al preguntar: "¿De cuál de los medios obtuvo más información sobre el SIDA?", el 37% respondió que a través de la televisión; 29% dijo haberla obtenido a través de periódicos o revistas, 10% en pláticas o conferencias, 8% mencionó a la radio, y 7% en folletos o libros. Sin embargo, el 53% considera que la televisión sería el medio más adecuado para transmitir información sobre el SIDA a la población en general; 16% aseguró que la radio sería el medio más idóneo; 11% se refirió a pláticas o conferencias, y sólo el 3% destacó el periódico como el medio más útil.

A partir de la información sobre SIDA recibida a través de los diferentes medios de información, 33% reportó modificación de su conducta (percibida como mucho o regular cambio), 23% reducida, y el 44% no ha modificado su conducta en nada.

El 64% de la población ha recibido información sobre el SIDA sin buscarla, mientras que el 28% del total de entrevistados ha buscado, por interés personal, información sobre el tema.

Casi las tres cuartas partes de los entrevistados no conocen un centro de información sobre el SIDA, y sólo el 31% del total ha escuchado hablar sobre el CONASIDA.

PERSONAL DE SALUD

El personal de salud se conceptualiza usualmente como constituido únicamente por médicos y enfermeras, pero en realidad es un conjunto multidisciplinario que cuenta también con la participación de odontólogos, químicos, psicólogos, trabajadores sociales, fisioterapeutas, laboratoristas, técnicos en rayos X, personal administrativo, etcétera. Este personal, cuyas actividades se encuentran dentro del área de la salud, es el que tiene el mayor compromiso de poseer un conocimiento adecuado (correcto y actualizado), y un interés permanente (profesional y personal) en los problemas de salud en general, y sobre el SIDA en particular —aun cuando no tenga relación inmediata con su especialidad o actividad concreta—, por la responsabilidad social que entraña desempeñar estas funciones, por su papel como educadores prestigiados en la comunidad, y por la de la población que recurre al personal de atención a la salud, en busca de respuestas a sus incógnitas. Si bien todo el personal que interviene en las actividades de salud necesita y tiene que estar correctamente informado, los médicos y las enfermeras ocupan un lugar fundamental dentro de este equipo, ya que son los que atienden directamente a los pacientes, además de ser los que recomiendan a la población las medidas que se deben tomar para preservar la salud, entre las que se cuenta informar respecto al SIDA, sus medidas preventivas y centros de información, referencia y atención médica pertinentes.

Por otra parte, de la capacidad técnico-científica de los médicos y enfermeras, pero aún más de su actitud y comprensión de la diversidad de situaciones y problemas de salud que se presentan en su entorno social, depende el éxito de su función, sobre todo en situaciones que conciernen a la vida privada de los individuos y su sexualidad.

Mediante una encuesta de conocimientos y actitudes referentes al SIDA, llevada a cabo durante los meses de septiembre y octubre de 1987, se obtuvo un perfil de conocimientos y actitudes correspondiente a médicos y enfermeras que prestan sus servicios en instituciones del sector salud.

En total se realizaron 1007 entrevistas (624 médicos y 383 enfermeras) que laboran en tres instituciones del sector salud: SSA (51%), IMSS (31%) e ISSSTE (18%), en las seis ciudades de la República Mexicana mencionadas en incisos anteriores.

El criterio de inclusión para ser entrevistado fue que se desempeñara laboralmente en alguna de las instituciones en estudio.

En la distribución por sexo, el 45% correspondió a hombres, y 55% a mujeres. En cuanto a la distribución por edad, 1% tenía menos de 20 años; 38%, de 20 a 29; 40%, de 30 a 39; 12%, de 40 a 49; y 8%, 50 o más años.

El estado civil fue: 35% de solteros, 59% de casados o unidos y 6% de divorciados, separados o viudos.

El grado de escolaridad en los médicos fue de posgrado en un 61%, el resto únicamente tienen estudios a nivel de licenciatura. En las enfermeras se observó que la máxima escolaridad seguía la distribución siguiente: técnico postprimaria (4%), secundaria (8%), técnico postsecundaria (40%), preparatoria (10%), universidad a nivel de licenciatura (25%), y con estudios de posgrado (13%).

Aparte del trabajo institucional, el 22% tiene otras ocupaciones remuneradas en el área de salud.

Conocimientos acerca de SIDA

El personal entrevistado se consideró muy o medianamente informado acerca del SIDA (75%), y los datos sobre conocimiento indican que casi tres cuartas partes lo reconocen como un padecimiento prevenible; el 54% lo identifica como un padecimiento infeccioso; 39% dice que es una enfermedad que puede afectar a todos; el 24% lo clasifica como un tipo de cáncer, y el 46% afirma que es una enfermedad de homosexuales. El 99% de los médicos identificó la causa del SIDA en un virus, mientras que sólo el 72% de las enfermeras lo señaló así.

En cuanto a los mecanismos de transmisión considerados eficientes, el 98% señaló que el SIDA se contagia por transfusiones de sangre infectada; el 95% lo atribuye al contacto sexual con personas infectadas por VIH, y casi 90% manifestó que se transmite por vía perinatal y por usar agujas y/o jeringas sin esterilizar.

Los conocimientos falsos en cuanto a mecanismos de transmisión no documentados arrojan que el 23% de los informantes cree que el SIDA se transmite por contacto diario en escuela, trabajo u hogar, con personas enfermas de SIDA; el 15% considera que se transmite en albercas; el 15% señaló que se transmite por piquete de insecto; y un 5%, que se contagia a través del aire.

La pérdida de peso severa y sin motivo alguno fue indicada como sintomatología de los pacientes con SIDA (92%); asimismo, la linfadenopatía generalizada persistente (81%) y la fiebre continua (78%).

Los entrevistados opinaron que el riesgo potencial que tienen los individuos pertenecientes a diferentes sectores de la población es mucho en homosexuales (97%), prostitutas (90%), los que reciben transfusiones de sangre infectada (95%), los que se inyectan drogas (80%) y marineros (40%); el 36% subrayó que tienen mediano riesgo de infección las personas que trabajan en hospitales, los estudiantes y las personas que viven en ciudades. Se consideró sin riesgo a las personas que viven en el campo (40%), y a los donadores de sangre (29%).

En cuanto a la morbilidad del SIDA, el 24% señaló que todas las personas seropositivas desarrollan el SIDA, mientras que el resto contestó que de las personas que resultan seropositivas sólo algunas desarrollan el síndrome. Por otro lado, la letalidad a 5 años del diagnóstico fue señalada de 100% por el 38% de los entrevistados; entre la mitad y menos del 100%, por el 39%; y 16% habló de existencia de un tratamiento contra el SIDA.

De los médicos, el 31% dijo no conocer algún método para determinar infección en humanos, mientras que el 68% de enfermeras, lo ignoraba también.

El 84% reportó que no existe una vacuna, mientras que el 12% no sabe si existe o no, y el 4% afirmó su existencia.

Como medidas útiles para evitar infección por VIH se señalaron las siguientes: evitar relaciones sexuales con personas infectadas (96%), evitar la utilizacion de agujas y/o jeringas sin esterilizar (95%), hacer pruebas de detección en los donadores de sangre (93%), evitar relaciones sexuales con personas recién conocidas (82%), utilizar preservativo (condón) durante las relaciones sexuales (82%) y disminuir el número de parejas sexuales (71%).

Actitudes

El temor a infectarse es acentuado: 24% tiene mucho miedo, 29% consideró regular su temor, el 25% tiene poco miedo, 22% manifestó no tener miedo; sin embargo, al igual que en otras poblaciones, el temor es mayor en el supuesto caso de un familiar con SIDA: 31% dijo que sí tenía mucho miedo, y sólo el 26% dijo que no.

En cuanto a anticipación de conductas frente a casos de SIDA, el estudio las evalúa nuevamente en tres niveles de acercamiento afectivo: familiar, pareja y amigo. En el caso de que uno de sus familiares se enfermara de SIDA, el 91% lo ayudaría, 85% lo notificaría a las autoridades sanitarias, y menos del 1% lo rechazaría. Si esto le sucediera a uno de sus amigos, 91% lo ayudaría, 70% avisaría a alguna autoridad, y sólo 2% lo rechazaría. Si supiera que su pareja está infectada de SIDA, 86% le brindaría apoyo, 62% pediría consejo médico, y 16% manifestó que se apartaría de ella.

De poder tomar decisiones tendientes al control del SIDA, el 97% dictaría medidas para promover campañas preventivas; 96% daría información sobre el SIDA a homosexuales y a prostitutas; 95% informaría a estudiantes, 89% a médicos, y el 80% promovería hospitales especializados en SIDA; sin embargo, el 61% aislaría a las personas con SIDA.

Los resultados de este último punto muestran actitudes contradictorias: casi todos los entrevistados se mantendrían solidarios hacia los enfermos de SIDA, pero más de la mitad manifestaron que los aislarían.

Respecto a disponibilidad para brindar atención, y en el supuesto de que acudiera una persona enferma de SIDA a solicitarle sus servicios como profesional de salud, 70% contestó que sí la ayudaría; 84% le pediría que acudiese a un hospital de alta especialidad, 90% lo notificaría a las autoridades sanitarias, y el 30% solicitaría que otro médico la atendiera.

En cuanto a la percepción de las medidas referentes a bancos de sangre, sólo el 84% sabe que se habían tomado medidas preventivas en los bancos de sangre para evitar trasmisión de VIH, y éstas fueron señaladas por el 89% como el uso de equipo desechable; la prohibición de comerciar con sangre y sus derivados la conocía un 87%; hacer pruebas de detección en donantes, 85%; y un 84% identificó como parte de estas medidas el desaliento de donación de sangre por personas con prácticas de alto riesgo para el SIDA.

Identificación de la enfermedad con subgrupos específicos

El 46% afirmó que el SIDA es una enfermedad de homosexuales, aunque considera que las prostitutas y homosexuales son los subgrupos con más alto riesgo de contraer SIDA.

Por otro lado, se señaló que las poblaciones a las que deben practicárseles exámenes para detectar infección por VIH, son a hombres homosexuales (85%), a todas las prostitutas (80%) y a los pacientes con sospecha clínica de SIDA (83%).

En tanto que los hombres homosexuales están en riesgo de adquirir VIH/SIDA por vía sexual, el 25% considera que ellos son los que deben usar condón, mientras que el 17% señaló que todas las personas "promiscuas" tienen que usarlo. El resto se refirió en forma dispersa a personas con características específicas que debieran usarlo.

LOS HOMBRES HOMOSEXUALES Y BISEXUALES

Los hombres homosexuales y bisexuales, de acuerdo con el patrón epidemiológico del SIDA en nuestro país, concentran el mayor número de casos, implicando asimismo amplia circulación del VIH, por lo cual es importante describir el nivel de conocimientos, actitudes y prácticas que tiene este subgrupo poblacional, a fin de implantar medidas educativas de intervención que limiten la incidencia de VIH/SIDA a través de modificación en el comportamiento sexual de estos hombres.

En una muestra por cuota en lugares de reunión habituales de este subgrupo (por lo tanto no es estadísticamente representativa), se realizaron 853 entrevistas a hombres con preferencia homosexual o bisexual en seis ciudades de la República Mexicana; el 22% de los entrevistados tenía menos de 20 años de edad; el 60%, entre 20-29; el 15%, 30-39 años, y el 3% era de 40 o más.

El 91% de los entrevistados reportó ser soltero, y sólo el 7% era casado o unido, y 2% viudo o divorciado.

Se observa un nivel de escolaridad elevado, ya que el 27% tenía licenciatura, 28% había terminado preparatoria, 24% cursó la secundaria, el 11% sólo primaria, el 0.8% sin estudios, el 0.7% era técnico a nivel postprimaria, y el 5.7%, técnico a nivel postsecundaria.

Conocimientos (desinformación y mitos)

El perfil de esta muestra refleja un alto nivel de conocimientos respecto del SIDA: casi todos han escuchado hablar sobre el SIDA(99%); de éstos, sólo el 68% se consideró muy o medianamente informado.

El 81% reporta al SIDA como una enfermedad infecciosa, 84% lo conceptualiza como una enfermedad que puede afectar a todos, y una cantidad igual sabe que es un padecimiento prevenible. Sólo el 17% de los entrevistados la identifica como una enfermedad de homosexuales.

Más de las tres cuartas partes (85%) manifestaron que el agente causal del SIDA es un virus, y 9% dijo que era un microbio, sin mayor especificación.

A través de una escala graduada en mucho, regular, poco y nada, los entrevistados establecieron el riesgo potencial que tienen los individuos pertenecientes a diferentes sectores de la población, considerando que éste es mucho en las prostitutas (83%), en homosexuales (79%) y en los que se inyectan drogas (58%).

El 95% contestó que es una enfermedad transmisible por contacto sexual; 97% la asoció a transfusión de sangre infectada; 94%, por usar agujas y/o jeringas sin esterilizar; y el 94% reportó como mecanismo de transmisión la vía perinatal.

A pesar del alto nivel de conocimientos sobre mecanismos de transmisión de VIH, aún son frecuentes las creencias erróneas: 27% refiere que la infección se puede adquirir en albercas; 28%, por utilizar instalaciones sanitarias públicas; 29%, en contacto casual; 32%, por piquete de insecto; y el 6.7%, a través del aire.

El 86% de los entrevistados señaló que el periodo de incubación del SIDA varía de 6 meses hasta 5 años o más, y el 99% sabía que sí es posible determinar infección en individuos asintomáticos a través de una prueba de sangre (de éstos, el 29% mencionó que también a través de análisis de orina, y 7%, que por medio de radiografías se podría determinar infección).

En cuanto a las manifestaciones en personas con SIDA, la pérdida de peso es la que se conoce en 90%; la fiebre continua, en 76%; 74% sabe que la diarrea continua es un signo asociado al SIDA; y el 67% relaciona la linfadenopatía generalizada y persistente como un dato del mismo padecimiento.

A la pregunta de si existe vacuna contra el SIDA, 80% reportó que no existe actualmente, el 10% no sabe si existe o no, y sólo otro 10% respondió afirmativamente. El 64% de los entrevistados reconocen mortalidad para todos los pacientes de SIDA; 27%, letalidad menor al 100%; y únicamente el 9% respondió que desconoce cuál es la letalidad de este padecimiento.

Las medidas identificadas como efectivas para evitar la infección por VIH fueron, en orden decreciente de mención, evitar utilizar agujas y/o jeringas sin esterilizar (97%); evitar relaciones sexuales con personas infectadas de SIDA (96%); realizar pruebas de detección de infección por VIH en donadores de sangre (96%); utilización de condón durante las relaciones sexuales (93%); evitar tener relaciones sexuales con personas recién conocidas (86%); y disminuir el número de parejas sexuales (82%).

Actitudes (miedo y discriminación)

El gran desconocimiento que existe en nuestro país en torno a la sexualidad en general, y en particular a la homosexualidad, dificulta en gran medida el estudio del SIDA en un subgrupo poblacional que hasta hace pocos años se encontraba marginado de la sociedad, y por lo tanto, aparentemente, del campo de la investigación científica.

Al intentar describir la percepción de riesgo, el 40% de los entrevistados afirmó tener mucho miedo de padecer SIDA, 21% regular, 13% dijo tener poco, y 26% afirmó no tenerlo.

Contrastantemente, 55% reportó mucho miedo con relación a que alguien de su familia se enferme de SIDA, 12% regular, 8% poco, y sólo el 25% manifestó no tener miedo.

Llama la atención una mayor preocupación por un familiar que por sí mismos. Es probable que esto se explique porque las personas entrevistadas disminuyen la percepción del riesgo que tienen de infectarse por el VIH, y porque la enfermedad de un ser querido les resulta más dolorosa que la propia, tanto por conocimiento de algún familiar con prácticas de riesgo, como por la creencia de transmisión hacia sus familiares mediante el contacto social o algún otro que implique convivencia, aun cuando estos mecanismos sean inexistentes.

Actitudes posibles de conducta frente a casos de SIDA, en tres niveles diferentes de cercanía afectiva, como son pareja, familiar y amigo, fueron investigadas, y se encontró que si uno de sus amigos se enfermara de SIDA, el 95% lo ayudaría, 46% avisaría a alguna autoridad, 23% lo mantendría en secreto, y sólo el 1% lo rechazaría. Si esto sucediera a uno de sus familiares, 95% lo ayudaría, 47% avisaría a alguna autoridad, el 19% lo mantendría en secreto,y solo el 2% lo rechazaría. Sin embargo, si supiera que su pareja está infectada o con SIDA, 90% le brindaría apoyo, 71% solicitaría consejo médico, y el 25% se apartaría de ella.

Aun cuando hay datos que muestran preocupación y solidaridad con los enfermos de SIDA, el 60% de los entrevistados señaló que aislaría a las personas con SIDA, si en sus manos estuviera el dictar medidas de este tipo, lo cual pone en evidencia un rechazo social hacia los afectados por esta enfermedad.

Se observan dos actitudes opuestas: solidaridad y rechazo hacia los pacientes con SIDA. Es probable que esta dicotomía en actitudes se deba, por un lado, a la sanción social y estigma asociados a este padecimiento, aunados al temor de padecer la enfermedad, lo cual condiciona a los individuos a tratar de evitar, en lo posible, enfrentarse a la realidad cruel del padecimiento; y por otro, al sentimiento de solidaridad ante una enfermedad mortal y devastadora que afecta, sobre todo, a personas jóvenes en edad productiva, y sin más patología que esta infección, que muy probablemente fue adquirida por desconocimiento de la misma o de las medidas para prevenirse.

Los individuos enfermos, en muchas ocasiones, son percibidos como una amenaza para la comunidad, culpándolos de la diseminación del SIDA y adoptando conductas que violan los derechos humanos, como desear aislarlos de la sociedad. Sin embargo, olvidamos que cada uno de nosotros somos responsables de nuestros propios actos, ante un padecimiento al cual todos somos susceptibles. Por tanto, si una persona resulta infectada por vía sexual, en la actualidad no debe culpar a otras personas, sino aceptar su propia responsabilidad por no haber ejercido medidas preventivas adecuadas. El riesgo —probabilidad de infección— socialmente concebido indica que en este subgrupo el 83% de los entrevistados no conceptualiza al SIDA como una enfermedad propia de homosexuales, aun cuando más de las tres cuartas partes de ellos consideran que las prostitutas y los homosexuales (83% y 79% respectivamente), son los subgrupos con más alto riesgo de contraer la infección, explicado esto bajo el punto de vista de exposición al virus por prácticas de riesgo, las cuales son modificables, y no por características inherentes e inamovibles de homosexuales y prostitutas.

Prácticas y técnicas sexuales

Cuando se habla de práctica sexual se debe entender que se hará referencia a los compañeros sexuales —de los individuos—, es decir, con *quién* se relacionan sexualmente. Para ello se puede utilizar el modelo de la tabla de Kinsey modificada por Lizárraga (continuo heterosexualidad, bisexualidad, homosexualidad), centrando el estudio sólo en el nivel de práctica sexual, sin incluir otras variables, como son preferencia sexual y fantasía, también descritas en esta tabla. Por otro lado, las técnicas sexuales se refieren a *cómo* se relacionan sexualmente los individuos, independientemente de su preferencia por algún sexo (Lizárraga, 1979; Álvarez Gayou, 1983). Todas las personas entrevistadas habían tenido relaciones sexuales: el 29% reportó tener relaciones sexuales 2-3 veces al mes; otro 29%, 1 a 6 veces por semana; 16%, menos frecuentes de una vez al mes; 14%, una vez al mes; y sólo el 3% dijo tener relaciones sexuales varias veces al día.

Según el modelo de Kinsey modificado, tenemos que el 68% de la población entrevistada es exclusivamente homosexual; 9%, preferentemente homosexual, el 12% tiene relaciones sexuales con uno y otro sexo por igual (bisexualidad); y 17% con homosexuales, aun cuando se describe como preferentemente heterosexual.

En cuanto a número de compañeros sexuales, 40% refirió que en los cuatro meses previos a la entrevista sólo había tenido relaciones sexuales con una sola persona; el 39% reportó de 2 a 5 parejas diferentes; 6%, de 6 a 10; 6%, más de 10; mientras que 10% no había tenido relaciones sexuales. El promedio de personas diferentes con las que se ha tenido relaciones sexuales, es de 4; el 50% queda comprendido en los valores 0 y 1 contactos sexuales (mediana=1), siendo que el promedio se eleva por una fracción pequeña de gente que tiene múltiples parejas.

El lugar donde frecuentemente conocen a sus parejas sexuales no estables son: 46% en bares o discotecas de reunión homosexual, 27% en fiestas o reuniones privadas, 26% en la calle, y 9% en cafés o restaurantes públicos.

Al indagar acerca de las técnicas sexuales utilizadas durante sus encuentros, en los cuatro meses previos a la encuesta, se encontró que 68% de los entrevistados fue penetrado por el ano; de ellos, en el 77% de los individuos hubo depósito de semen. El 74% de los entrevistados había realizado *fellatio*; de éstos, existió depósito de semen en la boca en el 41%.

El 59% de todos los hombres entrevistados refiere que había penetrado por el ano a sus parejas sexuales. Del total de los penetradores, tres cuartas partes (76%) habían depositado su semen en el recto de sus compañeros sexuales.

Al 59% de los entrevistados le habían realizado *fellatio*, de los cuales el 49% depositó semen en la boca de sus compañeros sexuales. El 41% restante no había puesto su pene en la boca de sus compañeros sexuales.

Utilización de medidas preventivas

La investigación sobre medidas preventivas se centró principalmente en la utilización de condón, que fue reconocido visualmente por el 96% de los entrevistados; y 58% lo habían utilizado alguna vez en su vida. El fin para el cual lo habían utilizado fue planificación familiar (12%), para prevenir el SIDA (52%), y para prevenir enfermedades sexualmente transmisibles (78%). Desde hace mucho tiempo ha existido una gran discusión entre los usuarios de los condones, acerca de si disminuyen o no el placer sexual. En la investigación se encontró que para el 46% las relaciones sexuales son menos satisfactorias; en tanto que un 44% refiere que no hay cambios, y 8% que sus relaciones sexuales son más satisfactorias. Se deben investigar los canales de distribución y acceso a los condones en la población homosexual, ya que los canales implantados hasta la fecha han estado encaminados fundamentalmente hacia la planificación familiar, y por lo tanto, la población objetivo son hombres con práctica heterosexual.

El 61% de los entrevistados respondió que los preservativos que utilizaba los compraba, mientras que al 55% se los obsequiaban, probablemente como producto de medidas de intervención para reducir riesgo. El lugar donde más frecuentemente obtienen los condones es la farmacia, en 61%; el 12% reportó que los obtiene a través de grupos homosexuales organizados, el 9% en centros de salud, y el resto en sitios diversos.

De acuerdo con las marcas utilizadas entre los hombres homosexuales, se desprende que el 47% corresponde a productos identificados expresamente para planificación familiar, y el resto a marcas diversas.

El 53% de los estrevistados utiliza condón durante sus relaciones sexuales con su pareja; el 78%, cuando tiene relaciones con otras personas que no son su pareja, y el 14% lo utiliza cuando tiene relaciones con prostitutos (as). Es probable que sólo el 14% de las personas entrevistadas sean usuarios de prostitutos o prostitutas.

El 41% había utilizado condón al menos una vez en los cuatro meses anteriores a la entrevista; de los que sí habían utilizado el condón en este periodo de referencia, el 30% lo había hecho siempre; 34%, la mayoría de las veces; el 23%, la mitad de las veces; y 13%, casi nunca.

Al preguntar si consideraban que la campaña educativa de SIDA había influido en su conducta sexual, el 44% respondió que mucho, el 26% que regular, el 12% que poco, y el 15% refirió que nada.

Uso de medios masivos de información

En cuanto al perfil de uso de medios de información, no existe hipótesis para señalar diferencias de uso de acuerdo con la preferencia sexual. Sin embargo, a continuación se presentan algunas de sus características. El 73% escucha la radio todos los días, y 12% la escucha por lo menos una vez a la semana; el 77% ve la televisión de 1 a 3 veces por semana, por lo menos; el 58% lee el periódico de 1 a 3 veces por semana. El 50% reportó que lee revistas de 1 a 3 veces por semana, de las cuales, el 33% son historietas y el 18%, revistas de espectáculos.

El 81% ha escuchado hablar sobre el SIDA en la radio; de este porcentaje, el 55% considera que los mensajes emitidos a través de este medio son claros, 32% afirmó que eran alarmistas, y el 19% los calificó de confusos.

El 76% ha visto algo sobre SIDA en la televisión; de éstos, 50% opinó que son claros, 33% los calificó de alarmistas, y 17%, de confusos.

Cuando se preguntó si habían leído información sobre SIDA, el 11% señaló que no; del 89% restante, el 33% contestó afirmativamente con relación a periódicos, 29% se ha informado en revistas, 27% en folletos, y sólo el 11% ha leído algo en libros.

El 69% de los entrevistados considera que lo que leyó fue claro, 24% lo calificó de alarmista, y 20%, de confuso.

Un 60% no ha visto propaganda sobre SIDA en ningún artículo promocional de la Campaña Nacional para la Prevención del SIDA, distribuido directamente, como son carteles, cerillos, calcomanías y llaveros. El 27% señaló que por medio de la televisión obtuvo mayor información sobre SIDA; un porcentaje igual (27%), por medio de periódicos o revistas; 15% mencionó folletos, libros, pláticas o conferencias, y tan sólo el 9% se refirió a la radio.

La televisión fue considerada como el medio más adecuado para transmitir información sobre SIDA a la población en general (53%), 15% prefirió la radio, y 12% señaló que el mejor medio sería a través de pláticas y/o conferencias.

Respecto a cambio de conducta a partir de haber recibido información sobre SIDA, el 60% afirmó que lo tuvo, en 14% fue reducida, y una cuarta parte (26%) refirió no haberla modificado.

Para determinar actitudes y opiniones en personas que nunca habían usado condón se llevó a cabo una encuesta en la comunidad homosexual de la ciudad de Guadalajara, después de haber realizado diferentes intervenciones educativas: distribución de folletos con información sobre SIDA en los meses de septiembre y octubre de 1987, distribución masiva de condones en abril de 1988, en sitios de reunión explícitamente homosexuales, y de carteles, folletos e historietas hechas específicamente para hombres homosexuales de la ciudad de Guadalajara, en julio de 1988.

Resultados preliminares de esta encuesta muestran que la población detectada como no usuaria de condón son en su mayoría hombres jóvenes entre los 15 y 30 años de edad (87%). Es una población sexualmente activa, en donde el 1% tiene relaciones sexuales diario; el 35%, de 1 a 6 veces por semana; el 19%, 2 a 3 veces al mes; 7%, una vez al mes; 15%, menos frecuente de una vez al mes. Mientras que el 23% reportó no haber tenido relaciones sexuales en los cuatro meses previos a la encuesta; 43% había tenido una sola pareja sexual; 18%, de 2 a 5 parejas; 11% reportó 6 a 10 parejas; y el 5% informó haber tenido entre 11 y 20 parejas sexuales diferentes.

Alguna de las opiniones acerca del condón indican que sólo al 23% le produce una sensación agradable (al tocar un condón), es desagradable en 22%, y produce asco o repulsión en el 19%, mientras que al resto le es indiferente.

Cuando se indagó en el contexto de amigos la frecuencia de utilización de condón, sólo el 3% indicó que todos sus amigos utilizan condón, el 14% respondió que la mayoría de sus amigos lo utilizan, el 19% dijo que sólo la mitad, 15% reportó que casi ninguno, el 11%, que ninguno de sus amigos, y el 38% no sabía.

Entre las razones por las cuales no han utilizado condón, se obtuvieron las siguientes respuestas: por tener una sola pareja sexual (26%), no lo consideran necesario el (18%), consideran que disminuye el placer sexual (16%) y no les gusta utilizarlos (10%).

Discursivamente, el 57% estaría dispuesto a utilizarlo en su próxima relación sexual, y de éste, la mitad lo utilizaría para prevenir enfermedades sexualmente transmisibles; el 19%, para prevenir SIDA; 12%, sólo al tener relaciones sexuales con desconocidos, y el resto por diversas razones.

El 55% está totalmente de acuerdo en que los condones deben ser parte de su rutina sexual, 87% dice que utilizar el condón es responsabilidad de la pareja, 38% piensa que utilizar condón puede quitar el romance al momento, 32% afirma que los condones se rompen frecuentemente; 26% menciona que si sugiere el uso del condón su pareja pensará que tiene SIDA, y 45% reporta que al sugerir la utilización de condón algunas personas se sienten agredidas.

Un 20% señaló que rechazaría a su pareja si se negara a utilizar condón, y el 45% prefiere correr el riesgo de infectarse por el virus del SIDA, a utilizar condón siempre. A pesar de que la gran mayoría de los entrevistados (93%) sabe que la utilización del condón es una medida útil para prevenir la infección, la mayor parte de ellos siente mucho o regular temor de contraerla (50%).

LAS PERSONAS QUE EJERCEN LA PROSTITUCIÓN

El estudio de la prostitución, tanto masculina como femenina, es complejo, y en él deben intervenir múltiples disciplinas. Por otro lado, la prostitución como fenómeno social ha sido poco tratado, llegando algunas personas a pensar que, si bien siempre ha existido, su magnitud era reducida hasta tiempos recientes. Sin embargo, este supuesto se origina más bien por el hecho de que con la aparición del SIDA se habla abiertamente tanto de preferencias, prácticas y técnicas sexuales en subgrupos específicos, como de su frecuencia, por lo cual se pone en evidencia el gran vacío de conocimientos al respecto.

Se sabe que la prostitución es sancionada socialmente, pero considerada necesaria en nuestra cultura. Se señala un proceso de doble moral (una para el entorno familiar —con las esposas por ejemplo—, y otra en el ejercicio de la sexualidad con prostitutas o prostitutos) como factor explicativo de esta ambivalencia.

El tipo de prostitución más conocida es, con mucho, la heterosexual ejercida por mujeres. No obstante, es practicada también por hombres tanto homosexuales como heterosexuales.

En los siguientes párrafos se tratará el tema de la prostitución tanto en mujeres como en hombres homosexuales travestis, que ejercen esta ocupación en lugares, poblaciones y procesos iguales a los de las mujeres, con la única diferencia de la imposibilidad de coito vaginal, que es suplido sólo y en algunas ocasiones por el anal; en el resto de los casos los clientes realizan *fellatio* o son penetrados por estos hombres travestis.

Se ha incluido en las entrevistas a transexuales que no tienen diferencias, en cuanto a esta ocupación se refiere, con las mujeres.

El estudio en prostitutas se justifica por la posible dinámica futura de transmisión heterosexual del VIH, aun cuando la prevalencia de infección y el número de casos en este grupo no es aún elevado.

Los datos plasmados en el presente documento corresponden, al igual que en los otros subgrupos mencionados en este capítulo, a una encuesta de conocimientos, actitudes y prácticas (CAP) realizada en seis ciudades de la República Mexicana, en septiembre y octubre de 1987. Se incluyen los resultados de 873 entrevistas directas: 845 a mujeres (96.8%), 24 a hombres homosexuales travestis (2.7%), y 4 a transexuales (0.5%), todos ellos dedicados a la prostitución. Las entrevistas fueron realizadas en los centros de trabajo, tanto establecimientos específicos como vía pública, y servicios médicos adonde acude esta población por diversos motivos.

La distribución por edad corresponde a 10% menores de 20 años; 61%, entre 20 y 29; 24%, 30-39 años; y 5%, de 40-49. Sólo hay cuatro personas entre 50 y 59, y una mayor a 60 años (0.3%).

El estado civil reportado es en 60% soltero, 18% casado o unido, y 22% divorciado, separado o viudo. El grado de escolaridad es bajo:

8%, ningún estudio; el 58%, con estudios primarios; 23%, técnico postprimaria; el 6% terminó la secundaria con una carrera técnica; 4%, preparatoria; y 1% tiene estudios de licenciatura. De las 67 personas que no tienen estudios, 55% no sabe leer, y 66% no sabe escribir.

Una tercera parte manifestó tener otro tipo de trabajo, aparte del ejercicio de la prostitución; en estas personas, la otra ocupación es ama de casa (56%), servicios personales como meseras (11%), comercio (7%), y otro tanto, actividades técnicas. El resto se ocupa en diversas actividades.

Conocimientos sobre SIDA

Prácticamente toda la población ha oído información sobre SIDA; el 8% se consideró muy informado; 29%, medianamente informado; 50%, poco informado; y 13%, no informado.

El SIDA fue conceptualizado por un 83% como una enfermedad que afecta a todos; el 80% lo considera padecimiento infeccioso el 67% lo definió como un padecimiento prevenible; el 64% afirmó que es una enfermedad propia de homosexuales, y 59% lo clasificó como un tipo de cáncer.

La etiología viral del SIDA fue reconocida por 71% de los entrevistados; un 26% señaló ignorar la causa del SIDA, y el resto manifestó algún otro microorganismo como agente causal.

Se reconocieron adecuadamente los mecanismos correctos de transmisión del VIH: 97% sabe que el SIDA se contagia por contacto sexual con personas infectadas por VIH; 93% contestó que la transmisión se daba por transfusión de sangre infectada; 91% dijo que se transmite por vía perinatal; 91% aseguró que era por usar agujas y/o jeringas sin esterilizar.

Sin embargo, es frecuente la concepción inadecuada acerca de falsas vías de transmisión del SIDA, ya que el 57% señaló que se transmite en albercas, 56% afirmó que era por contacto diario en la escuela, un 56% también lo achacó a las relaciones de trabajo u hogar con personas con SIDA; 51%, a piquete de insecto; y por usar baños públicos, el 47%. Esta población identificó como síntomas de SIDA la pérdida de peso sin motivo alguno (70%); fiebre continua (57%); diarrea persistente (55%), y linfadenopatía generalizada persistente (50%). Dos terceras partes de ellas (68%) señaló que después de la infección estos síntomas aparecerían en un lapso que va de 6 meses hasta 5 años.

El 94% dijo que a través de una prueba de sangre se detecta el virus del SIDA, aun cuando el 41% creía que también se detectaba a través de análisis de orina, y 21% en radiografías.

El 70% afirmó que no hay cura contra el SIDA, y el resto, por partes iguales, señaló que no sabía, o afirmó su existencia. 62% dijo que no existe vacuna, 20% lo ignora, y 18% dijo que sí había. 67% le atribuye al SIDA 100% de letalidad, 18% una letalidad menor, y sólo el resto ignora cuál es la letalidad de la enfermedad.

Como medida preventiva eficiente se reportó lo siguiente: evitar utilizar agujas y/o jeringas sin esterilizar (95%); evitar relaciones sexuales con personas infectadas o con SIDA (94%); realizar pruebas de detección en donadores de sangre (92%); usar preservativo (condón) durante las relaciones sexuales (88%); no tener relaciones sexuales con personas desconocidas (82%); y disminuir el número de parejas sexuales (76%).

Actitudes

Quizá en tanto se ubican como propensos a adquirir la enfermedad, 68% manifestó tener mucho miedo de contraerla, 13% regular, 8% poco, y 11% nada; el miedo de que algún familiar enfermara es mayor: 75% mucho, 6% regular, 6% poco y 12% nada, lo cual pudiera ser explicado por el temor de transmisión hacia sus hijos, dado que el 80% los tiene.

En caso de que se les detectara infección por VIH, la mayoría buscaría apoyo psicológico (67%) y ayuda médica (93%). Si supieran que su pareja está infectada, el 79% dijo que le brindaría apoyo, 73% pediría consejo médico, y 37% se apartaría de ella; mientras que si un amigo enfermara de SIDA, el 89% manifestó que lo ayudaría; 56% avisaría a alguna autoridad sanitaria; 5% lo rechazaría y para el 1.2% sería indiferente.

En el supuesto de que tuvieran la capacidad de dictar medidas para controlar el SIDA, 96% daría información sobre SIDA a homosexuales y a prostitutas; 95% promovería campañas preventivas para el SIDA, dirigidas a estudiantes y a la población en general; 93% pugnaría por la creación de hospitales especializados en SIDA; 92% dictaría medidas para ayudar a los enfermos de SIDA; 89% se pronunció por proporcionar información sobre SIDA a médicos, y el 80% tomaría decisiones enfocadas a aislar a los enfermos.

Identificación de la enfermedad con grupos específicos

La gente que se dedica a la prostitución focaliza la enfermedad en todos los subgrupos poblacionales, pero, según sus respuestas, les asignan diferentes grados de propensión. En este sentido, el 64% considera que el SIDA es una enfermedad de homosexuales, y a este mismo sector poblacional el 88% lo ubica como un grupo con mucho riesgo de contagio. El 87% sitúa en segundo lugar a aquellas personas que reciben transfusiones de sangre infectada, y el 78% se considera parte de uno de los grupos de mucho riesgo.

Prácticas sexuales

En los cuatro meses anteriores a la aplicación de la entrevista, el 41% tuvo relaciones sexuales varias veces al día; 11% una relación al día; 32%, de 1 a 6 por semana; 10%, de 2 a 3 por mes; y 4%, una al mes; 1%, menos de una; y 1%, ninguna.

Durante el mes que antecedió a la entrevista, 16% dijo que tuvo relaciones sexuales con una sola persona; 22%, de 2 a 5; 12%, de 6 a 10; 12%, de 11 a 20; 8%, de 21 a 30 personas; y 24%, con más de 30 personas.

El 81% manifestó no haber tenido relaciones sexuales con personas a las que se les hubiera detectado infección por el virus del SIDA, 18% afirmó no saber si alguno de sus clientes haya estado infectado, y menos del 1% declaró haber tenido relaciones con personas infectadas.

El 37% afirmó haber tenido relaciones sexuales con personas extranjeras en los cinco últimos años.

Técnicas sexuales

Cabe recordar en este momento que en la muestra se incluyeron algunos hombres que se dedican a la prostitución. De ahí que algunos de los porcentajes que se muestran enseguida se refieren a técnicas que sólo ellos pueden llevar a cabo.

En el mes anterior a la aplicación de la encuesta, el 89% de las mujeres dedicadas a la prostitución siempre fueron penetradas vaginalmente por sus clientes; 4%, la mayoría de las veces; 2%, la mitad de las veces; 1%, casi nunca, y 4% nunca. Asimismo, cuando fueron penetradas por vagina, en el 53% siempre hubo eyaculación intravaginal; en el 16%, la mayoría de las veces; en el 11%, la mitad de las veces; en el 8%, casi nunca; y en el 10%, nunca.

También en el mismo periodo de referencia, sólo una pequeña proporción (3%) manifestó practicar *fellatio* a sus clientes, y cuando esto sucedía, era rara la ocasión en que había depósito de semen en su boca (79% dijo que nunca había sucedido). El coito anal fue reportado sólo por el 5% de las mujeres; en cambio, 8 de cada 10 de los hombres, contestó afirmativamente. En el 15%, de estos casos, siempre hubo depósito de semen en el recto, nunca en el 35%, y en el resto sólo ocasionalmente.

De los hombres entrevistados, 40% señaló que sus clientes les habían hecho *fellatio*, y la mitad de ellos depositó semen en la boca del cliente. El 40% dijo haber penetrado a algunos de sus clientes por el ano, y en el 55% de éstos, eyaculó ocasionalmente.

Uso de medios de información

El perfil de uso de medios de comunicación colectiva indica que el 63% escucha la radio todos los días, y el 10%, por lo menos una vez a la semana; en tanto que el 62% ve la televisión a diario. Las notas periodísticas son leídas de 1 a 3 veces a la semana por un 15%; las revistas, al menos de 1 a 3 veces en el mismo periodo por el 45%. De éstas, el 92% son novelas e historietas, y el 14% de índole social.

El 71% escucha hablar sobre el SIDA en la radio, y considera que los mensajes emitidos son claros (42%), alarmistas (37%) o los califica de confusos (21%).

La televisión es vista en un 63%: son claros los mensajes para el 54%, confusos para el 19%, y alarmistas para el 31%.

69% ha leído alguna nota sobre el SIDA; 45% leyó en revistas; 25% en folletos; sólo el 9% en libros, y 43% no ha leído nada. Con relación a lo que se leyó, el 56% lo considera claro, 22% confuso, y para el 26% es alarmista.

La propaganda sobre el SIDA no ha sido vista por 81% en ningún artículo promocional, como son carteles, cerillos, calcomanías y llaveros. La población entrevistada no ha asistido a pláticas o conferencias sobre SIDA (83%), pero 40% manifestó que por medio de la televisión obtuvo mayor información; 23% señaló que fue en la radio, y 17% acudió a los medios impresos (periódicos) para informarse.

La televisión fue considerada por el 53% como el medio más adecuado para informar sobre el SIDA a la población, 19% prefirió la radio, y 12% dijo que a través de pláticas y/o conferencias.

A raíz de la información que la población en estudio ha recibido sobre el SIDA, el 36% ha modificado mucho su conducta; 20% regular; en un 15% la modificación fue reducida, y el 29% refirió no haberla modificado.

Sólo el 16% ha buscado información sobre el SIDA; y esta misma proporción sabe de la existencia de centros de información sobre SIDA.

Medidas preventivas utilizadas

Se reportó que el 91% de los entrevistados acude a revisión médica-sanitaria en forma regular. El 88% sabe que el uso de preservativo o condón es útil para la prevención del SIDA, aun cuando el 71% manifestó haberlo utilizado alguna vez durante sus relaciones sexuales. La intencionalidad de su uso es en el 85% para prevenir enfermedades sexualmente transmisibles, 43% lo utiliza para prevenir el SIDA, y el 16% para planificación familiar; 78% ha hecho uso del preservativo en sus relaciones sexuales en un periodo de referencia de 9 meses, mientras que el 87% había pedido a sus clientes que lo usaran. 18% afirmó que sus clientes usan preservativo siempre; 34%, que lo utilizan la mayoría de las veces; 24%, la mitad de las veces; 22%, casi nunca; y sólo 1%, nunca, a pesar de que lo pide a sus clientes. En el mes anterior a la encuesta, 56% de los entrevistados notó una mayor frecuencia en el uso de preservativos por parte de sus clientes.

Los principales mecanismos de obtención de preservativos son: el 69.7% comprados, y al 29.3% se los regalan. El 67.2% los compra en farmacias, y el 19.4%, en los centros de salud. Las marcas identificadas como de planificación familiar son usadas por el 47%.

Un 37% reportó haberse efectuado una prueba para detectar infección por el agente causal del SIDA. De ellos, el 36.1% se la ha realizado una vez, y el 62.45%, dos veces. Dicha prueba se realizó en centros de salud (17%); en el centro de información para el SIDA del CONASIDA (20%), y en servicios médicos municipales (7%).

La campaña educativa para la prevención del SIDA ha influido mucho en la conducta sexual de los informantes (40%), regular (20%), aunque el 10% manifestó haber sido poco influido; en el 15% no hubo influencia, y el 14% no ha oído hablar de esta campaña.

Necesidades en educación y estrategias

El SIDA es un padecimiento que no sólo se debe abordar desde la perspectiva médica, sino desde diversas áreas del conocimiento, como son la psicología, la pedagogía, la sociología, la antropología, etcétera, en una sociedad conformada por individuos de diferente sexo, edad, estrato social, escolaridad, preferencia sexual y actividad laboral. Hablar de SIDA es, por tanto, hablar de un fenómeno social complejo con repercusiones en diferentes niveles.

Por otra parte, la letalidad del padecimiento y la inexistencia de tratamiento efectivo o vacunas determinan que la prevención a través de la modificación de la conducta sea el único elemento que se tiene para evitar una mayor difusión.

La educación de toda la población en torno a medidas preventivas es una necesidad urgente, y para ello se puede —acaso sea mejor decir que se debe— utilizar la infraestructura y la tecnología de los medios masivos de información, en aras de tener mayor acceso a la población mediante un esfuerzo coordinado.

Una campaña nacional para prevención del SIDA debe contemplar las necesidades y problemáticas de todos y cada uno de los sectores que integran la población, para así constituirse en una respuesta eficiente.

En la población general urbana y en los jóvenes estudiantes universitarios es necesario incrementar el nivel de conocimientos, aun cuando éste es relativamente alto en el segundo grupo, sobre todo respecto a las causas, mecanismos de transmisión, grupos con prácticas de riesgo y algunas medidas de prevención, porque es capaz de observar que existen mitos y apreciaciones erróneas en lo que a esta enfermedad se refiere. Es sabido que el desconocimiento o la mitificación de hechos o situaciones por parte de los sujetos provoca en éstos expectativas o temores infundados, y en consecuencia, actitudes y acciones equivocadas, lo que lleva frecuentemente a procesos de discriminación, estigmatización y pánico injustificados. En este sentido, es necesario alcanzar, sobre todo, objetivos referentes al nivel cognoscitivo del SIDA y a sus medidas preventivas: mantener el nivel de los conocimientos sobre el SIDA que ya han adquirido estas poblaciones y eliminar creencias erróneas o no probadas sobre esta enfermedad.

Los objetivos específicos para la población general urbana son que, mediante el mayor conocimiento sobre el SIDA, los individuos mejoren sus actitudes hacia la enfermedad, y que, con ello, los que se consideren con prácticas que puedan implicar infección perciban su riesgo y adopten medidas de prevención efectivas, y aquéllos no expuestos mantengan ese estado y eviten tener reacciones discriminatorias basadas en un temor infundado de adquirir la infección por mecanismos no probados. En los jóvenes estudiantes universitarios, además de los objetivos anteriores, se debe incrementar sus conocimientos, para que sean capaces de mejorar sus actitudes aprovechando su potencial como difusores de información por su elevado nivel de escolaridad.

Adicionalmente, es necesario el uso de los medios masivos de comunicación (radio, televisión, prensa y cine) para difundir, a través de ellos, información actualizada sobre el SIDA, puesto que su uso brinda la posibilidad de emitir mensajes concretos, con una amplia cobertura.

Como complemento al uso de estos medios, se pueden desarrollar otras estrategias; por ejemplo, distribución de material gráfico (folletos, historietas educativas, etcétera) en centros de salud comunitarios, o información directa del personal de salud en estos centros. A los estudiantes universitarios se les puede apoyar con pláticas, conferencias o mesas redondas, en particular a los pertenecientes a ciencias biológicas y de la salud.

La población en general requiere de información en torno a este padecimiento, pero los grupos con mayor riesgo de padecerla no sólo necesitan información, sino una comunicación más amplia que les permita modificar sus actitudes ante la sexualidad en general, y en particular ante el SIDA, lo que posibilitará la adopción de técnicas sexuales que no impliquen riesgo.

El SIDA no es exclusivo de subgrupos poblacionales. Sin embargo, la circulación del VIH ha determinado que algunos sectores hayan sido los más afectados por este padecimiento (hombres homosexuales y bisexuales, usuarios de drogas intravenosas y trabajadores del sexo).

El estudio de grupos marginales entraña gran dificultad, ya que la mayor parte son clandestinos y tienen códigos propios de reconocimiento. Por otra parte, la moral social que regula las relaciones entre los individuos de una comunidad promueve algunas conductas y sanciona otras. Por lo mismo, la estigmatización y el rechazo social son evidentes cuando un individuo no ostenta una conducta "deseable" y esperada por la sociedad.

Ejemplos de estos grupos son los mencionados en incisos anteriores: personas dedicadas a la prostitución y hombres homosexuales y bisexuales.

Cualquier individuo que ejerza una conducta no aceptada socialmente establece estrategias para disminuir la agresión de su comunidad, y por lo tanto, para asegurar su permanencia en ella.

La elaboración y coordinación de campañas focales dirigidas a los grupos en mayor riesgo abre la posibilidad de comunicación e interacción con los integrantes de estos subgrupos.

La colaboración con grupos organizados en la comunidad *gay* facilita el acceso al grupo de los hombres homosexuales y bisexuales. En el caso de quienes ejercen la prostitución, el acceso a sus centros de trabajo posibilita su conocimiento y su estudio.

El contacto directo con estos grupos permite elaborar y distribuir, en forma más eficaz, material específico (impresos, audiovisuales, películas, promocionales varios) para mujeres y hombres que ejercen la prostitución, así como material para hombres homosexuales y bisexuales y estrategias para cubrir parte de sus necesidades a nivel grupal.

El uso de medios directos, así como la comunicación cara a cara, no sólo son útiles en los grupos con prácticas de riesgo, sino indispensables, ya que a través de ellos se puede incidir en la modificación de la conducta. Por ejemplo, la educación en grupos pequeños, con personal especialmente entrenado, permite la interacción de los individuos a nivel afectivo —no sólo cognoscitivo—, situación que ayuda a modificar actitudes, en primer lugar, para posteriormente lograr un cambio en las prácticas y técnicas sexuales.

Las necesidades en educación para la prevención del SIDA en los trabajadores de la salud difieren en relación con los otros sectores poblacionales. En ellos, el incremento de conocimientos sobre esta enfermedad no está dirigido hacia la adopción de medidas preventivas en el ejercicio de la sexualidad, sino a que promuevan éstas entre las personas con quienes tengan relación por su trabajo.

Si bien por su formación profesional y práctica laboral están enterados de la problemática que presenta el SIDA, en un nivel general al menos en algunos de ellos todavía subsisten actitudes y conocimientos erróneos o tergiversados. Esto adquiere mayor relevancia si se considera la ética profesional, al brindar atención médica u orientación adecuada para prevenir las enfermedades en la población. Para mejorar actitudes y conocimientos sobre SIDA en el personal médico y paramédico, también es recomendable —en el diseño de alternativas— el uso de medios masivos específicos, como lo son la televisión, el periódico y las revistas. Se recomiendan en ese orden, porque, de acuerdo con la encuesta que se realizó, se determinó un perfil de audiencia y uso de medios masivos entre médicos y enfermeras en ese mismo orden.

No obstante el uso de los medios masivos para la formación de los trabajadores de la salud, se considera de mayor utilidad el diseño de programas de educación continua sobre el SIDA que se impartan dentro de las instituciones donde trabajan. En la elaboración de estos programas, es deseable tomar en cuenta algunos aspectos como el número de casos de infectados, mecanismos más comunes de transmisión, usos y costumbres en las regiones en donde se impartirán, etcétera, así como las medidas preventivas en su ejercicio profesional.

Sin menoscabo de los recursos considerados líneas arriba, a continuación se señalan algunas propuestas para el uso de medios masivos de comunicación, en relación directa con el grupo de que se trate, en el diseño de estrategias educativas para el SIDA.

A nivel técnico, los medios masivos de comunicación son capaces de hacer llegar información a toda la población del país. Pero es necesario tener en cuenta que éstos sólo son "... las avenidas por las cuales los mensajes alcanzan una audiencia" (Lerbinger, 1979). No basta con inundar a la población con mensajes enfocados a prevenir el SIDA, y con ello cambiar actitudes y conductas sexuales. La información que se difunda a través de estos medios no tendrá el mismo efecto en los individuos integrantes de los distintos grupos (Lerbinger, 1979).

Para difundir información sobre el SIDA es necesario atender a las preferencias y uso de medios que tenga el grupo, ciudad o población objetivo de dichas informaciones, así como a su nivel cultural, usos y costumbres (mitologías, tabúes, preferencias políticas y sexuales, actividades laborales características, etcétera).Todo lo anterior con el objetivo de seleccionar el medio o medios más adecuados para llegar efectivamente a los grupos en cuestión, así como para regular o adecuar los contenidos de los mensajes que se vayan a difundir.

El perfil de uso diario de medios, y por ende, de preferencia, en diferentes grupos de la población encuestada en las seis ciudades incluidas en este capítulo muestra que todos los grupos hacen uso diario de algún medio masivo. Pero existen diferencias de nivel (cuadro 24). Por ejemplo, mientras en la población general la televisión y la radio son los medios con mayores audiencias, en personal de salud lo son la televisión y los periódicos. De tal forma, esto es un indicador para seleccionar el medio más adecuado para transmitir mensajes a esas poblaciones en particular, si así es decidido.

CUADRO 24. *Uso de medios masivos de comunicación en diferentes segmentos poblacionales (uso diario en porcentaje)*

	Población general	*Médicos*	*Estudiantes*	*Prostitutas*	*Homosexuales*
RADIO	66	59	67	63	73
T.V.	82	85	83	73	77
PERIÓDICOS	46	72	67	28	58
REVISTAS	26	50	34	45	50

Otro dato importante que se muestra en este cuadro es que la televisión, en relación con los otros, es el medio que más usan todas las poblaciones, y como ya fue señalado, es el medio que sería preferido para una campaña educativa sobre SIDA.

El subgrupo de personas dedicadas a la prostitución aparece como el que usa menos los medios masivos. En este caso, el uso de medios tiene menor importancia, y resulta más útil implantar medidas educativas de intervención directa, entendiéndose esto como la difusión y distribución de materiales educativos en sus lugares de trabajo y personalmente.

Atendiendo más a características de índole social y cultural que al uso de los medios en los grupos de hombres homosexuales y bisexuales, la intervención a través de medidas educativas directas en sus centros de reunión los sensibiliza más con respecto a SIDA que una campaña educativa a través de medios de comunicación masiva.

Aunado a lo anterior, es necesaria la realización de evaluaciones periódicas a través de encuestas de tipo CAP en los subgrupos poblacionales que se crea conveniente, a fin de medir los cambios de actitudes y de prácticas sexuales que se vayan operando. Lo anterior permitirá, a su vez, tener un indicador de variación en la incidencia de la infección por VIH.

Por último, en apoyo a las consideraciones hechas hasta aquí, en el cuadro 25 se muestra un perfil de los medios a través de los cuales han recibido información sobre el SIDA los subgrupos ya mencionados, en septiembre y octubre de 1987.

CUADRO 25. *Recepción de información sobre* SIDA, *a través de medios de comunicación en diferentes segmentos poblacionales de la República Mexicana*

	Población general	*Médicos*	*Estudiantes*	*Prostitutas*	*Homosexuales*
RADIO	73	78	73	71	81
T.V.	72	74	82	63	76
PERIÓDICOS	50	70	69	69	67
REVISTAS	23	70	59	45	58
LIBROS	4	33	13	9	21
FOLLETOS	9	58	36	25	53

En conclusión, todas las alternativas de educación que se puedan ofrecer son necesarias y útiles. Pero en cada subgrupo, atendiendo a sus características socioeconómicas, culturales y de distribución geográfica, las diferentes estrategias tienen distinto grado de eficiencia en cuanto al objetivo buscado.

BIBLIOGRAFÍA

Álvarez, J.L., Mazin, R. *Elementos de Sexología*. México, Editorial Interamericana.

Becker, M. H., Joseph, J. G. "AIDS and behavioral change to reduce risk: A review". *Am. J. Public Health* , vol. 78, 1988, pp. 394-410.

———— ."The tyrany of health promotion". *Public Health Rev*., vol. 14, 1986, pp. 15-25.

Carrier, J. M. *Mexican Male Bisexuality*. Nueva York, The Haworth Press, 1985. pp. 75-85.

Feldblum, P. J., Fortney, J. A. "Condoms, spermicides, and the transmission of Human Immunodeficiency Virus: A review of the literature". *Am. J. Public Health*, vol. 78, 1988, pp. 52-53.

Izazola, J. A., Valdespino, J. L., Sepúlveda, J. "Factores de riesgo asociados a infección por VIH en hombres homosexuales y bisexuales. El caso de la Ciudad de México". *Salud Pública*, vol. 30, 1988, pp. 555-566.

Lerbinger, O. *Diseños para una comunicación persuasiva*. México, Editorial El Manual Moderno, 1979.

Lizárraga, X. *¿Heterosexualidad u homosexualidad? Modificación a la tabla Kinsey*, 1979.

Valdespino, J. L., Sepúlveda, J., Izazola, J.A. y col. "Patrones y predicciones epidemiológicas del SIDA en México". *Salud Pública,* vol. 30, 1988, pp. 567-592.

XV. MEDIDAS PREVENTIVAS PARA EVITAR LA TRANSMISIÓN DE LA INFECCIÓN POR VIH

Ma. de Lourdes García
José Luis Mora
Manuel Palacios
José Luis Valdespino

INTRODUCCIÓN

LA PREVENCIÓN es, en la actualidad, la única vía para detener la propagación de la infección por el virus de la inmunodeficiencia humana. Si bien las investigaciones orientadas a la producción de vacunas y de medicamentos se encuentran en desarrollo, se calcula que tendrá que transcurrir por lo menos una década antes de que puedan utilizarse a nivel masivo.

Las actividades preventivas representan acciones en dos sentidos: el control sanitario y la educación. El primero se refiere a garantizar la seguridad de los productos sanguíneos que se utilizan con fines terapéuticos, a fin de que su suministro esté libre de infección. Con el segundo se busca la modificación de conductas que conlleven riesgo de adquirir la infección por VIH. El control sanitario es costoso. Sin embargo, su realización es relativamente sencilla y eficiente. La educación, en cambio, es mucho más compleja, y sus resultados de más difícil evaluación, ya que se trata de cambiar prácticas que son habituales en los individuos, y que se interrelacionan con múltiples aspectos de su subjetividad.

GRUPOS QUE PARTICIPAN EN LA PREVENCIÓN

La prevención precisa a la sociedad en su conjunto. Por lo que se refiere al control sanitario de sangre, es responsabilidad de las autoridades proporcionar la infraestructura y la tecnología apropiadas. Por otra parte, es el personal de salud quien debe vigilar que dicho control se lleve a cabo. En cuanto al suministro de sangre, es labor de la comunidad participar en la donación, y las personas que pudieran estar infectadas deben excluirse voluntariamente de la misma.

Las actividades educativas se dirigen, en primer lugar, a aquellas personas con prácticas o conductas que las ponen en riesgo de adquirir la infección. En México, la mayor proporción de casos corresponde a transmisión sexual en varones homosexuales y bisexuales, aunque se ha dado en heterosexuales. Por lo tanto, las actividades educativas se dirigen hacia estos grupos, y requieren de su participación activa.

En el caso de los trabajadores del sexo —prostitutas y prostitutos—, si bien hasta la actualidad los estudios llevados a cabo en nuestro país han demostrado que el problema de infección por VIH es bajo, los sujetos que se dedican a esta actividad deben igualmente participar en la educación sobre SIDA.

Otro público lo constituyen aquellos que sin haber sido identificados con problema de infección por VIH tienen hábitos, edad u otras características que los ponen en riesgo de exponerse a la misma. Es el caso de los usuarios de la prostitución, adolescentes, jóvenes y reclusos. Un segundo grupo al que deben orientarse las campañas educativas lo constituyen aquellos que pudieran tener influencia sobre los anteriores. Tratándose de los adolescentes, son los maestros y padres de familia; en cuanto al resto de la comunidad, el personal de salud. Este último es doblemente importante, tanto por el contacto que tiene con sujetos enfermos, infectados o los que realizan prácticas de riesgo, como por el conocimiento que debe tener acerca de las medidas orientadas a prevenir la transmisión, a la que pudiera estar expuesto durante el manejo de pacientes.

Los mismos compañeros de los sujetos con prácticas riesgosas constituyen un objetivo de las campañas educativas. En el caso de adolescentes o sujetos con prácticas de riesgo, la educación es más eficiente si viene de alguien perteneciente al mismo grupo a quien va dirigida. Adicionalmente, se considera en este grupo a los que tienen acceso a los medios de comunicación —radio, televisión y prensa— y a los líderes de las diferentes organizaciones comunitarias, religiosas, juveniles, etcétera.

Finalmente, se tiene como tercer público a los individuos que se encuentran en capacidad de tomar decisiones, como lo son las autoridades políticas.

Es obvio, por lo tanto, que las actividades educativas abarcan diferentes elementos dentro de la comunidad, por lo que deben ejercer su influencia sobre todos ellos.

MEDIDAS PREVENTIVAS DE ACUERDO CON EL TIPO DE TRANSMISIÓN

Transmisión sexual

Dado que educar no sólo se refiere al hecho de informar, sino, además, de inducir cambios cuando existen prácticas que entrañan riesgo de contraer la infección, las campañas educativas deben elaborarse en forma cuidadosa, respetando los diferentes patrones culturales de los grupos a los que van dirigidas. El contenido de los mensajes educativos tendrá, a su vez, que adecuarse a cada uno de estos grupos.

Las dificultades que surgen casi paralelamente a la búsqueda de medidas que prevengan la transmisión sexual tienen su origen en la complejidad social y biológica de las conductas que deben modificarse. A pesar de ello, los estudios realizados al respecto han mostrado que hay avances en la modificación de conductas de grupos selectos en regiones donde la frecuencia de la infección es elevada. En el público en general, se ha conseguido aumentar el nivel de conocimientos y de conciencia. Por lo tanto, es posible obtener resultados efectivos con campañas educativas bien orientadas.

La prevención se facilita en la medida en que el sujeto está en posibilidad de seleccionar sus prácticas sexuales. La educación sobre la transmisión sexual de la infección busca informar al individuo sobre el riesgo que existe en las diferentes prácticas sexuales, y cuáles son las diferentes opciones preventivas. Las tres medidas que se recomiendan para evitar o disminuir el riesgo de exposición al VIH son las siguientes:

1. Abstinencia sexual.
2. Relación mutuamente monógama con una pareja sana.
3. Utilización de preservativo o condón.

Las dos primeras garantizan que el individuo permanezca libre de infección. Es obvio que si la pareja es sana y mantiene relaciones sexuales monógamas no habrá necesidad de adoptar medidas preventivas. Cuando no se llevan a cabo estas medidas, deberán realizarse aquellas que se conocen como *sexo seguro*. Este término se refiere a las prácticas sexuales que disminuyen la posibilidad de intercambio de secreciones (sangre, semen y fluidos vaginales) entre la pareja.

Las prácticas sexuales se han considerado *sin riesgo* cuando el intercambio de secreciones es nulo (besos secos, abrazos, masturbación mutua); de *poco riesgo*, si tal intercambio es escaso (besos húmedos, coito con uso de condón); o *con riesgo* (coito sin uso de condón).

La medida más eficaz dentro de las prácticas de poco riesgo se refiere a la utilización de condón o preservativo. Si bien su uso no garantiza totalmente que no ocurra transmisión del virus, usarlo en forma adecuada es el método más eficaz con que se cuenta para prevenir la transmisión del VIH por vía sexual.

El uso apropiado del condón durante cada relación sexual puede reducir, aunque no eliminar, el riesgo de varias enfermedades de transmisión sexual, además de la infección por VIH (cuadro 26).

Eficacia del preservativo o condón

El uso del condón proporciona una barrera mecánica que reduce el riesgo a la exposición de secreciones de la pareja. Su utilización apropiada evita el depósito de las mismas, así como que exista contacto con úlceras o lesiones genitales.

Los estudios de laboratorio y epidemiológicos han mostrado la eficacia de los condones de látex, al impedir el paso del VIH, herpes simple, citomegalovirus, virus de la hepatitis B, *Chlamydia trachomatis* y *Neisseria gonorrhoeae*. Los condones fabricados de membranas naturales tienen pequeños poros que no bloquean el paso del virus de la hepatitis B ni del VIH, y por lo tanto no se recomiendan como recurso preventivo para la transmisión de estas infecciones.

Si bien la efectividad del condón es difícil de evaluar por las múltiples variables involucradas, se ha demostrado que los usuarios de condón y/o sus parejas tienen una menor frecuencia de gonorrea, infección por ureaplasma, enfermedad pélvica inflamatoria y cáncer cervical, que aquellos sujetos que no los usan. Por lo que se refiere al VIH, se ha visto en parejas heterosexuales que el uso del condón protege significativamente.

La falla del condón puede deberse al usuario o al producto mismo. Los errores que se cometen más frecuentemente al usarlo son:

CUADRO 26. *Recomendaciones para la selección apropiada y usos de preservativos*

1. Se deben utilizar preservativos o condones de látex, ya que su uso ofrece mayor protección contra las enfermedades virales de transmisión sexual que los de membranas naturales.
2. Los preservativos deben almacenarse en un sitio fresco, seco, y no colocarse directamente bajo la luz solar o blanca.
3. No deberán usarse los preservativos que tengan rupturas en la envoltura, o datos obvios de envejecimiento (aquellos que se rompan, estén pegajosos o descoloridos).
4. Los preservativos deben manipularse con cuidado para evitar romperlos.
5. El condón deberá colocarse antes de cualquier contacto genital, para prevenir la exposición a fluidos que contengan agentes infecciosos. Deberá sostenerse por el extremo, y desenrollarlo sobre el pene erecto, dejando libre una parte del extremo para la colección del semen, asegurándose que no quede aire atrapado.
6. Si se requiere de lubricación adicional, deben usarse lubricantes acuosos. Los oleosos dañan el látex facilitando su ruptura.
7. El uso de condones que contengan espermaticidas puede proporcionar protección adicional. Más aún, el uso de espermaticidas vaginales junto con los preservativos probablemente proporcione mayor protección.
8. Si el preservativo se rompe, deberá colocarse uno nuevo inmediatamente. Si la eyaculación ocurre después de la ruptura del condón (coito vaginal), se ha sugerido el uso inmediato de espermaticida. Se desconoce la protección otorgada mediante la aplicación posteyaculación del espermaticida.
9. Después de la eyaculación, deberá evitarse que el preservativo resbale antes de retirar el pene, se deberá sujetar la base del condón al momento de retirar el pene, el cual deberá retirarse mientras aún esté erecto. Posteriormente deberá desecharse el preservativo.
10. Nunca se deberán reutilizar los condones.

1. No utilizar un condón diferente para cada contacto sexual.
2. No colocarlo antes de cualquier contacto genital.
3. No desenrrollarlo completamente.
4. Utilizar lubricantes oleosos en lugar de acuosos.

Las fallas debidas al producto mismo, aun cuando se utilice adecuadamente, se deben a ruptura del condón, filtración debida a deterioro y baja calidad en la producción. Tanto el envejecimiento como el almacenamiento inadecuado producen deterioro del producto.

Uso de espermaticidas

Se ha demostrado que los surfactantes, sustancias presentes en los espermaticidas disponibles en el mercado, inactivan a los agentes productores de enfermedades de transmisión sexual, incluyendo el VIH. Cuando el condón mismo contiene el espermaticida, la acción contra el virus puede ser eficaz en caso de que ocurriera filtración o derrame. Si se desea protección adicional, la aplicación de espermaticida en la vagina proporciona un volumen mayor de éste, que puede actuar en el caso de ruptura del condón.

No se ha estudiado la seguridad o eficacia de los espermaticidas para prevenir enfermedades de transmisión sexual en el canal anal y en la orofaringe.

Frecuencia en el uso del condón

En los Estados Unidos se ha encontrado que en algunas poblaciones se incrementó el uso del condón, principalmente en grupos de homosexuales que viven en ciudades donde existe mayor riesgo, como San Francisco o Nueva York. Pero en general, sigue siendo poco común. Se desconocen las tendencias en el uso del condón para prevención de enfermedades de transmisión sexual en hombres heterosexuales y mujeres. En una encuesta realizada en 1986-1987 a prostitutas, el 4% informó usarlo en cada contacto sexual.

En México, los estudios realizados señalan que se ha incrementado tanto el conocimiento sobre el papel preventivo del condón en la transmisión de la infección por VIH, como su uso a partir de la difusión de información acerca de las medidas preventivas. Al interrogar a un grupo de homosexuales de la Ciudad de México, sobre si habían utilizado alguna vez el condón en los 9 meses previos a la encuesta, el 70% refirió su uso; mientras que en prostitutas, la frecuencia fue del 55%.

Estudios de mercado en farmacias y autoservicios de la República Mexicana arrojan que en la venta global de preservativos asciende a un millón mensual. En forma global, esta cifra se mantuvo constante desde mayo de 1986 hasta febrero de 1987. El análisis de las ventas por regiones ha mostrado diferencias en los meses subsecuentes. En el Valle de México, crecieron en un 64% entre septiembre-octubre de 1986 y enero-febrero de 1988. Por otro lado, en la región sur y los estados cercanos al Distrito Federal se mantuvieron constantes, mientras que en el norte y centro de la República se redujeron. Este incremento parcial pudo haberse debido a un mayor conocimiento sobre el papel preventivo de los preservativos en la transmisión de la infección por VIH. Es necesario difundir esta información entre los grupos con prácticas que impliquen riesgo de infección, e incrementar su uso.

LA PRUEBA DE DETECCIÓN EN LA PREVENCIÓN DE LA TRANSMISIÓN

A raíz de la identificación del VIH como agente causal del SIDA, y del desarrollo casi simultáneo de pruebas que permitieran la identificación de personas infectadas, se lograron avances importantes en la prevención de la propagación del virus.

La disponibilidad de las pruebas permite identificar a los sujetos infectados y posibles transmisores de la infección. Un resultado positivo de la prueba (seropositividad) significa que la persona ha estado en contacto con el virus y ha desarrollado anticuerpos. Quiere decir también que puede transmitir la infección a otras personas.

Un resultado negativo significa que la persona no ha entrado en contacto con el virus, o que aún no hay evidencias de que se haya alojado en su organismo. En caso de que el contacto se hubiera dado, pero que el tiempo transcurrido no fuera suficiente para desarrollar anticuerpos, la prueba resultaría también negativa. Este periodo es variable, aunque en la mayoría de los casos va de dos a ocho semanas. Por lo tanto, si la exposición fue reciente y la prueba resulta negativa, se recomienda que la persona vuelva a practicársela después de tres meses.

Tanto el resultado positivo como el negativo implican la necesidad de que la persona lleve a cabo medidas de prevención. En el caso del seropositivo, es con el objeto de evitar la transmisión a otras personas; y si se trata de una prueba negativa, para que la persona evite contraer la infección.

El éxito de la estrategia de suministro de pruebas de detección a la población depende de que se garantice la confidencialidad del resultado. Esto es, proporcionar el resultado al interesado exclusivamente, para evitar que se haga uso inadecuado de la información.

IDENTIFICACIÓN DE CONTACTOS

El resultado positivo permite la identificación de contactos. Al saber una persona que se encuentra infectada, puede informar a aquellas con las que ha tenido relaciones sexuales, o ha compartido agujas, sobre la conveniencia de que se realicen la prueba y conozcan su estado serológico. Esto permite informarles sobre los mecanismos de transmisión de la enfermedad y la necesidad de acciones preventivas. A veces los contactos de personas infectadas no han recibido información sobre el SIDA y la forma de prevenirlo. Como algunas de ellas no se identifican en riesgo, nunca se hubieran practicado la prueba, ni mucho menos adoptado algún tipo de prevención. Sin embargo, la frecuencia con la que se ha encontrado que estas personas están, a su vez, infectadas es variable, pero mayor que la que se encuentra en otros grupos. Adicionalmente, el contacto permite investigar la presencia de otras enfermedades de transmisión sexual. Para las mujeres infectadas en edad fértil es posible prevenir la transmisión de la infección durante el embarazo.

Transmisión sanguínea

En México, la mayor proporción de casos debidos a transmisión sanguínea se asocia a recepción de transfusiones. En mucho menor grado se han relacionado con drogadicción intravenosa. Sólo en un caso se encontró infección asociada a punción durante la jornada laboral.

Transfusiones

La prevención de este tipo de transmisión implica detectar infección por VIH en todos los donadores de sangre, y eliminar los productos que se encuentren contaminados.

En la República Mexicana fue en 1986 cuando se modificó la Ley General de Salud, con el propósito de garantizar el suministro sanguíneo. Esta medida tuvo que apoyarse en la creación de una red nacional de laboratorios con capacidad de proveer prueba de detección para toda la sangre que se transfunde en los centros donde se lleva a cabo este tratamiento.

Las características de la prevención de la transmisión por esta vía tienen en México rasgos particulares. Hasta 1986, la tercera parte del suministro de sangre provenía de donadores remunerados.

Cuando en 1986 se inició la detección en donadores, se observó que el problema de infección por VIH en donadores remunerados estaba muy por arriba de lo esperado. La frecuencia de infección era de alrededor del 7%, mientras que en donadores familiares y altruistas ésta alcanzaba sólo el 0.1%.

En vista del riesgo que implicaba tal situación, se resolvió suprimir esta fuente de infección. En 1987 se realizaron nuevas modificaciones a la Ley General de Salud, que prohibieron la comercialización de la sangre. Se han llevado a cabo estudios para definir la causa de este problema, encontrándose que probablemente partía de los mismos bancos de sangre.

Esta medida acarreó consigo varios problemas, como escasez transitoria de sangre, la oposición de los que lucraban con ella, y el ofrecimiento clandestino de sangre por los antiguos donadores remunerados a aquellos que la necesitaban.

Para enfrentar estos problemas, se han llevado a cabo medidas adicionales que se refieran a la promoción de la donación altruista y la educación de los que llegan a necesitar de ella, en el sentido de que no acepten ofrecimientos de los antiguos donadores remunerados. Por otro lado, con el propósito de utilizar óptimamente este producto se ha educado a los médicos sobre la indicación de transfusiones solamente cuando sea estrictamente necesario. Asimismo, se ha promovido la sustitución de la transfusión de sangre completa por la de sus componentes.

La oposición de los bancos de sangre fue mínima, dada la aceptación que tuvieron entre el público las medidas citadas.

Si bien la prueba de detección proporciona la garantía de que la sangre no tiene anticuerpos específicos contra el virus, existe la posibilidad de que un individuo infectado todavía no los haya desarrollado. Este individuo es transmisor de la infección, aún sin anticuerpos, y no existe forma de detectarlo mediante los métodos con los que se cuenta en la actualidad. Con el fin de disminuir al mínimo esta posibilidad, se recomienda que aquéllos cuyas prácticas los pudieran poner en riesgo de transmitir la infección se abstengan de donar sangre.

Uso de agujas, jeringas y otros instrumentos punzocortantes

Otra forma de transmisión sanguínea es la que puede ocurrir durante la aplicación de medicamentos por vía intramuscular o intravenosa con agujas o jeringas no esterilizadas adecuadamente.

También existe riesgo de transmisión, en el caso de acupunturistas, tatuajistas, pedicuros y similares, si emplean instrumentos punzocortantes tampoco esterilizados como es debido.

Con el fin de prevenir este tipo de transmisión, se recomienda utilizar agujas y jeringas desechables, que se utilicen en una sola ocasión. En el caso de objetos punzocortantes, es aconsejable que se sigan los procedimientos siguientes:

El virus se inactiva mediante la ebullición durante veinte minutos. Éste es el método más sencillo, cuando no se tienen equipos de esterilización. Es eficaz también la esterilización por vapor a presión, durante veinte minutos, o por calor seco durante dos horas. Es útil también la inmersión en desinfectante durante 30 minutos. Los desinfectantes útiles y las concentraciones a las que se deben utilizar se muestran en el cuadro 27. Las medidas habituales que se toman para desinfectar este instrumental son suficientes para inactivar al VIH.

Drogadicción intravenosa

Prevenir la transmisión en los usuarios de drogas intravenosas es difícil, puesto que son grupos que se encuentran fuera del alcance de los mensajes educativos habituales. En diferentes países se han implementado campañas a través de los centros de tratamiento para drogadictos y de grupos focales, que promueven la esterilización del material utilizado y el uso de agujas y jeringas desechables para prevenir la transmisión de la infección. Asimismo, en varios países de Europa (Suecia, Holanda, Inglaterra, Austria) se han llevado a cabo programas a través de los cuales se proporcionan jeringas, agujas y preservativos a usuarios de drogas intravenosas.

CUADRO 27. *Desinfectantes útiles para inactivar el* VIH

Desinfectante	*Concentración*
Hipoclorito de sodio (blanqueador casero)	0.1% *
Etanol	70.0%
Alcohol isopropílico	70.0%
Yodo polividona	2.5%
Formaldehído	4.0%
Glutaraldehído	2.0%
Peróxido de hidrógeno	6.0%

* (5% de cloro disponible)

En la evaluación de estos programas, se encontró que mediante ellos se han alcanzado personas que no habían tenido antes contacto con servicios de ayuda a adictos. Su aceptación ha sido adecuada, y constituyen un mecanismo a través del cual se brinda información sobre las diferentes medidas preventivas. En un estudio llevado a cabo en Austria, se detectó disminución en la frecuencia de infección por VIH en la población que recibía estos servicios.

Transmisión perinatal

Dada la efectividad que tiene la transmisión de la infección por VIH de la mujer embarazada infectada a su hijo, es importante, aunque compleja, su prevención. Puesto que el embarazo constituye un factor desencadenante de la enfermedad, evitarlo previene o retrasa el inicio de sintomatología.

Se ha mencionado como forma de prevenir este tipo de transmisión la prueba de detección indiscriminada para todas las mujeres en edad fértil que deseen embarazarse. Esta medida no es recomendable en nuestro medio, dado el alto número de falsos positivos que se tendría, y la poca eficiencia de un rastreo de este tipo. Puesto que la infección es poco frecuente en la población general, la mayoría de pruebas positivas detectadas corresponderían a resultados falsos positivos. La prueba de detección como medida para prevenir la transmisión perinatal, es procedente únicamente en aquellas mujeres con prácticas de riesgo.

Un programa en este sentido tendría que incluir información sobre sexo seguro y utilización del condón, significado de la prueba de detección, así como lo que se refiere tanto a la posibilidad del desarrollo de la enfermedad en caso de embarazo, como al riesgo de transmisión del VIH al producto. Asimismo, se debe brindar apoyo psicológico previo y posterior a la realización de la prueba de detección. Si bien las recomendaciones se refieren a mujeres, los hombres con prácticas de alto riesgo o infectados deberán recibir también orientación, y se les sugerirá que sus parejas sexuales la reciban. Se recomienda que aquellas parejas en las que alguno de los dos pudiera estar infectado se abstengan de procrear hijos.

Deben recibir asesoría, apoyo y practicarse pruebas de detección de anticuerpos anti-VIH los siguientes grupos de mujeres embarazadas o con posibilidades de estarlo: 1) Aquellas que presenten alguna evidencia clínica de estar infectadas. 2) Las que sean parejas sexuales de bisexuales, hemofílicos, politransfundidos y hombres con evidencia clínica o de laboratorio de infección por VIH. 3) Prostitutas.

Las instalaciones para ofrecer apoyo y realizar pruebas serológicas se encuentran en los centros de información sobre SIDA, en los servicios médicos, clínicas para enfermedades de transmisión sexual y en los servicios de planificación familiar y ginecología y obstetricia.

Es necesario persuadir a las mujeres infectadas de posponer el embarazo hasta que se conozca más acerca de la transmisión perinatal del virus. Si ya se encuentran embarazadas, se les deben ofrecer servicios médicos y sociales adicionales y apoyo psicológico, debido al riesgo de infecciones oportunistas, otras manifestaciones clínicas relacionadas con la infección por VIH, y alteraciones psicológicas durante y después del parto. Tiene que informarse a las mujeres infectadas de que no deben amamantar al niño, para evitar la transmisión postparto. Los niños hijos de mujeres infectadas, o con prácticas de riesgo, deben recibir una evaluación clínica, y practicárseles las pruebas de laboratorio apropiadas para llegar a un diagnóstico temprano, en caso de que se encuentren infectados.

En este contexto, surgen problemas para los que aún no se han planteado soluciones en nuestro medio. Uno de ellos es que las mujeres infectadas soliciten se les interrumpa el embarazo. Ésta es una circunstancia aún no considerada por las instancias legales, pero que tendrá que serlo dada la alta probabilidad de que el hijo de una mujer infectada esté a su vez infectado y fallezca a consecuencia de la enfermedad.

La prevención de la transmisión perinatal de la infección por VIH se fundamenta principalmente en la difusión de medidas educativas que promuevan evitar el embarazo en personas infectadas o en posibilidad de estarlo.

EVALUACIÓN DEL RESULTADO DE MEDIDAS PREVENTIVAS

La evaluación de una campaña que promueva medidas preventivas deberá basarse, en última instancia, en la disminución del número de nuevos casos de personas infectadas y enfermas, puesto que una evaluación de este tipo requiere que transcurra tiempo. Se han formulado otros indicadores que permitan investigar si las campañas de promoción de medidas preventivas son efectivas.

Una de ellas se refiere a la investigación de cambios en el nivel de información con respecto a la enfermedad, en las actitudes respecto a infectados y enfermos, y en las prácticas implicadas en la transmisión en los grupos a los que se han orientado estos mensajes. La evaluación de estos parámetros proporciona, a su vez —como se verá en otra sección—, elementos para retroalimentar las campañas educativas.

Para conocer el efecto de las medidas respecto a la transmisión sexual, se investigan cambios en la frecuencia de enfermedades de transmisión sexual (sífilis, gonorrea, etcétera), que indiquen modificación de prácticas (uso de condón, disminución en el número de compañeros sexuales), así como incremento en la demanda de condones o preservativos.

Otra forma de evaluar las medidas preventivas la constituyen las encuestas serológicas. Mediante ellas se investiga en diferentes grupos la frecuencia de infección por VIH. Cuando estos estudios se llevan a cabo en forma periódica, es posible detectar oportunamente variantes en la dinámica de la epidemia. Si las medidas preventivas han sido aceptadas, se esperará que la frecuencia de infección se estabilice y no se extienda a poblaciones que no estaban infectadas previamente. Si esto ocurre, es posible reconocer las causas del problema, y reorientar las actividades preventivas.

La evaluación en el caso de la transmisión sanguínea se lleva a cabo en varios niveles. A corto plazo, se analiza la frecuencia de infección en donadores, así como la eficiencia de detección en los productos sanguíneos. A largo plazo, la eficacia se reflejará en una disminución en el número de casos asociados a recepción de transfusiones.

Por lo que respecta a la prevención perinatal, ésta se lleva a cabo mediante el seguimiento de casos en recién nacidos. Otro método es a través de evaluaciones periódicas en grupos de mujeres en edad reproductiva, con prácticas de riesgo, sobre la frecuencia de utilización de condón y enfermedades de transmisión sexual.

Centros de información sobre el SIDA

Los Centros de Información sobre el SIDA constituyen sitios donde las personas con prácticas de riesgo pueden acudir para practicarse pruebas de investigación sobre la presencia de anticuerpos específicos anti-VIH, así como para recibir educación sobre las medidas preventivas en la transmisión de la infección.

En estos centros se proporciona, además, asesoría antes y después de realizarse la prueba, así como apoyo psicológico que permita manejar esta información y llevar a cabo las medidas preventivas necesarias (cuadro 28).

El público al que se dirigen sus actividades comprende tanto a personas con prácticas de riesgo, como público en general.

Los medios que se utilizan son múltiples, desde la entrevista personal, la terapia en grupos, el apoyo telefónico, las actividades extramuros en fábricas, escuelas, hospitales, etcétera.

Además de proporcionar orientación, detección y apoyo a las personas con prácticas riesgosas, se lleva a cabo la prevención de otras enfermedades de transmisión sexual. Asimismo, se orienta a las personas infectadas sobre la aparición de sintomatología, y se les refiere a los centros de atención apropiados.

Se han creado centros en el Distrito Federal y en las principales ciudades de los estados. El propósito es multiplicar estos centros, dado que su papel como difusores de la educación sobre el SIDA es fundamental.

CUADRO 28. *Recomendaciones a personas con resultado positivo en la prueba de detección*

1. Deberá informar a su pareja sexual acerca de su estado serológico, con el fin de que se tomen las precauciones apropiadas.
2. Deberá evitarse que durante el acto sexual exista contacto entre la sangre, semen, orina, heces, saliva, secreciones cervicales y vaginales de la persona infectada, y las mucosas o heridas abiertas de la pareja. Esto se logra mediante las prácticas de sexo seguro y la utilización de condón.
3. Deberá informar a sus parejas sexuales anteriores y a aquellas con quienes hubiera compartido agujas acerca de la conveniencia de solicitar asesoría especializada e investigar la presencia de anticuerpos.
4. No deberá compartir agujas o jeringas.
5. No deberá compartir cepillos de dientes, navajas de rasurar u otros objetos que pudieran contaminarse con sangre.
6. No deberá donar sangre, plasma, órganos, tejidos o semen.
7. Deberá prevenirse el embarazo.
8. En caso de que ocurriera derrame de sangre u otros líquidos en superficies inertes, deberán limpiarse con desinfectantes apropiados.
9. Deberá informarse a los médicos y a los dentistas tratantes sobre su estado serológico.

BIBLIOGRAFÍA

"El condón en la prevención de enfermedades de transmisión sexual". *SIDA*, vol. 2, 1988, pp. 350-354.

Feldblum, P. J., Fortney, J. A. "Condoms, spermicides and the transmission of human immunodeficiency virus: a review of the literature". *AJPH*, vol. 78, 1988, pp. 52-53. .

Fuchs, D., Unterweger, B., Hinterhuber, H., *et al. Successful Preventive Measures in a Community of IV Drug Addicts*. Organización Mundial de la Salud, Ginebra, 1988.

Guía de métodos eficaces de esterilización y desinfección intensiva contra el virus de la inmunodeficiencia humana, VIH. Organización Mundial de la Salud, Ginebra, 1988.

The Complete Guide to Safe Sex. Edit. McIlvenna, 1987.

"Transmisión del SIDA por sangre y hemoderivados. Actividades de prevención". *SIDA*, vol. 1,1987, pp. 41-48.

"Transmisión perinatal del VIH". *SIDA*, vol.1, 1987, pp. 151-160.

"Transmisión sexual". *SIDA*, vol. 2, 1988, pp. 231-241.

XVI. FAMILIARES Y PERSONAL DE SALUD: RIESGOS Y PRECAUCIONES

Samuel Ponce de León

Introducción

La epidemia del sida ha ocasionado en la población general cierta alarma porque se han supuesto riesgos de infección por vías diferentes a las consignadas por la Organización Mundial de la Salud. Como se ha señalado en otros capítulos, las únicas formas de transmisión son la sexual, la asociada al uso de sangre y sus derivados y la que se produce de madre a hijo durante el periodo perinatal. Con base en lo anterior, se ha dicho que no son grupos los que tienen riesgo de adquirir la infección, sino individuos con prácticas riesgosas (homosexuales y heterosexuales promiscuos, receptores de tranfusiones de sangre o productos derivados de ésta, como los factores de coagulación, adictos a enervantes administrados por vía intravenosa, parejas sexuales de los anteriores e hijos de madres infectadas).

Las características de transmisibilidad del VIH son muy similares a las del virus que ocasiona la hepatitis de tipo B. Las vías de entrada son prácticamente idénticas. Sin embargo, el VIH, a diferencia del virus de hepatitis B, es menos infectante; dicho de otra manera, mientras que un alto porcentaje que se expone al contacto con sangre de un paciente que tiene virus de hepatitis B adquirirá la infección, no es así en el caso del VIH. Por otro lado, es claro que es muy difícil establecer con exactitud cuál es la cantidad mínima necesaria para infectar un individuo, como ha sido establecido para algunas infecciones bacterianas; sin embargo, se sabe que es necesaria una cantidad mayor a la que se requiere para causar infección por hepatitis B. Esto se fundamenta en los resultados de estudios donde se ha encontrado que la frecuencia de infección es muy baja.

A pesar de lo anterior, la situación es muy complicada en vista de que, por lo menos en el terreno de las posibilidades, existen múltiples circunstancias que pudieran potencialmente ser riesgosas o facilitar la transmisión. Conscientes de que la descripción de las características epidemiológicas y las vías de transmisión no son suficientes para clarificar esta problemática, en este capítulo se discurrirá sobre las situaciones en las que los familiares de los pacientes, por una parte, y los trabajadores de la salud, por la otra, pudieran tener el riesgo de adquirir la infección, y cuáles son las precauciones que habrán de tenerse.

Cuando se habla de riesgo, es refiriéndose a cuántas posibilidades existen de que un individuo, en una circunstancia determinada, adquiera una infección. Por ejemplo, conocemos que el riesgo de infectarse con el virus de hepatitis B, al tener un accidente con una aguja contaminada con sangre de un paciente infectado, es aproximadamente de un 30%; esto es, 30 de cada 100 individuos desarrollarán anticuerpos contra ese virus (en el caso del VIH, sólo sería el 1%).

En el mismo sentido, las precauciones se asocian con aquellas actitudes o procedimientos que disminuyen o evitan la exposición al riesgo. Tomando nuevamente el ejemplo del virus de la hepatitis B, para evitar el riesgo de que este virus sea transmitido por el uso de sangre o de sus productos, toda la sangre que se utiliza debe ser sometida a análisis. En caso de que esté infectada, no se utilizará; en consecuencia, el riesgo de adquirir la infección es prácticamente de cero o no existe, al igual que con el VIH.

Hace algunos años, la infección por el virus de hepatitis B en los Estados Unidos era frecuente en algunos grupos de trabajadores de salud (centros de hemodiálisis, servicios de urgencias y terapia intensiva, y trabajadores del banco de sangre, por citar algunos ejemplos). Como se conocían con bastante certeza la epidemiología de la hepatitis B y sus vías de transmisión, se estableció una serie de precauciones, en forma de reglamentos, que disminuyó muy significativamente el riesgo de que trabajadores de la salud y receptores de sangre y sus productos se infectaran. En consecuencia, puede afirmarse que medidas similares o idénticas deberán tener la misma efectividad en el caso del VIH. Es también importante señalar que, por tener el VIH una menor capacidad infectiva o de transmisión que el virus de hepatitis B, es razonable suponer que las medidas serán todavía más eficaces.

Para los fines de este capítulo, conviene apuntar que los individuos infectados con el VIH pueden encontrarse en diversas situaciones clínicas: por un lado, asintomáticos sin ninguna alteración clínica o manifestación de enfermedad, aquellos que cursan con linfadenopatía generalizada persistente, y los que tienen complejo relacionado con el SIDA, y por otro lado, los que presentan manifestaciones graves, que son propiamente los que sufren el síndrome de inmunodeficiencia adquirida. Los primeros habitualmente no requieren de atención médica hospitalaria, y los que están bajo tratamiento por lo general lo hacen a nivel de consulta externa. En cambio, los pacientes que tienen SIDA frecuentemente demandan asistencia, sea en el hospital o bien en su propia casa. En este punto, vale la pena señalar que cuando las condiciones del paciente son terminales, es decir, que se encuentra próximo a la muerte, se recomienda que no sea hospitalizado. Esto obedece a dos razones, fundamentalmente: la hospitalización y la intervención médica no modificarán en nada el descenlace final, pero sí ocasionarán más angustia e inquietud al paciente y a sus mismos familiares; desde cualquier punto de vista, es preferible que un paciente fallezca rodeado de sus familiares o seres queridos, en lugar de que su muerte sobrevenga en un sitio en donde las posibilidades del apoyo familiar se reducen a un mínimo.

LA FAMILIA

Una vez que se tuvo certeza de que la magnitud del problema de la epidemia de SIDA crecía vertiginosamente, surgió una preocupación: ¿los familiares que conviven con los pacientes o los individuos infectados, pueden tener algún riesgo? A pesar de que se ha establecido claramente cuáles son las vías de transmisión y el factor de riesgo, confirmados en el 95% de los casos informados, persiste cierta preocupación entre pacientes y familiares.

Para dilucidar este problema, se han realizado ya diversos estudios en los Estados Unidos y en África. Un ejemplo de éstos es el publicado por Friedland y colaboradores, de la ciudad de Nueva York, quienes estudiaron durante un promedio de dos años, a los familiares que convivían dentro de la misma casa con pacientes con SIDA o con complejo relacionado con el SIDA (según la clasificacion anterior de SIDA), efectuando revisiones clínicas, entrevistas, determinación de anticuerpos en la sangre de los familiares, y la realización de la prueba de Western Blot en aquellos que resultaran positivos. Vale la pena subrayar que la convivencia dentro de la casa implicaba tanto compartir rasuradoras, cepillos de dientes, cortauñas, toallas, ropa, utensilios para la comida y el mismo baño, como brindar ayuda para que los pacientes se bañaran, se vistieran, comieran; también incluía el hecho de besarlos en las mejillas, en los labios, abrazarlos o tomarlos de las manos. El estudio demostró que ninguno de los familiares que no tenían factores de riesgo tuvo indicio alguno de infección. Si bien la situación de la mayoría de las familias que viven en México o en Latinoamérica no es exactamente igual a la de los estadunidenses ni de los africanos, las costumbres de convivencia sí son muy similares. Por lo anterior, se puede afirmar que convivir con un paciente infectado, se encuentre asintomático o gravemente enfermo, no representa un riesgo significativo para adquirir la infección.

Existen, sin embargo, prácticas que sí ameritan tomar algunas providencias para que el riesgo no aumente. Éste es el caso, por ejemplo, al compartir navajas de rasurar y cepillo de dientes, que potencialmente podrían ser una vía de transmisión, en la eventualidad de que los procedimientos involucraran cortaduras o sangrado de encías y piel de la cara. En consecuencia, estos objetos deberán marcarse y guardarse para uso exclusivo del paciente.

Estas precauciones pueden, algunas veces, generar ambientes incómodos, si los familiares no están al tanto del problema del individuo infectado, situación que en nuestro medio es muy frecuente, por lo que se sugiere que aquellos que no puedan establecer una buena comunicación familiar señalen que esos objetos son para su uso exclusivo y personal, porque sufren de hepatitis crónica.

La situación será diferente si el paciente evoluciona con agravamiento de sus condiciones generales. Mientras se valga por sí mismo y tenga control de todas sus actividades, las recomendaciones son las mismas, pero si presenta vómito y no tiene control de esfínteres, orinando y defecando sin control, o necesita que se le administren medicamentos parenterales en su domicilio, esto es, por vía diferente a la oral, el uso de agujas tendrá que seguir los mismos procedimientos que se señalarán para los hospitales; entre otros, desecharlas sin haberse tapado nuevamente, y en lugar de tirarlas a la basura, deberán ser colocadas en un envase resistente que no permita su perforación. En el caso de las secreciones corporales (vómito, orina o materia fecal), deberán ser limpiadas con guantes, utilizándose blanqueador casero con agua, en una dilución de uno por nueve tantos. Asimismo, se debe tener cuidado de lavarse adecuadamente las manos con agua y jabón, una vez que haya sido realizado lo anterior.

Si bien son muy simples estas recomendaciones, deben seguirse estrictamente. No hace mucho tuvimos la desafortunada experiencia de atender a un paciente con SIDA, quien era cuidado por su madre en la etapa final de su enfermedad. Ella lo atendía sin ninguna precaución, a pesar de que se le habían hecho las recomendaciones necesarias, y también manejaba descuidadamente las agujas de las inyecciones que le aplicaba. Se nos refirió que la señora sufrió de varias pinchaduras, además de que lo aseaba y limpiaba sus secreciones (orina, vómito y materia fecal), y al hacerlo, sin utilizar ninguna protección, había sufrido cortaduras en las manos. El paciente falleció hace ya varios meses, y recientemente atendimos a la señora, por presentar un cuadro del todo compatible con el síndrome de inmunodeficiencia adquirida. Es este tipo de consecuencias las que se pretenden evitar realizando las recomendaciones que acabamos de señalar.

Podemos concluir de lo anterior que la vida familiar de los pacientes infectados y de los ya enfermos, inclusive en las etapas finales, no debe modificarse mayormente. Sólo deberán respetarse las precauciones señaladas. De esta manera, las actividades de la familia, como recibir visitas, manifestaciones de afecto como abrazos y besos, y el uso de los mismos servicios sanitarios, no deben suspenderse.

EL HOSPITAL

El hospital es un sitio donde el riesgo para que ocurran complicaciones, particularmente de tipo infeccioso, es relativamente alto. Lo anterior es consecuencia de que se concentran pacientes con enfermedades infecciosas de muy diverso tipo, que modifican el ambiente. Esto es cierto tanto para los mismos pacientes, que tienen un riesgo mayor de adquirir infecciones, como para los trabajadores del hospital, que entran en contacto con estos pacientes o con los productos que son enviados a los laboratorios para su estudio diagnóstico.

Sabemos, por ejemplo, que desde hace mucho tiempo la tuberculosis es una infección más frecuente en los trabajadores de la salud que en la población en general, y lo mismo ocurre en el caso del virus de la hepatitis B, como ha sido señalado anteriormente. Existen sitios en el hospital que implican un riesgo mayor; es el caso de las unidades de hemodiálisis, donde el riesgo de adquirir hepatitis B, o no A-no B, es muy alto, o el del laboratorio de microbiología, donde infecciones como salmonelosis, brucelosis, histoplasmosis y otras se pueden adquirir con facilidad.

La situación anterior ha estimulado que se estudien con bastante precisión las situaciones que representan riesgo para los trabajadores. Se sabe que en los laboratorios donde se efectúan estudios de investigación hay mayor frecuencia de accidentes que en los que se hace trabajo de rutina. Esto es consecuencia de diferentes problemas, pero fundamentalmente de un mal adiestramiento para personal que no está acostumbrado a realizar estas técnicas. En general, los accidentes ocurren fundamentalmente por cuatro razones:

1. Falta de adiestramiento.
2. Deficiencias de equipo.
3. Comunicación inadecuada.
4. Negligencia del personal.

Cada uno de estos puntos puede ser modificado con un adecuado programa de entrenamiento para el personal; pero el equipo correspondiente también es necesario para que el trabajo se realice con seguridad.

Hablando específicamente de accidentes asociados al VIH, se ha encontrado que la mayor frecuencia de accidentes se da en el manejo de agujas utilizadas para tomar sangre o para administrar medicamentos u otros estudios diagnósticos, aunque es responsable también la falta de suministro de guantes o cualquier otro tipo de barreras para proteger a los trabajadores.

Algunas investigaciones a nivel mundial han demostrado cómo en más de doce casos la exposición accidental con sangre de pacientes infectados ha causado infección en trabajadores de la salud. Si bien en la mayoría de estos accidentes hubo lesiones punzocortantes, en por lo menos tres casos la exposición fue de contacto en piel y mucosas, por lo cual se supuso la existencia de pequeñas heridas (acné o cortaduras) para que ocurriera, y con el dato de que el personal no había tenido ninguna precaución (guantes o máscaras).

Otra situación hospitalaria que parece ser de mayor riesgo, particularmente en algunos países africanos, es la prevalencia de la infección en pacientes que fueron inyectados con agujas reutilizadas, sin que se esterilizaran apropiadamente.

A continuación se puntualizan las recomendaciones que habrán de llevarse a cabo en caso de que ocurra un accidente que implique pinchaduras, cortaduras o exposición de piel o mucosas a la sangre o a los líquidos que se señalan en la sección previa:

1. El trabajador deberá suspender la actividad inmediatamente.
2. Deberá exprimirse la herida, y en cuanto lo haya hecho, lavarse con agua y jabón abundante.
3. Posteriormente deberá realizarse una limpieza con alcohol al 70%.
4. Acudirá, en cuanto le sea posible, al servicio de control de infecciones, o con la persona responsable de la seguridad de los trabajadores, para recibir las subsecuentes indicaciones.
5. Se deberá tomar una muestra en el trabajador accidentado, para determinar anticuerpos contra VIH.
6. Deberá continuarse un seguimiento, vigilando la aparición de anticuerpos, que durará por lo menos un año.

El estudio del paciente incluirá determinación de anticuerpos para virus de hepatitis B, y en caso de que no existan, deberá valorarse la posibilidad de administrar gammaglobulina hiperinmune y vacuna de hepatitis B.

El servicio responsable, de acuerdo con las indicaciones del Comité de Control de Infecciones de cada hospital, deberá llevar un registro y seguimiento de estos trabajadores.

Para minimizar la posibilidad de infecciones, como se ha señalado, el hospital deberá proporcionar guantes desechables, guantes de látex, delantales, mascarillas, gogles, jabón y alcohol en cantidad suficiente a todos los servicios que lo requieran. Desde luego, todo esto será insuficiente si el trabajador no asume su responsabilidad en cuanto a poner especial cuidado en el manejo de todos los utensilios o muestras que pudieran ocasionar infección. Evitar accidentes es responsabilidad de los trabajadores y del hospital conjuntamente.

Precauciones universales

Actualmente sabemos que es imposible establecer un sistema que identifique a los pacientes con infección por VIH, y que, por tanto, permita extremar las precauciones. La forma más segura de evitar riesgos es considerar como potencialmente infectantes sangre, semen, secreciones vaginales, líquidos cefalorraquídeo, sinovial, pleural, pericárdico, peritoneal y amniótico. Las heces, orina, sudor, lágrimas, esputo y vómito no son incluidas porque el virus no existe en éstos, o es mínima su concentración. A continuación se puntualizan las precauciones:

1. Maneje con extrema precaución objetos punzocortantes.
2. No tape las agujas usadas. Hacerlo es la causa más frecuente de pinchaduras.
3. Deseche para limpieza estos objetos en contenedores que no se perforen. No tire agujas en la basura.
4. Use guantes, bata y máscara o lentes en situaciones que potencialmente pudieran ocasionar contacto con sangre o los líquidos señalados.
5. Lávese inmediatamente las manos y las superficies que tengan contacto con estos líquidos.

ÁREAS DE RIESGO ESPECIAL

En un hospital deberán seguirse las que hemos denominado como precauciones universales para el manejo de todos los pacientes que se atienden en cualquiera de los servicios. Las evidentes dificultades para identificar a los pacientes como de algún grupo de riesgo aumentarán de manera muy importante en un futuro próximo. Por esto es que todos los pacientes se habrán de atender con las mismas precauciones. Existirán, sin embargo, de acuerdo con la experiencia de cada uno de los servicios o de cada hospital en particular, diferencias importantes, y deberá valorarse para cada situación la necesidad de continuar con estas prácticas.

Hay servicios que por sus características, requieren recomendaciones particulares, como los laboratorios, el banco de sangre, la unidad de hemodiálisis, el servicio de patología, y los quirófanos.

Laboratorios y banco de sangre

En el cuadro 29 se señala cuáles son las precauciones que el personal de laboratorios y banco de sangre debe tener para el manejo de las muestras. Es claro que la imposibilidad de conocer con exactitud los diagnósticos de los pacientes a quienes se ha tomado las muestras

CUADRO 29. *Precauciones para el manejo de muestras en el laboratorio*

1. Prohibido pipetear el material con la boca.
2. Agujas y jeringas deberán ser desechables.
3. Agujas y jeringas se desecharán en envases duros para enviar a incineración.
4. Guantes, bata y cubrebocas deberán usarse al trabajar con material potencialmente contaminado.
5. Todos los procedimientos deberán realizarse cuidadosamente, para minimizar la creación de gotas o aerosoles.
6. Se usarán máscaras o lentes al realizar procedimientos que pudieran generar gotas o aerosoles.
7. Se recomiendan cabinas de seguridad biológica y otros dispositivos de contención primaria (copas de seguridad para centrífuga en cualquier procedimiento que tenga el riesgo, aun potencial, de crear aerosoles o gotas infectantes). Estos procedimientos incluyen centrifugación, sonicación, agitación y cultivo de tejidos infectados. Los citofluorógrafos pueden generar aerosoles infectantes. Deberá usarse un escudo de plástico transparente entre el área de producción de gotas y el operador del equipo, para reducir la incierta magnitud de este riesgo.
8. Todas las superficies de trabajo deberán ser limpiadas con solución de hipoclorito de sodio (blanqueador casero) al 5% diluido en agua, 1:10, al terminar y en caso de derrames.
9. Todos los materiales usados en el laboratorio potencialmente contaminados deberán ser descontaminados preferiblemente en autoclave, antes de desecharlos o reusarlos.
10. Todo el personal deberá lavarse las manos después de trabajar con el material, después de quitarse la ropa de trabajo y antes de salir del laboratorio.

hace necesario que se tengan precauciones en todas ellas. Es una situación frecuente en nuestro medio encontrar que en los laboratorios donde se manejan muestras clínicas se fuma, se toma café e inclusive alimentos. Estas situaciones deberán evitarse por los riesgos que implican, no sólo en el caso del VIH, que posiblemente sean los menos, sino respecto de cualquier tipo de infección.

Si bien la mayoría de los accidentes informados han ocurrido en personas que trabajan directamente en la atención de los pacientes, como son médicos y enfermeras, existen también informes de técnicos de laboratorio que han sufrido estos accidentes. El objetivo es impedir que estos hechos ocurran.

La unidad de hemodiálisis

En esta unidad se manejan fundamentalmente dos diferentes poblaciones de pacientes: una de pacientes con insuficiencia renal crónica terminal, la mayoría de éstos en programas para transplante, y la otra constituida por pacientes con insuficiencia renal aguda. Los primeros requieren muy frecuentemente de transfusiones de sangre, por la misma naturaleza de su enfermedad; de acuerdo con experiencias en diversos centros, se les coloca como sujetos con un riesgo alto de infección por VIH.

En estas condiciones, es indispensable establecer un sistema de vigilancia serológica de los pacientes, que debe incluir la serología de hepatitis B y la serología necesaria para detectar a los portadores de VIH. Deberá ser una rutina muy estricta el no incluir pacientes a estos programas que no se hayan estudiado con estos fines.

La recomendación anterior se fundamenta en la mayor prevalencia de infección en este grupo de pacientes, y en que, además, existe el riesgo de que ésta sea transmitida a otros pacientes, e inclusive al personal de la misma unidad. La experiencia con virus de hepatitis B demuestra que en estas unidades existen condiciones que facilitan este tipo de transmisión.

En el cuadro 30 se puntualizan las recomendaciones a seguir durante el manejo de los pacientes. En la medida de lo posible, deberá destinarse un riñón artificial para los pacientes con VIH. Si por las circunstancias económicas esto no fuera posible, por lo menos deberá existir uno exclusivo para el manejo de estos pacientes y los infectados con el virus de hepatitis B.

CUADRO 30. *Precauciones en la unidad de hemodiálisis*

---

1. Vigilancia serológica de pacientes.
2. El personal debe lavarse las manos antes y después de tocar al paciente.
3. Deben utilizarse bata y guantes dentro de la unidad. No comer ni tomar líquidos con la ropa de protección.
4. Etiquetar todas las muestras sanguíneas: "POTENCIALMENTE INFECTANTE".
5. No pipetear sangre con la boca.
6. El material contaminado debe ser esterilizado (autoclave o gas) o incinerado.
7. Se debe tener mucho cuidado en el aseo y desinfección del material que no se puede esterilizar en autoclave.
8. No se debe recolocar la cubierta de las agujas empleadas, y éstas deben ser desechadas en recipientes específicos.
9. Evitar producir aerosoles con la sangre del paciente.

Estas recomendaciones son extraordinariamente importantes, en vista de que la posibilidad de que la máquina se contamine y ocurra un accidente es ciertamente real. Lo anterior se agrava por la necesidad de reutilizar habitualmente los filtros hasta que se rompen, lo que facilita la contaminación. Aunque es imposible dejar de hacer esto, deberán existir programas muy estrictos en el sentido de que cada paciente utilice siempre su mismo filtro, y que no exista la posibilidad de confusiones.

El programa de vigilancia serológica incluye, además de la realización de los estudios previos al inicio de la hemodiálisis, un seguimiento rutinario cada tres meses por ejemplo, en donde deberán vigilarse simultáneamente el estado serológico de hepatitis B y del virus de la inmunodeficiencia humana.

El servicio de patología

El servicio de patología de cualquier hospital maneja biopsias, piezas quirúrgicas y cadáveres para su estudio diagnóstico. En todos los casos, deberá existir siempre una adecuada comunicación entre los responsables del manejo clínico del paciente y el patólogo encargado de realizar la autopsia, para señalar inclusive la posibilidad no confirmada de que el paciente tuviera infección por VIH.

En el cuadro 31 se señalan las recomendaciones en cuanto al manejo de los tejidos y de los cadáveres. Es importante señalar que los patólogos, al igual que los cirujanos, deberán utilizar ropa apropiada para realizar sus procedimientos, inclusive en el estudio de biopsias transoperatorias, en vista de que existe la posibilidad de generación de aerosoles o de accidentes punzocortantes. Deben utilizar un delantal impermeable debajo de la ropa quirúrgica, guantes adecuados, gogles y mascarillas, y en el caso de realizar procedimientos tales como craneotomía, en donde se ha de emplear una sierra que genera un aerosol muy importante, deberá hacerse cubriendo con plástico, de la mejor manera posible, las piezas que se van cortando.

Las recomendaciones de limpieza terminal del cuerpo, con una solución de hipoclorito de sodio, y el señalamiento de que padeció una infección transmisible son importantes para prevenir accidentes en los trabajadores de los velatorios.

Por lo que se refiere a la realización y precauciones en endoscopia en el cuadro 32 se puntualizan las recomendaciones que deben tenerse en cuenta para dicho procedimiento. Cuando se habla de endoscopia es refiriéndose a cualquier procedimiento que implique un sistema óptico —como el caso de los rectosignoidoscopios—, así como el utilizado en otorrinolaringología.

Quirófanos

Las intervenciones quirúrgicas frecuentemente se complican por accidentes punzocortantes, tanto del cirujano como de sus ayudantes y enfermeras instrumentistas. Esta situación implica que intervenir quirúrgicamente a un paciente infectado por el virus de la inmunodeficiencia humana representa un riesgo cuya magnitud hasta este momento se desconoce.

Por lo anterior, y estando al tanto de que resulta imposible estudiar serológicamente a los pacientes antes de realizar los procedimientos quirúrgicos, todos deberán considerarse como potencialmente infectados. En consecuencia, su manipulación tendrá que ser extraordinariamente cuidadosa. Esto se hace obviamente extensible al caso de pacientes cuyo estado infeccioso se conoce.

Las siguientes recomendaciones habrán de considerarse como universales, esto es, deberán ser aplicadas en todos los pacientes sin excepción:

CUADRO 31. *Precauciones en sala de autopsias*

1. Entregar el expediente clínico personalmente al patólogo encargado de realizar la autopsia.
2. Informar claramente que el paciente cursó con SIDA, pertenecía a algún grupo de riesgo, o que existía la posibilidad del síndrome.
3. Agregar en la solicitud y junto a la identificación del cadáver esta leyenda de manera visible y legible: "POTENCIALMENTE INFECTANTE".
4. Si existe duda ante el cuadro clínico, discuta el caso con el médico tratante y tome precauciones.
5. Se recomienda que la autopsia se practique por una persona con experiencia en el método.
6. Limite el área de trabajo dentro de la sala de autopsias, y trate de obtener previamente todo el material que vaya a necesitar. No realice desplazamientos innecesarios, ni contamine material que no vaya a usar.
7. A partir del momento en que se inicie el manejo del cadáver, el prosector, ayudante y técnico deberán vestirse con gorro, bata, botas y pijama quirúrgicas; mandil de plástico, lentes protectores, cubrebocas y guantes dobles.
8. *Todos los tejidos deben considerarse potencialmente infectantes.* Evite contacto directo de líquidos corporales, excretas y tejidos, con la piel y mucosas.
9. Extreme cuidados para evitar heridas accidentales con instrumentos punzocortantes, salpicadura de líquidos y polvo (aerosol) emanado durante la obtención del encéfalo.
10. El prosector puede elegir el método de autopsia al cual esté habituado. Sin embargo, recomendamos la evisceración en bloque y disección de los órganos.
11. Trate de utilizar la menor cantidad de agua posible (autopsia en seco): bloquee el drenaje de la tarja para que el agua se acumule en este sitio.
12. Elimine cualquier tipo de riesgo para otro personal médico y paramédico (técnicos); *etiquete rigurosamente* el frasco de autopsia, líquidos y/o tejido para cultivo, etcétera, con la leyenda "POTENCIALMENTE INFECTANTE".
13. Fije los tejidos durante un periodo más prolongado, antes de ser procesados para su corte y tinción. Se recomienda un mínimo de 72 horas.
14. Al finalizar el estudio *postmortem*, coloque el material desechable en bolsas etiquetadas adecuadamente, para ser incineradas de inmediato.
15. Debido a la carencia en el medio de bolsas para cadáveres adultos, recomendamos lavar el cuerpo con solución de hipoclorito de sodio al 5%, dilución 1:10. Etiquete adecuadamente al sujeto.
16. Descontaminación de instrumentos y área de trabajo.

CUADRO 32. *Precauciones para realizar endoscopia*

Precauciones del personal

1. Lavado de manos antes y después de atender al paciente.
2. Usar ropa (batas sobre la ropa) y guantes.
3. Utilizar cubrebocas.
4. Utilizar anteojos de protección, sobre todo si el paciente es "tosedor", estornuda o vomita.
5. Marcar los productos de biopsias, secreciones, citologías, con un aviso de color rojo que denote "POTENCIALMENTE INFECTANTE". Esto alertará al personal para un manejo con más precauciones.
6. Cuidado especial con agujas y utensilios.

Precauciones con el equipo

1. No se necesita un área especial para realizar endoscopias.
2. Los utensilios que se usen deben ser adecuadamente lavados y sumergidos en alcohol; si se sabe que el paciente tiene tuberculosis, deberán ser desinfectados o esterilizados.
3. Uso de equipo desechable estricto (agujas, jeringas, aguja de biopsia, catéteres, etcétera).
4. Para destrucción del virus, posterior al estudio endoscópico, deberá limpiarse el instrumental completamente en sus válvulas de succión, canal de aspiración y biopsia; especialmente atender a no dejar residuos orgánicos, aspirar solución de alcohol al 70% (100 a 200 ml) o glutaraldehído alcalino.
5. Las pinzas de biopsia deberán ser meticulosamente lavadas, con cepillo, en la porción distal y baño de alcohol.
6. Si el paciente padece tuberculosis o alguna otra enfermedad oportunista, el equipo deberá ser desinfectado.
7. La basura debe ser recolectada en bolsa de plástico y cerrada; se tira igual que el resto de la basura del hospital (que siempre debe ser manejada con guantes y cubrebocas).

CUADRO 32. (*Concluye*)

8. Las agujas deberán ser colectadas en una caja de paredes duras (como madera, plástico o cartón). No deben ser metidas al capuchón protector de plástico, porque éste es el motivo más frecuente de pinchaduras.
9. El piso y otras superficies contaminadas con sangre o secreciones deben ser limpiadas lo antes posible con hipoclorito de sodio al 5% diluido 1:10.
10. La ropa que utiliza el paciente debe ser lavada en la forma habitual, no se requiere cuidado diferente al normal de los hospitales. Siempre debe manejarse con cubrebocas y guantes.

Desinfección del equipo

1. El equipo contaminado susceptible debe ser esterilizado en gas (óxido de etileno) y dejarlo en aereación por lo menos 10 horas después de la esterilización.
2. El equipo no susceptible de esterilización en vapor o gas, una vez aseado "a conciencia", sin que existan residuos orgánicos, debe ser sometido a 30 minutos de inmersión en glutaraldehído (CÍDEX—ESPORICIDÍN). Si el equipo endoscópico es inmersible, debe tenerse cuidado de que los canales estén completamente llenos de solución. En caso que el equipo no sea inmersible, debe ser sumergida la porción de "trabajo" que está en contacto con las mucosas y, por el canal de biopsia, debe conectarse el aditamento de limpieza (que tiene una porción de tubo plástico) a una jeringa y mantenerlo lleno de la solución.
3. No se requiere equipo especial para pacientes con SIDA, y no se recomienda su existencia.

1. Use lentes o máscara para evitar salpicaduras a la cara.
2. Use un delantal impermeable debajo de la ropa quirúrgica.
3. Use guantes largos (hasta el codo), si supone que por el tipo de cirugía se requiere.
4. Los instrumentos punzocortantes, como agujas, hojas y navajas, deberán ser desechados en recipientes especiales —de plástico o cartón— difícilmente perforables.
5. La técnica debe ser meticulosa, siempre use sus instrumentos para la manipulación, y procure no utilizar sus dedos.
6. No guíe la aguja con la yema del dedo.
7. Si sospecha que el guante se rasgó, si se cortó o se picó, suspenda el procedimiento, exprima la herida, lávese las manos con agua y jabón, y enjuague con alcohol abundantemente. Cambie de guantes, sin pensarlo dos veces.
8. Procure no realizar su cirugía en un tiempo récord. A mayor rapidez, mayor riesgo de accidentes.

Servicios de atención dental

Los practicantes de la odontología se han reconocido como un grupo de alto riesgo para adquirir hepatitis B y VIH. Existe la posibilidad de que un manejo inapropiado del instrumental, transmita la infección entre pacientes. A continuación se señala, de manera esquemática, la manera de evitarlo:

1. Siempre interrogue al paciente sobre su historia médica.
2. Use las barreras y protecciones que se han señalado con anterioridad: guantes, máscara o lentes, y bata.
3. Cubra las superficies de trabajo con papel aluminio o plástico.
4. Esterilice apropiadamente su equipo de trabajo, como se indica previamente.
5. Al manipular instrumentos punzocortantes, hágalo con extremo cuidado, colóquelos en recipientes que no se perforen, y deposítelos en la basura después de utilizarlos, en caso de que sean desechables.
6. Las piezas de mano deben esterilizarse entre paciente y paciente. Cuando esto no sea posible, deberán lavarse con detergente y luego desinfectarse con alcohol o alguno de los germicidas indicados.

ESTERILIZACIÓN Y DESINFECCIÓN DE ALTO NIVEL DEL VIH

Los procedimientos de esterilización y desinfección son una práctica corriente en los hospitales, y se utilizan en muy diversos materiales, equipos y sustancias. Por esterilización se entiende el proceso en el que se inactivan todas las formas de vida —incluyendo las esporas—; y por desinfección, la inactivación de todos los microbios —excepto las esporas.

El VIH tiene por sus características estructurales una importante susceptibilidad al calor y a otras formas de inactivación, de manera tal que, si se aplican estos procedimientos en equipos y dispositivos contaminados, la inactivación del virus será segura, de seguirse las recomendaciones que se indican a continuación.

Esterilización con vapor

La esterilización en autoclaves es el método de elección para los instrumentos médicos reutilizables. Deberá existir un sistema de control de funcionamiento del autoclave, que verifique que la temperatura, la humedad y la presión sean adecuadas para inactivar los bacilos que se utilizan como controles. Es fundamental que el equipo que entra al autoclave se encuentre perfectamente limpio.

Esterilización con calor seco

El uso de hornos eléctricos es un método de esterilización que puede ser utilizado en consultorios y pequeñas clínicas. La temperatura deberá ser de 170°C. En consecuencia, no es adecuado para esterilizar plásticos o materiales que se puedan dañar con calor.

Esterilización con gas

El uso de óxido de etileno, en una máquina especialmente diseñada para proporcionar la concentración de gas y la presión y temperatura necesarias, es también un procedimiento rutinario en hospitales, pero no está disponible fuera de estos sitios. Debe también existir un programa de control de funcionamiento de este equipo, en donde también los materiales por esterilizar deberán estar completamente limpios.

Desinfección de alto nivel

Son diversos los métodos para obtener una desinfección de alto nivel, incluyendo hervir en agua los instrumentos por 20 minutos o en un envase apropiado, sumergirlos en soluciones que contengan hipoclorito de sodio al 0.5%, etanol al 70%, alcohol isopropílico al 70%, yodo povidona al 2.5%, formaldehído al 4%, y peróxido de hidrógeno al 6%. Es claro que estos procedimientos no funcionan con algunos materiales como es el equipo de endoscopia (broncoscopios, panendoscopios, colonoscopios), en vista de que podrían ser dañados con mucha facilidad. Alternativamente, se sugiere inmersión en desinfectantes de alto nivel, como es el glutaraldehído al 2%, lavando el equipo antes de iniciar la desinfección.

Existen algunas características de los diversos desinfectantes, que vale la pena señalar. El hipoclorito de sodio es un excelente desinfectante con actividad bactericida y virucida; es económico y fácil de adquirir en forma de blanqueador casero. Existen dos desventajas importantes. Por una parte, se trata de un compuesto altamente corrosivo, que afecta con rapidez diversos tipos de metal; por otra parte, la solución se descompone en poco tiempo, especialmente en climas templados, por lo que se deberá preparar diariamente.

El yodo polividona, en cambio, aunque es recomendable, es de mayor precio.

El glutaraldehído es la sustancia más frecuentemente utilizada para obtener una desinfección de alto nivel en endoscopios y equipos susceptibles a la temperatura o a otros compuestos. Está disponible en una solución al 2%, que necesita ser activada inmediatamente antes de utilizarla. Este proceso de activación se realiza modificando el pH y haciéndolo alcalino. La solución preparada puede mantenerse estable durante dos semanas, si no hay residuos orgánicos. Los equipos de endoscopia se sumergen por un tiempo de 30 minutos, suficiente para inactivar bacterias, hongos y virus. Para destruir esporas se requieren 10 horas de exposición; sin embargo, esto no es una situación aplicable a la clínica. Un inconveniente de este tipo de desinfección es su costo, pero desafortunadamente no hay otros recursos de menor precio.

Las recomendaciones anteriores son de crucial importancia en los hospitales, en vista de que en la actualidad es una práctica común reutilizar diferentes dispositivos, como filtros de hemodiálisis, catéteres intravasculares, equipo de terapia respiratoria y sondas de diferente tipo, por sólo mencionar algunos. Si el hospital asume la política de reutilizar este tipo de equipo, situación inevitable para la mayoría, deberá también estar preparado para ofrecerles la mínima seguridad a los pacientes, estableciendo un programa de esterilización y desinfección adecuadas. Los riesgos son, fundamentalemente, transmisión de infecciones, que van desde locales ocasionadas por bacterias, hasta la del VIH.

Si conocemos que este virus es transmisible, que es fácilmente inactivado por las sustancias que se han señalado, y que uno puede utilizar el procedimiento más adecuado para el dispositivo, no hay justificación para que ocurran accidentes de esta índole en los hospitales.

ORGANIZACIÓN EN EL HOSPITAL

El hospital es una muy compleja organización, en donde gran variedad de servicios de atención médica y de administración se entrelazan para permitir una atención médica eficiente. Esto representa una dificultad para que las recomendaciones que anteriormente se han descrito se lleven a la práctica de una manera rápida y simple. La dificultad es menor si en el hospital existe un programa de control de infecciones, que implica la intervención de un comité con autoridad.

Un programa de control de infecciones tendría como objetivo disminuir en la forma más eficaz el riesgo que tienen los pacientes de adquirir una infección intrahospitalaria durante su estancia, así como el que corre el personal que labora en los hospitales.

El programa constaría fundamentalmente de un sistema de vigilancia que llevarían a la práctica enfermeras entrenadas específicamente para esto y dedicadas con exclusividad a esta actividad; un comité de control de infecciones integrado por trabajadores interesados en el problema y con autoridad real; y un sistema de reporte efectivo. El comité debe establecer las normas de vigilancia y las políticas del hospital en cuanto al manejo de dispositivos, manejo de antibióticos, políticas de aislamiento de pacientes. Finalmente, se deberá contar también con un programa de educación activa para todas las personas que participan en el tratamiento de los pacientes.

Es difícil imaginar que las recomendaciones enumeradas se consideren si no existe una organización que establezca la forma en que habrán de instrumentarse, que facilite su realización, y que supervise su cumplimiento. Lo contrario podría repercutir en problemas de mayor riesgo y costo. Las políticas de vacunación son un buen ejemplo para lo anterior, específicamente en relación con la hepatitis B. Si no existe un comité que determine la forma y los grupos que se vacunarán, se tendrá que realizar un gasto muy elevado inmunizando a todo el personal.

ATENCIÓN MÉDICA DE LOS PACIENTES CON SIDA

Desde el inicio de la epidemia y a la fecha, ha habido comentarios sobre servicios e inclusive hospitales donde se niega la atención a los pacientes con SIDA. Es también frecuente que se refiera que algunos procedimientos no son realizados en este tipo de pacientes, aduciendo innumerables pretextos pero ninguna razón.

Los médicos y, en general, todos los que intervininen en la atención de los pacientes saben desde hace siglos que existe el riesgo de adquirir algunas infecciones. Ser médico o trabajador de la salud implica la aceptación de estos riesgos, en el entendido de que siempre deberán tenerse todas las precauciones necesarias para evitarlos lo más eficientemente posible. Éste es el caso del tratamiento de pacientes con SIDA; el riesgo puede limitarse hasta el mínimo, respetando las recomendaciones. Ciertamente persiste la posibilidad de un accidente, a pesar de las precauciones, y no sólo con infecciones por VIH, sino con cualquier otra infección que puede culminar en cuadros clínicos de muy mal pronóstico, como sería el carcinoma hepatocelular a consecuencia de infección del virus de hepatitis B, pero no existe ningún fundamento lógico ni ético para negar la atención a estos pacientes.

El VIH y todas las situaciones clínicas que se asocian con éste se han incorporado al trabajo médico cotidiano, y cada vez con mayor frecuencia más pacientes requerirán atención; negarla en algún servicio, o negarse a realizar algún procedimiento, es pretender que el problema no existe, cuando frente a nuestros ojos, día con día, el número de casos crece. Los pacientes deberán ser atendidos como se atiende a cualquier otro tipo de pacientes con diagnósticos diferentes. Como médicos, enfermeras y, en general, como trabajadores de la salud, no podemos realizar distinciones.

BIBLIOGRAFÍA

Friedland, H.G. "Lack of transmission of HTLV-III/LAV infection to household contacts of patients with AIDS or ARC". *N Eng J Med.*, vol. 314. 1986. pp.344-349.

Kelen, G.D. "Unrecognized Human Immunodeficiency Virus infection in Emergency Department patients". *N. Eng. J. Med.,* vol. 318. 1988. pp.1645-1650.

Ponce de León, S., Ruiz Palacios, G.M., y cols. "Guía para el manejo de pacientes con infección por el virus de inmunodeficiencia humana". *Rev. Invest. Clin.*, vol. 40, 1988, pp. 47-63.

"Recomendations for prevention of HIV transmission in health-care settings". *MMWR* (Supl.), vol. 36, 1987, pp. 1-18.

"Uparte. Universal Precautions for prevention of transmission of HIV, hepatitis B virus and other blood-borne pathogens in health care settings". *MMWR*, vol. 37, 1988, pp. 378-386.

XVII. SOCIEDAD Y SIDA: VIEJAS REACCIONES FRENTE A NUEVOS PROBLEMAS

Juan Javier Pescador
Mario N. Bronfman

LA APARICIÓN del SIDA y su expansión posterior como fenómeno epidémico ha producido en la sociedad una multifacética reacción. Tratar de caracterizarla en toda su complejidad es tarea que excede nuestros propósitos. En cambio, el recurso de la historia y del comportamiento social en circunstancias análogas arroja luz para reconocer cuánto de viejo hay en lo nuevo. Es en este sentido que el análisis puede permitir ver semejanzas, prever procesos y evitar decursos reconocidamente negativos.

El SIDA es un fenómeno nuevo como enfermedad, pero viejo como la *peste*.

Las sociedades —lo mismo si se trata de nuevos males que de viejas e incurables enfermedades— han experimentado a lo largo de la historia de la humanidad reacciones muy diversas y en más de un sentido contradictorias.

La amenaza de una enfermedad que se desconoce o que es considerada como irremediable propició en Occidente la invención de la *peste* como categoría cultural. En otras palabras, surgió la noción de un flagelo colectivo que solamente puede combatirse a través de una acción colectiva. En la idea de *peste* como flagelo—distinta de la peste como enfermedad— está el origen histórico de las políticas de salud. En presencia de un mal de carácter mortal, cuya posibilidad de enfrentamiento está más allá de los medios individuales, la sociedad sólo puede apelar a los poderes públicos, instancia de donde deben surgir las acciones contra la amenaza, así como la responsabilidad de gran parte de su éxito o fracaso.

Así, la aparición de la *peste* implica un cuestionamiento tanto al poder político, como a la capacidad de la sociedad en su conjunto para sobreponerse a lo que desconoce.

LA GUERRA DE DIOS

En la Antigüedad Clásica, la *peste* tenía sólo una explicación primaria o general: era un castigo que, en venganza, una divinidad ofendida enviaba a un pueblo o nación. La cólera divina fue la causa invocada invariablemente por novelistas, cronistas y aun médicos para explicar las epidemias. La ira del dios se desataba por una desobediencia, un desacato, o bien una perversión en las relaciones de un grupo cuyas reglas emanaban del orden divino. El mismo Rómulo, para alejar la calamidad que azotaba a Roma, tuvo que resarcir con sacrificios y ofrendas la afrenta que los romanos cometieron asesinando a los embajadores de un pueblo vecino, lo cual desató la furia de los dioses que defendían el derecho de gentes. Los ejemplos de este tipo en la historia de la Antigüedad son abundantes.

No obstante lo anterior, Hipócrates, en el siglo IV a.C., sostuvo que la enfermedad no se explicaba por la sanción de un dios encolerizado, sino que procedía de causas naturales susceptibles de ser descifradas por la razón. Con todo, son contados los autores que siquiera citaron dichos pasajes.

En el siglo XVI, Giordano Fracastor escribía que el contagio (de la peste-enfermedad) se realizaba por partículas que el ojo humano no podía percibir. Un siglo después, Kircher —jesuita alemán—, habiendo observado la peste de Roma en 1656, fue el primero en creer en el *contagium vivum* que se producía a través de animales invisibles de tan pequeños. Tal hipótesis no comenzó a discutirse seriamente hasta el siglo XVIII, y terminó imponiéndose en el XIX con los trabajos de Pasteur y de Yersin, quien en 1894 descubrió el bacilo de la peste.

Antes de que se dieran tales avances, los autores cristianos identificaban el contagio de la *peste* como una de las causas secundarias del mal, sobre las cuales se podía —efectivamente— actuar. La Iglesia postridentina atribuía a la enfermedad un carácter ambiguo, que involucraba tanto al alma del enfermo como a su cuerpo. La enfermedad colectiva, enviada por Dios, era al mismo tiempo un castigo y una advertencia. Castigo colectivo —en el caso de la *peste*—, provocado por las faltas y pecados de los hombres, y aviso para que enmendaran sus actos. En castigar al cuerpo para advertir al alma de los peligros de la condenación eterna, radicaba la concepción cristiana de la enfermedad. La pestilencia se enviaba para que, en el dolor y sufrimiento que conlleva, los hombres tomaran conciencia de sus pecados, e hicieran penitencia mientras les quedase tiempo. Así, la agonía representaba una de las últimas oportunidades que tenía el creyente para expiar o purgar sus culpas. La muerte, tan inevitable como imprevisible, aparece como la consecuencia natural del flagelo colectivo es el castigo ejemplar, lo mismo para el fallecido que para quienes le sobrevivían. La enfermedad y muerte del cuerpo podían contribuir a la salud y —finalmente— a la salvación del alma, sin que ello significara que quienes enfermaban y morían fuesen más corruptos que quienes tenían la suerte de seguir vivos. Esto es, no existía ningún hecho que relacionara las culpas que la sociedad expiaba con el flagelo y la distinción de personas que fallecían o sobrevivían a él. Los apestados no eran más ni menos culpables que aquéllos no contagiados. La forma en que la peste escogía a sus víctimas —a diferencia de las asociaciones que hoy día se realizan entre el pecado y el enfermo de SIDA— era vista como absurda y arbitraria. En Nueva España —por ejemplo—, el presbítero Cayetano Cabrera escribía en 1743 que la elección de las víctimas durante la peste de Constantinopla (594 d.C.) se había realizado de la manera siguiente: "...[durante la noche] el ángel malo tocaba con la punta de su lanza la puerta en compañía de un ángel bueno, quien era quien ordenaba, al amanecer morían los habitantes de todas las casas tocadas..."

La guerra que desataba Dios contra los mortales de una provincia o reino era provocada por las faltas de todos ellos, por las culpas en general. El mismo Cabrera la describía así: "...se sirve la justificación divina en casi innumerables calamidades, con que provocaba de *las culpas* se rinde a hacer guerra a los mortales: y en ninguna más propiamente, que en la que por anthonomancia es GUERRA DE DIOS, *en la Peste...*"

De ahí que las explicaciones dadas sobre las causas secundarias o inferiores de la epidemia tuvieran un sinnúmero de posibilidades. Como el contagio individual de la *peste* no tenía relación con la conducta o la culpa individuales, se podía entonces realizar de un sinfín de maneras. La *peste* la podían transmitir individualmente seres sobrenaturales (ángeles, fantasmas, duendes), los vientos, la tierra, el agua, los vestidos, los animales o la mirada; influjos del cielo, soplos del aire, vapores de la tierra, hervores del agua, humores, efluvios, miasmas, fermentaciones, exhalaciones pútridas: cualquiera se consideraba factor de contagio. Incluso fenómenos astrológicos, climáticos y telúricos eran vistos como origen y señal de pestilencia; conjunciones de planetas, eclipses, cometas, años bisiestos, temblores, grietas, tornados, lluvias, etcétera, podían funcionar —indistintamente— como causa menor o advertencia de peste. En 1787, la epidemia de matlazáhuatl en Nueva España había sido precedida —en este orden de ideas— por un terremoto la noche del 7 de septiembre de 1736; lluvias "copiosísimas" durante el verano y otoño del mismo año; y —finalmente— un eclipse de sol y otro lunar en marzo de 1737. En 1797, cuando la epidemia de viruela en México, el Protomedicato recomendaba, entre otras cosas: "...hogueras para purificar el aire; limpieza general y fumigación de la ciudad y de las casas mediante aspersiones y vapores de vinagre; separación completa de la ropa de los enfermos de la de los sanos; incineración de la basura recogida diariamente en la ciudad, de modo que al fuego consuma sus emanaciones y los trapos no vuelvan a usarse otra vez; activación de la ventilación mediante hogueras..."

Si bien en principio no se estableció ningún tipo de correspondencia entre el apestado y los pecados que se debían redimir, cabe decir que se aceptaba que existía gente cuyos hábitos la colocaban ante una mayor predisposición para adqurir el mal, sobre todo cuando éste se relacionaba con las condiciones climáticas. Así, el presbítero Cabrera indicaba que: "los destemplados, y mal regidos en comer, beber, y lo demás que mira a la salud, son los que más fácil se apestan: pónelos su misma destemplanza en primera fila..."

Esta tendencia fue creciendo conforme se profesionalizaba el quehacer científico y se admitían las nuevas ideas médicas de la Europa ilustrada, al punto que, para fines del siglo XVII, numerosos reportes médicos señalaban a la pobreza, el hambre y la falta de una alimentación adecuada como los principales factores que predisponían a la población a contraer el mal.

LA LUCHA FRENTE A LA *PESTE*

...y es que la pestilencia no se
rinde a los auxilios naturales.
(Pbro. Cabrera, 1743)

Como se ha visto, las actividades provocadas por la idea de un flagelo no admitían sino puntos extremos. Siendo de orden divino la causa del castigo, correspondió a la Iglesia gran parte de la responsabilidad de organizar a la población. Rogativas, misas, novenarios, procesiones, votos, acciones de gracias, eran las manifestaciones colectivas más comunes mediante las cuales se buscaba aplacar o sosegar la ira de Dios. Vieja adversaria de la peste, la Iglesia había acumulado una serie de recomendaciones dirigidas tanto a los individuos como a la sociedad, que tendían a reforzar la solidaridad de grupo y aumentar el fervor religioso. Las rogativas (procesiones públicas en las que se solicitaba la intercesión de una santidad para apaciguar la cólera del cielo) fueron instituidas en 543 d.C. por el obispo de Clermont. A nivel individual se recomendaban, sobre todo, la penitencia, los ejercicios piadosos, la confesión y la caridad.

Sin duda, la receptividad social a las disposiciones eclesiásticas aumentaba al calor de la peste; la búsqueda de un santo intercesor eficaz se convirtió en tarea apremiante. Buen ejemplo es el de la Virgen de Guadalupe, quien abogó por las súplicas de la población novohispana para que la peste de 1737 cesara. A raíz de su intervención, fue jurada Patrona de la Ciudad de México y, posteriormente, del reino de Nueva España. Función análoga desempeñaron la Virgen de Loreto, durante la epidemia de sarampión de 1727, y la Virgen de Los Remedios, en 1779 y 1783.

Las rogativas públicas son un buen reflejo de la reacción social ante lo incurable. En ellas la sociedad marchaba en conjunto —pero manteniendo las jerarquías— y en orden. A la cabeza iban quienes detentaban la capacidad de controlar el mal, por lo menos a través de su explicación. Y en torno a ellos la sociedad, literalmente, cerraba filas. El mismo virrey Branciforte, cuando la viruela de 1797, aseguraba a la población: "...Además de las medidas derivadas de los conocimientos humanos nada será más eficaz para poner fin a la epidemia que las oraciones fervientes elevadas a Dios, a su Santísima Madre y a sus santos, para implorarles su misericordia y protección, por medio de súplicas públicas y privadas..."

Con todo, sería injusto considerar que el rol de la Iglesia no rebasaba los límites —ya meritorios— de la canalización del miedo y la terapia colectiva. Al hecho innegable de reforzar la conciencia de grupo, habría que añadir los frutos de la práctica de la piedad y la caridad: los hospitales, las cofradías y las juntas de caridad, instituciones todas que, si bien funcionaban todo el tiempo, en el momento de las crisis establecían fuertes lazos de solidaridad tanto con los enfermos como con los deudos. Ello independientemente de que sus cuidados no modificaran en mucho —dados los conocimientos médicos de la época— la suerte final de los socorridos. Cabrera señalaba que la caridad pública en 1737 no había sido menos milagrosa que la intercesión divina. "...A todos acudía promta la Piedad: al hambriento con la sustancia, con la ropa al desnudo, con la medicina al enfermo, y con todo a todos; porque Todos, y cada uno de ellos era el desnudo, hambriento, y enfermo..."

La Junta de Caridad de 1797, reunida en torno a la figura del arzobispo Nuñez de Haro, logró despertar el sentido de la competencia entre el tribunal de los comerciantes, el de mineros, el Ayuntamiento, los particulares y el propio virrey, quienes hicieron considerables donaciones cuya distribución permitió atender a los infectados de viruela y financiar —en gran parte— el Hospital de San Andrés.

Los poderes civiles, si bien no contaban con el casi incondicional apoyo colectivo que favorecía a la Iglesia, ni tenían un órgano especialmente dedicado a lo que hoy se conoce como salud pública, también fueron objeto de importantes transformaciones en pro de la erradicación de la peste.

La peste estimulaba la capacidad de las autoridades civiles para instrumentar medidas higiénicas, de asistencia social, financiera, administrativa, de investigación y capacitación de personal. A fines del siglo XVIII, sobre todo, se dio una reorganización en las funciones civiles. Prueba de ello es lo sucedido al Real Tribunal del Protomedicato, dedicado sólo a labores de inspección y expedición de licencias a médicos, boticarios y flebotomistas: en tiempos de epidemia, tenía que participar en la investigación y diseño de estrategias. La segunda mitad del siglo XVIII también atestiguó el cambio operado en el personal médico, que poco a poco fue transformando los esfuerzos individuales y heroicos en estrategias racionales de organización y lucha. Se tenía la conviccción de que, sin impugnar aún la cólera divina como causa última del flagelo, la peste podía combatirse con armas humanas. Tal toma de conciencia está situada en el origen de la desacralización de la enfermedad y la muerte. Así, en 1737, Joseph de Escobar y Morales, médico del Hospital Real de Naturales, trabajó ensayando posibles curas y atendiendo apestados, hasta caer contagiado y fallecer. En 1779, José Ignacio Bartolache, médico también, publicó —teniendo a su alrededor la ciudad infestada de viruela— su tratado sobre la curación de dicha enfermedad, patrocinado con fondos del Ayuntamiento de México; y en 1797, el médico José Luis Montaña experimentó la inoculación de la viruela en el brazo de su propia hija, "para no abandonarla a las fortunas de la epidemia". ¿Qué decir de la harto conocida experimentación de Francisco Javier Balmis, en 1808, con la vacuna contra la viruela?

La investigación a contragolpe y la experimentación acorralada bien pueden considerarse frutos de la lucha contra la peste, al igual que la crítica a los gobiernos en materia de salud pública. Revillagigedo escribió en las instrucciones a su sucesor, al entregarle el mando en 1794: "...si en el gobierno de la Nueva España siempre se hubiera dado la atención necesaria al asunto de la salud pública, no habrían ocurrido las frecuentes epidemias a las que, con razón, se atribuye, en gran parte, la falta de población... "

En presencia de la peste sectores de la población amenazada encontraron un estímulo para profundizar en los conocimientos para desarrollar —en el seno de una concepción religiosa de la enfermedad y la muerte— su capacidad de organización, cooperación y sobrevivencia.

Y también en esas circunstancias los contrastes y desigualdades sociales se hicieron más evidentes, las fallas en la organización social y en las medidas adoptadas volvieron posible la crítica social y la autocrítica de los poderes públicos en términos de la relación salud-enfermedad. De tales esfuerzos realizados en medio del terror, la incertidumbre y el sufrimiento, la cura se erigió como obra colectiva.

El control y la erradicación de la enfermedad entendidos como tarea de todos deben ser considerados también como un producto —no de los menos valiosos— de la reacción social frente a la peste-flagelo.

Los aliados de la *peste*

La amenaza de la *peste* también suscitó la aparición de "epidemias mentales"; con ellas, la mayor parte de la población recurrió a conductas antisociales extremas, cuyo planteamiento esencial era la asociación del castigo con la conducta inmoral de un grupo en particular (que podía coincidir con el de las víctimas). La búsqueda de los *culpables* es tan antigua como la *peste*. Mal aconsejados por el miedo, numerosos hombres y mujeres buscaron refugio en la definición ciega de "normalidad". A partir de entonces, comenzaron las persecusiones y cacerías contra lo "anormal". Así, en la Europa medieval, judíos, musulmanes, gitanos, leprosos, brujas, fueron utilizados como chivos expiatorios. Las acusaciones eran de lo más variado; desde haber desatado la furia divina con su inmoralidad, hasta tener el claro propósito de contagiar a la población envenenando el agua o los alimentos. Biraben refiere que en Polonia las mujeres fueron acusadas frecuentemente de extender voluntariamente la peste, por medio del contacto sexual. En Nueva España, Cabrera se mostraba convencido de que el matlazáhuatl cundía más entre los indios, sobre todo por los innumerables agravios que significaban para el cielo los sacrificios humanos realizados por sus antepasados en la era precortesiana: "Muchas, pues son tantas, y tan continuadas mortandades como han acarreado a los indios estas *sus* contagiosas fiebres [...] pero no es tanta aquella mortandad, y esta sangre, como por tantos siglos hicieron, derramaron por si mismos en sus inhumanos sacrificios..."

Igualmente se recurría a distinguir un grupo culpable dentro de los mismos enfermos, asegurando que la *peste* sólo concernía a los *apestados,* a quienes se atribuían conductas deleznables. En la "Pestilencia " de 1576, el obispo Padilla relataba que los indios: "Encendíanse con rabiosa furia, por verse llevar tan atropellados de la muerte, sin que *su* enfermedad se atreviese con los Españoles. No bastaban las buenas obras que recibían de ellos en *su* enfermedad, para que les dexassen de embidiar la salud. Intentaron varios modos para que los Españoles enfermassen: echaban los cuerpos de los difuntos en el caño del agua que entra a México, con cassi un buey de ella. Indios huvo que cogían la sangre de los enfermos, y la revolvían con el Pan, que vendían en la Plaza, pensando dar la muerte a bocados, como a ellos se los comía ..."

El mismo Padilla transcribió la oración de una india vieja ante la imagen de la Virgen de Guadalupe, con la que pedía una intercesión divina especial: "...O[h] ¡no muramos todos Madre nuestra! Y si han de morir, Señora, los Indios, que mueran también los Españoles..."

Perseguir a un grupo por considerar su conducta la culpable, creerlo trasmisor premeditado del mal, o identificar a éste con el enfermo, tenían un verbo común: marginar. Se creía que para conjurar la *peste* sólo bastaba marginar al grupo con el que arbitrariamente se le había identificado, así la enfermedad se acabaría, al momento en que el apestado falleciera y con su muerte expiara la culpa.

La búsqueda de culpables y su consecuente estigmatización, no eran, sin embargo, las únicas reacciones antisociales. Numerosos grupos —sobre todo entre las clases acomodadas— recurrían a la automarginación, huyendo lo más lejos posible —con lo que sólo conseguían expandir el contagio. Se dieron casos en que los párrocos se negaban a administrar los sacramentos a los *apestados*; ladrones que saqueaban sus viviendas, aprovechados que vendían supuestos remedios a precio de oro, especuladores que acaparaban el trigo o el maíz, o bien gente que daba una interpretación fatalista e irremediable de la peste, abandonándose refugiada en su casa, y resignada a morir.

Poderosa fuente de tales epidemias mentales eran los rumores, que no sólo alimentaban los prejuicios hacia los "anormales", sino que también generaban apatía e indiferencia; y lo que es más, significaban el más poderoso elemento de descrédito para las actividades sanitarias de las autoridades civiles. Ante la semejanza irrefutable con la que en la actualidad han sido propagadas algunas "noticias" sobre el SIDA, sería pertinente reconocer la deuda genuina que ciertas reacciones tienen con el pasado.

En la Colonia, lo mismo Escobar que los miembros del Protomedicato o cualquier médico fueron objeto de sarcásticas burlas que, en forma de libelos y pasquines, desacreditaban a los ojos de la gente las innovaciones médicas y sanitarias que proponían. La falta de información y el carácter elitista del saber médico eran aliados de la enfermedad. Si a ello se suma que las medidas sanitarias muchas veces fueron erróneas y descoordinadas, bien se puede entender que la desconfianza y el temor popular hacia las medidas civiles contra la *peste* fueran enormes. Con una autoridad dispersa en materia de salud pública, y una incapacidad de informar y convencer a la población de las ventajas de lo que se intentaba, la cooperación del público no podía ser sino escasa. El establecimiento de la cuarentena para los enfermos de viruela en 1797, por ejemplo, y la estipulación de que debían recluirse en los lazaretos junto a los leprosos, generó una abierta resistencia de la población, al punto que hubo enfermos que se escondían en sus casas y no llamaban ni al sacerdote, por temor a que éste informara a las autoridades sanitarias.

Semejante suerte tocó en 1779 a los primeros intentos por introducir la inoculación en México. La falta de información y las vacilaciones de las autoridades civiles y eclesiásticas, así como el apoyo condicionado que brindaron, hicieron que la empresa fracasara rotundamente. El doctor Morel, responsable del ensayo, escribía al Ayuntamiento: "Todo estaba preparado y listo [para la inoculación masiva] pero la repugnancia innata de quienes están naturalmente sanos a contraer voluntariamente la enfermedad por medios artificiales, así como sus esperanzas de evitar el contagio, todo ello sirvió para persuadir a la gente de que no necesitaba ser inoculada..."

También actuaban en favor de la *peste* la duplicación de funciones y competencia que se daba entre el Virrey, el Protomedicato, el Ayuntamiento y la Iglesia, dando lugar a una serie de medidas desconcertadas, y en no pocas ocasiones, excluyentes y contradictorias. De ahí que el balance de la lucha contra la *peste* siempre haya sido desfavorable; el equilibrio que se requería entre las distintas esferas de poder sólo ocasionalmente lograba instrumentar una acción coordinada y eficaz.

De esta suerte, tales políticas de salud no podían redituar sino sonados y amargos fracasos, que sólo sirvieron como testimonio de la reacción social general frente a la enfermedad, y los diferentes caminos por los que enemigos y aliados de la *peste* podían transitar.

EL SIDA, LA AMENAZA COMO ESTÍMULO

En un siglo que se precia de haber separado el discurso científico del teológico, de haber desarrollado un saber médico racional totalmente desacralizado, de haber enfrentado exitosamente las *epidemias* conocidas, y de haber prescindido de cualquier interpretación metafórica de la enfermedad, el SIDA ha venido a desafiar espacios públicos y privados de la vida humana, ha planteado dilemas lo mismo en el orden de la salud pública, que de la psicología, el derecho y la moral; se ha constituido en una sombría y mortal amenaza, ha relativizado los triunfos que la medicina logró durante más de dos siglos frente a las enfermedades infecciosas, ha cuestionado las maneras en que una comunidad concibe y organiza sus relaciones con el proceso salud-enfermedad, y ha suscitado reacciones harto semejantes a las de antaño en esferas sociales, políticas y científicas.

El SIDA le ha dado —en resumen— un nuevo rostro, un rostro desconocido a la *peste*.

Es de esperar que la enfermedad y muerte por SIDA se incrementen en los próximos años, y considerando el número de individuos que involucra, los modos en que se transmite, el impacto que tiene y las reacciones que provoca, bien podría ser llamada una enfermedad social.

Pese a que en los comienzos de la epidemia no parecía haber razón para dudar de que los problemas planteados por la nueva infección podrían ser rápida y eficientemente resueltos por el saber médico, el largo periodo asintomático de la enfermedad, el no menos largo lapso en el que se prevé que será posible encontrar una vacuna efectiva, así como el carácter íntimo y privado en que se lleva a cabo la mayor parte de los contagios, han hecho del SIDA un problema de salud pública.

Así, ante la letalidad del mal, el difícil control del contagio y la imposibilidad inmediata de detenerlo o extinguirlo, el miedo, la incertidumbre y la ansiedad han puesto en marcha viejos mecanismos irracionales, por medio de los cuales se canaliza la inseguridad social hacia la búsqueda de culpables a través de la exacerbación de prejuicios ya existentes.

Si un negro —esclavo de Pánfilo de Narváez— trajo la viruela a la población indígena en 1520, ahora haitianos y africanos han sido señalados como los responsables de que el SIDA llegara al Continente Americano.

En este caso, la búsqueda encontró en los homosexuales a los nuevos desviantes anormales para cebar en ellos los estigmas de la nueva enfermedad. Cualquier revisión hemerográfica, por superficial que sea, puede dar cuenta de la amplitud con que en México se ha realizado la asociación entre SIDA y homosexualidad, a través de las ideas de culpa y castigo divino. En un semanario —desafortunadamente de amplia circulación—, el SIDA apareció definido como: "Castigo divino contra la sodomía, el libertinaje y las desviaciones aberrantes de hombres y mujeres..."

La difusión poco responsable de tales prejuicios no puede sino convertirse en una aliada más de la enfermedad, en la medida en que produce reacciones antisociales que van desde la indiferencia ante los avances del mal (basada en la falsa seguridad, según la cual, quien no es homosexual no está expuesto a ningún riesgo), hasta la abierta hostilidad hacia tales grupos (incluidos drogadictos y prostitutas), que se traduce en exigencias y presiones a las autoridades públicas para que apliquen medidas draconianas.

Nuevos promotores del sambenito se han arrogado la tarea de descubrir a los culpables para señalarlos y enseguida demandar su exclusión.

La función que asumía el rumor en las *pestes* preindustriales, en la que se disparaban las posibilidades de contagio, y se insistía en el carácter fatalista e irremediable de la enfermedad, no parece haber desaparecido del todo, si consultamos someramente algo de lo que al respecto se ha publicado: "[el SIDA] se trasmite por saliva, por semen, derivados de la sangre y materia fecal...[Frente al SIDA sólo queda] cruzarse de brazos, no más...Son calamidades que pasan sobre el hombre sin podérseles eludir y para las que sólo queda la resignación como recurso..."

No menos dañina ha sido la culpabilización del enfermo, porque no sólo se le considera único y entero responsable del padecimiento, sino que se le llegan a adjudicar conductas abiertamente destructivas: " ¡Sidosos violan a niños!..."

Lo mismo que antaño, lugares considerados como centros de perdición y depravación han sido clausurados. En los Estados Unidos, algunas legislaturas estatales han vuelto a considerar como delito la sodomía.

Tales actitudes se fincan en la idea de que la enfermedad es incombatible, de que lo incurable siempre será incurable, y —al igual que la de los antiguos aliados de la *peste*— su única propuesta consiste en distinguir a los contaminados de los no contaminados, y a practicar con éstos la exclusión sistemática, con lo que el SIDA se convierte en un evocador de la culpa, la impureza, en un alto concentrador de contaminación física y moral, y en un elemento de disgregación social, entorpeciendo de esta manera cualquier intento por detener y erradicar la enfermedad.

La marginación de los nuevos réprobos en los nuevos leprosarios, lazaretos para sidosos, tiene firmes raíces en ideas tan antiguas como erróneas: separar al apestado equivale a separar a la enfermedad; toda vez que hayan sido separados los culpables, la muerte acabará tanto con el enfermo como con la enfermedad. En tal orden de reacciones, parecen inscribirse algunas propuestas poco estructuradas de cuarentena para los enfermos, pese a que ésta ha demostrado históricamente su ineficicacia como medida sanitaria. Dada la experiencia de la cuarentena frente al cólera, la tuberculosis o la lepra en la historia de la medicina, muy poca utilidad podría representar para la salud pública el satisfacer tales requerimientos en el caso del SIDA.

La influencia que las "epidemias mentales" de la actualidad pueden llegar a alcanzar entre la población no debe subestimarse si se toma en cuenta que siempre corren a su favor la desinformación, el temor natural al contagio y una serie de prejuicios ya existentes y fácilmente exacerbables. En 1985, en Nueva York, por ejemplo, ante el anuncio de la alcaldía según el cual se permitía asistir a clases a un niño de siete años enfermo de SIDA, 10 000 padres de familia boicotearon la asistencia de sus hijos, y protestaron públicamente, pese a que la anuencia de las autoridades estaba basada en un dictamen competente. Los resultados de algunas encuestas levantadas a raíz de la controversia mostraron que tal respuesta respondía al clima general de temor hacia el SIDA.

Así, el 53% de los estadunidenses pensaba que era posible contagiarse al compartir el salón de clases con un enfermo. Según otras encuestas, el 47% opinaba que lo mismo podía suceder si se bebía del mismo vaso. Otras más mostraban que el 40% de los neoyorkinos estaría a favor de la cuarentena para los enfermos. Las condiciones de desconocimiento en las que la gente elaboró esta respuesta al SIDA ponen de manifiesto las dimensiones potencialmente explosivas de las reacciones sociales que se desatan en pro de la exclusión.

LO INCURABLE COMO CURABLE: LA CURA COMO OBRA COLECTIVA

En el sentido opuesto, el SIDA ha estimulado muy diversos campos de la actividad humana, en la búsqueda de mejoras y avances, todos ellos ubicados alrededor de la detección y erradicación de la enfermedad, pero que imbrican cuestiones institucionales y privadas más amplias, tales como la legislación sanitaria, la organización de la salud pública frente a un nuevo padecimiento, la investigación médica, la coordinación y ayuda internacional en materia de salud, el pensamiento científico, etcétera.

La amenaza ha puesto en marcha lo mismo a los poderes públicos que a organizaciones civiles, a grupos de voluntarios que a organismos internacionales. La política de salud frente al SIDA ha tenido que ser rediseñada tanto en aspectos administrativos y financieros como en la coordinación de las diversas instituciones sanitarias y de seguridad social concernientes, con el propósito de obtener una respuesta sistemática y eficiente. La nueva reglamentación sobre la donación de sangre bien puede considerarse un fruto de los avances que ante el SIDA se han tenido que realizar. Lo mismo puede decirse de los niveles de cooperación entre las distintas organizaciones mexicanas de salud pública y de la relación entre éstas y organismos internacionales.

La sociedad civil tampoco ha permanecido estática. Como antaño sucedía con las cofradías de socorro, se han autoorganizado grupos voluntarios que realizan funciones de información, educación y colaboración, que llega incluso a la asistencia y el cuidado de los enfermos. En diciembre de 1987 se organizó un concierto con el propósito de recabar fondos para la Fundación Mexicana de Lucha contra el SIDA, y para insistir en la idea de que la cura no es posible sin la participación de todos.

La necesidad de prevenir efectivamente el contagio por la vía sexual ha hecho que tanto el Estado como la sociedad manifiesten una mayor disposición a reconocer los cambios que indudablemente se han dado en las conductas sexuales. Aspirar a una educación sexual adecuada y exenta de tabúes, que se imparta desde la niñez, se ha vuelto una necesidad sentida y un asunto que atañe a la salud pública.

Ante el desafío que el SIDA representa, distintos sectores se han visto compelidos a plantear y definir mejor algunos de los problemas que los aquejan, así como a progresar en los procedimientos y métodos que se han utilizado, y a innovar en la medida de sus fuerzas y posibilidades.

Considerando los resultados de las campañas de planificación familiar, y la historia de la prevención de enfermedades venéreas, es evidente que será muy difícil incidir satisfactoriamente en la conducta sexual de los individuos; en ese sentido, la prevención del SIDA será un verdadero reto para el diseño e instrumentación de las medidas preventivas.

El SIDA se presenta, así, como un espejo a través del cual la sociedad cobra conciencia de algunas de sus deficiencias, de sus conflictos para agudizar su capacidad de recuperación frente a lo que la pone en peligro. El punto central de tales reacciones radica en entender la cura como obra colectiva, la erradicación del SIDA como cosa de todos, o —como lo expresó el presbítero Cabrera hace ya más de 250 años— que la *pestilencia* no se rinde a los auxilios naturales, que ninguna inercia será suficiente para abatir la enfermedad.

Sin embargo, es indudable que los tiempos han cambiado, y en este orden de ideas, la respuesta al SIDA tendrá que ser "función de nuestro propio tiempo, de nuestra propia cultura y de nuestra propia ciencia".

Las políticas de salud frente a las reacciones sociales

Es claro que las políticas de salud deben alentar y coordinar los esfuerzos de la sociedad civil por participar activamente, y por corresponsabilizarse y asumir como tarea colectiva la prevención, el control y la erradicación del SIDA, pues el éxito de las medidas de salud y educación públicas depende necesariamente de la cooperación de la sociedad en su conjunto.

Por otra parte, es muy importante que se preserve la capacidad social para que las estrategias de lucha y las medidas concretas sean producto de análisis razonados y de decisiones respaldadas por el conocimiento científico, de modo que no haya margen para improvisaciones, producto de la presión, el miedo y la irracionalidad. Esta capacidad no debe ser subvertida por las "epidemias mentales".

De acuerdo con Bellinghausen, serán los teóricos de la salud pública y las autoridades sanitarias quienes determinen los rumbos que debe seguir el manejo colectivo (publicitario, higiénico, legal) de la nueva enfermedad. A ellos corresponde ahora la función de formar y encabezar la "procesión social" a través de la cual la sociedad cierre sus filas y se organice contra la epidemia.

Si bien la medicina contemporánea debe presentar en este fin de siglo avances tan valiosos para erradicar la enfermedad, como los correspondientes a los últimos cien años, las políticas de salud deben alentar y patrocinar una importante misión científica, pero también persuadir a la población para que se prevenga del contagio modificando las conductas riesgosas.

No menos importante tarea del Estado, es impedir que las respuestas públicas se encaucen por la dirección equivocada. Permitir que el alarmismo cunda y cobre mayor fuerza la tendencia proexclusión no puede más que provocar que la enfermedad se vuelva clandestina y que, ante la fortaleza del estigma, los posibles contagiados encuentren preferible padecer la enfermedad en secreto, a la discriminación y marginación públicas. Sin embargo, dado el carácter irracional y potencialmente explosivo de las reacciones antisociales, la clandestinización de la enfermedad bien podría no ser la peor consecuencia.

En suma, las políticas de salud deben garantizar el respeto a los derechos humanos de los enfermos y de la población en general, sin dejar de atender el bien público. Por ello, es importante que se insista en informar y educar, en especial a los enfermos, de manera que las reacciones antisociales no influyan en ellos disolviendo los lazos que tienen con la colectividad, e imposibilitando su colaboración en la lucha.

Es tarea de las políticas de salud y de la sociedad en general desmontar e inhibir las ideas y actitudes que tienden a parcializar el fenómeno del SIDA, al considerarlo como enfermedad privativa de un grupo, o como enfermedad problemática que únicamente compete resolver a las autoridades sanitarias.

BIBLIOGRAFÍA

Bennet, F. J. "AIDS as a social phenomenon". *Social Sciences and Medicine,* vol. 25.

Biraben Jean-Noel. "Les hommes et la peste en France et dans les méditerranéens". *Mouton Civilisations et Sociétés*, 36, t. II

Cabrera y Quintero, Cayetano. "Escudo de armas de México". México, *IMSS*, vol. 522, 1981.

Castro, Roberto. "Aspectos psicosociales del SIDA: estigma y prejuicio". *Salud Pública de México*, vol. 30, 1988.

Cooper, Donald "Las Epidemias en la Ciudad de México 1761-1813". México, *IMSS*, 1980.

Dupont, Florence. "Pestes d'hier, Pestes d'aujourdhui". *Historie, Economie et Société*, 4, 1984.

Fracastor. *De sympathia et antipathya rerum liber anus. De contagionibus et contagiosis*. Venecia, 1546.

Fox, Daniel M. "AIDS in the American Health Policy: The History and Prospects of a Crisis of Authority". *AIDS: The Public Context of an Epidemic*, Cambridge University Press, The Milbank Quarterly vol. 64, sup. 1, 1986.

Impacto núm. 1849. México, agosto de 1985.

Jornada, La. 2 de diciembre de 1987 y días siguientes.

Kuller-Kingsey. "The Epidemic of AIDS: a Failure of Public Health Policy". *AIDS: The Public Context of an Epidemic*, Cambridge University Press, The Milbank Quarterly. vol. 64 supl. 1, 1986.

Lebrun, Francois. "Les hommes et la mort en Anjou aux 17e et. 18e siecles" Paris-La Haye, *Moutoin,* Vol. 562.1971.

Musto, F. David. "Quarantine and the problem of AIDS". *AIDS: The Public Context of an Epidemic*, Cambridge University Press, The Milbank Quarterly. vol. 64 supl. 1, 1986.

Nelkin-Hilgartner. "Disputed Dimentions of Risk: A Public School Controversy over AIDS". *AIDS: The Public Context of an Epidemic*, Cambridge University Press, The Milbank Quarterly. vol. 64 supl. 1, 1986.

Prensa, La, 8 de agosto de 1985.

Sepúlveda, J. , Bronfman, M. "El SIDA en México: características y perspectivas". *Salud Pública de México*, vol. 30, 1988.

Sol de México, El, 1 de marzo de 1988.

XVIII. EL SIDA EN LA PRENSA DE MÉXICO: ANÁLISIS DEL DISCURSO PERIODÍSTICO

Francisco Pamplona

INTRODUCCIÓN

NINGÚN acto textual (ya sea de habla o de escritura) se realiza fuera de un contexto social dado, de un mundo cultural. Ni sus notas características ni sus formas comunicativas, ni sus funciones ideológicas quedan excluidas. Al contrario, se interpenetran, siendo así que el mundo social se "expresa" en el discurso, del mismo modo como el lenguaje implica un mundo determinado.

El síndrome de inmunodeficiencia adquirida ha creado polémica por diversas razones que se mostrarán más adelante. Ha creado también opiniones variadas que politizan su recepción como mal social, y los medios de comunicación no han cesado de informar sobre esta enfermedad. Para tener una clara imagen de lo anterior se precisa de un estudio que valore el papel de esos medios en la difusión de los innumerables aspectos que significa la epidemia. Su valoración en los medios informativos de masas resulta crucial para entenderla y para entendernos.

Sería deseable un estudio a profundidad de *todos* los medios en torno al SIDA, y después de su recepción en la sociedad, pero hacerlo es una tarea de largo plazo. Por ahora es posible emprender una investigación sobre el SIDA en la prensa nacional, desde diversas estrategias metodológicas. Este capítulo pretende contribuir a dicha investigación. Los objetivos que sirven de eje para tal propósito son:

1. Evaluar la respuesta de difusión de la prensa nacional al problema que en términos de salud pública y de opinión de los sectores sociales representa el SIDA.
2. Analizar las formas discursivas del mensaje periodístico en torno al SIDA.

Para conseguir estos objetivos se parte de la necesidad de articular el *contexto* (el marco estructural y cultural) en el que emerge la enfermedad, con el texto, es decir, con el *discurso* de la prensa, las implicaciones ideológicas en que se sustentan las opiniones y proposiciones allí vertidas, así como los modos formales con que delimita su expresión.

No se trata, entonces, de hacer un análisis de "contenido", tal como se le entiende en el ámbito de la teoría de la comunicación de masas. Se parte de la idea de que la estructura formal de un discurso (en este caso el periodístico) señala la realidad de tal modo que el destinatario obtenga un significado esquemático de ella.

La estrategia discursiva de las notas periodísticas ha sido estudiada por diversos autores como J. Habermas, R. Williams, K. Young, etcétera. La pertinencia del análisis del discurso comienza a ser demostrada en estudios empíricos sobre el discurso del poder en México (el constitucional, el de información sobre la gestión del gobierno y el emitido en casos de emergencia o desastre).

La estructura formal del discurso de la prensa se ha desmontado y se encuentran en ella constantes de emisión de la información, como la básica de dar prioridad a las cifras o aspectos cuantitativos de las noticias. Teun van Dijk llama a esto "retórica de la facticidad": "Es decir: los periódicos tratarán de ofrecer cuantos números precisos les sea posible, con el fin de sugerir o probar que sus noticias son fácticamente correctas (incluso a pesar de que los números sean con frecuencia pura especulación y que varíen de un periódico a otro)". Aunque no siempre ocurre así, el manejo de información cuantitativa en casos de desastres, atentados, guerras o enfermedades promueve, plausiblemente, una conciencia distorsionada de lo que en la realidad acontece. Se sabe que esta orientación "amarillista" de la prensa —se coincide plenamente con lo señalado por Habermas— es correlativa a su papel en la cultura de masas, y a la necesidad de incrementar sus ventas. Algunos ejemplos de esa "retórica de la facticidad" son:

La UNPF *sigue de Escandalosilla*
Difusión a Fondo *vs.* SIDA; en 1991, Hasta 70 mil casos
(*El Sol de México*, 23/VIII/88)

2 mil 502 casos
CONASIDA: crece el SIDA en México en forma exponencial
(*La Jornada*, 19/VIII/88)

Para 1990
Habrá 50 mil sidosos solamente en el DF: SSA
(*Ovaciones*, 29/VIII/88)

En 1992 de cada 20 pacientes en hospitales, uno por SIDA
Rechaza Soberón Acevedo que el uso del condón induzca a la promiscuidad sexual

Se realizó ayer el Día Nacional de Información sobre el SIDA
(*Uno más Uno*, 28/VIII/88)

Es evidente que el sensacionalismo tiene diversas retóricas, y no sólo la factual-cuantitativa. La sobreposición de aspectos morales, políticos y económicos, así como la jerarquización del mensaje focaliza la atención hacia puntos quizá irrelevantes o quizá secundarios o incidentales de la nota.

Se tratará de demostrar en este capítulo que las formas retóricas empleadas por el medio no son de ningún modo ajenas a la intención de que el mensaje emita una información determinada; por el contrario, las formas del discurso son homólogas a su contenido y al contexto donde surgen; de allí, es probable, su efectividad sobre el receptor.

EL CONTEXTO

El contexto económico

La literatura existente sobre el SIDA en México ha señalado de forma reiterada el porqué de la emergencia para tomar medidas preventivas inmediatas. El rápido crecimiento de la enfermedad, su velocidad de transmisión y la tendencia a que incida sobre la población abierta, así como el riesgo que ello representa llevaron a que, en un corto lapso, las medidas de prevención y educación —campañas publicitarias, creación de órganos institucionales para ejercer un control público de la epidemia, incentivar las iniciativas de grupos sociales que lleven a difundir las medidas preventivas, la atención a grupos considerados de alto riesgo (homosexuales, prostitutas, migrantes, etcétera)— dieran una idea bastante precisa de que al menos para el Estado, mediante su política de salud pública, es importante y urgente tomar el problema en sus manos.

La enfermedad surge, sin embargo, en un contexto mundial de crisis económica y, en el caso de México, en medio de la reestructuración de sus políticas económicas. Esto, traducible a cifras más o menos contundentes, quiere decir que una enfermedad cuyo tratamiento es costoso, y cuyas formas de transmisión son en gran parte debidas a conductas privadas —las sexuales— y que, por tanto, su prevención se dificulta, no se puede insertar fácilmente en una política de corto plazo. Los recortes sistemáticos al gasto público y en particular al gasto social inciden en las estrategias que se pueden tomar para evitar que males eventuales (como el SIDA) se propaguen más allá de límites controlables, y esto por la razón de que la carga presupuestaria —cuando se somete a una política de austeridad— no puede ser modificada rápidamente. Las figuras 48 y 49 muestran el decremento del gasto en salud, con respecto del Producto Interno Bruto y del Gasto Total Público.

La evaluación de una política de austeridad sobre la población no es fácil; lo probable es que tenga repercusiones negativas de gran alcance. Los autores de un artículo reciente escriben que es difícil medir esos efectos, pero es patente que el diseño presupuestal desprotege a sectores vulnerables. Es evidente también que el presupuesto de las instituciones más importantes de salud está demasiado cargado al rubro de servicios curativos. Como señalan Provencio y Carrasco, "entre 1983 y 1988 los programas de atención preventiva en las tres instituciones (SSA, IMSS e ISSSTE) no llegaron a rebasar en conjunto el 3% del gasto total en salud y seguridad social. Estos programas comprenden aspectos tan importantes como el control de enfermedades prevenibles por vacunación y de enfermedades crónico-degenerativas, la nutrición, la salud mental, la planificación familiar, higiene del trabajo y prevención de accidentes y salud bucal..."

El SIDA tendrá, al parecer, una importancia creciente. Las predicciones que se han elaborado sobre su incidencia plantean un panorama terrible, como lo señalan José Luis Valdespino, Jaime Sepúlveda y otros estudiosos del fenómeno: "la estimación de infectados por VIH en México permite suponer la existencia de entre 31 600 y 97 700 personas afectadas, lo que significa que están infectadas entre 0.4 y 1.1 personas por cada mil habitantes. La estimación de infectados más baja permite esperar 10 000 casos de SIDA en cuatro años y la más elevada, hasta 35 000, cifra inferior al número de casos esperados de acuerdo a la progresión de los casos".

Figura 48

GASTO DEL SECTOR SALUD EN EL PIB
1978-1985

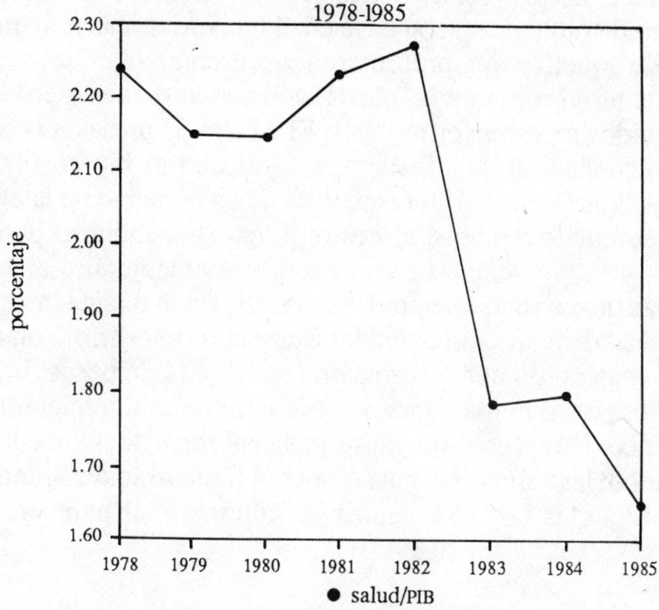

Figura 49

GASTO EN SALUD DEL SECTOR PÚBLICO
1978-1985

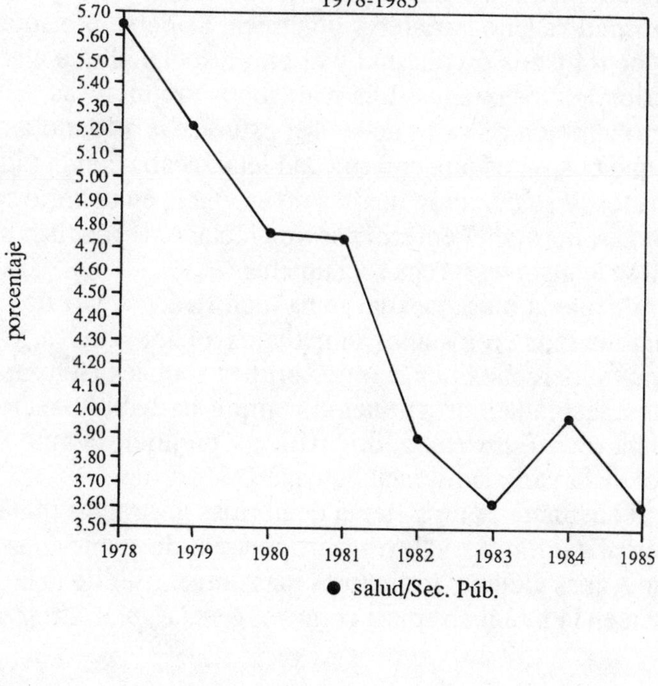

En realidad, las proyecciones que pueden hacerse se expresan en *tendencias* epidemiológicas, con base en el número de casos acumulados, es decir, de aquellos que presentaron y presentan la enfermedad. Los cálculos de proyección de la transmisión son variables, pero se puede decir que todos muestran cifras altas. El cuadro 33 presenta la prevalencia y la incidencia de la infección, a partir de tres hipótesis de transmisión; las figuras 50 y 51, la tendencia de crecimiento de la epidemia.

Como se puede deducir, el costo global (hospitalario para los ya afectados, y de prevención social) será sumamente alto si las cifras proyectivas tienen fundamento. Una investigación realizada en el Instituto Nacional de Nutrición Salvador Zubirán (INNSZ) arrojó un costo total anual de atención por enfermo de 19 millones de pesos. Las camas en servicio, por lo demás, han mostrado un déficit creciente, incluso programático. Este marco donde surge la enfermedad no puede ser más problemático; las salidas propuestas por la Organización Mundial de la Salud, y seguidas por el Estado mexicano son, al parecer, las más plausibles.

El contexto valorativo

El contexto también tiene una dimensión valorativa. La respuesta social a la enfermedad ha sido variable y polémica. Se debe, por supuesto, al contenido de transmisión del mal y al grupo social al que atacó en un principio: los homosexuales. Las reacciones prejuiciosas, estigmatizantes, pero también morales deben ser estudiadas a fondo; en primer lugar, porque el SIDA es una enfermedad letal, acaba con la vida de los seres humanos, y su curación médica no es viable en el corto plazo; en segundo lugar, porque el enfermo se ve afectado de muchas maneras. En general se le aísla y segrega socialmente.

A pesar de que la moral sexual se ha modificado a raíz de la liberación sexual iniciada en los años inmediatos a la posguerra, y a la reivindicación de derechos por algunos grupos sociales (feministas, homosexuales, lesbianas, prostitutas), siempre ha habido sectores que manejan una *moral abstracta*, dogmática y prejuiciosa ante los datos irrefutables de la variedad sexual humana.

La moral abstracta es un sistema de normas abstractas que sugieren una universalización de valores particulares, de manera ahistórica. Como dice Agnes Heller, "los valores más universales de la humanidad se presentan en la moral abstracta como exigencias, *pero exigencias que*

CUADRO 33. *Prevalencia de seropositividad según hipótesis de transmisión en función de los casos registrados 1981-1988/I*

Hipótesis de transmisión	*1981*		*1982*		*1983*		*1984*		*1985*		*1986*		*1987*		*1988*	*Casos Acumulados*
	I	*II*	*I*	*II*	*I*	*II*	*I*	*II*	*I*	*II*	*I*	*II*	*I*	*II*	*I*	
CASOS	1	1	3	8	18	18	18	54	79	141	156	296	398	263	131	1565
BAJA	34	34	102	272	612	612	612	1836	2686	4794	5304	10064	12852	8942	4454	53210
REALISTA	39	39	117	312	702	702	702	2106	3081	5499	6084	11544	11552	10257	5109	61815
ALTA	50	50	150	400	900	900	900	2700	3950	7050	7800	14800	19900	13150	6550	79250

Figura 50

CASOS DE SIDA EN MÉXICO
(hasta el 1o. de julio de 1988)

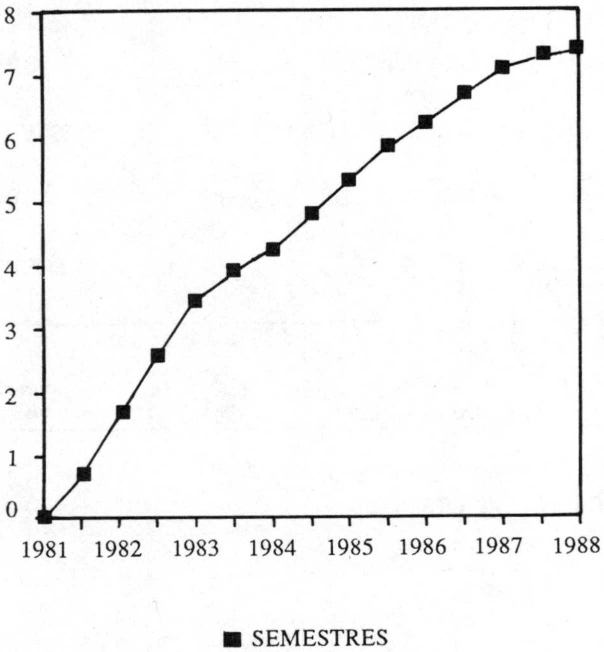

Figura 51

CASOS DE SIDA EN MÉXICO ACUMULADOS
(hasta el 1o. de julio de 1988)

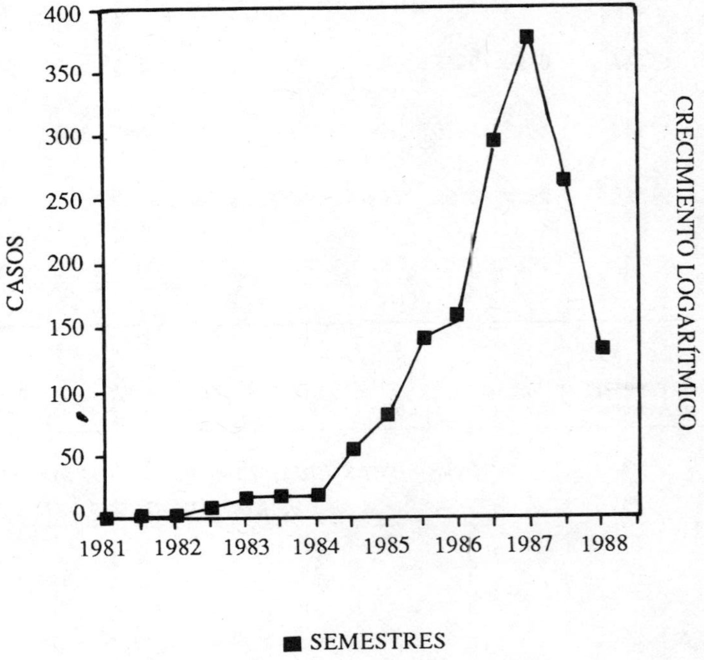

se hallan en contraposición con la vida concreta, con las posibilidades de vida del hombre, que no son aplicables o lo son solamente en parte".

Las exigencias son "como una espada que pende sobre la cabeza de los mortales"; de allí su oscurantismo, de allí también que enajenen las prácticas concretas, los anhelos de libertad de los hombres y el derecho inalienable sobre su cuerpo.

En México no se han realizado investigaciones sobre la conducta homosexual que permitieran comprender sus valores concretos, su *realidad*. El surgimiento del SIDA ha destapado ese mundo de forma parcial. Las investigaciones se han dirigido a tratar de comprender actitudes y comportamientos sexuales de este grupo, en términos estrictamente médicos, o sea, para detectar qué tanto influye en el surgimiento de la enfermedad la forma como estos individuos concretos ejercen su sexualidad.

Ha habido la inquietud de estudiar el prejuicio y el estigma en torno al problema del SIDA, como lo ha hecho R. Castro. En efecto, el traslape de los dos planos —lo privado y lo público— en torno a la enfermedad es un camino correcto para comprender reacciones sociales frente a ella. Queda, sin embargo, la necesidad de comprender el prejuicio más ampliamente, y no sólo como una categoría psicológica.

Históricamente, el prejuicio como concepto tuvo dos momentos: el primero, cuando se le consideraba simplemente como el juicio *a priori*, que antecedía al conocimiento; después, en su acepción negativa, como el conocimiento infundado y arbitrario, no avalado por la experiencia.

Este sentido negativo del prejuicio es el que importa en la argumentación que sigue. En primer lugar, la fuerza del contenido de los *prejuicios* reside en su carácter abstracto. Horkheimer señala que "los modos de comportamiento de los individuos en las situaciones de la vida cotidiana se han afinado a base de un saber *fragmentario*; son reacciones a partir de prejuicios".

Esto quiere decir, entre otras cosas, que en las causas de todo prejuicio está el *temor* y el *instinto de conservación*. La dificultad para superar este tipo de prejuicios puede salvarse en la medida que el saber fragmentario (y por ende su carácter abstracto) se elimine; esto ocurriría, aparte de otros medios (como la educación), informando.

Quienes han diseñado las campañas de información sobre el SIDA saben que sólo por este medio se puede sustraer del temor a los que directamente tratan con la enfermedad: los servidores de la salud. Pero, ¿qué ocurre con la población en general? ¿Será igualmente efectiva una campaña de prevención? ¿Qué valores somete a prueba? En la medida en que el riesgo de contagiarnos de la enfermedad —eso se ha dicho— lo corremos todos, ¿cómo será posible superar el temor, los prejuicios que por razones culturales arrastramos?

Paradójicamente, la información que se transmite al público no trata de interpelar para eliminar el temor (en abstracto), sino que al decir cuáles son las formas de transmisión del VIH, y las medidas para prevenirlo, se infunde un temor probabilístico más limitado que el temor en abstracto, pero efectivo: *si no sigues estas medidas, te puedes contagiar; eso, con el tiempo, lleva a la muerte.*

Desde un punto de vista práctico y racional, es mejor que se proporcione información, a que no se proporcione. Sin duda, el hecho de que *probabilísticamente* todos podemos contraer la enfermedad la despoja de su contenido metafórico y segregante. Será también un logro eliminar la idea del "sano sentido común" de que la enfermedad se originó y pertenece a un solo grupo: los homosexuales. Queda por resolver, sin embargo, quién y por qué medios define las prácticas sexuales *sanas y no promiscuas*; lo que se puede decir es que existen *prácticas riesgosas* desde un punto de vista orgánico.

Una propuesta que se manejó por parte de un grupo social que está en contra de la campaña contra el SIDA emprendida por el Estado era una quema masiva de preservativos frente a la Secretaría de Salud; el acto —que no se llevó a cabo— demuestra la existencia de otro tipo de prejuicios, insalvables en términos racionales, pues se derivan de ideologías estigmatizantes. Este tipo de prejuicios parte de la idea de que existen *diferencias naturales* entre grupos (el racismo, *v.g.*, y sus múltiples variantes: color de la piel, anatomía cerebral, estatura) o de *comportamiento* (normales contra insanos) o de *sexos* (el machismo) o de simple repugnancia ante aquellos que por una u otra razón tienen la desgracia de algún mal o defecto físico.

EL TEXTO

Del contexto al discurso

Como hemos visto, el contexto socioeconómico y valorativo en el que emerge el SIDA es problemático. Es una enfermedad que mata a quien la desarrolla, pero no es la única; se contagia sexualmente, pero no es la única; es costosa, pero no es la única... Se ha dicho que el SIDA es una enfermedad publicitaria, que la diarrea mata más personas, que la desnutrición y la miseria son más importantes y requieren de medidas prioritarias...

En realidad, el SIDA es una plaga más, un mal de fin de siglo que se suma a otros, como la irracionalidad bélica. En este sentido múltiple es donde debe ser valorada. El texto —las noticias— mostrarán cómo es que el contexto debe ser inferido en ellas.

Metodología, instrumentos analíticos, y limitaciones del análisis del discurso

El análisis del discurso (o del texto) es una disciplina que tiende a subsanar una de las limitaciones más evidentes dentro de las ciencias sociales: el saber cómo está estructurado un texto y cuál es la relación de esa estructura con el contexto en diversos medios comunicativos.

La lingüística y la semiótica han desarrollado instrumentos idóneos para resolver este tipo de interrogantes. La metodología será tomada de dos proposiciones básicas:

1. El uso de la técnica del análisis sociosemiótico desarrollado por M. A. K. Halliday, que permite desglosar el texto en componentes funcionales (que, según su propuesta, indican el modo en que el hablante-emisor expresa el contexto).
2. El análisis argumentativo (la estructura de los argumentos), desarrollado por Teun van Dijk, cuya finalidad es descubrir las macroestructuras (formas expresivas muy generales y esquemáticas) en un discurso dado, y cómo penetran en la cognición del sujeto.

Las limitantes de un análisis como el aquí propuesto saltan a la vista: en primer término, no será posible "evaluar" si la nota distorsiona los hechos; en segundo término, no habrá la posibilidad de cuantificar las palabras clave o destacadas en las notas, y de allí deducir una estrategia periodística determinada; finalmente, no se podrá inferir una orientación sensacionalista de la prensa; en todo caso, se demostrará que esa orientación se estructura semióticamente en los planos de argumentación-señalización; es decir las formas (en este caso escritas) del cómo dice qué cosas, y cómo resume la realidad por medio de frases específicas. *El conocimiento obtenido por medio de una información, es subjetivizado y posteriormente utilizado en la interacción social, en función de grandes proposiciones que esquematizan la realidad.*

La evidencia empírica con que fue elaborado este capítulo está constituida por aproximadamente 1500 notas de once diarios de circulación nacional, del mes de abril al mes de agosto de 1988.

PRENSA Y DISCURSO EN TORNO AL SIDA

Históricamente, la prensa surgió como una necesidad de la sociedad de masas, para *discutir* los asuntos de la *vida pública*. Las transformaciones aceleradas que sufrió desvirtuaron aquella primitiva función, y fue palpable incluso en la estructura textual de las noticias. Esto quiere decir que el "estilo" polémico, enteramente *político* (como expresión de la sociedad civil), cambió por uno más "literario", narrativo.

Teun van Dijk señala que incluso las categorías que estructuran la noticia son similares al esquema narrativo de la literatura (planteo, complicación, resolución, evaluación y moraleja). La esquematización (Van Dijk le llama *superestructura*) de la nota periodística es importante no sólo porque le da un "principio" semántico, una orientación que "guía" al lector gracias a su presentación, sino además por su profundidad discursiva. Digámoslo con sus propias palabras: "en principio cualquier discurso periodístico (ideal, prototípico) tiene el mismo esquema de noticias, pero, desde luego, el contenido global del texto es diferente en cada caso. Las superestructuras esquemáticas son importantes por razones cognitivas, *porque organizan el proceso de lectura, comprensión y (re)producción del discurso periodístico*".

La estructura discursiva de las noticias es discontinua; o sea, dentro de la nota se reitera en diversos párrafos la información importante que ya había sido destacada por el encabezamiento (en donde, se supone, se expresa un resumen de la noticia).

Ahora bien, estos lineamientos no procuran una lectura indiferenciada, sino que las proposiciones vertidas y jerarquizadas son aprehendidas *subjetivamente* por los lectores, aunque dada la estructura, se tendrán lecturas similares: "de hecho el hablante/redactor empleará a menudo recursos convencionales, como palabras temáticas (palabras clave), oraciones temáticas, resúmenes previos y —como en el caso de las noticias— títulos y encabezamientos para establecer al menos una macroestructura *intencionada*".

Lo que significa, en otras palabras, que la *definición de la situación* es aceptada por el lector. Es claro que toda estrategia del análisis del discurso periodístico debe ser adecuada tomando en cuenta la manera en que en la realidad son elaboradas las noticias, aunque esto no sea enteramente demostrable. En nuestro medio, se sabe que los encabezados no son creados por el redactor de la nota (así sea corresponsal o articulista del diario, o el anónimo redactor de las agencias); existen "especialistas" cabeceros. En la práctica, esto se traduce casi siempre en una discordancia de jerarquía entre la nota y el encabezado:

Destinan mil millones para
combatir el SIDA
El mal ha afectado ya a 1 233 personas
informó aquí Guillermo Soberón A.
(*Excélsior*, 13/IV/88)

Independientemente de que no se señale el tipo de moneda, y que las palabras clave sean destacadas en mayúsculas, en la estructura de la nota encontramos los siguientes tópicos o macroproposiciones:

M1 El doctor Soberón dio una conferencia de prensa para anunciar una nueva fase de la campaña contra el SIDA.
M2 Los recursos destinados para combatirlo arrojan un monto de 3 000 millones de pesos (nótese la discrepancia con el encabezado).
M3 Se dice cuál es el motivo principal (publicitario) de la conferencia: la participación de la Asociación Nacional de Actores y Compositores (ANDA) y el Consejo Nacional de la Publicidad (CNP) en esa fase de la campaña.

La estructura discontinua de la nota es patente y trata de orientar al lector hacia tópicos "amarillistas": *cuesta mucho* el tratamiento y prevención del SIDA; se destacan figuras públicas: Ignacio López Tarso y Lucía Méndez. La importancia de la nota es subordinada a una macroproposición ideacional, que debe entenderse como una expresión descriptiva, y se basa en un elemento extraño al acontecimiento: el redactor leyó un boletín del CONASIDA donde se dan datos de la enfermedad:

M4 El número de casos de la enfermedad crece rápidamente, y también su incidencia.

M5 El tratamiento de un enfermo de SIDA cuesta al Estado entre 100 y 150 000 dólares.

El manejo arbitrario de las cifras monetarias (dólares/pesos), así como el destacamiento de figuras públicas le plantea al lector una imagen situacional falsa: ¿el SIDA es tan importante que en la campaña para su prevención participa Lucía Méndez y —se anuncia— lo harán Emmanuel y Juan Gabriel? ¿Es importante porque se gasta mucho? En ningún momento se dice que el padecimiento mata a seres humanos. El *contenido* de la campaña (uso del condón, sexo seguro y formas de transmisión del virus) es relegado al final de la nota. Este aspecto definitivo para la ubicación situacional del lector fue el que estalló polémicamente.

Amenaza la UNPF boicotear los
planes de la SS contra el SIDA
Acusan a Guillermo Soberón de
fomentar la promiscuidad sexual
(*El Universal*, 13/IV/88)

En efecto, las declaraciones de la Unión Nacional de Padres de Familia, al entrar en franca discordancia con la razón estatal, fueron "amarillistas" por sí solas. Aquí, el reportero se limitó a transcribir las declaraciones del líder de la UNPF. Las macroproposiciones son:

M1 La campaña de prevención, al sugerir el uso del condón, publicita la promiscuidad sexual (contexto y reacción).
M2 La relación homosexual es la forma de transmisión, por tanto, es preciso advertir sobre este hecho (expectativas).
M3 Ante la campaña, la UNPF boicoteará las acciones de la SS en las *escuelas* (suceso principal destacado en el título de la noticia).

Aquí, al parecer, se confunde la estructura de la nota con su contenido (las declaraciones del líder de la UNPF, Bustamante Manilla), pero el modo estricto del relato, su carácter esencialmente descriptivo, fáctico, se intersecta con el del declarante. Pero aquí, como en el análisis anterior, la jerarquización de las macroproposiciones que definen la situación al lector es variable. El orden preferencial en ambas, elegido por el cabecero, es mostrar un esquema situacional de corte sensacionalista ("Destinan mil millones", "amenaza la UNPF...") y, después, el articulista habrá de dar una orientación difusa de las declaraciones: ¿boicoteará la UNPF en todos los niveles la campaña de la SS?

El contexto de las declaraciones muestra otro panorama. En sucesivas notas se dijo que la SS repartía (o iba a repartir, no importa) condones en las escuelas. Reiteradas declaraciones de funcionarios del sector salud desmintieron esa versión.

El eje de la polémica desatada en abril de 1988 —la recomendación del uso del condón como medida preventiva— (aquí la prensa tuvo un papel privilegiado al mostrar la polémica) se desplazó a puntos de ataque:

Frente al SIDA,
preservativo o condón
...El nombre es lo de menos
lo que importa es que sirve
para proteger vidas
(Publicado en varios periódicos, 13/IV/88)

Llama Pro-Vida al pueblo a
"defendernos del gobierno"
(*La Jornada*, 29/V/88)

Es importante destacar que la polémica en torno a la recomendación del uso del condón, y las sucesivas reacciones de diversos sectores e instituciones (iglesias, asociaciones civiles como la ANPF, la UNPF, Pro-Vida, partidos políticos), así como opiniones de particulares (artículos, cartas a la redacción de los diarios, desplegados) se prolongó hasta el mes de agosto, cuando una escueta declaración de Pro-Vida y la UNPF parecen darle fin a su desacuerdo.

La noticia a que se refiere el último encabezado fue la realización de un foro, *SIDA o prevención del amor*, convocado por Pro-Vida. Declara un doctor conferencista: "La única manera de no tener SIDA es no meterse al fuego. De lo contrario, pueden acabar achicharronados"; declara otro participante: "El SIDA es una enfermedad exclusiva de los homosexuales". Esta nota, prototípica del mal llamado "periodismo de opinión" (ya vimos que el redactor orienta al lector, incluso en la priorización de las descripciones de la nota de agencia), contextualiza al lector diciendo que en el auditorio hay monjas, y que los participantes

—auditorio y conferencistas— llegaron en carros lujosos, además del "balconeo" a ciertos personajes conocidos. El análisis aquí se dificulta, pues las macroproposiciones son totalmente arbitrarias: El redactor obliga en *abstracto* a la comprensión unilateral de *su* punto de vista; esta intención estalla cuando se introduce el tema de la cognición del texto: en *concreto*, ¿qué le dice la nota a alguien que es propietario de un auto lujoso y es católico y además está en contra de la campaña emprendida por la SS? El tenor de la noticia será asimilado subjetivamente de manera empática.

Se impone, entonces, un análisis diferenciado de una noticia "informativa" y de una nota informativa de "opinión". La esquematización de la realidad en una y otra es un elemento intrínseco; esto se debe a que las informaciones nunca son neutrales. De hecho, por ejemplo, la orientación textual de los diarios vespertinos es "amarillista", por decirlo de algún modo, brutalmente. Y esto porque su público lee sólo cosas sensacionales, que rayen en lo increíble o que muestren el lado mórbido de la noticia. Pero el sensacionalismo no es privativo de los vespertinos:

Perece un Agente de Protección y
Vialidad Afectado de SIDA
Ordena Jackson Ramírez Practicar
Examen a los 23 000 Elementos
(*Excélsior*, 12/VIII/88)

¡Imagínense! La nota refiere el nombre del supuesto, fecha de internamiento, nombre del hospital, número de incapacidad. Al día siguiente (13 de julio), en *El Sol de México*, se informa de una plática por medio telefónico con Jackson Ramírez desmintiendo la noticia del día anterior. Las palabras clave ("versiones sin fundamento", "ni siquiera", "estragos", "jamás") tienen un contenido categórico e hiperbólico que no admite reparo. ¿Cómo iba a causar el SIDA estragos en las filas de la policía? Lo que quizá nunca sabremos es si el susodicho Rodolfo Cecilio Mendoza Abaunza, miembro de la policía montada, con su incapacidad S-236441, haya existido.

"Pésimamente", "pésimo", "barrabasadas", "absurda campaña", "tenebroso SIDA", "promiscuidad", "libertinaje", "efectos contraproducentes", el discurso exhibe su estructura más claramente por la adjetivación. Los argumentos ideológicos son puestos en escena por el recargamiento de términos ofensivos o sarcásticos. Ahora bien, esta posibilidad parece no existir —en el caso de la prensa—, más que en los artículos de opinión. Las formas retóricas son abusivas y el plano textual del discurso —los llamados a crear consenso con una opinión, con un punto de vista— se muestra, por así decir, desnudo.

Importan también las formas visuales con que el texto es producido, su ubicación en la página, el uso de tipos de letras, diferenciadas en tamaño y forma. Esta forma puede ser muy importante en función de la cognición del sujeto receptor, pues retendrá en mente una parte de la información ya destacada en la cabeza misma. "Una señal de la estructura superficial de la presentación de las noticias (título, posición inicial, negritas) será empleada para trazar la conclusión semántica de que la información expresada por el título (o el encabezamiento) será macrorrelevante [...] Dado que los hablantes procesan óptimamente y evocan mejor las macroestructuras que las estructuras semánticas locales (significados de palabras y oraciones), las primeras también tienen, desde luego, una importante *función comunicativa y de interacción*. Vale decir que en la comunicación las personas no siempre estarán interesadas en los detalles de lo que se dice o escribe, sino más bien en su resultado."

Esta conclusión, importante por sus connotaciones del cómo se crea una opinión, quiere decir también que precisamente por procesar en el sujeto un determinado conocimiento por medio de una macroestructura en los términos descritos, actuaremos socialmente con base en esas informaciones, destacando primordialmente las señalizaciones evidentes del texto.

El representante de los servicios preventivos contra el síndrome, de Estados Unidos, dijo en la reunión del 27 de julio de 1988 ("Día Nacional de Información sobre el SIDA") que en una encuesta sobre conocimientos del SIDA realizada en su país, el 30% respondió que una de las formas de transmisión del virus era por piquete de mosquito.

En México, los resultados de una encuesta similar no han sido publicados. Lo cierto es que la prensa, al ser un medio de creación de opinión pública, ha destacado grandemente los aspectos vendibles de la enfermedad: Pueden contraer SIDA los empleados de las lavanderías, la acupuntura es peligrosa, uno se puede contagiar de SIDA en el sillón del dentista, no permitieron pelear a un boxeador "sidoso"...

El sentarse en un sillón del peluquero o estilista es un acto común para amplios sectores de la sociedad, lo mismo que hacerse *manicure*:

el *script* de comportamiento en la peluquería funciona, y sabemos cómo actuar allí, ¿qué sucede si nos enteramos de que a través de un pinchazo de tijera o navaja podemos contraer SIDA?

Seropositivos que trabajan en una línea aérea se quejaban no sólo porque había intentos de despedirlos de su trabajo, sino por el trato de las autoridades: el jefe de personal, cuando era prcciso que hablaran con él, metía sus manos en las bolsas del pantalón para evitar el saludo...

No hay peligro de contagio por el uso de
instalaciones en hoteles: A. Torres Izabal
(*El Sol de México*, 28/V/88)

Este subtítulo apareció bajo un encabezado donde se decía que en 1991 morirán de SIDA 3 millones de personas en el mundo. Así, digámoslo, es obvio que la confusión se lleva hasta sus últimos extremos: ¿esas personas morirán de junto? Si el SIDA se contagia por el sudor, ¡líbrenos el estatus del camión y el metro!

La confusión apela a nuestros prejuicios, a nuestro bagaje de rechazo a ciertos grupos, a ciertas personas, a ciertos comportamientos:

Son homosexuales los
de la campaña sobre
el condón: Pro-Vida
Asesoran homosexuales la campaña de
uso del condón: Pro-Vida
(*El Universal Gráfico*, 31/V/88)

Este encabezado ocupó un cuarto de plana; la noticia, un octavo. Quizás no valga la pena insistir en cómo la macroproposición interpela a un mundo, a un contexto donde la subjetividad se activa; lo que sí se precisa reafirmar es que a partir de la comunicación difusa se trivializan aún más nuestros conocimientos del mundo, de la enfermedad.

CONCLUSIONES

El análisis del discurso de la prensa en torno al SIDA nos permitió deslindar algunos aspectos básicos de la *formación de la opinión* pública, tal como es planeada por los emisores. Esto quiere decir:

1. Que el mensaje periodístico en torno al SIDA esquematiza la realidad de tal forma que los receptores obtienen una parte informativa muy magra sobre la epidemia.
2. Que la interpelación primordial se refiere explícitamente a mostrar *cómo es la realidad*, y no a qué tanto puede el individuo hacer para que no le afecte.
3. Que los encabezados de las noticias forman proposiciones que, muy plausiblemente, distorsionan el mensaje de la nota, pues, entre otras cosas, se destacan visualmente cifras, tendencias y aspectos "amarillistas" de la enfermedad.
4. Que el mensaje ha sido emitido mayoritariamente, gracias a las intervenciones del Estado, por medio de sus campañas preventivas. Este hecho subordina (al menos en forma parcial) informaciones cualitativas que puedan promover la discusión a aspectos incidentales, sumamente difusos y a prejuicios sobre la epidemia.
5. Que la estructura de las noticias, al seguir un patrón de emisión de los mensajes, destacan en general aquellos tópicos que comercialicen la recepción de las noticias.
6. Que las macroproposiciones más usadas seleccionan en el mensaje sobre el SIDA tópicos que discursivamente *omiten* aspectos relevantes de la noticia, y *generalizan* aspectos secundarios de la misma. Por el contrario, es posible sostener que los mensajes *seleccionan* aquellos tópicos "vendibles" del mal e *integran* difusamente temas que hacen sensacional la noticia.

Un estudio cuantitativo de la prensa en México permitiría reducir el margen especulativo de las anteriores afirmaciones; sin embargo, es posible que por medio de la estrategia de análisis textual comprendamos que, independientemente de las buenas intenciones de los diarios, sus formas de emisión de los mensajes apelan a una distorsión de los hechos y propagan prejuicios brutales sobre el SIDA.

Bibliografía

Análisis del Discurso

Dijk, Teun van. *La ciencia del texto*. Paidós, 1983.

———. *Estructuras y funciones del discurso*. Siglo XXI, 1987.

Halliday, M.A.K. *El lenguaje como semiótica social. La interpretación social del lenguaje y del significado*. México, FCE, 1986.

Galindo, José Luis. *Análisis del Discurso político del Estado Mexicano*. México, Ediciones de la Casa Chata, 1982.

Poloniato, A. y Rodríguez, L. *Mirando al Poder. Análisis del discurso político y social*. México, UAM-X -Plaza y Valdez, 1987.

Teoría, opinión pública y medios masivos de comunicación

Böckelmann, F. *Formación y funciones sociales de la opinión pública*. Gustavo Gili, 1983.

Esteinou Madrid, J. *Los medios de comunicación y la construcción de la hegemonía*. México, CEESTEM-Nueva Imagen, 1983.

Habermas, Jürgen. *Historia y crítica de la opinión pública. La transformación estructural de la vida pública*. Gustavo Gili, 1981.

Heller, Agnes. *Sociología de la vida cotidiana*. Península, 1977.

Horkheimer, Max. "Sobre el prejuicio", en *Sociedad en transición: estudios de filosofía social*. Península, 1976.

William, R. *Los medios de comunicación social*. Península, 1978.

———. *Cultura. Sociología de la comunicación y del arte*. Paidós, 1982.

Young, K. y otros. *La opinión pública y la propaganda*. Paidós, 1986.

Salud y SIDA

Black, David. "Los años de la peste", *Nexos* , 94, México, 1985.

Bronfman, M. Camposorterga, S. *et al. Migración México-Estados Unidos y el riesgo de propagación del virus de inmunodeficiencia humana*. CONASIDA, México (mimeografiado) 1988.

Burg, Andrea. "Entrevista con Luc Montagnier". *Revista Interface (ciencia y tecnología de Francia)*, núm. 28, 1987.

Ortiz Quezada, F. "Reflexiones sobre una nueva enfermedad", *Mundo; problemas y confrontaciones*, núm. 2, 1988.

Pérez Tamayo, Ruy. *Enfermedades viejas y enfermedades nuevas*. Siglo XXI, 1985. También en *Salud Pública de México*, vol. 30, 1988, México.

Soberón, G., Kumate, J. y Laguna, J. (compiladores). *La Salud en México: testimonios 1988*. México, FCE, 1988.

Varios autores. *Necesidades esenciales de México. 4. Salud*. México, Siglo XXI-COPLAMAR, 1985.

XIX. LA EDUCACIÓN COMO ESTRATEGIA PRIORITARIA CONTRA EL SIDA: RETOS Y DILEMAS

Roberto Castro

EL SIDA COMO FENÓMENO SOCIAL

ACTUALMENTE, padecer de hemofilia es un problema privado. Padecer de SIDA, en cambio, es un problema público. La hemofilia se contrae individualmente, a diferencia del SIDA, que se contrae socialmente. ¿Qué es lo que convierte al SIDA en la enfermedad más pública y social, al lado de otras enfermedades, más bien privadas e individuales?

El carácter público y social del SIDA radica, en el nivel más general, en el número actual y potencial de víctimas de esa enfermedad, y en la manera en que se ha reaccionado, desde diferentes instancias como gobiernos, universidades, organismos internacionales y de la sociedad civil, ante este fenómeno. En otras palabras, no sólo hay un gran número de personas que padecen o pueden padecer esta enfermedad, sino que también es una gran cantidad de gente la que ha movilizado sus recursos —técnicos, médicos, económicos, etcétera— y ha manifestado sus reacciones —de rechazo, de preocupación, de azoro, de prejuicio.

En un nivel más específico, el SIDA es un fenómeno social, sobre todo por su forma de transmisión. Se han identificado tres modos generales de contagio: 1) A través de las relaciones sexuales (homosexuales, bisexuales o heterosexuales); 2) A través del contacto directo con sangre infectada por VIH (transfusiones o uso de drogas intravenosas compartiendo jeringas); o bien, 3) A través del embarazo (transmisión de la madre infectada a su hijo). De las tres, sin duda, la forma de transmisión más frecuente es la primera.

El acto sexual, en cualquiera de sus modalidades, es ante todo un acto social. Su realización implica la participación de, por lo menos, dos personas, el mínimo grupo social posible.

Pero además, la sexualidad es social porque, en el caso de los seres humanos, muy poco hay en ella que pueda ser tenido como lo "natural" y lo "normal". Si bien es verdad que los impulsos sexuales del hombre poseen una poderosa determinación biológica y psicológica, la forma en que dichos impulsos se manifiestan es una construcción social y cultural.

En algunos países de África se ha encontrado que la homosexualidad es más bien rara, al mismo tiempo que la castración de mujeres es común. En San Francisco o en nuestro país, en cambio, ocurre totalmente a la inversa. Precisamente es la variedad que pueden asumir las formas sexuales lo que impide hablar de una "naturaleza humana" en materia de sexualidad. Lo natural no va más allá de los primarios impulsos instintivos bio-psicológicos del hombre. Lo cultural es todo lo demás: hacia quién se orientan dichos impulsos, cómo se satisfacen, etcétera.

El acto sexual, entonces, es social, no sólo porque implica por lo menos a dos personas, sino porque la manera en que estas dos personas dan curso a su sexualidad es un producto social, culturalmente determinado, sujeto a ciertas normas y valores entendidos, que varían de una sociedad a otra.

La homosexualidad, la bisexualidad y la heterosexualidad son las principales expresiones, indisolublemente reales y sociales a la vez, que adquiere la sexualidad humana.

Se sabe que mientras más parejas sexuales tenga una persona, mayor es su probabilidad de contraer el VIH. Para efectos de análisis en torno al SIDA, suele llamarse "promiscuidad" al hecho de tener varias parejas sexuales al mismo tiempo.

Existen, dentro de las diferentes conductas sexuales posibles, unas más promiscuas que otras. Por ejemplo, recurriendo a un caso extremo, la promiscuidad es, por definición, el medio de vida en el ámbito de la prostitución, no, en consecuencia, la homosexualidad o la bisexualidad en sí mismas; no es —en una palabra— la sexualidad lo que expone al riesgo de infección. Es la promiscuidad dentro de la sexualidad lo que hace más problable contraer la enfermedad.

Siendo la sexualidad un asunto que transcurre en un ambiente íntimo, la transmisión es, al mismo tiempo, la consecuencia de un acto social y privado. Pero si la transmisión se da en un contexto privado, los efectos de la misma son, evidentemente, públicos. ¿Cómo, entonces, poner en práctica medidas públicas tendientes a controlar la propagación de esta epidemia sin atentar contra la intimidad y privacía de los individuos?

Junto con su expansión, el SIDA genera otros procesos sociales complejos. El desarrollo de prejuicios de parte de mucha gente en torno a esta enfermedad, y el estigma que recae sobre sus víctimas es un ejemplo de ellos.

Diversos factores determinan que una enfermedad genere prejuicios y estigmatice a sus víctimas. En primer lugar, se trata de un padecimiento relacionado con lo sexual, y lo sexual es una materia sensible en nuestra sociedad. En segundo lugar, es un fenómeno que además de asociarse a lo sexual, es mórbido; es una enfermedad venérea, y quienes padecen este tipo de males son señalados porque se les atribuye una vida sexual desordenada. En otras palabras, las enfermedades venéreas se consideran propias de grupos y conductas socialmente desacreditadas (prostitución, sexualidad fuera de matrimonio, etcétera). En tercer lugar, existe entre nosotros una tendencia cultural a ver con cierto rechazo los líquidos corporales (sangre, sudor, semen, orina, saliva), y a considerarlos como fuentes de contaminación. Se ha comprobado que dos de estos líquidos, el semen y la sangre, son efectivamente, modos de transmisión del virus del SIDA, lo que posiblemente sea un factor adicional que potencia esa tendencia de rechazo hacia los demás líquidos del cuerpo.

Cabe imaginar varias estrategias para detener el avance del SIDA. La "ideal", desde varios puntos de vista, sería de tipo médico y clínico: en efecto, la existencia y disponibilidad masiva de una vacuna contra esta enfermedad resolvería en una buena medida el problema.

Pero esa posibilidad es, por lo pronto y previsiblemente durante varios años más, sólo un proyecto en el que se trabaja febrilmente. Dado que por el momento no hay una estrategia típicamente médica para detener la propagación del VIH, el papel de los médicos y de los hospitales, queda reducido al que antaño jugaron con respecto a otras enfermedades entonces incurables: antiguamente los hospitales eran lugares a los que se iba a morir —no a curarse—, y dentro de ellos, los médicos solían, sobre todo, consolar a los pacientes, y confortarlos por su desgracia.

Al no existir una estrategia clínica, es urgente pensar en otras de orden social para intervenir la situación. Una primera estrategia podría ser poner en cuarentena a todas las personas infectadas. El SIDA posee todos los atributos de otras enfermedades (lepra, tuberculosis, cólera, fiebre amarilla, etcétera), que en otras épocas fueron enfrentadas de esa misma manera: 1) Su asociación con subgrupos temidos o rechazados. 2) Su transmisión por medios que algunos consideran "indecentes". 3) Su potencial de contaminación de toda la población. Al aislar a los infectados, la cuarentena constituye prácticamente, una barrera física que separa a los sanos de los enfermos. Cuando una enfermedad como ésta es asociada a la "decencia", los sanos son considerados los "decentes" y los enfermos los "indecentes", de tal manera que la cuarentena facilita también esa doble separación.

La experiencia histórica muestra, señala David F. Musto, que no resultaría eficiente ni eficaz tratar de poner en cuarentena a los infectados, primero porque la eficacia de una medida así sería relativa, toda vez que el largo periodo asintomático de esta enfermedad (que puede durar varios años) daría lugar a que muchas personas ya infectadas pero no localizadas aún siguieran contagiando a los demás; segundo, porque dicho aislamiento en que se pone a los enfermos, coercitivo necesariamente, lesionaría diversos derechos humanos fundamentales; y tercero, porque se reforzarían así, prejuicios y estigmas que, por el contrario, es preciso combatir junto con la enfermedad.

Otra medida que cabría imaginar es el monitoreo obligatorio para toda la población. A través de un análisis de sangre de cada individuo, sería posible, en teoría, identificar a los ya infectados, y con base en esto se podría, o bien ponerlos en cuarentena, o por lo menos hacer un seguimiento muy estrecho de ellos como individuos, a efecto de evitar que contagien a los demás.

Pero el monitoreo general es también impracticable; primero porque es difícil imaginar a través de qué medida se podría obligar a toda la población a hacerse sus análisis; segundo, porque implicaría un costo que, en términos económicos, el Estado difícilmente podría sustentar; tercero, porque dichos análisis siempre tienen un cierto margen de error, que arroja ciertos falsos positivos y falsos negativos; y cuarto, porque dicha medida tampoco contribuiría a eliminar los prejuicios y estigmas en contra de los que resultaran eventualmente como seropositivos.

Sólo queda, entonces, una alternativa de intervención que combina el respeto a la privacía y los derechos individuales, con lo ética y políticamente aceptable —al no ser coercitiva—, y con lo socialmente necesario: la educación masiva para tratar de influir en las conductas sexuales riesgosas, y modificarlas, a efecto de reducir las probabilidades de infección. La estrategia de intervención posible se encuentra únicamente antes de que el individuo se vea obligado a asistir al médico, por estar ya infectado.

Si no hay cura propiamente dicha, sí hay, por lo menos, prevención. Pero la única estrategia preventiva posible —la educación— tendría que partir de algunos supuestos, implica retos y, desde luego, plantea dilemas.

EL NIVEL SOCIAL DE LA INTERVENCIÓN

La estrategia educativa: supuestos, problemas y dilemas

Por muchos años, a falta de un buen método clínico para detener el avance de la epidemia, el único programa factible, aceptable y viable será la educación masiva. Se trata de una estrategia destinada a producir dramáticos cambios en la conducta sexual de los individuos: aquellos que no han sido víctimas del contagio deberán aprender a evitarlo; y aquellos que se saben infectados deberán aprender a evitar propagar el virus; los que ignoran si lo están o no tendrán que acudir a que les apliquen los exámenes necesarios, para saber a qué grupo pertenecen.

El reto fundamental es, pues, lograr que a través de la educación, toda la población, a partir de ahora y quizá por lo menos durante una generación, modifique sus patrones actuales de conducta, y practique, indefectiblemente, el "sexo seguro". Éste, en síntesis, consiste en mantener relaciones sexuales sólo con una pareja y en forma estable, y en utilizar el condón si se tienen relaciones sexuales con otras parejas.

Esta vía para contener la expansión del SIDA, enfrenta un problema fundamental: se ignora, a ciencia cierta, cómo se puede influir más eficazmente en las conductas de los individuos; ¿cómo una medida pública puede modificar una conducta íntima?, ¿cómo asegurar el éxito de una disposición de tal naturaleza? Estas limitaciones son, en un principio, la consecuencia directa del dominio de un modelo de atención médica *curativa* sobre el modelo *preventivo*. Son mayores los conocimientos para actuar a *posteriori*, para curar a los ya enfermos, que los alcanzados para actuar antes de que aparezca la enfermedad, para prevenirla, para evitar tener que curarla. Cuando aparece una epidemia como el SIDA, para la que por lo pronto no hay curación, sino sólo algunos métodos preventivos; esta insuficiencia en el desarrollo del conocimiento profiláctico resulta tremendamente costosa.

Muchos son los factores que diferencian un modelo curativo basado en la clínica del preventivo, que parte de la educación pública. Para efectos de nuestro análisis, la diferencia que más importa destacar es que mientras en el primero la población asume un rol ante todo pasivo —básicamente tiene que dejarse curar—, en el segundo, en cambio, le corresponde ser la parte activa.

Los programas de educación masiva, como el del SIDA, no pueden, estrictamente hablando, modificar conductas. La decisión y la capacidad real de modificar una conducta depende de cada individuo. Los programas no pueden más que informar a la población, tratar de inducir la modificación de su conducta, ofrecer elementos educativos para que actúe. Pero la información no necesariamente incide en cambios en las conductas. Entre la información que ofrecen los responsables de una campaña educativa y el cambio de conductas media una gran distancia. Se vuelve necesario, por lo tanto, profundizar sobre qué tipo de mecanismos determinan la conducta, qué factores la influyen más eficazmente; en otros términos, cuál es la mejor manera de orientar un programa educativo para alcanzar los resultados deseados. En el caso del SIDA el dilema es claro: o se logra producir una campaña educativa que efectivamente predisponga a los individuos ante la urgencia de modificar sus conductas, o veremos avanzar la epidemia hasta producir estragos aún inimaginables.

De la información al cambio de conducta

Ciertamente, no se parte de cero en lo que a campañas educativas tendientes a modificar conductas se refiere. Hay algunas experiencias en diversos campos: las campañas contra el tabaquismo y el alcoholismo, la tendiente a impulsar el uso del cinturón de seguridad al conducir, y la que se impulsó contra la hipertensión y el colesterol son algunos ejemplos cuya experiencia resulta útil para la educación en torno al SIDA. De un campo más próximo a esta enfermedad, los programas de planificación familiar son también un referente interesante.

Pero bien pronto este optimismo se vuelve prudencia: en general, los resultados alcanzados por dichos esfuerzos son más bien modestos. Y con todo, se advierten de inmediato dos diferencias muy importantes, entre esas campañas y la referente al SIDA. En primer lugar, aquellos planes educativos han estado referidos a fenómenos (como el tabaquismo y el alcoholismo) cuya letalidad potencial no es, ni con mucho, semejante a la del SIDA. En otras palabras: fracasar en el esfuerzo educativo dirigido a combatir esta enfermedad producirá, en el mediano plazo, mucho peores consecuencias que un eventual fracaso en las campañas antes referidas. En segundo lugar, éstas ofrecen siempre algo a cambio, alguna "ventaja" para el que decide modificar su conducta: o mejores niveles de salud o mejores condiciones de vida, a cambio de dejar de fumar, de tomar, o a cambio de planificar la familia. Frente a esto, ¿qué motivación puede tener un enfermo de SIDA para usar por el resto de sus días el condón, o para no buscar nuevas parejas sexuales, si lo único que le espera en su porvenir inmediato es la muerte?

Dado que el anonimato de los enfermos de SIDA es un derecho fundamental tendiente a evitar la marginación y la estigmatización, no es posible identificar visualmente a una víctima de esa enfermedad, salvo, obviamente, en lo estadios finales del padecimiento. Consecuentemente, sólo cabe esperar de dicha persona una conducta responsable, que evite que su mal se contagie a otros. ¿Cómo, entonces, organizar una campaña educativa que realmente motive un comportamiento semejante, si no hay más control posible que el que la propia conciencia impone a cada individuo?

Se han propuesto diversos modelos que explicarían la efectividad de una campaña educativa en la población. En el más simple se asume que prácticamente sólo hace falta poner al alcance del público la información adecuada, para que éste modifique su conducta. Supone una estructura educativa como la siguiente:

INFORMACIÓN --> --> CAMBIO DE CONDUCTA

(rol de los proveedores) (rol de los receptores)

Conforme a esta propuesta, cabría suponer que en la medida en que haya más información disponible a través de los medios de comunicación, la gente ajustará sus conductas a las nuevas exigencias de una manera natural. Se entiende así que a un suceso —distribución de información— sigue otro hecho igualmente concreto: el cambio de la conducta.

Un segundo modelo, un poco más elaborado, introduce una variable intermedia —llamada conocimiento— entre la información y el cambio de conducta. La estructura educativa sería entonces:

INFORMACIÓN -->CONOCIMIENTO-->CAMBIO DE CONDUCTA

(rol de los proveedores) (rol de los receptores)

De acuerdo con esto, no sólo hace falta poner la información al alcance de la población, sino que además es preciso que ésta la incorpore dentro de sus conocimientos significativos, de tal manera que el cambio de conducta tenga sentido para ella. Por ejemplo, se supone que los grupos más educados —los universitarios, los profesionales— están en mejores condiciones de responder positivamente al llamado de una campaña educativa sobre SIDA, porque cuentan con conocimientos verdaderos sobre esta enfermedad. Un universitario no sólo tiene información en el sentido de que el SIDA es una enfermedad venérea, sino que además conoce cómo se transmite, qué situaciones lo ponen en riesgo de contraerla, cuáles no, etcétera. En consecuencia, el problema principal estaría en los grupos con menores niveles educativos, y mayor dificultad para convertir la información pública en conocimientos personales significativos, que los impulsaran al salto hacia el cambio de conducta.

Este modelo, aunque más completo que el anterior, plantea un problema adicional para aquellos encargados de poner en operación un programa educativo en esta materia: con la incorporación de la variable intermedia conocimiento, se acepta también que la conducta de los individuos no está tan al alcance como podría suponerlo el modelo anterior. En otras palabras, enfrenta a los responsables del programa a una realidad más compleja: mientras ellos sólo pueden proporcionar información al público, éste debe cambiar su conducta y, antes de eso, convertir esa información en conocimiento personal significativo. Es decir, el cambio de conducta sería un proceso, más que una actividad compuesta de tres fases, dos de las cuales estarían en manos de los receptores.

Algunas evidencias han puesto en entredicho la validez de este modelo. En Estados Unidos, por ejemplo, en una investigación realizada por Edgar Timothy y colaboradores entre estudiantes universitarios, se encontró que la mayoría de ellos poseen un muy alto nivel de información y de conocimientos sobre el SIDA y sus riesgos. Sin embargo, sólo una muy reducida proporción de ellos ha modificado su conducta —limitando el número de sus parejas o usando condón—, debido a que casi ninguno se considera a sí mismo en riesgo de contraer el SIDA. Es decir, se opera en ellos una suerte de división interior: mientras que intelectualmente están próximos a esta enfermedad, emocionalmente se sienten distantes y, por lo tanto, actúan en consecuencia.

El ejemplo anterior, junto con otros similares, ha permitido introducir una segunda variable intermedia entre la información y el cambio de conducta: la construcción social del riesgo, lo que da un tercer modelo explicativo:

INFORMACIÓN --> CONOCIMIENTO --> CONSTRUCCIÓN SOCIAL Y PERCEPCIÓN INDIVIDUAL DEL RIESGO --> CAMBIO DE CONDUCTA

(rol de los proveedores) (rol de los receptores)

Esto quiere decir que no sólo hace falta que los proveedores pongan al alcance del público la información, ni que ésta se convierta en conocimiento personal significativo sobre el tema, sino que además es preciso que los individuos se perciban a sí mismos como sujetos expuestos al riesgo real de contraer el SIDA, para que modifiquen sus conductas.

Sin embargo, en la medida en que se van volviendo más completos los modelos explicativos del cambio de conductas por campañas educativas, más difícil parece, paradójicamente, influir en ello, pues se incrementa la distancia que existe entre la acción inicial del proceso (la información) y el hecho final del mismo (el cambio).

Pero, además, el "riesgo" es también una construcción social de cierta complejidad. ¿Qué mecanismos, en efecto, sociales y psicológicos hacen que un individuo pueda percibir un riesgo y ajustar su conducta en consecuencia? Se requiere, en primer lugar, que el riesgo sea percibido como una realidad indiscutible. Pero la realidad, tal como lo señalan Berger y Luckmann, se presenta en diversos niveles: "la realidad social de la vida cotidiana es aprehendida en un *continuum* de tipificaciones que se vuelven progresivamente anónimas a medida que se alejan del 'aquí y ahora'. En un polo del *continuum* están aquellos con quienes me trato a menudo e interactúo intensamente en situaciones 'cara a cara', mi 'círculo íntimo', diríamos. En el otro, hay abstracciones sumamente anónimas, que por su misma naturaleza nunca pueden ser accesibles en la interacción 'cara a cara'. El grado de interés y el grado de intimidad pueden combinarse para aumentar o disminuir el anonimato de la experiencia". La realidad del SIDA, entonces, puede percibirse como una realidad distante y anónima, aun habiendo obtenido información precisa sobre esa enfermedad, y habiendo incorporado a nuestra mente un conjunto de conocimientos útiles y significativos.

Las investigaciones de J. H. Price, S. P. Desmond y G. Kukulka, parecen confirmar esta descripción de los niveles de la realidad. Se ha demostrado que aquellas poblaciones geográficamente cercanas a un área de alta prevalencia de enfermos de SIDA cambian más rápidamente sus patrones de conducta sexual, adoptando el sexo seguro, que aquellas áreas donde, por el contrario, no hay casos de seropositivos.

Pero decir que el riesgo se construye socialmente también implica otros factores adicionales. Por ejemplo, una investigación reciente de M. Bronfman y R. Castro en una comunidad del estado de Morelos arrojó algunas evidencias en el sentido de que para el sexo masculino, es más "arriesgado" —en términos sociales— no frecuentar los centros de prostitución cercanos que tomar sus precauciones y evitarlos. El riesgo aquí consiste en la eventual desacreditación de la propia virilidad frente a los demás hombres. Ante ese riesgo, inmediato, personalizado, real, la posibilidad de infectarse a través de una prostituta aparece sólo como una posibilidad distante, impersonal, eventual. En consecuencia, el modelo de explicación de una conducta a partir del riesgo estaría en este caso funcionando perfectamente, pero no en relación al riesgo que la campaña educativa sobre SIDA pretendería construir, sino en relación a otros riesgos sociales preexistentes. Resulta evidente, pues, que las percepciones del riesgo son influidas por factores sociales, políticos, culturales, etcétera. En otras palabras, las actitudes hacia el riesgo están en estrecha vinculación con los sistemas de creencias, valores e ideales de una cultura.

Como un último ejemplo habría que señalar que los estudios de Gottlieb y colaboradores han mostrado que a muchas personas no les preocupa el SIDA, porque tienen confianza en que muy pronto la ciencia encontrará la vacuna adecuada. La confianza en la ciencia es un valor cultural típicamente occidental, que en este caso estaría jugando un rol de primera magnitud, para impedir que se personalice el riesgo como una realidad obvia. La construcción social del riesgo, en síntesis, opera en términos prácticos (hechos y costumbres sociales) e ideológicos (valoraciones, creencias, etcétera).

Quizá en más de algún caso resulte necesario visualizar personalmente a un enfermo de SIDA en alguna de sus fases previas a la muerte, para asumir el riesgo internamente. Pero, evidentemente, esperar a que toda la población pueda ser testigo de, por lo menos, algún caso implicaría dejar que la epidemia se expandiera hasta límites del todo incontrolables. En consecuencia, la estrategia educativa en torno al SIDA debe contemplar mecanismos alternos que permitan a los individuos, elaborar y personalizar el riesgo.

Una alternativa, aparentemente tentadora para lograrlo, sería hacer una explotación extensiva del miedo como estrategia persuasiva. Sin embargo, junto con los prejuicios y estigmas, el avance del SIDA produce en la población ansiedades, angustias y otras emociones más. Recurrir, pues, a la estrategia del miedo podría exacerbar aún más las reacciones sociales que, precisamente, la educación masiva busca combatir junto con la enfermedad misma, tal como lo muestra el trabajo de J. H. Hubley.

Un último modelo explicativo introduce una tercera variable intermedia entre la información y el cambio de conducta, al señalar que entre la percepción del riesgo y el cambio de comportamiento debe mediar la "intención" de modificar la conducta:

INFORMACIÓN -->	CONOCIMIENTO -->	CONSTRUCCIÓN SOCIAL Y PERCEPCIÓN INDIVIDUAL DEL RIESGO -->	INTENCIÓN -->	CAMBIO DE CONDUCTA
(rol de los proveedores)				(rol de los receptores)

En este sentido, los programas educativos deben imaginar sus estrategias de acción de tal manera que les sea posible influir en las conductas, a partir de estas tres variables intermedias. Por ejemplo, en un estudio recientemente realizado en Inglaterra por N. Ford se observa que después de un programa educativo sobre el SIDA, un grupo de estudiantes mostró tener mejores y más precisos conocimientos sobre esta enfermedad, así como una percepción previa del riesgo al que personalmente está expuesto cada uno. A partir de ahí, el estudio encontró que en buen número de ellos, existía la intención de usar condón con la próxima pareja sexual que tuvieran, o bien, de disminuir la frecuencia de contactos sexuales casuales.

Sin embargo, en este modelo permanece como un problema clave a resolver el tema de la transformación real de una intención en una conducta. No obstante, se han observado resultados positivos cuando los programas educativos, introducidas todas las variables que hemos mencionado, enfatizan la modificación más que la eliminación de ciertas conductas, de tal manera que, finalmente, el cambio signifique un esfuerzo menos drástico en la población.

Siendo tan distante el camino que va de la distribución de la información al cambio real de conductas, resulta más fácil entender por qué el conocimiento es sólo una variable indirecta en el esfuerzo de transformación de las conductas. No hay evidencias claras de que, en forma mecánica, a mayor conocimiento corresponda un cambio de conducta más significativo. Es lógico sospechar, señalan Marshall H. Becker y Jill G. Joseph, que existe un "umbral" más allá del cual el incremento del conjunto de conocimientos que un individuo posee ya no significa ningún cambio en la conducta. La información que se pone al alcance del público sólo modela parcialmente los conocimientos que éste tiene sobre el SIDA y las precauciones que deben adoptarse para evitar peligros. Este conocimiento, a su vez, no influye de manera significativa en la elaboración del riesgo que hacen los individuos sobre la enfermedad. Esta elaboración personal del riesgo, asimismo, sólo repercute débilmente en las intenciones para el futuro mediato, y éstas, por último, sólo en parte se convierten en conductas reales.

De lo anterior se desprende que los medios de comunicación son muy útiles para informar al público, pero totalmente insuficientes como mecanismos de persuación. Por ello, la campaña de educación pública en torno al SIDA, sin descuidar los medios masivos, debe recurrir también al apoyo de otras estrategias alternativas, a través de las cuales sea posible acceder más directamente a las actitudes de los individuos, y reforzar los cambios de conducta ya logrados. Las redes sociales de apoyo (comunidades *gay*, por ejemplo), y los grupos de asesoría personal cumplen, en cierta medida, con esta función.

Problemas éticos: de lo eficaz a lo aceptable

La difusión de mensajes educativos en torno al SIDA, a través de los medios masivos de comunicación, ha despertado una fuerte controversia entre diversos grupos sociales. Unos critican la campaña educativa, acusándola de aprobar implícitamente el sexo casual, el sexo con más de una pareja, la homosexualidad y la bisexualidad. Otros, en cambio, aseveran que raya en la timidez, por difundir mensajes demasiado vagos y, en consecuencia, poco eficaces. Y en ambas posturas existe la creencia de que la otra contribuye a difundir la epidemia.

La causa fundamental de esta polarización radica en la manera de entender el fenómeno del SIDA. Para los primeros, se trata de un problema esencialmente moral, que ha manifestado sus secuelas en el ámbito de la salud pública, pero que requiere, si ha de combatirse a fondo, de un tratamiento asimismo moral. Para los segundos, entre los que se incluye a las autoridades sanitarias del país, se trata, a la inversa, de un problema de salud pública, que hay que controlar con medidas de este orden, y que, en todo caso, no refleja sino la pluralidad de concepciones morales y hábitos sexuales que privan en nuestra sociedad.

La polémica resulta importante, porque las concepciones que parten de una perspectiva moral obstaculizan, en los hechos, el éxito de las campañas educativas, al inhibir, condenándolo, el uso masivo del condón, o al censurar la difusión de mensajes educativos más claros y abiertos. Se trata, en el fondo, de una polémica entre lo eficaz y lo "aceptable".

Sin embargo, un estudio realizado recientemente por J. P. Baggaley en Canadá mostró que los anuncios de televisión percibidos como los más efectivos eran los que hablaban del tema de una manera clara y directa. Otros, en cambio, considerados los menos efectivos, se referían al tema de una manera vaga, moralista o emocional. Estos últimos, sin embargo, eran los que más se transmitían por la radio y la televisión, mientras que los otros eran censurados. Obviamente, en los primeros se trataba de anuncios efectivos pero rechazados; con los segundos ocurría a la inversa: eran ineficaces pero "aceptables".

La eficacia de los mensajes en los que se habla clara y abiertamente fue demostrada desde 1921, señala Baggaley. En ese entonces, el reto consistía en hablar claro en torno a la sífilis, que constituía un serio problema de salud pública en los Estados Unidos. Pero también existía esa suerte de prohibición que hoy atestiguamos cuando se trata de hablar en público sobre estos temas. Monrow lo expresó en 1926, con notable claridad: "Parece que atenta más contra la sociedad hablar en público de enfermedades venéreas que contraerlas en privado". La vigencia de este aserto no requiere de mayor explicación.

La necesidad de un cierto permiso para hablar en torno al SIDA se percibe tanto en el ámbito público como en el dominio de lo privado. Como ejemplo de lo primero, cabe recordar que el primer paso necesario en la campaña educativa en México fue la introducción y el manejo público de la palabra *condón,* en sustitución de preservativo, que sería la más prudente. La lógica fue la siguiente: si el sentido común identifica al condón como tal, entonces la palabra quedará despojada de su connotación de vulgaridad, y se le tendrá como apropiada.

Pero también parece ser necesario un cierto permiso social para hablar en privado sobre SIDA. Una investigación llevada a cabo por Edgar, Timothy y colaboradores entre estudiantes universitarios de Estados Unidos mostró que aunque la mayoría conocía bien las precauciones que es necesario tomar cuando se tiene una nueva pareja sexual, prácticamtente ninguno se atrevió a mencionar, en la intimidad con su pareja, el tema de la necesidad de usar condón, por temor a ser estigmatizado como una víctima de la enfermedad. Los hombres temían ser identificados como homosexuales o bisexuales si mencionaban el tema; las mujeres temían, a su vez, herir a su pareja pidiéndole que usara condón.

La polémica entre lo eficaz y lo aceptable, una de cuyas manifestaciones públicas más evidente es esta necesidad de contar con permisos sociales para hablar en público y en privado sobre SIDA, es el reflejo de un conflicto de valores que ocurre en el seno de la sociedad. El cuadro 34 ilustra mejor lo que decimos: en principio, los mensajes eventualmente ineficaces e inaceptables (casillero 4) no constituyen ningún problema, pues simplemente se les elimina. La mayoría de los mensajes actuales, sin embargo, se ubican dentro de los casilleros 2 o 3, y lo que se requiere, en todo caso, es buscar alternativas que quepan dentro del casillero 1, a efecto de disminuir al máximo los conflictos que esta estrategia genera.

CUADRO 34. *Los ejes de la campaña educativa*

Ejes	*Aceptable*	*No aceptable*
Eficaz	(1)	(2)
No eficaz	(3)	(4)

Desde la perspectiva de la salud pública, las exigencias éticas fundamentales son básicamente dos: en términos de ética pública, controlar la expansión de la epidemia, salvaguardando así el derecho de cada individuo a no contagiarse. Y para la ética privada, habría que respetar, de manera irrestricta, la intimidad y privacía de los individuos.

Los programas de comunicación en torno al SIDA no pueden, en consecuencia, mantenerse al margen de la polémica existente entre lo aceptable y lo eficaz. De esta suerte, el educador para la salud enfrenta la alternativa de adaptar sus mensajes a los patrones morales dominantes, aun a riesgo de que resulten muy poco eficaces, o bien, proceder más práctica y realistamente, pero teniendo en cuenta lo peligroso que sería violentar ciertas convenciones y normas sociales. Pero el problema fundamental está en cómo lograr cambios de conducta que limiten la expansión de la enfermedad en una sociedad como la nuestra, en la que evidentemente es más o menos común la actividad sexual con varias parejas a lo largo de la vida. Se perfila mucho más viable una estrategia que invite tan sólo a modificar una conducta —incorporando el uso del condón—, que otra que persiga no la modificación sino la eliminación de ciertas conductas. Por tanto, una estrategia que se basara en la pretención de eliminar conductas, por ejemplo homosexuales o bisexuales, no tendría ningún futuro, y simplemente daría lugar a una irrefrenable expansión de la epidemia hasta llegar a consecuencias insospechables.

El objetivo de la estrategia educativa

Conviene reflexionar, así sea brevemente en el nivel más general, sobre el conjunto de problemas que enfrentaría una estrategia educativa, tanto en términos de metas a alcanzar, como en los posibles receptores de los mensajes.

En principio, para diseñar los programas educativos se tendrían que diferenciar dos grandes grupos de población, y dos tipos generales de intervención: el primero comprendería, sin distinción alguna, a todas las personas no infectadas; el segundo estaría compuesto por las que sí lo están. Esta separación es importante, porque los mensajes deben estar orientados a influir en la modificación de conductas, de una manera diferencial entre ambos grupos. En efecto, mientras que con los no infectados se busca que esquiven el contagio, la intención con los infectados sería que aprendieran a no contagiar a los demás.

En el contagio, el elemento activo es el transmisor, y el pasivo el receptor. Aquí, el uso de los conceptos "activo-pasivo" sólo hace referencia a la direccionalidad que sigue el proceso de transmisión de la enfermedad. Otra cosa es, por supuesto, el tipo de conductas que cada individuo realiza para asumir su rol de no-transmisor o no-receptor de la enfermedad, mismos que, desde la perspectiva de la estrategia educativa, se busca sean asumidos positivamente.

Las dos formas de intervención que cabe advertir se refieren básicamente a las dos esferas de la realidad que se busca influir: la de conducta y la de ideología. La primera ha sido brevemente señalada en el párrafo anterior. La segunda tiene relación con los efectos sociales colaterales que se han venido desarrollando junto con el SIDA, y que también es necesario combatir a través de la estrategia educativa: nos referimos a los prejuicios y estigmas asociados a esta enfermedad.

El término prejuicio puede ser definido como una aversión o actitud hostil hacia una persona, por el simple hecho de pertenecer a un grupo, con el que se presume comparte valores. Los dos elementos básicos de un prejuicio son, por una parte, una actitud negativa hacia alguien y, por otra, una creencia sobregeneralizada —y por lo tanto errónea— a propósito de ese alguien o del grupo al que pertenece.

El estigma ha sido definido por Goffman como "un atributo de un individuo que produce en los demás, a modo de efecto, un amplio descrédito".

Cuando hablamos de prejuicio y estigma, entonces, hacemos referencia a cuatro modalidades sociales diferentes: se puede ser un prejuiciado, o un estigmatizado, ambas cosas, o ninguna. Lo importante es centrar la atención en la diferencia fundamental entre aquellos dos conceptos: mientras que los prejuicios se ejercen activamente en dirección a los otros, los estigmas se sufren pasivamente, son impuestos por los otros.

En este contexto, la estrategia educativa debe tratar de influir no sólo en las conductas de los individuos, para que se detenga el avance de la epidemia, sino también en sus concepciones acerca de la enfermedad, lo que contendría el avance de los prejuicios y estigmas asociados a ella. El cuadro 35 permite apreciar mejor esta distinción.

Un prejuicio que se ha generalizado es el que considera que el SIDA es una enfermedad propia de homosexuales. A partir de esta creencia, suele tenerse a todo homosexual como una inminente víctima del SIDA, y a todo enfermo de SIDA como un probable homosexual. En realidad, es la práctica de ciertas conductas, y no la pertenencia a ciertos grupos, lo que disemina el SIDA. Ciertamente se han identificado como riesgosos a ciertos grupos (homosexuales, bisexuales, prostitutas y usuarios de drogas intravenosas) en relación con otros. Pero en estricto sentido, lo que se señala es que dentro de aquellos grupos se presentan con mayor frecuencia conductas de alto riesgo, lo que hace posible que aumenten las probabilidades de contagio. Pero ni la promiscuidad es una condición indispensable para contraer el SIDA, ni ésta es una enfermedad exclusiva de ciertos grupos.

CUADRO 35. *Objetivos y niveles de intervención en la estrategia educativa*

Niveles de intervención: Grupos	*Nivel conductual: reducir contagios*	*Nivel ideológico: reducir efectos sociales colaterales*
No infectados	no enfermar (rol pasivo)	no prejuiciar (rol activo)
Infectados	no contagiar (rol pasivo)	no ser estigmatizados (rol activo)

El SIDA es una enfermedad letal, y ciertas prácticas sociales —por ejemplo tener relaciones sexuales con una pareja no bien conocida y sin usar condón— pueden ser fatales. Lo letal califica a la enfermedad en sí misma; lo fatal califica a ciertas conductas. Pero estos dos conceptos no califican a ningún grupo en específico. En relación con esta enfermedad no hay grupos letales ni fatales.

La distinción entre grupos de riesgo y conductas de riesgo es importante por lo menos en dos sentidos: en términos prácticos, porque permite alcanzar una mayor claridad respecto a los objetivos de la estrategia educativa: ésta debe buscar incidir en ciertas conductas, no en ciertos grupos. Consecuentemente, se requiere de conocimientos específicos para influir sobre ciertas prácticas —básicamente las relacionadas con la sexualidad—, y no sobre cómo "tratar" a ciertos grupos. En términos ideológicos, porque así se evita que se identifique un determinado grupo y se le trate, a consecuencia de los prejuicios existentes, como "chivo expiatorio" y también que pudieran llegar a ser objeto de prácticas discriminatorias y atentatorias contra su dignidad.

Merecen mención aparte los adolescentes. Ellos se encuentran en una etapa en la que se busca establecer la propia identidad, y en la que, simultáneamente, se inicia el proceso de búsqueda de una pareja. Su sexualidad, naturalmente, puede ser muy intensa, y se antoja ilógico tratar de modificar sus conductas, de manera que asuman, en esa etapa, el eslogan de "una pareja para toda la vida", o la abstinencia sexual total. Las estrategias para estimular el uso del condón deberán ser, pues, particularmente atingentes.

PERSPECTIVAS

Es verdad que la expansión del SIDA plantea graves retos, problemas y dilemas. Pero, pese al breve lapso que ha transcurrido desde la aparición de esta enfermedad, han surgido avances alentadores que permiten prever que, con todo, la estrategia educativa traducirá éxitos de la mayor trascendencia en la lucha contra este mal. En los hechos ya se han observado cambios de conducta significativos en grupos específicos, luego de intensas campañas educativas. En este sentido, resulta de suma importancia la experiencia acumulada en Estados Unidos y Europa. Respecto al uso del condón, la estrategia educativa enfrentará algunos problemas, sobre todo porque se trata de promocionar un recurso que tradicionalmente ha contado con una baja aceptación como método para regular la fertilidad. Es verdad que no se cuenta con información a propósito de la frecuencia de uso del condón como profiláctico, pero los datos de los programas de planificación familiar parecen ser, en este sentido, interesantes. Los estudios de J. F. Marshall, S. Polgar y V. Ernster en torno al proceso de decisión que conduce a un individuo a optar por un método anticonceptivo han mostrado que no es sólo un atributo, sino el conjunto de los mismos —algunos atractivos y otros no— lo que determina la aceptabilidad de un método dado. En el caso de la campaña educativa en torno al SIDA, en cambio, sí es a partir de sólo uno de los atributos del condón —su capacidad protectora contra las infecciones—, que se busca impulsar su uso masivo. Ello pareciera estar rompiendo la lógica del proceso decisorio de los individuos. En consecuencia, estas campañas tendrán que proporcionar al público, en algún momento, los elementos necesarios para que la preferencia individual por el condón, como medio para evitar el SIDA, resulte tan lógica y racional como suelen serlo, también en términos personales, otras opciones en tanto medios para evitar la concepción.

Por otra parte, se ha señalado que el condón, en tanto método de planificación familiar, posee un margen de inefectividad de entre el 3% y el 15%. La tasa de embarazos pese al uso del condón se debe en buena medida a una mala utilización del mismo. Ello significa que la estrategia educativa deberá, además de promocionar el uso extensivo del condón como método profiláctico, difundir información en torno a cómo utilizarlo adecuadamente, ya que el margen de error, que en el campo de la regulación de la fertilidad se traduce en embarazos no deseados, en el campo de nuestro interés podría traducirse en infecciones de SIDA no evitadas.

Pero en relación a todo esto, también hay signos positivos: un estudio reciente de M. Paal y colaboradores, realizado en Holanda, mostró que al cabo de un año de uso, un grupo de personas encontró la utilización del condón mucho menos incómoda que en un principio. Lo anterior sugiere por supuesto que también en este dominio, aparentemente tan lleno de complicaciones, la sexualidad humana es susceptible de adaptación, y que es posible desarrollar una relación estrecha entre los individuos y los métodos —en este caso el condón—, en términos de conocimiento, aceptación y experiencia para su óptima utilización.

Por último, es seguro que el debate entre lo "eficaz" y lo "aceptable" continuará en la medida en que se exploren nuevas alternativas de comunicación, y contenidos educativos más directos y claros. Lo deseable sería que este debate se tradujera en nuevos aprendizajes a propósito de cómo conciliar los diversos intereses de la sociedad, sobre todo cuando está en juego un fenómeno que reviste a la vez características materiales y valores morales fundamentales: la vida misma.

BIBLIOGRAFÍA

Allport, G. W. *The Nature of Prejudice*. Doubleday Anchor Books, Nueva York, 1958.

Baggaley, J. L. "Perceived Effectivenees of International AIDS Campaigns". *Health Education Research: Theory and Practice*. vol. 3, núm. 1, 1988, pp. 7-17.

Becker, Marshall H. y Joseph, Jill G. "AIDS and Behavioral Change to Reduce Risk: a Review". *American Journal of Public Health*. Abril, vol. 78, núm. 4, 1988.

Berger, P. y Luckmann, T. *La Construcción Social de la Realidad*. Amorrortu Editores, Buenos Aires. 1986.

Bronfman, M. y R. Castro. *Conocimientos, prácticas y creencias relacionadas con el cuerpo y la reproducción humanas y la regulación de la fertilidad en Ocuituco, Morelos*. Investigación en proceso financiada por la Organización Mundial de la Salud.

Castro Pérez, Roberto. "Aspectos psicosociales del SIDA: estigma y prejuicio". *Salud Pública de México*. vol. 30, 1988, pp. 629-634.

Clift, Stephen M., y Stears, David F. "Beliefs and Attitudes regarding AIDS among British College Students: a Preliminary Study of Change Between November 1986 and May 1987". *Health Education Research: Theory and Practice*, vol. 3, núm. 1, 1988, pp. 75-88.

Edgar, Timothy, Freimuth, Vicki y Hammon, Sharon. "Communicating the AIDS Risk to College Students: The Problem of Motivatig Change". *Health Education Research: Theory and Practice*, vol.3, núm. 1. 1988.

Ernster, V. *Previous Aproaches to the Study of Acceptabilty Fertility Regulating Methods*. Mimeo, 1979.

Ford, N. *A Survey of The AIDS Awareness and Sexual Behaviour and Attitudes of Young People in Somerset*. Institute of Population Studies, University of Exeter, febrero 1988, mimeo.

Goffman, E. *Estigma: la Identidad Deteriorada*. Amorrortu Editores, Buenos Aires. 1986.

Gottlieb, *et al.* "AIDS-Related Knowledge, Attitudes, Behaviours and Intentions Among Texas College Students". *Health Education Research: Theory and Practice*. vol. 3, núm. 1, 1988, p. 72.

Hardy, Daniel B. "Cultural Practices Contributing to the Transmision of Human Inmunodeficiency Virus in Africa". *Reviews of Infectious Diseases*. vol. 9, núm. 9, nov.-dic. de 1987.

Hubley, J. H. "AIDS in Africa: a Challenge to Health Education". *Health Education Research: Theory and Practice*. vol. 3, núm. 1, 1988, 44 p.

Lehmann, P. *et. al.*, "Campaign Against AIDS in Switzerland: Evaluation of a Nationwide Educational Progamme". *British Medical Journal*. vol. 295, oct. de 1987.

Marshall, J. F. "Acceptability of Fertility Regulating Methods: designing technology to fit people". *Preventive Medicine*, 6, 1977.

McCusker, Jane *et. al.*, "Effects of HIV Antibody Test Knowledge on Subsequent Sexual Behavior in a Cohort of Homosexually Active Men". *American Journal of Public Health.* Abril, vol. 78, núm. 4, 1988.

Musto, David F. "Quarentine and the problem of AIDS" *The Milban Quaterly*, vol 64, supl. 1, 1986.

Nelkin, D., Hilgarther S., "Disputed Dimensions of Risk: a Public School Controversy over AIDS". *The Milbank Quarterly*. vol. 64, supl. 1. 1986.

Paal, M. *et. al.*, *Condom Promotion in the Netherlands: Evaluation.* Gay and Lesbian Studies, Utrecht University. Mimeo.

Polgar, S. "Behavioural Aspects of current Methods of Fertility Regulation. Mimeo, sin fecha.

The Population Crisis Committe. *A Guide to Modern Contraceptive Methods*. Washington, mayo de 1985.

Price, J. H. Desmond, S., y Kukulka, G. (1985), "High School Students perceptions and misperceptions of AIDS", *Journal of School Health*. núm. 55, pp. 107-109.

XX. LA MIGRACIÓN INTERNACIONAL Y EL SIDA: EL CASO DE MÉXICO Y ESTADOS UNIDOS

Mario Bronfman
Sergio Camposortega
Hortencia Medina

INTRODUCCIÓN

LA MIGRACIÓN es uno de los componentes fundamentales de la dinámica demográfica, junto con la fecundidad y la mortalidad. Mientras que éstas dan cuenta del crecimiento natural de una población, la migración —el balance entre emigración e inmigración— es la responsable del así llamado crecimiento social.

La relación existente entre la salud, por un lado, y la fecundidad y la mortalidad, por el otro, es obvia y no necesita, en un sentido general, ser fundamentada. La relación entre migración y salud, en cambio, es un tema sumamente relegado. En general, los estudios existentes aprovechan la oportunidad que ofrecen los migrantes de ser su "experimento casi natural", para comparar factores genéticos, familiares y ambientales entre dos poblaciones. En cambio, son muy pocos los trabajos en los que se revisan aspectos sustanciales del problema, como "la relación población migrante-servicios de salud, el perfil epidemiológico de los migrantes, o el cambio en las percepciones de los fenómenos de salud asociados al proceso de migración" (Frenk, J. *et al.*, 1987).

El efecto de la movilidad espacial sobre aspectos del proceso salud-enfermedad, los servicios de salud y las concepciones sobre ésta no se restringe a la migración. El desarrollo de los medios de transporte y el auge de la industria turística han elevado a cifras previamente inimaginables, el número de personas que atraviesan fronteras con fines diferentes a la migración. En 1987, la Organización Mundial de la Salud (OMS) reportaba que sólo por vía aérea más de 180 millones de personas habían cruzado fronteras internacionales.

No cabe duda de que los movimientos internacionales son positivos desde muchos puntos de vista. Tampoco es cuestionable el hecho de que gran parte de esos movimientos, especialmente los migratorios, son la consecuencia de situaciones de privación en los lugares de origen —persecusiones políticas, incapacidad de los mercados de trabajo para absorber mano de obra, desastres naturales o seudonaturales (como las sequías y hambrunas en algunas zonas de África, etcétera)— y de la abrumadora desigualdad en el desarrollo de las distintas naciones. Este último hecho es el que explica, en gran medida, por qué ningún ordenamiento legal, por rígido que se pretenda, está en condiciones de detener los flujos migratorios.

Hubo una época en que grandes movimientos migratorios estaban directamente ligados a fenómenos de salud. Ejemplos prototípicos de ellos son los que caracterizaron la Europa Medieval, a raíz de la aparición de la peste y de otros flagelos.

Hoy en día, los desplazamientos espaciales de población han contribuido a modificar concepciones sobre la salud. Así también han incidido en las oportunidades de acceso a los servicios de salud, y a la redistribución de enfermedades, especialmente las infecto-contagiosas. De hecho, una de las funciones de las fronteras es ejercer mecanismos de control sanitario que tiendan a minimizar los efectos deletéreos de los movimientos.

La aparición del SIDA, y su posterior expansión han vuelto a traer a la agenda política y científica la necesidad de profundizar en la relación migración-salud. Esta preocupación responde tanto a demandas genuinas por evitar la propagación del VIH, como a planteamientos simplistas y espúreos que suponen que medidas aislacionistas —casi policiales— son la solución idónea para acabar con la enfermedad.

El SIDA, que comenzó siendo un dudoso "privilegio" de algunos países, ha ampliado su distribución geográfica. En mayo de 1988 más de 130 países habían reportado contagios por el VIH, y a partir de entonces ha ido creciendo aún más esa lista (*SIDA*, 5, 1988).

Para México, es especialmente urgente la necesidad de contar con evidencias sólidas sobre este problema, dado que comparte sus fronteras con el país que tiene las tasas más altas de incidencia de SIDA, y realiza con él un intercambio voluminoso de población. Importantes contingentes de mexicanos fluyen hacia los mercados de trabajo de los Estados Unidos, documentada o indocumentadamente. A su vez, volúmenes considerables de estadunidenses llegan a México, ya sea por viajes de turismo o de negocios. En el caso de México, la infección por VIH se pudo iniciar y/o incrementar a través de alguno(s) de los siguientes movimientos poblacionales:

1. Migración internacional de retorno, principalmente de aquellos que residieron un tiempo en los Estados Unidos, o en cualquier otro país con alta incidencia de SIDA.
2. Migración temporal o definitiva de extranjeros a México.
3. Salidas temporales de mexicanos, por turismo o cualquier otra razón, y por cualquier medio de transporte.
4. Entrada temporal de extranjeros, por cualquier razón y medio de transporte.

Cada uno de estos desplazamientos representa potencialmente un riesgo de transmisión diferente, que sería necesario estudiar con profundidad. Sin embargo, el presente capítulo no se propone un análisis exhaustivo de todas las implicaciones de esta problemática. Su desarrollo estará limitado a dos temas:

1. Presentar algunos aspectos relacionados con el efecto que los viajes internacionales tienen en la difusión de la enfermedad, y reseñar las medidas aconsejadas por la OMS para contender con el problema.
2. Utilizar la información existente para analizar el efecto potencial de la migración indocumentada mexicana a los Estados Unidos, en la difusión del VIH en México, pues su gran volumen y continuidad constituyen los rasgos más relevantes del patrón migratorio entre ambos países. Además, la mayor parte de esta migración se ha orientado a los estados de California y Texas, que registran dos de las tasas de incidencia de SIDA más elevadas de Estados Unidos, muy superiores a las que existen en nuestro país.

EL SIDA Y LOS VIAJES INTERNACIONALES

Menos impactante y dramático que las migraciones —definitivas o temporales—, el fenómeno de los viajes internacionales supera largamente a aquellas en el número de personas participantes. Bajo el supuesto de que el ejercicio de ciertas prácticas o hábitos puede convertirse en el mecanismo para el inicio de la infección por VIH en algunos países, o del aumento de la tasa de incidencia en otros, el riesgo de infección no se limitaría al país huésped. Los modelos de investigación para el estudio de enfermedades de transmisión sexual permanecen aún en niveles insuficientes de elaboración, ya que sólo consideran la propagación en poblaciones cerradas, sin tomar en cuenta a la migración o al turismo, como medios que se agregan a la difusión de enfermedades. Estos dos elementos parecen estar planteando las áreas de mayor urgencia en el tema. Por un lado, son apremiantes las investigaciones acerca de los mecanismos de transmisión entre países y regiones, que ofrezcan resultados que permitan apoyar acciones que, sin atentar contra la integridad personal y el libre tránsito, resulten eficaces en la disminución de la propagación del VIH. Por el otro, y hasta tanto no se disponga de esos resultados, deberán ponerse en práctica aquellas medidas que el consenso señale como las más aconsejables.

Algunos países han comenzado a adoptar medidas que han merecido un amplio debate. En este marco, la OMS organizó una Reunión Consultiva sobre Viajes Internacionales e Infección por VIH. En esta Reunión, los temas principales fueron los siguientes:

1. Los medios y mecanismos de transmisión del VIH.
2. La magnitud actual de la epidemia, y la amenaza que se cierne sobre todos los países del orbe.
3. Los costos económicos y las dificultades técnicas de la aplicación masiva de pruebas de detección del virus, en caso de que se adoptara la exigencia de un certificado de seronegatividad para ingresar en algunos países.

El reporte de esta reunión advierte que los certificados de seronegatividad no garantizan que un viajero esté libre del VIH antes de llegar a un país, ya que el periodo de incubación es de, aproximadamente, seis semanas. Es por ello que sujetos ya infectados no desarrollan respuesta de anticuerpos antes de ese lapso, y resultarían negativos a las pruebas de detección. El país que exigiera una certificación no estaría, de esta manera, eliminando la propagación del virus.

Además de estas limitaciones, vale la pena destacar otras dificultades implícitas en una medida de este tipo. El costo difícilmente podría ser absorbido por el país que exigiera el certificado; por tanto, lo tendría que asumir el viajero. Además, abriría la puerta a prácticas discriminatorias, toda vez que ciertos grupos exigirían ser exceptuados de una certificación obligatoria (religiosos, niños, diplomáticos, etcétera).

La posición de la Reunión Consultiva de la OMS puede resumirse en el siguiente párrafo: "El examen masivo de los viajeros podría reducir el número de inmigrantes afectados por VIH, pero no conseguiría eliminarlos por completo. Además, la admisión de los nacionales a su retorno de un viaje al extranjero, así como el fenómeno de 'ventana' aseguraría una introducción repetida del VIH en el país. A fin de cuentas, la prevención de la transmisión del VIH depende del comportamiento (en particular sexual) tanto de los visitantes como de los nacionales (dentro del país o durante sus viajes por el extranjero), por lo que sería mejor asignar los recursos a las actividades encaminadas a modificar esos comportamientos."

Consistente con esta propuesta, la OMS, con la aprobación de la Organización Mundial de Turismo, produjo material informativo para viajeros, el que ha sido traducido y adaptado a diferentes idiomas y países (véanse páginas siguientes). Su contenido informa sobre los tipos de transmisión y su prevención, al tiempo que refuta algunos mitos e informaciones erróneas.

MIGRACIÓN A LOS ESTADOS UNIDOS Y RIESGO DE TRANSMISIÓN DEL VIH

Aspectos históricos generales de la migración mexicana a los Estados Unidos

Las corrientes migratorias de México a los Estados Unidos han sido significativas desde fines del siglo pasado. Desde entonces, el fenómeno ha ido modificando sus características: nuevas regiones de origen y destino se incorporan, al tiempo que otras pasan a segundo plano; los niveles de calificación de la mano de obra se incrementan; la inserción laboral se produce en sectores diferentes a los tradicionales; los desplazamientos temporales y definitivos aumentan.

Esta larga historia migratoria ha cristalizado en una amplia red de personas con contactos en toda la frontera norte y, en buena medida, facilitado la continuidad de los flujos de indocumentados de origen campesino, que responden a la demanda de fuerza de trabajo de la economía estadunidense.

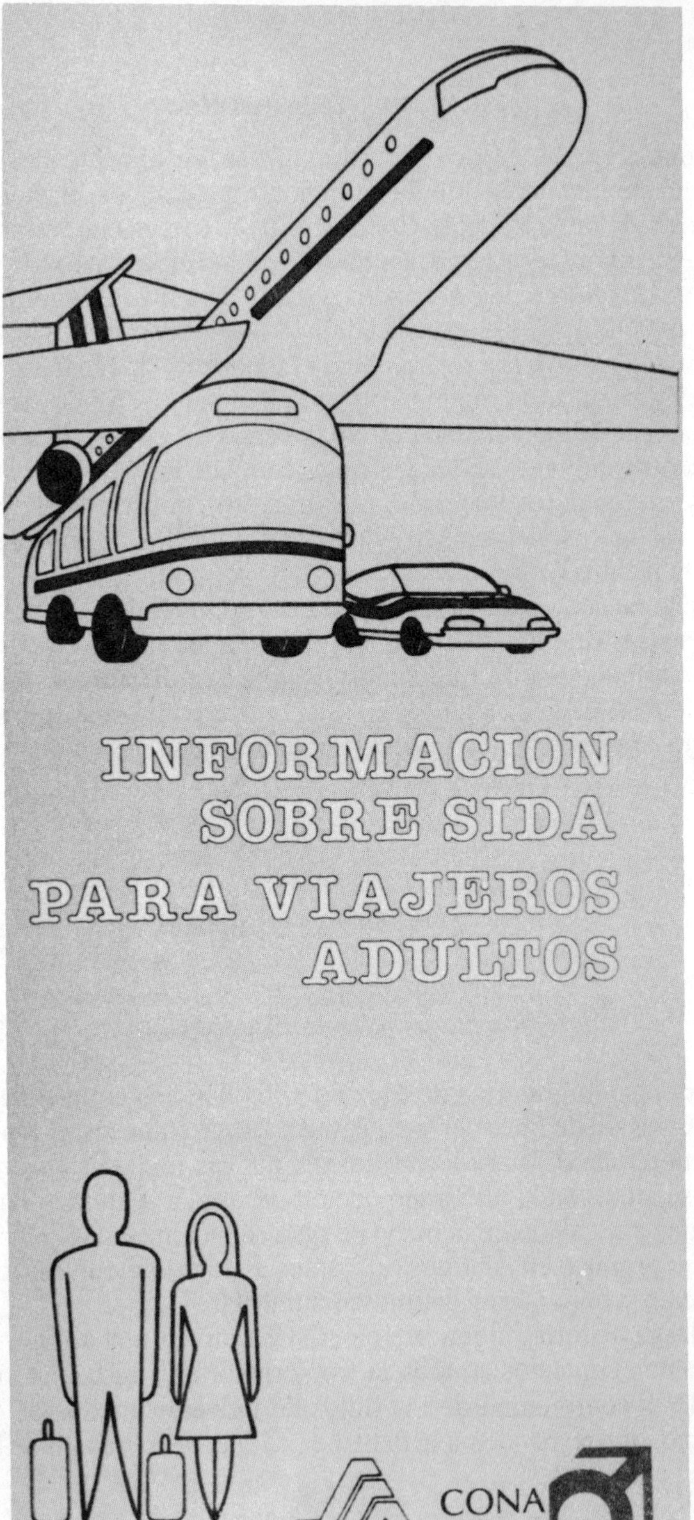
INFORMACION
SOBRE SIDA
PARA VIAJEROS
ADULTOS
CONA
SIDA

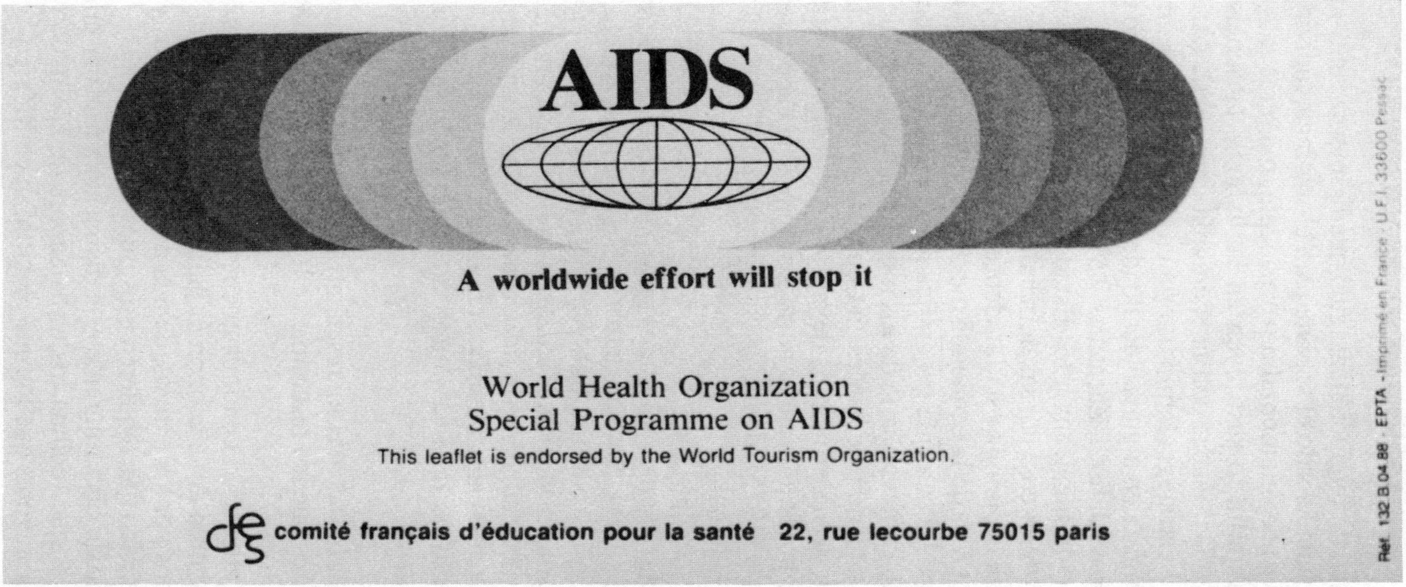
AIDS
A worldwide effort will stop it
World Health Organization
Special Programme on AIDS
This leaflet is endorsed by the World Tourism Organization.
cfes comité français d'éducation pour la santé 22, rue lecourbe 75015 paris
Réf. 132 B 04 88 · EPTA - Imprimé en France · U F I. 33600 Pessac

En este tipo de migración, al igual que la interna rural-urbana, la familia campesina ha sido el soporte para el migrante individual que sale en busca de trabajo temporal o permanente, mientras los otros miembros de la familia lo sustituyen en las labores agrícolas o en otras actividades relacionadas con la economía campesina (Arizpe, 1983). Esta lógica o estrategia familiar, está en el fondo de una tradición migratoria arraigada en algunas localidades de estados como Guanajuato, San Luis Potosí, Jalisco, Zacatecas y Michoacán.

La migración mexicana a los Estados Unidos puede explicarse, en términos económicos, por las demandas de mano de obra de algunos sectores de la economía estadunidense —agricultura, servicios—, así como por la crisis de la economía mexicana, que deja disponible a esta mano de obra. La cercanía geográfica no parece tener un peso determinante, ya que la mayor parte de los migrantes provienen de la zona del Bajío, del Altiplano y de la Meseta Central —Guanajuato, Jalisco y Michoacán son, desde principios de siglo, los principales estados de expulsión—, y no de la frontera norte, como podría esperarse.

Bustamante (1975) identifica cuatro tipos de migración mexicana a los Estados Unidos:

1. *Migrantes legales*, admitidos previo otorgamiento de visa.
2. *Trasmigrantes*, también llamados "commuters", que, teniendo una visa que les permite trabajar en Estados Unidos, conservan su residencia en México, y cruzan la frontera diariamente.
3. *Braceros* o trabajadores admitidos por las autoridades estadunidenses para realizar trabajos temporales.
4. *Migrantes no documentados*, también conocidos con el nombre de "ilegales".

Las características más sobresalientes de la migración mexicana a los Estados Unidos pueden resumirse en los términos siguientes:

1. Es una migración continua que responde a las demandas de algunos sectores de la economía para ocupar puestos de trabajo no ocupados por los nativos, debida a los bajos salarios y al gran esfuerzo físico que requieren esos puestos.
2. La mano de obra migrante está dispuesta a trabajar por un salario menor al que reciben los trabajadores de ese país, ya que, aun así, son mayores que los que percibirían en México.

3. En su gran mayoría, los flujos migratorios están conformados por trabajadores con antecedentes ocupacionales agrícolas, aunque el origen urbano y laboral de los migrantes recientes tiende a modificar la composición tradicional.
4. Es una migración que, mayoritariamente, no cuenta con documentos migratorios que le permitan trabajar en aquel país, es decir, que es "ilegal" o "indocumentado", y en su gran mayoría permanece temporalmente en Estado Unidos, ya sea porque son expulsados o por la terminación del trabajo.
5. Gran parte de estos flujos la integran hombres jóvenes que viajan solos para tener mayores ahorros que enviar a su familia, o para reducir los riesgos de aprehensión y expulsión.

Perfil sociodemográfico de los migrantes y su relación con el SIDA

El conocimiento de las características sociodemográficas de los migrantes mexicanos a los Estados Unidos puede arrojar cierta luz sobre el desarrollo futuro de esta enfermedad. Estamos conscientes, sin embargo, de que un elemento central para poder hacer más consistentes las predicciones es profundizar en el conocimiento de los hábitos y prácticas sexuales de los migrantes. Lamentablemente, la investigación sobre este tema es aún insuficiente en nuestro país.

La composición por edad y sexo* del flujo migratorio muestra que la mayoría son personas jóvenes, con una edad promedio de 25 años, y que el 87% se encuentra entre los 14 y los 44 años (cuadro 36). En relación a la distribución por sexo, los hombres constituyen el 84% del total de migrantes. Esta distribución es absolutamente coincidente con la de los casos de SIDA registrados en México en ambas variables, edad y sexo (Soberón, 1987). Sin embargo, esta coincidencia no permite, por sí misma, establecer ninguna correspondencia efectiva entre ambos fenómenos. Pero si tomamos en cuenta que gran parte de los migrantes viajan sin sus esposas o compañeras o son solteros, que al llegar se enfrentan a una sociedad con costumbres sexuales más "abiertas", y

* Los datos sobre migrantes provienen de la Encuesta Nacional de Emigración a la Frontera Norte del País y a los Estados Unidos (ENEFNEU), y de la Encuesta en la Frontera Norte a Trabajadores Indocumentados Devueltos por las autoridades de los Estados Unidos de Norteamérica (ETIDEU), pues éstas son las fuentes de mayor cobertura existente sobre migración temporal

CUADRO 36. *México: estructura por edad y sexo de los trabajadores migrantes a los Estados Unidos*

Edad	Total	Hombres	Mujeres
TOTAL	990719	831183	159536
	100	83.9	16.1
15-19 años	134517	100799	33718
	13.6	10.2	3.4
20-24 años	257179	210137	470402
	25.9	21.2	4.7
25-29 años	149933	131167	18766
	15.1	13.2	1.9
30-34 años	107413	88564	18849
	10.8	8.9	1.9
35-39 años	116952	108863	8089
	11.8	11.0	0.8
40-44 años	83756	72432	11324
	8.4	7.3	1.1
45-49 años	60050	48428	11622
	6.1	4.9	1.2
50-54 años	25878	23152	2726
	2.6	2.3	0.3
55-59 años	33591	28610	4981
	3.4	2.9	0.5
60 y más	19697	17600	2097
	2.0	1.8	0.2
	1753	1431	322
	0.1	0.1	0.0

Fuente: CENIET, Encuesta Nacional de Emigración a la Frontera Norte del País y a los Estados Unidos. México, 1978-1979.

que se trata de un grupo en edad de mayor actividad sexual, ello aumenta la probabilidad de que busquen relaciones sexuales con compañeras o compañeros ocasionales, lo que aumentaría su exposición al riesgo de contraer la infección. A ello se suma que el bajo nivel educativo de los migrantes —cuatro años de primaria cursados y aprobados en promedio—, el alto analfabetismo —alrededor del 10%—, y su desconocimiento del inglés que los hace poco permeables a las campañas educativas tradicionales y los priva de la información oportuna que les permita una prevención efectiva.

Un segundo aspecto que importa precisar es el origen y destino de los flujos migratorios, los cuales arrojan indicios muy claros sobre las regiones del país que pueden afectarse por el retorno de migrantes infectados, y la magnitud del riesgo al que se exponen según el estado de los Estado Unidos al que migran.

Entre 1979 y 1984 ha habido pocos cambios en cuanto a las entidades de mayor expulsión. En el cuadro 37 se puede observar que en 1979, el 75% de la migración se originó en ocho entidades, en este orden: Baja California, Michoacán, Jalisco, Guanajuato, Chihuahua, Zacatecas, Durango y San Luis Potosí. En 1984 se agregan, para completar ese porcentaje, dos entidades —Sonora y Guerrero—. Las cinco de mayor expulsión son, según su magnitud, las siguientes: Chihuahua, Michoacán, Baja California, Jalisco y Guanajuato.

Al comparar esta información con la existente para los casos de SIDA, se observa que Baja California y Jalisco (36.8 y 44.2 por millón de habitantes, respectivamente) ocupan el tercero y segundo lugar en el país, según sus tasas de incidencia, figura 52, duplicando la media nacional (20 casos por millón de habitantes). Si este hallazgo pudiera apoyar la idea de una conexión entre migración y SIDA, los datos para los otros tres estados expulsores la relativiza, ya que se ubican por debajo de la media nacional. Sin embargo, en Michoacán ya se han presentado evidencias tangibles de la propagación del SIDA como consecuencia de la migración: las autoridades de salud estatal reportaron 24 casos de enfermos contagiados en Estados Unidos, que llegaron a la entidad en la fase terminal del SIDA, y que no pudieron haber adquirido el virus en México, pues todos habían migrado desde hacía tiempo (*La Jornada*, 1o. de febrero de 1988).

Aun con todas estas consideraciones, que en algunos casos son atenuantes y en otros agravantes, tal hallazgo debería ser tomado en cuenta a la hora de diseñar las estrategias de las campañas educativas.

CUADRO 37. *México: componentes del flujo migratorio por principales estados de residencia, según la* ENEFNEU *y la* ETIDEU

Entidad Federativa de residencia en Mexico	ENEFNEU [a] Porcentaje	ETIDEU [b] Porcentaje
TOTAL	100.0	100.0
Guanajuato	9.0	7.7
Jalisco	13.7	10.0
Chihuahua	7.7	15.7
Zacatecas	4.5	4.4
Michoacán	15.5	11.1
Baja California	17.0	10.2
Durango	3.9	3.5
San Luis Potosí	3.7	2.3
Sonora	0.0	5.2
Guerrero	0.0	4.4

Fuente: Centro Nacional de Información y Estadística del Trabajo, Análisis de algunos resultados de la Primera Encuesta a Trabajadores Mexicanos No Documentados Devueltos por los Estados Unidos 23 de octubre -13 de noviembre de 1977. México, 1979.

Consejo Nacional de Población, Encuesta en la Frontera Norte a Trabajadores Indocumentados Devueltos por las Autoridades de los Estados Unidos de Norteamérica, diciembre de 1984 (ETIDEU), resultados estadísticos, cuadro 27. México, 1986.

[a] 1979.
[b] 1984.

Por lo que respecta al destino de los flujos migratorios, los estados americanos de mayor atracción son California, Texas, Illinois, Nuevo México y Arizona, que concentran al 86% de los migrantes (figura 52). Si bien es cierto que los migrantes indocumentados se dirigen generalmente a localidades pequeñas o a zonas rurales, existen evidencias de que últimamente se han dado desplazamientos hacia ciudades de mayor tamaño (Cornelius, 1978). Este incremento de la migración mexicana a zonas urbanas implicaría también un incremento del riesgo, toda vez que el SIDA es un fenómeno predominantemente urbano. Prueba de ello es que en Nueva York y San Francisco es ya una de las cinco principales causas de muerte entre los hombres de 25 a 44 años (*Population Reports*, 1987).

Figura 52

TASA DE INCIDENCIA* DEL SÍNDROME DE INMUNODEFICIENCIA ADQUIRIDA PARA ALGUNOS ESTADOS SELECCIONADOS DE LA REPÚBLICA MEXICANA Y LOS ESTADOS UNIDOS, 1987

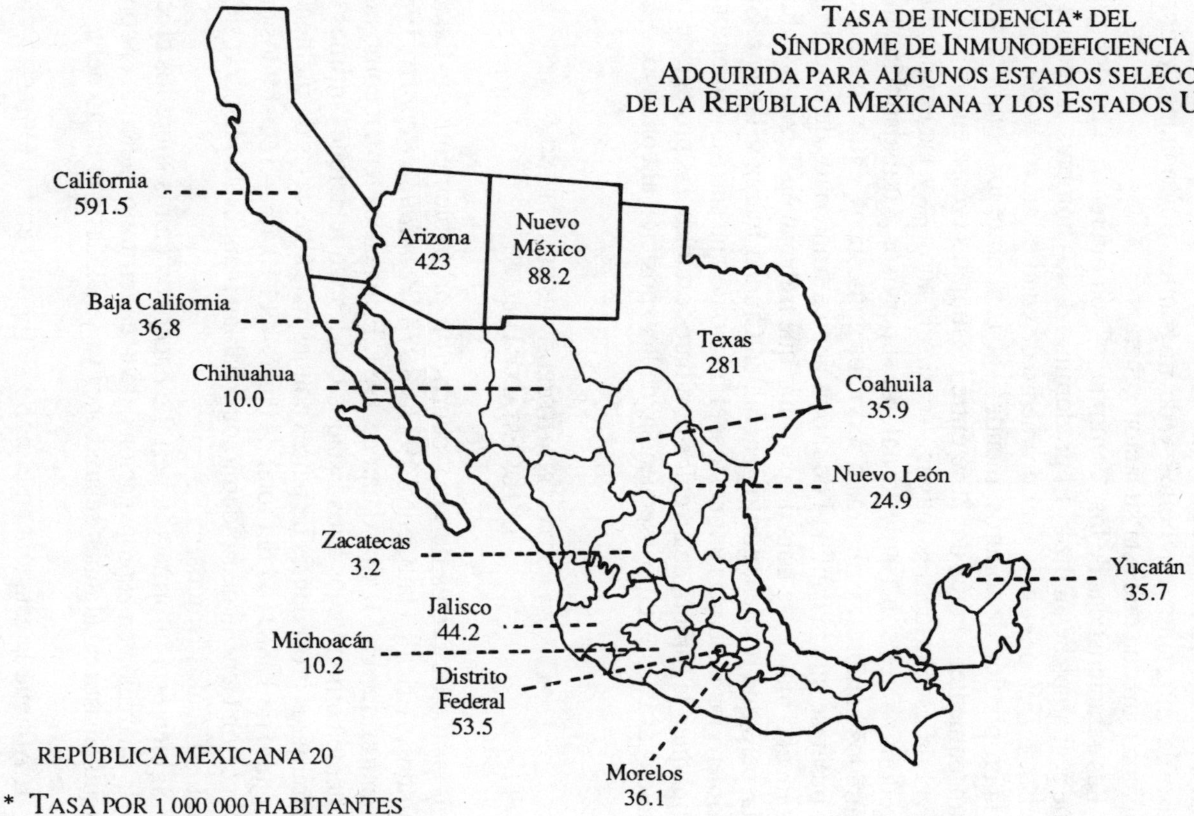

* TASA POR 1 000 000 HABITANTES

Algunos de los estados de la Unión Americana que colindan con México se encuentran entre los de mayor incidencia de SIDA. De ahí que las ciudades fronterizas respectivas del lado mexicano (figura 53), corren un riesgo adicional por su ubicación estratégica, por ser lugares de paso de migrantes devueltos y de migrantes potenciales, y por la dinámica urbana que esta situación genera.

Las características de los "commuters" son diferentes a las del grupo que acabamos de analizar. El predominio de los hombres es menos intenso —73% del total—, el promedio de edad es mayor —39 años—, y la proporción de solteros, menor —el 17% entre los hombres, aproximadamente, y cerca del 30% entre las mujeres (véase cuadro 38). El nivel de escolaridad es mayor —casi seis años—, y las ocupaciones predominantes son las de jornalero, supervisor y trabajador manual, entre los hombres, y obreras o servicios domésticos, entre las mujeres. A pesar de que la cantidad de movimientos fronterizos de este grupo, es mucho mayor, se trata de personas que trabajan en Texas o California, pero que residen, por lo general, en Ciudad Juárez y Tijuana. Si lo primero los hace más expuestos, el hecho de que sus movimientos no impliquen la ruptura de arreglos familiares estables, los protege de contactos casuales y, en consecuencia, de la exposición al contagio.

Casos de SIDA con antecedentes de residencia en los Estados Unidos

Los primeros brotes de SIDA ocurrieron probablemente en Estados Unidos, África y Haití, entre 1977 y 1978 (*Population Reports*, 1987), mientras que en México datan de 1981. Estos casos tenían como antecedente común viajes a los Estados Unidos y/o relaciones íntimas con extranjeros procedentes de países con las más altas tasas de incidencia. En julio de 1988, 164 del total de casos —el 10.4%— registrados en la Dirección General de Epidemiología habían manifestado haber residido en los Estados Unidos.

Si bien esta información permite hacer conjeturas sobre los efectos de la migración en la propagación del VIH en territorio nacional, es conveniente insistir en algunas aclaraciones ya señaladas a lo largo del texto:

1. Aunque la estancia en el norte se registró en los últimos 5 años, tiempo suficiente para que la enfermedad se desarrollara, no es

Figura 53

LUGARES DE ORIGEN Y DESTINO DE LOS MIGRANTES MEXICANOS A LOS ESTADOS UNIDOS, 1979 Y 1984

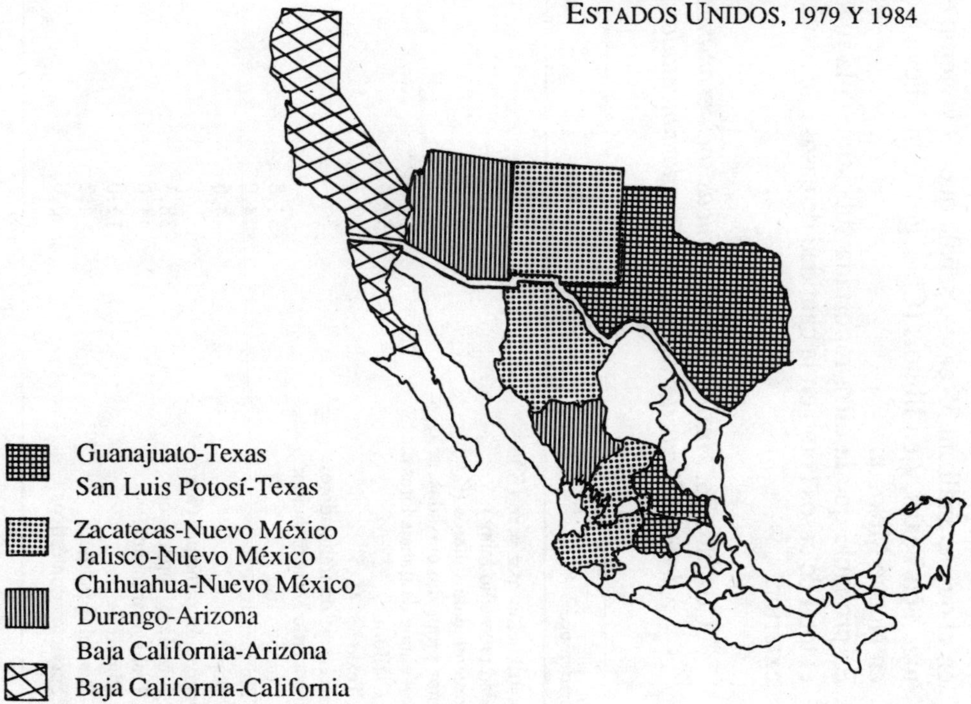

posible afirmar, con certeza, que los 164 casos se hayan infectado en los Estados Unidos, pues se desconoce el lugar y la fecha en que se inició la infección.

2. Se desconoce también el sitio exacto de residencia en los Estados Unidos, aunque un estudio realizado en 1987 (Cárdenas, 1988), en el que se analizan 35 casos, señala que 19 vivieron en California, 3 en Texas, 2 en Illinois (Chicago), 6 en Nueva York, y uno en Nuevo México.
3. Es probable que la cifra reportada subestime a la real, tanto en el total de casos como en la cantidad de casos con residencia en el exterior.

CUADRO 38. *México: características socioeconómicas y demográficas de commuters e indocumentados* [a]

Características	Hombres	Mujeres
Distribución por sexo (%)	73.3	26.7
Edad promedio (años)	39.1	37.0
Porcentaje de solteros (%)	17.4	29.8
Años promedio cursados	6.1	5.5
Porcentaje de trabajadores en:		
California	57.9	34.6
Texas	52.1	62.3
Porcentaje de trabajadores de acuerdo a su condición:		
Con permiso	51.5	38.1
Sin permiso	44.0	60.1
Ilegal	4.5	1.7
Ocupación principal (%)		
Jornalero, supervisor	38.3	19.9
Trabajador manual	25.0	9.5
Obrero	11.0	23.5
Servicios públicos	4.2	12.9
Servicios domésticos	0.0	30.4

Fuente: Ranney, S., Kossoudje, S., "Profiles of temporary mexican labor migration to the United States". *Population and Development Review*, 1983, 9, cuadros 2 y 3.

[a] En este cuado se considera, pues, a las personas que van a trabajar a los Estados Unidos con visa y con permiso para laborar (*conmmuters*), a las que sólo cuentan con uno de los requisitos y a las que entran ilegalmente.

En cuanto a las características sociodemográficas, este grupo también presenta diferencias respecto al conjunto de los migrantes. La gran mayoría son hombres — el 92%—, con una edad promedio superior en 6.5 años a la del total de migrantes. En el cuadro 39 se muestra la estructura por edades de este grupo, que concentra el 76% entre los 25 y los 44 años. Una diferencia especialmente notable es que el 58% son solteros.

También hay diferencias importantes en cuanto a la ocupación, ya que la mayoría, el 22%, se emplea en el sector servicios como estilista, mesero, hotelero, cocinero, etcétera; el 10.4% son profesores; el 9%, trabajadores de la salud; el 6%, choferes, pilotos o sobrecargos y el 5%, comerciantes y agentes de ventas, mientras que sólo el 4% son campesinos (cuadro 40). Si se compara este perfil laboral con el del conjunto de los migrantes, se observa que no coinciden estrictamente, pues la agricultura y más recientemente la industria y algunos servicios, son los sectores de inserción laboral prioritarios, reportados por las encuestas antes referidas (ETIDEU y ENEFNEU).

La distribución de estos 164 casos con antecedentes de residencia en los Estados Unidos, según los factores de riesgo, es muy similar a la observada en el conjunto de enfermos de SIDA en el país—aunque es menor la proporción de homosexuales y bisexuales (53% y 22%, respectivamente) (cuadro 41). De acuerdo con la entidad de residencia actual, el 26% vive en el Distrito Federal, el 17% en Jalisco, el 6% en Baja California, y el 5% en Nuevo León. Los demás estados registran porcentajes menores (cuadro 42). Esto indica que el 33% de este grupo reside en las entidades de mayor expulsión del país. Esta distribución permite proponer las siguientes conclusiones:

1. En Jalisco coinciden los dos fenómenos cuya relación estamos analizando: es de las entidades más expulsoras, y también de las que ha reportado más casos de SIDA con antecedentes de residencia en Estados Unidos.
2. El Distrito Federal presenta la mayor proporción de enfermos con antecedentes de residencia en el país vecino, lo que podría estar sugiriendo el carácter atípico de este grupo, respecto al conjunto de migrantes.
3. Casi el 20% del total de los casos registrados en Baja California, Guanajuato y Michoacán tiene el antecedente de residencia en los Estados Unidos, frente al 10% del total registrado en el país.

En síntesis, los datos presentados abonan la hipótesis de la relación entre residencia en los Estados Unidos y SIDA, aunque son débiles como para afirmarla taxativamente. Se trata aún de una pregunta de investigación que exige más trabajos para tener una respuesta clara.

CUADRO 39. *México: distribución por edad en los casos de* SIDA *masculinos con antedecentes de residencia en los Estados Unidos**

Grupos de edad	*Total República Mexicana Porcentaje*	*Casos con antedecentes de residencia en EUA Porcentaje*
0-14	3.3	0.6
15-24	12.9	4.3
25-44	67.5	75.6
45-64	13.4	12.2
65 y más	0.8	0.0
Se desconoce	2.1	7.3
TOTAL	100.0	100.0

Fuente: Dirección General de Epidemiología, SS.*SIDA*, 7, 1988.
* Comprende los casos acumulados hasta el 1º de julio de 1988.

CUADRO 40. *México: distribución de las ocupaciones en los casos de* SIDA *con antecedentes de residencia en los Estados Unidos**

Ocupación	*Porcentaje*
Campesinos	3.7
Comerciantes y agentes de ventas	4.9
Chofer, piloto aviador, sobrecargo	5.5
Estudiantes	2.4
Jefe de departamento y oficina	10.4
Profesores	15.7
Servicios públicos y personales	22.0
Trabajadores de la salud	8.5
Otros	27.4
Se desconoce	15.2
TOTAL	100.0

Fuente: Dirección General de Epidemiología, SS, 1988.
* Comprende los casos acumulados hasta el 1o. de julio de 1988.

CUADRO 41. *México: distribución de los factores de riesgo en los casos de* SIDA *masculinos con antedecentes de residencia en los Estado Unidos**

Factor de riesgo	*República Mexicana* *Porcentaje*	*Casos con residencia en los EUA* *Porcentaje*
Homosexual	58.0	53.0
Bisexual	26.0	22.0
Heterosexual	8.6	6.1
Drogadicción	0.3	0.6
Transfusión más hemofilia	5.6	3.0
No especificado	11.6	8.5

Fuente: Dirección General de Epidemiología, S S. *SIDA*, 7, México, 1988.
* Comprende los casos acumulados hasta el 1º de julio de 1988.

CUADRO 42. *México: distribución de los caso de* SIDA *con antecedentes de residencia en los Estados Unidos, por principales entidades de residencia al momento del diagnóstico**

Entidad	*Porcentaje*
Baja California	6.1
Coahuila	3.0
Chihuahua	1.8
Distrito Federal	26.2
Estado de México	4.3
Guanajuato	2.4
Jalisco	17.1
Michoacán	2.4
Nuevo León	4.9
Otros	31.8
TOTAL	100.0

Fuente: Dirección General de Epidemiología, SS, México, 1988.
* Comprende los casos acumulados hasta el 1º de julio de 1988.

Conclusiones y recomendaciones

El análisis de las características de la migración mexicana a los Estados Unidos, y el comportamiento epidemiológico del SIDA no permiten establecer la existencia de una relación causal entre los dos fenómenos a partir de la información disponible, aunque sí es posible presumir el riesgo de contagio y de diseminación del VIH que encierran los continuos desplazamientos de población entre los dos países, lo que se refuerza por el constante reporte de casos con antecedentes de residencia en el país del norte, y por la abrumadora diferencia en las tasas de incidencia entre ambos países (316 contra 20 casos por millón en Estados Unidos y México, respectivamente). Las conclusiones que se pueden plantear son las siguientes:

1. El patrón de transmisión del VIH predominante en México es similar al que prevalece en los Estados Unidos: la mayoría de las infecciones se producen a través de relaciones homosexuales y bisexuales masculinas, aunque se diferencia en los casos originados por transfusión sanguínea —casi el doble de las del patrón occidental típico—y por el número reducido de infecciones por uso de drogas intravenosas.
2. El análisis de los factores de riesgo entre los enfermos con antecedentes de estancia en los Estados Unidos indica que los contagios por transfusiones sanguíneas son casi el doble de los observados en el total de casos en México; esto podría deberse a ciertos movimientos poblacionales que buscan atención médica en ese país y que, al ser transfundidos con sangre contaminada, contrajeron el VIH.
3. El perfil de los migrantes temporales mexicanos a los Estados Unidos tiene poco parecido con el de los enfermos de SIDA con antecedentes de residencia en dicho país, sobre todo en cuanto al tipo de ocupación. Este hecho permitiría postular la existencia de dos tipos de migración a los Estados Unidos, aparte de la tradicional: un desplazamiento de otra índole, que estaría señalando la incorporación de nuevos sectores sociales y una diversificación en la migración reciente, no estudiada hasta ahora.
4. Las altas tasas de incidencia en los estados de Baja California y Jalisco pueden tener relación con las corrientes migratorias, ya que las dos entidades ocupan los primeros lugares entre los esta-

dos que expulsan población a los Estados Unidos. Además, el porcentaje de casos con antecedentes de residencia en dicho país es muy elevado en el estado de Jalisco.

5. La presencia de casos de SIDA en otros estados de expulsión como Guanajuato, Chihuahua y Zacatecas no es relevante; por tanto, es necesario relativizar los posibles efectos difusores de la migración, aunque los casos reportados en Michoacán, en el que también existe una vieja tradición migratoria, plantean la existencia de posibles infecciones en los Estados Unidos.
6. California y Texas son las dos regiones que representarían mayor riesgo de exposición a la infección entre los migrantes indocumentados, dado que ocupan el primer y tercer lugar en las tasas de incidencia, las cuales son mucho más altas que las registradas en todas las entidades mexicanas.

A partir de los resultados señalados pueden sugerirse algunas medidas de prevención dirigidas principalmente a los estados de mayor expulsión, y a las regiones fronterizas con mayor tránsito poblacional. Al respecto, es posible delimitar dos regiones con mayores riesgos de infección: la primera, localizada en la frontera norte, en especial en Mexicali, Tijuana y Ciudad Juárez; la segunda, ubicada en los estados de Jalisco, Guanajuato, Michoacán y Zacatecas. Para estas regiones, es necesario diseñar campañas de prevención enfocadas a los migrantes potenciales en las localidades de mayor expulsión, las cuales podrían aplicarse en los meses de diciembre y enero, cuando un gran número de ellos regresa a su lugar de residencia habitual. Además, resultaría conveniente establecer acuerdos bilaterales entre México y los Estados Unidos para diseñar campañas de prevención en lengua hispana, que facilitarían el acceso a la información sobre los riesgos que representan ciertas prácticas sexuales. En relación con la información, es conveniente generar datos acerca de los antecedentes de migración de los enfermos de SIDA, lo que permitiría incrementar el acervo de conocimientos sobre el tema, y facilitar la realización de investigaciones futuras.

Finalmente, resulta importante anotar la carencia de información sobre las costumbres sexuales de los mexicanos, dentro y fuera de nuestro país, pues constituye una limitante de primer orden para el análisis de la relación migración-SIDA. Al respecto, consideramos de sumo valor realizar estudios en esta dirección, pues permitiría dar luz a algunas de las hipótesis señaladas en este trabajo.

Bibliografía

Alba, F. "Continuidad y cambio en la migración laboral entre México y los Estados Unidos". *Memorias del Congreso Latinoamericano de Población y Desarrollo*, UNAM, El Colegio de México y PISPAL, México, 1984.

Bustamante, J. "Visión desde el límite. La migración de los indocumentados", *El Cotidiano*, núm. especial 1, México, 1987.

Centro de Estudios Internacionales, *Indocumentados: mitos y realidades*, El Colegio de México, México, 1979.

Cárdenas R. "Migración y SIDA en México". *Salud Pública de México*, vol. 30, 1988.

CENIET. *Análisis de algunos resultados de la Primera Encuesta a Trabajadores Mexicanos Devueltos de los Estados Unidos*, México, 23 de octubre al 13 de noviembre de 1977.

Consejo Nacional de Población. *Encuesta en la frontera norte a trabajadores indocumentados devueltos por las autoridades de los Estados Unidos de América; diciembre de 1984* (ETIDEU), *resultados estadísticos*, México, 1986.

Cornelius, W. A. "La migración ilegal mexicana a los Estados Unidos: conclusiones de investigaciones recientes, implicaciones políticas y prioridades de investigación". *Foro Internacional*, vol. 18, 1978.

Frenk, J. *et al.* "Migración y salud: notas sobre un campo interdisciplinario de investigación". *Salud Pública*, 1988.

Tranney, S, y Kossondje, S. "Profiles of temporary mexican labor migrants to the United States". *Population and development review*, vol. 9, 1983.

Tuirán, R., "El volumen de la inmigración mexicana indocumentada en los Estados Unidos: especulación *vs.* conocimiento científico", en *Los factores del cambio demográfico en México*. Siglo XXI-UNAM, 1984.

Warren, R. y Passel, J. "A count of the uncountable: estimates of undocumented aliens counted in the 1980 U.S. Census". *Demography*, vol. 24, 1987.

XXI. TENDENCIAS DEL GASTO SECTORIAL Y REQUERIMIENTOS PRESUPUESTALES PARA EL SIDA EN 1991

Miguel Ángel González Block

INTRODUCCIÓN

EL SIDA está produciendo cambios importantes en el perfil de las enfermedades que sufren los pueblos a nivel mundial. El tercer mundo será doblemente afectado, ya que se suma al azote de enfermedades infecciosas ancestrales, y al avance de las "enfermedades del desarrollo". Además, aparece en medio de la más profunda crisis económica de los últimos tiempos reclamando para la medicina paliativa recursos que de otra forma se hubieran destinado a la prevención y a la curación, y así a un mayor desarrollo.

¿Cuál ha sido hasta ahora el efecto de la crisis económica sobre el gasto del sector salud? ¿Cómo se ha modificado la relación del gasto entre los programas de prevención y de atención médica atingentes al SIDA? ¿Qué instituciones de salud han sido las más afectadas, y qué implicaciones tendrá afrontar el problema? ¿Qué alternativas existen para ampliar el gasto en salud y brindar una adecuada atención al problema del SIDA, sin descuidar otras prioridades?

El avance del SIDA en México ha sido de tal magnitud, que para 1991 los afectados llegarán a ser entre 37 084 y 64 304, según distintas proyecciones. Sólo en este año, el mínimo pronosticado asciende a 22 367 nuevos casos, aproximadamente. Es posible pensar que éstos serán absorbidos por las instituciones del sector en la proporción en que cubren hoy en día a la población: poco más de la mitad es atendida en centros de seguridad social; el resto se distribuye entre los servicios estatales de salud y la medicina privada.

Es de esperarse que esta última intervenga, ante la gravedad de la enfermedad, sobre todo para resolver el déficit de la seguridad social. No obstante, es probable que la mayor parte de los costos de la atención médica —y sobre todo de la prevención— sean asumidos por las instituciones públicas del sector salud.

GASTO EN SALUD Y CRISIS ECONÓMICA

Entre el comienzo de la crisis económica, en enero de 1982, y diciembre de 1987, el gasto per cápita del sector salud sufrió un recorte de 48%, con una tasa de descenso anual del 11% (cuadro 43, figura 54). Tan drástica caída se explica por la incapacidad de sostener —ya no se diga incrementar— el presupuesto ante la inflación, las exigencias del pago de la deuda externa, y el escaso crecimiento de la economía. ¿Cómo se vieron afectados los programas de salud de los que depende la prevención y el tratamiento del SIDA?

Dentro del ámbito preventivo, el gasto considera los subprogramas de control de enfermedades trasmisibles, detección oportuna de enfermedades y capacitación de la población. De aquí en adelante, este agregado se denominará "renglón preventivo", de donde se alimentarán las acciones relativas al SIDA. Hay que subrayar, sin embargo, que se omiten otros subprogramas preventivos, como lo son el control de enfermedades prevenibles por vacunación y la planificación familiar. Además, la capacitación de la población no es parte del programa de atención preventiva, sino que se incluye en las prestaciones sociales y de asistencia.

En el ámbito curativo, el presupuesto destinado a la hospitalización es el que será mayormente afectado por el SIDA. Otros subprogramas, sin duda, también habrán de participar; señaladamente el de consulta externa. No obstante, la hospitalización absorberá el mayor y más sostenido efecto. Interesa especialmente analizar cómo repercutió la crisis económica sobre la relación entre prevención y curación, ya que de ello dependerá el grado al que el sistema de salud se anticipe a la epidemia y reduzca así costos de hospitalización.

Tanto el renglón preventivo como el curativo mostraron durante el sexenio en cuestión tasas anuales decrecientes, aunque inferiores a las que afectaron a todo el sector salud (cuadro 43, figura 55). El gasto preventivo per cápita mostró una tasa anual a la baja, de 11.2%, —casi idéntica al decremento sectorial en su conjunto—, mientras que en el de hospitalización, este descenso sólo fue del 7.9% anual. Los subprogramas preventivos sufrieron un mayor embate, seguramente

CUADRO 43. *Gasto* per capita *según subsector y renglón, 1982-1987 y proyección a 1991**

Subsector/renglón	Año						
	1982	1983	1984	1985	1986	1987	Proyección a 1991
Total	630	529	554	484	504	326	39
Prevención**	20	12	11	11	14	9	3
Hospitalización	291	223	248	230	201	186	116
POBLACIÓN ABIERTA							
Total	291	226	257	261	254	271	258
Prevención **	24	12	10	12	16	10	4
Hospitalización	41	30	69	50	11	34	19
SEGURIDAD SOCIAL							
Total	1052	915	891	714	771	377	47
Prevención**	14	13	12	10	12	8	5
Hospitalización	581	463	442	407	400	320	152

*Pesos de 1978.

** Sólo incluye capacitación, detección oportuna, y control de enfermedades transmisibles.

CUADRO 44. *Cambios porcentuales anuales en el gasto per cápita según subsector y renglón, 1982-1987 y proyección a 1991*

Subsector/renglón	*Año*						
	1982-1983	*1983-1984*	*1984-1985*	*1985-1986*	*1986-1988*	*Tasa anual*	*Proyección 1987-1991*
TOTAL SECTORIAL							
Total	-16	5	-13	4	-35	-11.0	-88
Prevención*	-37	-11	1	25	-34	-11.2	-66
Hospitalización	-23	12	-7	-13	-7	-7.9	-37
POBLACIÓN ABIERTA							
Total	-22	14	2	-3	7	-0.6	-5
Prevención*	-49	-18	23	28	-35	-10.3	-65
Hospitalización	-26	128	-28	-77	206	-40.4	-45
SEGURIDAD SOCIAL							
Total	-13	-3	-20	8	-51	-15.7	-88
Prevención*	-11	-3	-19	20	-31	-8.8	-37
Hospitalización	-20	-5	-8	-2	-20	-10.9	-53

*Sólo incluye capacitación, detección oportuna y control de enfermedades transmisibles.

Figura 54

GASTO PER CAPITA* EN EL
SECTOR SALUD, SEGÚN SUBSECTOR
1982-1987 Y PROYECCIÓN A 1991

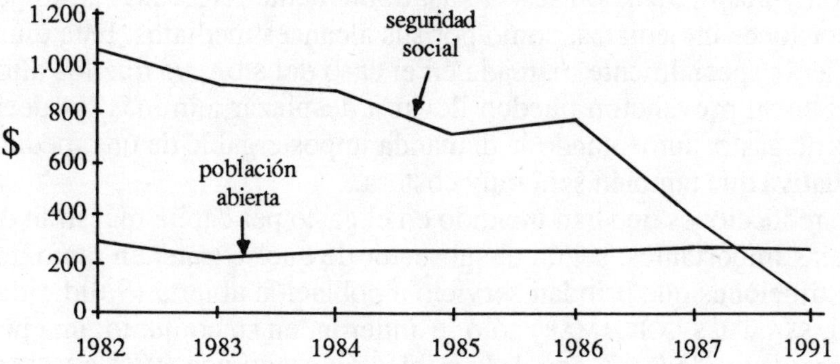

Figura 55

GASTO PER CAPITA SEGÚN PROGRAMA*
Y SUBSECTOR, 1982-1987
Y PROYECCIÓN A 1991

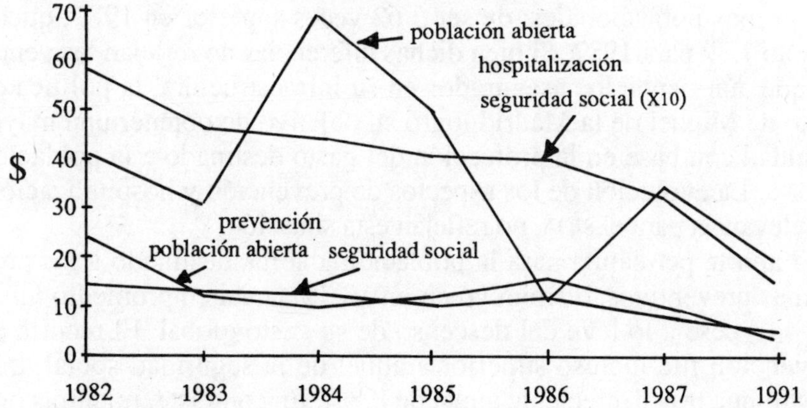

* Pesos de 1978

porque la población y los decisores les otorgan una menor prioridad, dada su naturaleza abstracta y mediata. Cabe señalar que dicho comportamiento tiende a prolongar las repercusiones de la crisis, ya que la prevención ve mermada su capacidad para evitar mayores gastos monetarios y de salud. La tendencia al incremento de la brecha entre prevención y hospitalización se verá así doblemente reforzada, tanto por las decisiones inmediatas, como por sus alcances mediatos. Esta dinámica será especialmente marcada en el caso del SIDA, ya que los altos costos en su prevención pueden llevar a desplazar aún más las decisiones de gasto, aumentando la demanda impostergable de una medicina paliativa que también será muy costosa.

Las reducciones que han incidido en el gasto per cápita muestran diferencias importantes, según el subsector de que se trate; en tanto que las instituciones que brindan servicio a población abierta (Solidaridad Social, SSA, IMSS-COPLAMAR) sólo resintieron, en su conjunto, una pérdida promedio de 0.6% anual, la población asegurada (IMSS e ISSSTE) vio una merma anual del 15.7%. Ello se debió tanto a un decremento absoluto en los recursos de la seguridad social, como a un aumento en la población cubierta por ella, que pasó del 44.6% de la población nacional en 1982, al 52.1% en 1987. Mientras tanto, la población en su conjunto creció en 10.2%, lo que llevó a que la población asegurada aumentara en 28.9%; en cambio, la abierta disminuyó en 4.7%. Así las cosas, decreció la diferencia ya tradicional del gasto en salud entre los dos grupos poblacionales: de ser 3.62 veces superior en 1982, quedó en sólo 1.39 para 1987. Si bien dichas diferencias no reflejan las ventajas que aún tienen los asegurados en su infraestructura, la política de gasto de Miguel de la Madrid logró su objetivo de obtener una mayor igualdad con base en la protección del gasto destinado a la población abierta. La evolución de los aspectos de prevención y hospitalización, de relevancia para el SIDA, no reflejan esta situación.

El aporte per cápita para la población abierta, destinado a los programas preventivos, disminuyó en un 10.3% anual en promedio (cuadro 44), pese a lo leve del descenso de su gasto global. El recorte en prevención fue incluso superior a aquél de la seguridad social, que mostró una tasa decreciente anual de 8.8%. En contraste, mientras que el gasto hospitalario de la población asegurada disminuyó en 10.9%, la población abierta vio incrementado su presupuesto en un promedio de 40.4% anual. Se redujo así el interés que los programas de seguridad social han mostrado siempre por el gasto hospitalario, pasando de 4 a

8 veces mayor de lo designado para la población abierta entre 1982 y 1987.

La crisis llevó, entonces, a que la seguridad social se avocara más a la prevención, mientras que el subsector de población abierta dio preferencia a la atención hospitalaria. Por cada peso gastado en prevención, la seguridad social redujo su presupuesto para la hospitalización, de 40 a 38 pesos. Por su parte, el subsector de población abierta duplicó esta relación, de 1.7 a 3.4 pesos. Esta situación es preocupante en el caso del SIDA, ya que va en detrimento del grupo poblacional, que, por su menor nivel cultural y económico, presenta mayores obstáculos a la prevención.

COSTOS DEL SIDA EN EL FUTURO PRÓXIMO

El problema de salud del SIDA tiene dos dimensiones claramente diferenciables: la población afectada por la enfermedad, y —siempre más numerosa y escondida— la población infectada. Esta diferenciación cobra particular importancia por el largo periodo de latencia del VIH, así como por la corta sobrevida y letalidad del SIDA. Se configuran así dos poblaciones interactuantes con muy distintos abordajes sociomédicos, y consecuencias para la presupuestación.

Fundamentos de la prospectiva

La magnitud de la población de enfermos se puede establecer a partir de diferentes hipótesis que dieron base a proyecciones realizadas en diferentes momentos. Así, en 1986 se estimó que la cantidad de casos para 1991 oscilaría entre 32 000 y 37 000, aproximadamente. Un año después, al observar que la cantidad de casos notificados superaba las predicciones, se estimó que para 1991 éstos podrían oscilar entre 64 000 y 76 000, aproximadamente. En el presente trabajo se tomó como rango inferior 37 084 casos, y como rango superior 64 304 casos. Para proyectar la dimensión de individuos infectados, se estima que el 0.105% de la población adulta joven ya había adquirido el VIH en 1987, esto es, 46 594 individuos. La estimación proviene de las pruebas serológicas hechas a una muestra suficientemente grande de donadores altruistas de sangre —adultos entre 15 y 59 años—, lo que permite considerarla como representativa de este grupo poblacional.

Considerando la estimación de infectados y el número de casos reportado para 1987 se deduce la existencia de 44.4 infectados por caso registrado. Esta cifra encuentra apoyo, al estar ligeramente por abajo del rango inferior comúnmente utilizado para calcular la población infectada, que es entre 50 y 100 individuos por caso. Bajo el supuesto de que se mantenga esta relación en el futuro próximo para 1991 habrán, según la primera proyección, 1 872 165 infectados, y 2 763 203, de acuerdo con la otra. Este cúmulo proyectado puede ser disminuido considerablemente en función de la prevención que se realice, aunque al tenérsele como población con riesgo de infección, es un objetivo de los programas de prevención.

Partiendo del supuesto de que no se modifique la sobrevida actualmente observada para los enfermos de SIDA, se calcula que para 1991 habrá entre 28 473 y 48 718 sobrevivientes. Éstos representarán entre 15 193 y 26 067 pacientes-año de tratamiento. Se supone que la carga de atención médica y de prevención recaerá en las distintas instituciones que componen al sector salud, de manera proporcional a su cobertura. Este supuesto encuentra apoyo en que, a la fecha, un 40.4% de los casos fue diagnosticado por instituciones afiliadas a la Secretaría de Salud; 49.6%, por la seguridad social; y 10%, por otras instituciones afiliadas que seguramente corresponden a la medicina privada. Las tendencias entre marzo de 1987 y julio de 1988 no indican que para 1991 vayan a darse cambios significativos en esta distribución.

La población infectada o en riesgo de serlo tendrá que ser detectada con campañas promocionales y pruebas inmunológicas. Si se considera bajo riesgo al 10% de la población adulta entre 15 y 59 años de edad, y se plantea su control en un lapso de 3 años, se requeriría de 76 millones de dólares anuales sólo para las pruebas ELISA. Se habrá de sumar a esta cantidad el control epidemiológico y la asesoría psicológica de los sujetos infectados o en riesgo, cuyo costo significa 81.25 dólares, por persona al año. Según las proyecciones, en 1991 se espera que un 60% de los infectados progrese a SIDA por lo cual se pronostica que sólo para entonces se controlará a esta población o a la población en riesgo. Obviamente, cuanto más pronto se detecte y controle, menor será la infección, aunque mayores los costos.

Establecidos estos supuestos, se plantean tres escenarios que proyectan el significado de la prevención y del tratamiento óptimos del SIDA para el sector y los subsectores, según costos fijos y la población de infectados antes calculada. El primer escenario considera que la tendencia decreciente del gasto en prevención y hospitalización observada en el periodo 1982-1987 continuará a las tasas promedio anuales para cada subsector, hasta 1992. El segundo supone la manutención de los gastos en el nivel observado para 1987, mientras que el tercero plantea un incremento para alcanzar la magnitud observada al principio de la crisis económica, en 1982.

Para dar sentido a lo anterior, se utiliza como unidad de medida la fracción o el número de presupuestos de cada renglón o globales. (Se considera en el renglón preventivo sólo la capacitación de la población, el control de enfermedades infecciosas, y la detección oportuna de enfermedades.) Cabe subrayar, de entrada, que utilizar esta unidad de medida no significa necesariamente que el sistema deba de alcanzar las cifras que subsanarían óptimamente el problema. La medición es sólo una manera conveniente —aunque burda— para analizar las posibilidades de cubrir los presupuestos requeridos. El déficit es, entonces, un indicador de la magnitud del cambio estructural que tendrá que realizarse para acercarse a la solución ideal del SIDA.

La prevención y la atención médica están ligadas en sus costos futuros, ya que a mayor prevención, menores serán los casos de infección, y menor el costo de control epidemiológico y de atención médica. Sin embargo, actualmente se ignoran los valores y parámetros de dicha relación, por lo que habrá que constreñirse a suponer que no se modificará el pronóstico de casos e infectados dentro de cada escenario de gasto. La proyección de los costos resuelve en parte este dilema. Es posible presumir que el límite inferior será más correcto, mientras que el superior se acercará más a la realidad, en la medida en que se realicen mayores gastos.

Prevención

Si se proyectan las tendencias del gasto actual a la baja costaría a población abierta entre 4.4 y 6.4 veces el presupuesto del renglón preventivo (cuadro 45, figura 56*a*). En cambio, las instituciones de seguridad social estarían gastando entre 3.0 y 4.3 veces lo que destinaron para los mismos fines.

De suponerse la manutención del gasto en los niveles de 1987, el costo sería entre 1.5 y 2.2 veces el presupuesto preventivo para población abierta, y entre 1.9 y 2.8 para la seguridad social (figura 56*b*). Nótese la inversión en la relación entre subsectores bajo este esce-

CUADRO 45. *Porción del presupuesto global de prevención* y de hospitalización requeridos en 1991 para la atención óptima del* SIDA, *según subsector, proyección** y escenario de gasto*

Subsector/renglón	*Proyección*	*Tendencia 1982-1987*	*Escenario Gasto 1987*	*Gasto 1982*
POBLACIÓN ABIERTA				
Presupuesto global	Baja	0.2	0.2	0.2
	Alta	0.4	0.4	0.3
Prevención	Baja	4.4	1.5	0.6
	Alta	6.4	2.2	0.8
Hospitalización	Baja	2.3	1.2	0.9
	Alta	3.9	2.1	1.5
SEGURIDAD SOCIAL				
Presupuesto global	Baja	1.3	0.2	0.1
	Alta	2.1	0.3	0.1
Prevención	Baja	3.0	1.9	1.3
	Alta	4.3	2.8	1.9
Hospitalización	Baja	0.3	0.1	0.1
	Alta	0.5	0.2	0.2
SECTOR SALUD				
Presupuesto global	Baja	0.4	0.2	0.1
	Alta	0.7	0.3	0.2

* Sólo incluye capacitación, detección oportuna y control de enfermedades.
** Proyecciones basadas en dos cálculos de casos acumulados de SIDA para1991.

Figura 56

NÚMERO DE PRESUPUESTOS PARA PREVENCIÓN Y HOSPITALIZACIÓN, QUE REQUERIRÍA LA ATENCIÓN ÓPTIMA DEL SIDA, BAJO DIFERENTES PROYECCIONES Y ESCENARIOS

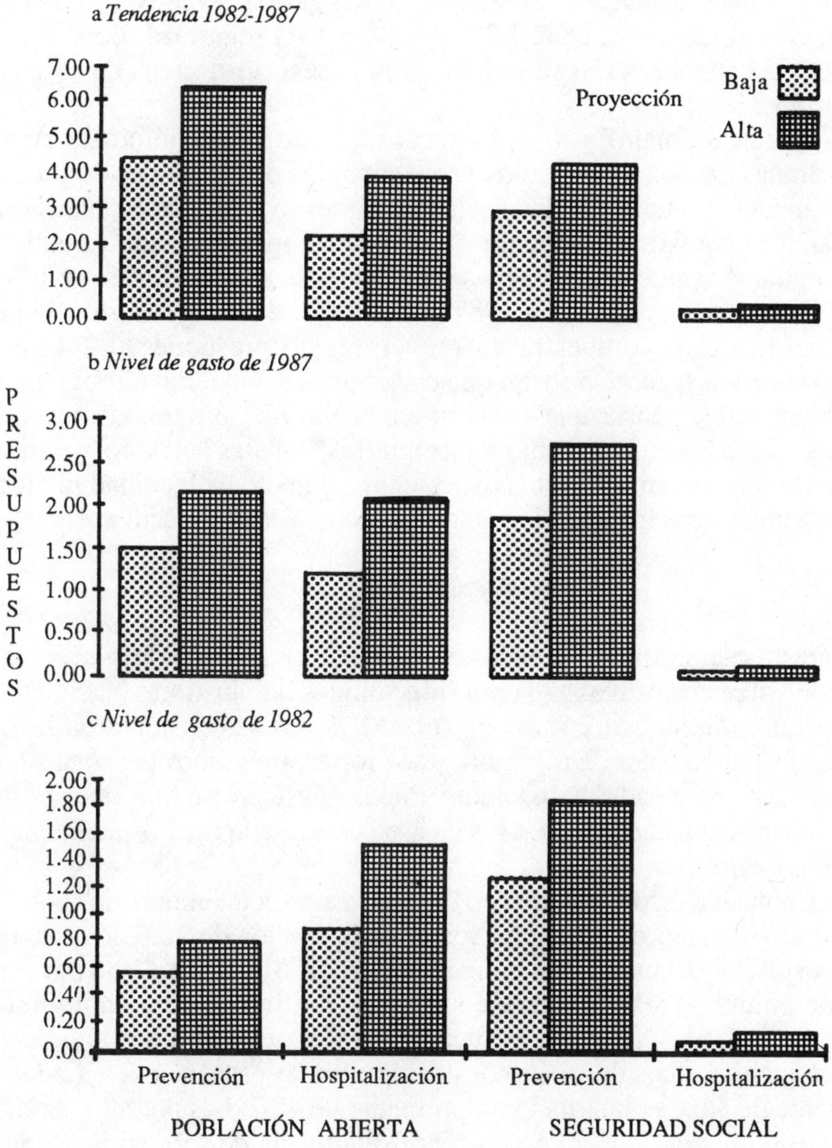

nario, en comparación con el anterior. Esto se debe a que la proyección decreciente disminuye considerablemente el presupuesto de población abierta, a raíz de la fuerte tasa de decremento de este subsector, ya anotada arriba.

Según el escenario de los niveles de 1982, se tendrían límites de entre 0.6% y 0.8% veces el presupuesto del gasto preventivo para la población abierta, y de entre 1.3% y 1.9% para la seguridad social (figura 56*c*). Se supone la misma cobertura de la seguridad social de 1987, de un 53.3%.

Queda de manifiesto el impacto de la crisis económica y de las políticas de asignación de recursos sobre las posibilidades de prevención del SIDA. La seguridad social mantiene, en todos los escenarios, un gasto inadmisible, producto de lo poco importante que ha sido el renglón preventivo dentro de su presupuesto, a pesar de las modificaciones ya observadas para 1987. En el mejor de los escenarios, la prevención del SIDA muestra un requerimiento presupuestal 2.4 veces mayor en la seguridad social que en la población abierta. Por otra parte, es imposible pensar que se sacrificarán aún más programas preventivos, como los de paludismo y tuberculosis, en aras del SIDA, aunque es cierto que ninguno de estos males tiene tal grado de letalidad ni afecta de manera tan señalada a la población económicamente activa.

Atención médica

Para atisbar el panorama en la atención médica, se parte de la investigación sobre costos realizada por infectólogos del Instituto Nacional de la Nutrición Salvador Zubirán (INNSZ), donde se consideraron los insumos por su valor de mercado, y se prorratearon todos los costos hospitalarios para cada día-paciente. Puede considerarse que estos costos reflejan adecuadamente los gastos usuales de cualquier hospital del sector público.

Un paciente con diagnóstico de SIDA recibe actualmente dos consultas al mes, en promedio, con costos de operación de 26.6 dólares por consulta, y 20 mensuales en medicamentos. Si se trata de un paciente con complejo relacionado de SIDA (ARC), y se le recetan antivirales como AZT, el costo de la medicamentación asciende a 8 600 dólares. Estos últimos costos no se consideraron en las proyecciones. Cada paciente de SIDA es internado un promedio de 48.2 días por año, a razón de 200 dólares diarios. Ahora bien, si la media de sobrevida después del diagnóstico de SIDA es de un año, cada paciente llega a consumir 2 880 dólares en consulta externa, en promedio, y 240 dólares en medicamentos, lo cual aunado a la hospitalización, arroja un total de 12 760 dólares.

Actualmente, el INNSZ está subsidiando, en promedio, dos tercios de estos costos; la otra tercera parte la pagan directamente los pacientes, a partir de un estudio socioeconómico realizado a cada uno. No obstante, es claro que cualquiera que sea su nivel, el pago de esta cantidad representa un gasto catastrófico que afectará drásticamente el futuro de la familia entera. Por ello, en los cálculos siguientes, se da por hecho que el Estado absorberá el 100% de los gastos, situación que debe suceder para más de un 90% de los pacientes con SIDA en México.

Bajo el escenario de continuación de la crisis económica con recursos decrecientes, las instituciones de población abierta gastarán entre 2.3 y 3.9 veces su presupuesto destinado a la atención hospitalaria, mientras que las instituciones de seguridad social lo harán entre un 0.3 y 0.5 veces (cuadro 45, figura 56*a*).

Si se piensa en el escenario de continuación de los niveles de 1987, los límites serán, para población abierta, entre 1.2 y 2.1 veces el presupuesto, y para la seguridad social, entre 0.1 y 0.2 (figura 56*b*).

Pero en el escenario de incremento del gasto al nivel de 1982, le corresponderá aportar entre 0.9 y 1.5 veces el presupuesto a población abierta, y entre 0.09 y 0.15 a la seguridad social (figura 56*c*).

En todos los escenarios, la seguridad social muestra requerimientos sobre su presupuesto diez veces menores a los del subsector de población abierta. Al igual que en el control epidemiológico, la crisis y la política de gasto hospitalario en las instituciones afectan considerablemente cada escenario. Mientras que el de nivel de gasto de 1982 deja dentro de lo razonable los costos para la seguridad social, resulta francamente incosteable para las instituciones de población abierta.

Camas hospitalarias

La cama censable representa un buen indicador del requerimiento de recursos humanos y de infraestructura física. Al proyectar los días estancia de los pacientes, se obtiene una idea sobre los requerimientos en estos renglones. La cama censable es uno de los pocos indicadores que mostró un crecimiento durante el sexenio analizado, con un 3.8% anual en promedio, a pesar de las secuelas de los sismos de septiembre. Así las cosas, de continuar la tendencia, se requerirá, para 1991, el 0.04% de las camas del sector en su conjunto. De mantenerse el volumen de las camas de 1987, será necesario un 5%, esto es, una de cada veinte camas estaría ocupada por pacientes de SIDA.

No cabe duda de esta proporción, especialmente cuando se espera que también se incrementen otros padecimientos de alta ocupación, con el auge de las enfermedades crónico-degenerativas asociado a la transición epidemiológica. Pero la ocupación es baja, si se le compara con los requerimientos globales, lo que deja ver que el SIDA afectará principalmente en el renglón de medicamentos y otros recursos materiales.

Gasto global

Al comparar el costo total esperado con el ejercicio global de cada subsector, se aprecia la importancia que ha tenido el renglón hospitalario, y los fuertes recortes que para cubrirlo ha resentido la seguridad social. En efecto, bajo el escenario de disminución creciente, el SIDA absorberá entre 0.2 y 0.4 veces el presupuesto global destinado a población abierta, mientras que afectará entre 1.3 y 2.2 veces aquél de la seguridad social (cuadro 45, figura 56*a*). Las discrepancias desfavorables a la seguridad social se explican porque se está proyectando la tendencia de fuertes recortes presupuestarios en dicho subsector, frente a la relativa protección que vivió aquél de población abierta durante los últimos seis años. El *reductio ad absurdum* demuestra la urgencia de elevar los presupuestos del sector en su conjunto, ya que sin duda nunca se permitirá que el SIDA absorba ni siquiera un 5% del gasto sectorial de cualquier institución.

Los niveles de 1987 o incluso los de 1982 son también insuficientes para encarar el reto del SIDA (figura 56*b* y 56*c*). Según el primer escenario se tendría un gasto entre 0.2 y 0.4 veces el destinado a población abierta, y entre 0.2 y 0.3 el de la seguridad social. Incrementar el presupuesto al nivel de 1982 llevaría a límites de entre 0.2 y 0.3 veces el gasto de la primera, y entre 0.09 y 0.15 el de la segunda.

La erogación que el sector habrá de realizar en su conjunto sintetiza los argumentos ominosos hasta ahora esbozados. De continuar la crisis, se estarán requiriendo entre el 0.4% y el 0.7% de los recursos federales disponibles al sector salud. Mantener el nivel de 1987 implicará una gama de entre 0.2% y 0.3% de los mismos, mientras que el nivel de 1982 implicaría entre 0.09% y 0.15%.

Aun considerando que los costos asociados al SIDA puedan descender, o incluso que lo aquí considerado haya estado sobrado, es poco probable que se desvíen significativamente de los supuestos detrás de las proyecciones. Hablamos así, de un egreso de entre el 0.09% y el 0.15% del total de los recursos del sector salud sólo para abordar de manera óptima el problema del SIDA.

CONCLUSIONES

Los dos subsectores del gobierno federal que componen en su mayor parte al Sistema Nacional de Salud fueron afectados de manera muy distinta por la crisis, y respondieron también en forma bastante diferente a sus embates. Aun siendo la seguridad social la más castigada en su presupuesto global, protegió la prevención. Por su parte, a pesar de que el subsector población abierta vio un decremento inferior al de la seguridad social en casi cien veces y respondió con recortes similares en prevención y hospitalización, protegió en mayor grado este último servicio. Cabe señalar que los renglones que resultaron beneficiados dentro del subsector de población abierta fueron los de infraestructura, administración y descentralización, que habían estado tradicionalmente descuidados. Así las cosas, el resultado global fue, a más de las constantes reducciones, de mayor igualdad, entre los subsectores, tanto en sus gastos corrientes como en su capacidad física y administrativa.

El SIDA cunde ahora sin que se haya logrado afianzar en el país una sólida política de prevención. La crisis amenaza entonces con diezmar lo poco que se había logrado. Los decisores habrán de realizar un especial esfuerzo para que la prevención obtenga mayores recursos, si es que se va a contender mínimamente con el problema del SIDA. Cabe analizar entonces la magnitud de dicho esfuerzo, bajo el supuesto de que sea igualmente probable —políticamente hablando— aumentar en un porcentaje dado los presupuestos respecto a su magnitud absoluta. Sobre esta base se podrá ver qué tan realista resulta intentar dichos esfuerzos en el contexto actual del sector.

El esfuerzo para elevar los presupuestos de prevención y hospitalización es muy similar para población abierta con el escenario de sostenimiento del gasto de 1987 (cuadro 46). Por el contrario, el de la seguridad social es 14 veces superior en la prevención que en la hospitalización. En el escenario de gasto de 1982, esta situación se mantiene, ción. En el escenario de gasto de 1982, esta situación se mantiene, pero el subsector de población abierta invierte la situación, a casi la mitad en prevención respecto a la hospitalización. La efectiva prevención del SIDA plantea entonces un reto de enormes proporciones para el sector en su conjunto, pero principalmente para la seguridad social.

Es imperativo frenar las tendencias decrecientes y aumentar significativamente y en el corto plazo los recursos financieros de los subprogramas analizados. Dada la tendencia actual, poca duda cabe de que no se lograrán los aportes en la magnitud requerida para fortalecer las deficiencias de los distintos subsectores. Es por ello impostergable reorganizar al sector de tal forma que se capitalicen los recursos adicionales, con base en la clara diferenciación de fuerzas de cada subsector.

Más que abogar por un mayor gasto preventivo en la seguridad social —situación que sólo se ha logrado a costa de una reducción global—, hay que aprovechar y reforzar su amplia infraestructura y servicios hospitalarios. Más que pugnar por mayores hospitales dentro de la pobre infraestructura para población abierta, hay que capitalizar su amplia difusión territorial, y sus programas preventivos y de regulación sanitaria. Y antes que descargar el déficit público a la medicina privada —obligando a duplicaciones, y a un doble pago de los cotizantes —, es ya impostergable su incorporación a un esquema que permita solventar coordinadamente la demanda. Esta división del trabajo podría aprovecharse integrando los universos de cobertura, y conservando la administración y las formas de financiamiento claramente diferenciadas.

Es el momento de hacer conciencia de que las rivalidades institucionales no han conducido al beneficio de nadie, y de que frente a nuevas y ominosas necesidades, habrá también que replantearse las relaciones históricas entre los conjuntos de la población.

CUADRO 46. *Esfuerzo relativo para incrementar los presupuestos de prevención y hospitalización del* SIDA *en 1991, según distintos escenarios*

Subsector	Escenario: Tendencia 1982-1987	Gasto de 1987	Gasto de 1982
Población abierta	1.9	1.2	0.6

BIBLIOGRAFÍA

Frenk, K. J. "La modernización de la salud". *Diálogo Nacional*, vol. 14, 1988, pp. 26-27.

González Block, M.A. "Costos del SIDA en el futuro próximo". *Salud Pública de México*, vol. 130, 1988, pp. 597-612.

González Block, M.A. "El traslape de la demanda en el Sistema Nacional de Salud de México: Limitaciones en la integración sectorial", *Salud Pública de México* (en prensa).

Valdespino Gómez, J.L. "Patrones y predicciones epidmiológicos del SIDA en México". *Salud Pública de México*, vol. 130, 1988, pp. 567-590.

Salinas de Gortari, C. *Perfiles del programa de gobierno 1988-1994*, México, IEPES-PRI, 1988.

GLOSARIO

A

Ácido desoxirribonucleico (ADN). Proteína celular que constituye los cromosomas, y que contiene la información genética (hereditaria) de la célula. Se encuentra en el núcleo, y se transmite de una generación celular a otra.

Ácido nucleico. Hay dos tipos de ácido nucleico en la naturaleza: el desoxirribonucleico o ADN, y el ribonucleico o ARN. Los ácidos nucleicos están formados por cadenas largas de unidades conocidas como nucleótidos.

Ácido ribonucleico (ARN). Secuencia de nucleótidos en una sola cadena (a diferencia del ADN, formado por una cadena doble); transporta información desde el núcleo hacia las estructuras de la célula, en donde se sintetizan las proteínas.

Adenomegalia. Aumento de volumen de un ganglio linfático.

Alergeno. Antígeno que produce una reacción alérgica.

Anemia. Situación en la cual hay una reducción en el número de glóbulos rojos circulantes, o de hemoglobina. Se manifiesta clínicamente por palidez, dificultad respiratoria, palpitaciones y fatigabilidad.

Anergia. Falta de respuesta del sistema inmune celular, a un estímulo antigénico específico. Habitualmente se detecta a base de pruebas cutáneas. Los pacientes con SIDA cursan con anergia cutánea, lo que revela que su sistema inmune celular se encuentra deficiente.

Anticuerpo. Proteína producida por el sistema inmunológico, como resultado de la entrada de un antígeno, y que tiene la capacidad de combinarse en forma específica con el antígeno que estimuló su producción, con el objeto de inactivarlo o neutralizarlo. No todos los anticuerpos, aunque sean específicos, tienen capacidad de proteger al huésped.

Anticuerpos monoclonales. Anticuerpos que pueden obtenerse en el laboratorio, a partir de la fusión de dos células distintas, y que tienen la propiedad de ser altamente específicos contra la molécula que se desee. Sus usos en experimentación biomédica son múltiples.

Anticuerpos neutralizantes. Anticuerpos que al unirse con el antígeno, neutralizan su efecto.

Antígeno. Sustancia o agente que el organismo reconoce como extraña (germen, toxina, etcétera), capaz de inducir una respuesta inmune; esta respuesta puede ser a base de anticuerpos o de células inmunes.

Antiproliferativos. Sustancias que impiden la reproducción celular. Habitualmente se refieren a sustancias que previenen la reproducción de células cancerosas, aunque pueden actuar sobre células normales, como las de la médula ósea o las intestinales.

Antiséptico. Sustancia que se utiliza para destruir o impedir la proliferación de microorganismos en los tejidos vivos, a diferencia de los desinfectantes, que se utilizan con el mismo fin, pero para material inerte.

Antiviral. Literalmente significa contra los virus. Se considera antiviral a cualquier droga que destruye o impide la replicación de los virus. De manera experimental se están empleando en el hombre algunos antivirales para el tratamiento del SIDA.

Autoinmunidad. Respuesta alterada del organismo, en la que se producen anticuerpos y/o células en contra de los tejidos del propio organismo. Algunas enfermedades son el resultado de este tipo de alteración. Hay investigadores que sugieren que el SIDA es una enfermedad en la que algunas de las alteraciones de la infección por el VIH se deben a una respuesta autoinmune.

B

Bacteria. Organismo microscópico compuesto por una sola célula. Muchas bacterias son la causa de enfermedades que atacan al hombre.

Bazo. Órgano linfoide situado en la porción superior izquierda del abdomen. Además de su papel en la respuesta inmune, funciona como destructor de glóbulos rojos envejecidos.

Biometría hemática. Análisis de la sangre que proporciona datos sobre el número de glóbulos rojos, blancos y plaquetas.

Biopsia. Extracción quirúrgica de un pedazo de tejido de un individuo vivo, con el objeto de observarlo en el microscopio y formular un diagnóstico; por ejemplo, buscar la presencia de microorganismos, o determinar la existencia de células cancerosas.

Bioquímica. Estudio de la estructura química y de las funciones químicas de los organismos vivos.

Bisexual. Individuo que participa en actos sexuales, tanto con personas del mismo sexo como del sexo opuesto.

Broncoscopia. Examen directo de los bronquios, mediante un aparato con un sistema óptico (broncoscopio).

C

Cáncer. Grupo de enfermedades cuya característica principal es el crecimiento descontrolado de células anormales, y su diseminación a tejidos vecinos (invasión), y/o a tejidos distantes (metástasis). Neoplasia maligna. Tumor maligno.

Cáncer invasivo. Cáncer cuyo crecimiento invade tejidos contiguos al sitio original, pero que todavía no da metástasis.

Cancerígeno. Cualquier sustancia que favorece el desarrollo del cáncer.

Candidiasis. Tipo de infección causada por un hongo llamado *Candida albicans*, que afecta a las membranas mucosas y a la piel; en forma excepcional, puede afectar órganos internos. La infección causada por la *Candida* en la boca es conocida como "algodoncillo", y se caracteriza por la presencia de placas blancas e inflamación de las encías, las mucosas de la boca y el esófago, que llega a ser dolorosa. También puede aparecer en el lecho de las uñas, ombligo, alrededor del ano, en la vagina o en la garganta. Puede provocar infecciones sistémicas. Se ve con frecuencia en individuos inmunodeprimidos. Las mujeres obesas, embarazadas y diabéticas pueden presentar candidiasis en vagina, lo cual no implica que tengan SIDA.

CAP. Encuesta diseñada para obtener información sobre los conocimientos, actitudes y prácticas que tiene una población con respecto a una determinada enfermedad. Se han utilizado mucho en alcoholismo, tabaquismo y control de la natalidad, y ahora se están utilizando en el SIDA, en particular para evaluar el efecto de las campañas educativas.

Cápside. Envoltura proteica del virus.

Carcinoma. Un tipo de cáncer que se origina en la piel y en las mucosas que recubren el interior de ciertos órganos del cuerpo, como los intestinos, el útero, los senos, etcétera.

Célula. Estructura o unidad fundamental de la vida, formada por núcleo, citoplasma y membrana celular.

Célula B. Glóbulo blanco que pertenece al sistema inmunológico, producido por la médula ósea, cuya función es la producción de anticuerpos; también se le conoce como linfocito B.

Células de memoria. Linfocitos específicos que después de un primer contacto con cierto antígeno reaccionan más rápidamente cuando vuelven a enfrentarse a dicho antígeno. Estas células pueden persistir durante muchos años.

Célula asesina natural. Glóbulo blanco capaz de reconocer, atacar y destruir células infectadas por virus y tumores. También se le conoce como célula NK (Natural Killer).

Célula de Langerhans. Miembro del sistema fagocítico mononuclear, presente en la piel y en las mucosas (por ejemplo, oral, anal, vaginal), capaz de almacenar al VIH para transmitirlo a los linfocitos de la persona infectada, o servir de fuente de contagio para terceras personas.

Célula plasmática. Es la etapa final de diferenciación o maduración de un linfocito B, con una sobrevida corta, que se encarga de la producción de anticuerpos.

Célula T. También conocida como linfocito T (por madurar en el timo); es una variedad de glóbulos blancos constituida por tres subpoblaciones: citotóxica (CD8), destinada a destruir a los antígenos; colaboradora (CD4), coordinadora de la actividad inmunológica; y supresora (CD8), inhibidora de la respuesta inmune.

Célula T4. Una de las subpoblaciones de los linfocitos T que regula el funcionamiento del sistema inmune. Se le conoce también como célula T colaboradora y es la principalmente afectada por el VIH. El número 4 proviene de una molécula (CD4) que tiene en su membrana.

Célula T8. Dos de las subpoblaciones de células T. Tienen la molécula CD8 en su membrana, por lo que se les denomina T8: las supresoras y las citotóxicas.

Célula T citotóxica. Subpoblación de los linfocitos T capaz de reconocer, atacar y eliminar células infectadas por virus, hongos, y parásitos y tumores. También se le conoce como linfocito T citotóxico.

Célula T colaboradora. Subpoblación de los linfocitos T que regula múltiples funciones inmunológicas, como la función inmunológica humoral (a base de anticuerpos) y celular (a base de linfocitos T citotóxicos y linfocitos T supresores). También se le conoce como linfocito T colaborador/inductor, célula T4 o CD4.

Centros de Control de Enfermedades (CDC). Organismos del gobierno de Estados Unidos que funcionan como agencia de servicios de salud, dependientes del Departamento de Salud y Servicios Humanos. Estos centros llevan a cabo registros estadísticos de enfermedades de carácter epidémico, como el SIDA, y otro tipo de enfermedades.

Citomegalovirus (CMV). Es un virus emparentado con la familia de los herpes virus. Las infecciones por CMV pueden ocurrir sin sintomatología, o con síntomas inespecíficos como escalofríos, fiebre, irritación de garganta, debilidad y crecimiento ganglionar. Las infecciones más severas pueden producir hepatitis, mononucleosis o neumonía. Generalmente es autolimitada. El virus se elimina a través de la orina, semen, saliva, heces y sudor. En casos con inmunodeficiencia, como en el SIDA, puede haber además, alteraciones de la visión que llegan a la ceguera.

Citotóxico. Que daña o destruye células.

Condón. Forro elástico en forma de dedo de guante, que se adapta al pene erecto. Funciona a manera de barrera mecánica, impidiendo el intercambio de semen y secreciones vaginales, por lo que se utiliza como método anticonceptivo o para prevenir infecciones transmitidas por contacto sexual.

Cofactor. Situación, actividad o agente que incrementa la susceptibilidad, o favorece las condiciones para adquirir una enfermedad. En el caso del SIDA actúan como cofactores la infección por otros microorganismos, el abuso de drogas, alcohol, mala nutrición, estrés y algunos factores genéticos. Entre los agentes infecciosos más frecuentes están: citomegalovirus, herpes virus, virus de Epstein-Barr, virus de la hepatitis tipo B y algunos otros agentes productores de enfermedades de transmisión sexual como gonorrea, sífilis, etcétera.

Colon. Parte del intestino grueso que va del final del intestino delgado hasta el exterior, donde cambia su nombre por ano.

Colonoscopia. Técnica que permite la observación directa del intestino grueso o del colon, introduciendo un tubo flexible que tiene un sistema óptico.

CONASIDA. Consejo Nacional para la Prevención y Control del SIDA. Institución mexicana creada originalmente como respuesta a una solicitud de la OMS a sus países miembros para formar comités que coordinaran, a nivel nacional, la lucha contra el SIDA. El 19 de agosto de 1988, se firmó el decreto presidencial por el cual pasa de ser Comité Nacional a ser Consejo Nacional, es decir, un organismo gubernamental descentralizado, con representación de múltiples instituciones del sector salud, secretarías de Estado, medios de comunicación masiva e instituciones educativas y juveniles.

Complejo relacionado con el SIDA (CRS). El CRS no tiene, hasta el momento, una definición oficial. Es una respuesta al virus del SIDA, en la que algunos individuos desarrollan solamente algunos síntomas, y otros todo un conjunto de ellos, tales como inflamación de ganglios, sudores nocturnos, diarrea persistente y fatiga. Sin embargo, este conjunto de síntomas no significa necesariamente que se trate de SIDA.

Contagioso. Fácilmente transmisible de una persona a otra en forma directa o indirecta; ocurre con algunos microorganismos productores de enfermedad. El virus del SIDA no se transmite fácilmente; el contagio solamente se produce cuando la persona entra en contacto con los fluidos corporales de otra persona, como sangre, semen, secreciones vaginales.

Clínico. Referente al estudio y tratamiento de las enfermedades humanas con base en la observación directa, lo que lo distingue de la investigación de laboratorio.

Criopreservación. Mantener, mediante frío, alguna sustancia o microorganismo en buenas condiciones. En el caso de microorganismos, significa mantenerlos viables.

Criptococosis. Enfermedad producida por el hongo *Cryptococcus neoformans*. Infección oportunista que se presenta en pacientes con SIDA; se adquiere por vía respiratoria. Consiste en un foco primario pulmonar que se disemina a meninges, aunque también puede afectar al mediastino, riñones y piel.

Criptosporidiosis. Infección causada por un parásito protozoario encontrado en el intestino de los animales. Una vez que se transmite al hombre (por contacto directo con el animal infectado), el parásito se aloja en el intestino causando diarrea severa. Posiblemente se transmite también de hombre a hombre. Esta infección se presenta de manera frecuente en personas que tienen deprimido el sistema inmunológico, aunque algunos estudios reportan que dicho padecimiento afecta a personas sin esa depresión.

Cromosoma. Estructura de la célula que almacena la información genética o hereditaria, a través del ADN.

D

Desinfección. Procedimiento para inactivar microorganismos en una superficie. No es efectivo para las esporas de bacterias.

Diagnóstico. Identificación de una enfermedad a través de sus signos, síntomas, curso y/o hallazgos de laboratorio y gabinete.

Drogas intravenosas. Drogas que se inyectan a través de una aguja directamente en las venas. El término se emplea generalmente para drogas con efectos estimulantes para el SNC, y no para otros medicamentos que se administran por esta vía con fines terapéuticos.

Diferenciación. Proceso biológico de especialización celular: las células con idéntica información genética, se vuelven estructural y funcionalmente diferentes entre sí, de acuerdo a las necesidades del organismo. Ejemplo de esto es la transformación de linfocitos B a células plasmáticas, cuando se requiere la producción de anticuerpos.

E

ELISA. Estudio inmunológico de laboratorio, que permite el diagnóstico de infección de diversos gérmenes tales como virus y protozoarios, mediante la detección de anticuerpos específicos contra ellos, o de la presencia de sus antígenos. Se utiliza como prueba de detección de infección por VIH en bancos de sangre y en población con factores de riesgo. No establece diagnóstico de SIDA; sólo permite detectar a los individuos contagiados por el VIH. Tampoco permite establecer si un individuo infectado por VIH evolucionará o no a SIDA, ni cuándo sucederá.

Encefalitis. Inflamación del tejido cerebral (encéfalo).

Encefalopatía. Enfermedad producida por la degeneración del tejido cerebral.

Endémica. Se dice de una enfermedad que se encuentra presente en forma habitual en una región o comunidad específica.

Endotelio. Capa de células planas que recubren a los vasos sanguíneos.

Enfermedad autoinmune. Enfermedad en la cual el organismo presenta una respuesta inmunológica dirigida contra sus propias estructuras.

Enfermedad de Hodgkin. Una forma de cáncer que afecta al tejido linfático, fundamentalmente ganglios y bazo.

Enfermedades oportunistas. Enfermedades causadas por microorganismos que comúnmente se encuentran presentes en el organismo o en el ambiente, pero que sólo producen enfermedad en los individuos que no presentan condiciones óptimas de salud, como una deficiencia en el sistema inmunológico.

Env. Gen responsable de la síntesis de los componentes de la envoltura de los retrovirus.

Epidémica. Se dice de una enfermedad que afecta a un número de individuos mayor al habitual, para una comunidad o región específica.

Epidemiología. Estudio de la distribución y causalidad del proceso salud-enfermedad en la población.

Escisión. Extracción, por medios quirúrgicos, de una parte enferma del organismo, incluyendo tumores cancerosos.

Espermaticida, espermicida. Se le llama así, a cualquier sustancia empleada como anticonceptivo, que tenga la propiedad de matar a los espermatozoides (células que se encuentran en el semen y fecundan al óvulo). Entre los espermaticidas más efectivos se encuentra el nonoxynol 9, que también ha demostrado su eficacia para destruir al virus del SIDA en pruebas de laboratorio. También se emplea como lubricante para los condones, con el propósito de reducir el riesgo de infección durante el acto sexual; sin embargo, el uso únicamente del nonoxynol 9 durante el coito no ha demostrado su efectividad.

Esterilización. Procedimiento para inactivar virus, bacterias y esporas.

Etiología. Estudio de las causas que provocan las enfermedades.

Eritrocito. Glóbulo rojo. Célula sanguínea que contiene hemoglobina, y se encarga de transportar oxígeno de los pulmones al resto del organismo, y bióxido de carbono de los tejidos a los pulmones.

Estudio histopatológico. Análisis de tejidos, realizado en el microscopio, con el fin de establecer un diagnóstico definitivo de enfermedad.

Exposición al riesgo. Conjunto de condiciones, conductas o acciones que favorecen el contacto con un agente patógeno (virus, bacteria, etcétera), sin que el resultado necesariamente implique contraer la enfermedad.

F

Factor de transferencia. Sustancia producida por los linfocitos, que ha sido empleada como tratamiento para algunas infecciones. Hasta el momento se desconoce cómo actúa.

Fagocitosis. Proceso biológico mediante el cual una célula ingiere partículas para su nutrición o para degradarlas y eliminarlas. Los glóbulos blancos conocidos como neutrófilos y macrófagos se encargan de eliminar algunos microorganismos de esta manera.

Falso negativo. Resultado de laboratorio que en forma errónea no detecta algo que sí existe, como anticuerpos contra el VIH.

Falso positivo. Resultado de laboratorio, que en forma errónea detecta algo que no existe, como anticuerpos contra el VIH.

Fluidos corporales. Líquidos producidos por el organismo, por ejemplo, sangre, semen, secreciones vaginales, orina, lágrimas, etcétera. De estos fluidos sólo se ha detectado VIH viable y en grandes cantidades, en sangre, semen y secreciones vaginales.

Fuente de infección. Lugar físico donde se encuentra un microorganismo, a partir del cual un individuo puede infectarse. Dependiendo, fundamentalmente, de la resistencia al medio del microorganismo de que se trate, las fuentes de infección pueden ser, por ejemplo, el agua y los alimentos contaminados con heces para el caso de infecciones gastrointestinales, o exclusivamente algunas secreciones y líquidos corporales del hombre: semen, sangre, secreciones vaginales o leche, para el caso del SIDA.

G

Gag. Gen característico de todos los retrovirus, que contiene la información para que se formen las proteínas del "núcleo" del virus.

Ganglio linfático o nódulo linfático. Tejido formado por linfocitos y células del sistema fagocítico mononuclear, cuya función es la de actuar como un filtro de las impurezas del organismo.

gp. Abreviatura de glicoproteína. Componente de la envoltura de los virus, constituido por proteínas y azúcares. En el caso del VIH, existen dos: la gp120, externa, y la gp41, transmembranal.

Gen. Segmento de un cromosoma del que depende una característica hereditaria específica (por ejemplo, el color de los ojos). Cada gen tiene una localización determinada dentro del cromosoma. Los virus poseen de tres a trescientos genes; el humano, alrededor de cien mil.

Germen oportunista. Es aquel que en condiciones habituales no provoca infección ya que el organismo se defiende de él, sin embargo, ante un defecto de la respuesta inmune (inmunodeficiencia), dicho organismo aprovecha la "oportunidad" para su desarrollo. Algunas células malignas aprovechan igualmente la oportunidad para multiplicarse y dar origen a tumores.

Glía. Célula del sistema nervioso, destinada fundamentalmente a brindar soporte a las neuronas, y a producir una sustancia (mielina) que envuelve y aísla las prolongaciones de las neuronas (parte de las cuales forman las raíces nerviosas).

Granulocito. Cierto tipo de leucocito (glóbulo blanco), que en su interior contiene gránulos formados por vesículas citoplásmicas rodeadas por una membrana. Los granulocitos son producidos en la médula ósea, y junto con los macrófagos constituyen la primera línea de defensa contra infecciones u otras agresiones externas.

Grupos con prácticas de alto riesgo (GAR). Son aquellos grupos que han demostrado, a través de estudios epidemiológicos, estar expuestos a mayor riesgo de contraer una enfermedad. Como ejemplos de grupos de alto riesgo para contraer SIDA podemos citar a los hombres homosexuales, bisexuales, a los heterosexuales, de ambos sexos, con múltiples parejas sexuales, a los adictos a drogas intravenosas, a los hemofílicos y a las parejas sexuales de cualesquiera de estos grupos. Aunque por diversas razones es preferible hablar de individuos con prácticas de alto riesgo y no de grupos.

H

Hemofilia. Enfermedad hereditaria que afecta la coagulación de la sangre (existen 2 tipos de hemofilia). Los hemofílicos deben recibir el factor sanguíneo del que carecen para que su sangre pueda coagular. Dependiendo del tipo de hemofilia, es el factor que requieren, puede ser el factor VIII o el IX, los cuales se obtienen de la sangre de individuos no hemofílicos, que en ocasiones puede contener al VIH. Actualmente se obtienen mediante métodos que inactivan al virus. Debido al alto índice de infección previo, los hemofílicos siguen siendo un grupo de alto riesgo para el SIDA.

Heterosexual. Individuo que participa en relaciones sexuales con personas del sexo opuesto.

Homosexual. Individuo que participa en un acto sexual con una persona del mismo sexo, o que siente el deseo psicológico que lo motiva a desear tal acto.

Hormonas. Moléculas producidas por el organismo, que ayudan a regular ciertas funciones como la del crecimiento, metabolismo y la función reproductiva.

HTLV-3. Es uno de los nombres originales que se le dieron previamente al virus causante del SIDA. Las siglas corresponden al nombre, en inglés, de virus linfotrópico humano tipo 3. Posteriormente, un comité de taxónomos de la Organización Mundial de la Salud (OMS), propuso utilizar una sola denominación para el virus causante del

SIDA: virus de la inmunodeficiencia humana, cuyas siglas en español son VIH, y en inglés HIV. Este nombre substituye a las denominaciones anteriores.

Huésped. Término utilizado en medicina, para designar al individuo o célula (célula huésped) que aloja a un microorganismo. El término correcto debería ser hospedero, por lo que actualmente se está tratando de sustituirlo, sin mucho éxito por el arraigo que existe entre el personal médico en utilizar el término huésped.

I

Incidencia. Frecuencia con la que ocurre un evento, por ejemplo, número de casos nuevos de SIDA entre la población, en un lapso y lugar determinados.

Infecciones oportunistas. Igual que enfermedades oportunistas, pero cuando el agente es un microorganismo.

Inflamación. Reacción tisular caracterizada por eritema (enrojecimiento), calor (aumento de temperatura), edema (aumento de volumen) y dolor en la zona afectada. Ocurre como consecuencia de diferentes estímulos, lesiones, o ante la presencia de microorganismos.

Inmunidad celular. Aquella respuesta del sistema inmunológico que depende de la actividad de las células T, cuando son estimuladas por algún antígeno.

Inmunidad humoral. Respuesta del sistema inmunológico en la que participan anticuerpos.

Inmunidad mediada por células. Sinónimo de inmunidad celular.

Inmunodeficiencia. Estado heredado o adquirido, en el cual el sistema inmunológico es incapaz de funcionar normalmente ante agresiones externas o internas.

Inmunología. Rama de la medicina que estudia los mecanismos empleados por el organismo para defenderse de todo aquello que reconoce como extraño, que pueden ser sustancias, agentes externos, o células propias alteradas, como las cancerosas.

Inmunofluorescencia. Prueba de laboratorio en la que se emplean reactivos fluorescentes para observar la presencia de un agente. También se utiliza para detectar otro tipo de enfermedades infecciosas o inmunológicas, y se emplea como "confirmatoria" para el diagnóstico de infección por VIH.

Inmunoglobulina. Sinónimo de anticuerpo.

Inmunomodulación. Proceso que regula (en sentido positivo o negativo) la actividad de uno o más de los componentes del sistema inmune.

Inmunoterapia. Tratamiento empleado para combatir enfermedades; consiste en estimular los mecanismos de defensa propios del organismo.

Interferencia viral. Fenómeno mediante el cual la infección por un virus previene la infección por otro virus. La observación de este fenómeno llevó al descubrimiento del interferón.

Interferones. Familia de proteínas naturales producidas localmente por células específicas de algunas especies vertebradas, cuando son atacadas por infecciones virales. Constituyen una forma de defensa temprana e inespecífica contra esa infección. Los interferones poseen actividad antiviral, antiproliferativa e inmunomodulatoria. Existen tres clases principales de interferones: interferón Alfa, producido por los leucocitos (glóbulos blancos); interferón Beta, producido por las células de tejido conectivo; e interferón Gamma, producido por los linfocitos T, después de estar en contacto con un antígeno. Éste actúa como una linfocina, estimulando monocitos, macrófagos y otras células del sistema inmune.

Interleucinas. Moléculas producidas por los glóbulos blancos, que transportan señales entre ellos. La interleucina 1 (IL-1) la producen los macrófagos, y la interleucina 2 (IL-2), los linfocitos T.

L

Latencia. Periodo en el cual el virus se encuentra en el organismo, pero permanece inactivo, dormido.

LAV. Es uno de los nombres originales que se le dieron al virus causante del SIDA. Las siglas corresponden al nombre en francés para virus asociado a linfadenopatía. Posteriormente, un grupo de taxónomos de la OMS propuso utilizar una sola denominación para este virus: virus de la inmunodeficiencia humana, cuyas siglas en español son VIH, y en inglés HIV. Este nombre sustituye a las denominaciones anteriores.

Lentivirus. Subfamilia de los retrovirus, responsables de padecimientos que se manifiestan después de largos periodos de incubación, de ahí su nombre. Algunos ejemplos de lentivirus son el virus visna de borregos, el virus de la anemia equina infecciosa, el virus caprino de la encefaloartritis y el virus de la inmunodeficiencia humana.

Letalidad. Número de defunciones debidas a un padecimiento determinado entre el número de enfermos afectados por ese mismo padecimiento, multiplicado por una constante que depende del número de individuos.

Leucemia. Cáncer del tejido formador de la sangre (médula ósea), caracterizado por una sobreproducción de glóbulos blancos inmaduros.

Leucocito. Glóbulo blanco. A los leucocitos se les divide en dos grandes grupos: 1) Granulocitos, producidos en la médula ósea, que participan en la primera línea de defensa del organismo, la cual es inespecífica. 2) Linfocitos, originados en la médula ósea o en los tejidos linfáticos, que participan en reacciones inmunes específicas. Existen dos tipos de linfocitos: B y T.

Linfadenopatía. Inflamación de los ganglios o nódulos linfáticos que varía en tamaño y consistencia. Su aparición puede deberse a múltiples causas: desde una simple infección originada por una gripe, hasta lo que se conoce como linfoma, que es un tipo de cáncer de los propios ganglios.

Linfocitos.Variedad de globulos blancos responsables de brindar protección específica contra agentes extraños (antígenos). Los linfocitos B son responsables de producir anticuerpos (inmunidad humoral), y los linfocitos T, de actuar directamente contra el antígeno, de producir sustancias que lo destruyan, o de estimular otras células para que sean ellas las que lo hagan (inmunidad celular).

Linfocitos T. Una de las poblaciones de células del sistema inmune, que a su vez se subdivide en varias subpoblaciones con distintas funciones: linfocitos T cooperadores (T4), linfocitos T supresores (T8), y linfocitos T citotóxicos (T8) [véase célula T].

Linfoma. Cáncer de los ganglios linfáticos.

M

Macrófagos. Células que pertenecen al sistema fagocítico mononuclear, especializadas en ingerir partículas. Originalmente se pensó que ésa era su única función, pero actualmente se sabe que son piezas clave en el funcionamiento del sistema inmune. Se producen en la médula ósea, y sufren una diferenciación a lo largo de su vida, siendo primero monocitos (glóbulos blancos), y después, macrófagos fijos en tejidos o libres en cavidades.

Médula ósea. Tejido blando localizado en las cavidades óseas. Produce las células sanguíneas y las células del sistema inmunológico.

Muestra de esputo. Estudio de las células que se encuentran en los pulmones, por medio de análisis microscópico de la espectoración.

Memoria inmunológica. Fenómeno por el cual un segundo encuentro con un antígeno específico produce una respuesta inmune más rápida y vigorosa que aquella generada ante el primer contacto. La memoria depende de los linfocitos que tuvieron ese primer encuentro.

Mielosupresión. Afección en la función normal de la médula ósea, que tiene como consecuencia una producción insuficiente de eritrocitos, leucocitos o plaquetas.

Monocito. Leucocito de gran tamaño que se origina en la médula ósea. Los monocitos se encuentran en la sangre; al pasar a los tejidos se convierten en macrófagos. Su función es degradar, por medio de la fagocitosis, a las moléculas extrañas, y participar en la respuesta inmunológica.

Morbilidad. Número de enfermos de un padecimiento determinado, entre la población expuesta al riesgo de adquirirlo, multiplicado por una constante.

Mortalidad. Número de muertes entre una población determinada, en un lapso y lugar específicos.

N

Neoplasia. "Tejido nuevo" o "nuevo crecimiento". Tumor que puede ser benigno o maligno (neoplasia maligna, véase *cáncer*).

Neutrófilos. Cierto tipo de leucocitos de tipo granulocitos, encargados de combatir las infecciones. También se les conoce como leucocitos polimorfonucleares.

Nitrato de butilo (*nitritos*). [Véase *poppers*.]

Núcleo. Parte de la célula rodeada por una membrana, en la que se almacena la información genética en forma de ADN.

Nucleocápside. Componente hereditario y envoltura proteica viral.

O

OMS. Organización Mundial de la Salud.

Oncogénico. Que puede producir cáncer.

Oncología. Estudio del cáncer y su tratamiento.

OPS. Organización Panamericana de la Salud.

Organelos. Unidades funcionales especializadas que se encuentran en el interior del citoplasma de las células (por ejemplo los ribosomas, en donde se inicia la síntesis de proteínas; los lisosomas, en donde se localizan las enzimas para la digestión de partículas fagocitadas, etcétera).

P

Pol. Gen responsable de la síntesis de la polimerasa o transcriptasa reversa de los retrovirus.

Patología. Rama de la medicina encargada del estudio de las enfermedades.

Parásito. Organismo que vive a expensas de otro ser viviente.

Patógeno. Capaz de provocar enfermedad.

Perinatal. Periodo o etapa alrededor del parto; comprende desde un tiempo antes del nacimiento, incluyendo el momento del alumbramiento, hasta el momento posterior al parto, variando los límites de tiempo según diversos autores.

Periodo de incubación. Tiempo que transcurre entre la entrada al organismo de un agente infeccioso, y la aparición de los primeros síntomas. En el caso del SIDA este periodo es muy variable y puede fluctuar desde unos pocos meses, hasta 10 años o más.

Persona con SIDA (PCS). Terminología propuesta para nombrar a los individuos a quienes se les ha diagnosticado el SIDA, para sustituir términos como "víctimas de SIDA" o "sidoso".

Plaquetas. Fragmentos de célula en forma de discos, necesarios para la coagulación de la misma.

Pneumocystis carinii. Germen oportunista responsable de la infección más característica en el SIDA: neumonía por *Pneumocystis carinii*.

Poppers (nitritos). Anglicismo que se emplea para llamar a un tipo de droga inhalada, a base de nitrito de amilo o butilo que se emplea para estimular la respuesta sexual. Se han realizado estudios que demuestran que son inmunodepresores.

Portador asintomático. Persona que tiene un agente infeccioso en el organismo, sin presentar ningún síntoma o manifestación clínica de enfermedad.

Prevalencia. Número de personas enfermas en una población, en un momento determinado; generalmente se expresa como porcentaje.

Pronóstico. Término empleado para la predicción de la evolución de una enfermedad, y del futuro del paciente, tomando en cuenta factores tales como su estado general, la historia natural del padecimiento, la oportunidad en el tratamiento, los medios de tratamiento, etcétera.

Protocolo. Serie de procedimientos establecidos y seguidos por médicos o investigadores, para realizar una investigación.

Prácticas de alto riesgo. Término para describir actividades y prácticas que aumentan la posibilidad de adquirir una enfermedad. A manera de ejemplo, algunas prácticas sexuales como el coito anal o vaginal con múltiples compañeros y sin condón, o el compartir jeringas para inyectarse drogas intravenosas se consideran prácticas de alto riego para adquirir el VIH.

Profilaxis. Procedimientos o tratamiento diseñado para prevenir una enfermedad.

Proteínas. Estructuras formadas a partir de aminoácidos, que tienen alguna actividad biológica, como enzimas, hormonas, inmunoglobulinas, y que constituyen el elemento estructural principal del cuerpo. Cada proteína tiene una secuencia de aminoácidos específica, genéticamente determinada, que le confiere su característica estructural y/o su función.

Pruebas cutáneas. Inyección de pequeñas cantidades de un antígeno específico en la piel para producir una respuesta inmune local, que permita definir si un individuo ha estado en contacto con él previamente, y valorar si su respuesta inmune celular es adecuada.

Prueba de ELISA (ensayo inmuno-enzimático). Prueba efectuada en una muestra de sangre que detecta la presencia de anticuerpos producidos por el organismo, por ejemplo ante el virus del SIDA (la prueba ELISA se usa también para detectar otro tipo de infecciones). La prueba de anticuerpos contra el VIH no indica si se tiene o no SIDA, solamente muestra que el virus ha penetrado al organismo (si ha sido infectado). El individuo que posee anticuerpos contra el VIH es llamado seropositivo.

Prueba de Western-Blot. Prueba de laboratorio que se utiliza para confirmar los resultados de la prueba de ELISA.

Q

Quimioterapia. Tratamiento a base de compuestos químicos para algunas enfermedades como el cáncer.

R

Radiación o *radioterapia.* Técnica empleada en el tratamiento del cáncer, que consiste en la destrucción de las células cancerosas, a través de diferentes tipos de elementos radiactivos, como cobalto, radio, galio y cesio, producidos por máquinas de alto voltaje.

Recaída. Reaparición de una enfermedad (cáncer o infección), una vez que se había controlado.

Recombinación genética. Procedimiento de la ingeniería genética, por medio del cual se transfiere un determinado gen a una célula de otra especie (bacterias, hongos, etcétera), con el objeto de inducirla a producir el producto que le indique el nuevo gen.

Remisión. Desaparición parcial o total de los síntomas de una enfermedad. También se emplea el término para indicar que la enfermedad se encuentra bajo control; sin embargo, no indica curación.

Replicación. Proceso de duplicación o reproducción, como la replicación de un segmento específico de DNA para formar una molécula exactamente igual. Es el proceso mediante el cual los cromosomas forman copias exactas de sí mismos, o los virus se multiplican.

Reservorio. Organismo (animal o humano) que aloja en su interior a un microorganismo, manteniendo la infección en la naturaleza. La transmisión del reservorio a un huésped susceptible puede ocurrir en forma directa o indirecta. Por ejemplo, algunos roedores actúan como reservorios del paludismo: al ser picados por el mosco transmisor, y si éste pica a un ser humano, la infección pasa del reservorio (el roedor) al hombre en forma indirecta. Para el caso del SIDA, el único reservorio que se conoce es el propio hombre, y la transmisión ocurre de manera directa.

Respuesta inmune celular. [Véase inmunidad celular.]

Retrovirus. Subclase de virus de ARN, cuya característica fundamental es convertir su ARN en ADN, lo que se conoce como transcripción reversa, de donde viene su nombre.

S

Sarcoma. Una forma de cáncer que se forma a partir de tejido conectivo y de tejido muscular, óseo y cartilaginoso.

Sarcoma de Kaposi (SK). Cáncer originado en la pared de los vasos sanguíneos. La forma "clásica" no se relaciona con el SIDA, aparece en individuos mayores de 60 años, de origen mediterráneo, que desarrollan el tumor en la piel de las extremidades inferiores, avanza lentamente y no tiende a dar metástasis a órganos internos. La forma "epidémica" está relacionada con el SIDA, aparece en piel o en mucosa de cualquier región del cuerpo, y tiende a dar metástasis a órganos internos.

Seroconversión. Una vez que el virus ha penetrado en el organismo y se aloja en las células susceptibles, el individuo infectado desarrolla niveles detectables de anticuerpos específicos contra el virus, que se pueden localizar a través de un análisis de sangre. El momento en que aparecen estos anticuerpos es variable y recibe el nombre de seroconversión. Durante la seroconversión, un 10% de los individuos aproximadamente desarrolla un cuadro clínico tipo mononucleosis infecciosa.

Serología. Estudio de laboratorio del suero, principalmente referido a la búsqueda de anticuerpos o antígenos.

Seronegativo. Situación en la cual no pueden detectarse anticuerpos contra un agente específico en un suero determinado.

Seropositivo. Situación en la que existe presencia de anticuerpos en la sangre, producidos por el organismo como respuesta a alguna enfermedad en particular. El resultado no indica si el individuo llegará o no a desarrollar dicha enfermedad.

Seroprevalencia. Prevalencia (véase definición) de anticuerpos contra alguna enfermedad. Indicador de cuántos individuos han tenido contacto (y por lo tanto han desarrollado anticuerpos) con un agente específico, en un momento determinado.

Sexo inseguro. [Véase *prácticas de alto riesgo.*]

Sexo seguro. El término de "sexo seguro" se ha empleado para describir las prácticas sexuales adecuadas para evitar el contagio del SIDA. El término de "sexo seguro" proporciona diversas alternativas para realizar el acto sexual, y juegos sexuales entre homosexuales y heterosexuales, que no expongan a la pareja al contagio. La mayoría de estas sugerencias para sexo seguro recomiendan a los participantes no intercambiar fluidos corporales como sangre, semen, fluidos vaginales, etcétera.

Síndrome: Conjunto de signos y síntomas que se presentan de manera simultánea.

Síndrome de inmunodeficiencia adquirida (SIDA). Enfermedad infectocontagiosa, debida a un retrovirus conocido como virus de la inmunodeficiencia humana (VIH), el cual ataca y deprime al sistema inmunológico, por lo cual el individuo se vuelve presa fácil de infecciones secundarias (infecciones oportunistas) y cáncer, que conducen a su muerte. A diferencia de la mayoría de las enfermedades infecciosas, en las cuales la enfermedad aparece días o semanas después del contagio, el SIDA puede presentarse años y probablemente decenios después de la infección inicial por VIH. La enfermedad conocida como SIDA, presenta una amplia gama de síntomas, algunos debidos al efecto directo del VIH sobre las células; otros, a las infecciones o a los tumores secundarios que acompañan a la enfermedad. Con base en esto, el SIDA se clasifica en: 1) Enfermedad constitucional. 2) Encefalopatía por VIH. 3) Infecciones oportunistas. 4) Tumores asociados a infección por VIH.

Sistema fagocítico mononuclear. Conjunto de células que se originan en la medula ósea, y que se van diferenciando desde que salen a la circulación (monocitos), hasta que se ubican en tejidos como macrófagos fijos (ejemplos, células de Langerhans tanto en piel como en mucosas; células Kuppfer en hígado, etcétera) o como macrófagos libres en cavidades (macrófagos alveolares en pulmón, o peritoneales).

Sistema inmunológico. Sistema constituido por distintas poblaciones de células distribuidas por todo el organismo, que reconocen moléculas y células como extrañas, tales como gérmenes, virus, o células cancerosas. También forman parte del sistema algunos órganos como el timo, el bazo, y los ganglios linfáticos.

Sistema linfático. Red circulatoria formada por los vasos linfáticos (a través de los cuales viaja la linfa), los ganglios, el bazo y el timo, y que funciona como sitio de producción, almacenamiento y funcionamiento de los linfocitos.

Sistema nervioso central (SNC). Está constituido por el cerebro y la médula espinal. El virus de la inmunodeficiencia humana se ha encontrado en el líquido cefalorraquídeo que rodea al SNC, y es capaz de infectar algunas de sus células. Cuando la infección afecta a las células del sistema nervioso central, se produce una gran variedad de alteraciones neurológicas, que van desde dolores de cabeza, hasta pérdida de la capacidad motora, demencia, o incapacidad para ver, oír y hablar.

Suero. Componente líquido de la sangre, de color claro; es el elemento que queda libre cuando se deja coagular la sangre.

T

Tejido. Conjunto de células de un mismo tipo. Existen cuatro tipos básicos de tejidos en el organismo: 1) Epitelial. 2) Conectivo. 3) Muscular. 4) Nervioso.

Terapia combinada. Combinación de varias formas de tratamiento (cirugía, radiación, quimioterapia, inmunoterapia), con el propósito de obtener mejores resultados en la lucha contra una enfermedad; por ejemplo, el cáncer o el SIDA.

Timo. Órgano situado detrás del esternón, que forma parte del sistema inmunológico, primordial en el desarrollo de las funciones inmunológicas.

Tolerancia inmunológica. Estado en el que no existe respuesta inmunológica hacia ciertos antígenos específicos, a pesar de ser inmunocompetente. Esto ocurre normalmente con los tejidos propios del organismo.

Tomografía axial computarizada (TAC). Estudio radiológico especial, consistente en tomar radiografías seriadas en distintos planos, y que mediante el uso de computadoras permite estudiar los órganos internos.

Tumor. Crecimiento o aumento de volumen de un tejido; masa anormal que puede ser benigna o maligna.

Tumor benigno. Crecimiento anormal de un tejido que no es canceroso; generalmente es curable.

Tumor maligno. Tumoración formada por células cancerosas. Estos tumores generalmente aumentan de tamaño e invaden los tejidos de su alrededor. Asimismo, las células pueden desprenderse y esparcirse por otras partes del organismo (metástasis).

Transcriptasa reversa. Enzima característica, mas no exclusiva, de los retrovirus que permite convertir al ARN en ADN, con el objeto de integrarlo al material hereditario de la célula. Fue descubierto por Temin y Baltimore, por lo cual recibieron el premio Nobel.

Transmisión. Transferencia, contagio o comunicación de las enfermedades. En el caso de las enfermedades infecciosas, mecanismo a través del cual un agente infeccioso pasa de un individuo a otro en condiciones tales que sea capaz de infectarlo. Para el caso del SIDA se conocen sólo tres mecanismos de transmisón: sexual, sanguíneo y perinatal. El término se emplea también para las enfermedades hereditarias.

Transmisión vertical. Término propuesto para sustituir al de transmisión perinatal, ya que tiene una connotación más amplia del tiempo y los mecanismos por los que puede ocurrir la transmisión de una madre a su hijo.
Tratamiento. Hasta el momento no existe ningún tratamiento efectivo contra el SIDA, pero se están investigando varios medicamentos, fundamentalmente de dos tipos: 1) Antivirales (capaces de destruir o inactivar al virus). 2) Estimulantes del sistema inmune. Hay quienes opinan que ambos tipos son necesarios para el tratamiento del SIDA.

V

Vacuna. Sustancia que contiene componentes de un microorganismo capaces de estimular una respuesta inmune para la protección futura contra la infección provocada por dicho microorganismo.
VIH. [Véase virus de la inmunodeficiencia humana.]
Viremia. Presencia de virus en el torrente circulatorio.
Virología. Rama de la biología que estudia los virus.
Virus. Son los microorganismos más pequeños que se conocen. Son parásitos intracelulares obligados, que utilizan el aparato genético de la célula huésped para multiplicarse; invaden las células alterando su funcionamiento y obligándolas a producir más partículas virales. Son productores de muchas enfermedades.
Virus de Epstein-Barr. Virus relacionado con el del herpes, responsable de una forma de mononucleosis. Se aloja en la mucosa de la nariz y garganta. Este virus permanece latente en los ganglios linfáticos, y se asocia con el linfoma de Burkitt. Hasta el momento es la asociación más clara que se conoce entre virus y cáncer.
Virus del herpes simple. Virus causante de los llamados "fuegos" en la boca, en los órganos genitales y ano. Como todos los virus del herpes, éstos permanecen latentes por meses o años en las terminaciones nerviosas o tejido linfático, y se manifiestan bajo condiciones de estrés, trauma, infección o inmunosupresión. Existen dos tipos: el I, que afecta la boca, nariz, conjuntivas, y el II, que afecta genitales. No existe cura para ninguno de los virus del herpes.
Virus de la inmunodeficiencia humana (VIH). Nombre que el Comité Internacional para la Taxonomía de los Virus recomendó que se empleara para designar al agente causal del SIDA, en mayo de 1986.

AUTORES

Jorge Alcocer Varela
Médico cirujano, con posgrado en medicina interna y reumatología. Investigador titular del Departamento de Reumatología del Instituto Nacional de la Nutrición Salvador Zubirán. Pertenece al Sistema Nacional de Investigadores.

Mario N. Bronfman Pertzovsky
Sociólogo, con posgrado en ciencias sociales. Profesor-investigador en el Centro de Estudios Demográficos y de Desarrollo Urbano de El Colegio de México. Miembro del Comité Técnico de CONASIDA.

Sergio Camposortega Cruz
Actuario, con diplomado en demografía y planificación familiar. Maestro y doctor en demografía. Profesor-investigador en el Centro de Estudios Demográficos y de Desarrollo Urbano de El Colegio de México.

Roberto Castro Pérez
Sociólogo, con maestría en Investigación en Población en Exeter, Inglaterra. Jefe del Departamento de Ciencias Sociales y Educación para la Salud del Instituto Nacional de Salud Pública.

Ma. de Lourdes García García
Médica cirujana, con residencia en medicina interna e infectología, en el Instituto Nacional de la Nutrición Salvador Zubirán. Residencia en epidemiología en la Dirección General de Epidemiología y en los Centros de Control de Enfermedades. Maestra en ciencias médicas. Subdirectora de Investigación Epidemiológica Analítica, en la Dirección General de Epidemiología de la Secretaría de Salud.

Miguel Ángel González Block
Egresado de la Universidad de Cambridge, y del programa de doctorado de El Colegio de México. Director de Investigaciones en Políticas de Salud, en el Centro de Investigaciones en Salud Pública, del Instituto Nacional de Salud Pública. Miembro del Comité Técnico del CONASIDA.

José Antonio Izazola Licea
Médico cirujano; candidato a maestro en demografía. Estudios de especialización en epidemiología aplicada, en los Centros de Control de Enfermedades de los Estados Unidos, en la Escuela de Salud Pública, y en la Dirección General de Epidemiología. Jefe del Departamento de Demografía Médica, de la Dirección General de Epidemiología de la Secretaría de Salud.

Luis Guillermo Juárez Martínez
Médico cirujano, con posgrados en medicina interna, medicina del paciente adulto en estado crítico, y sexólogo educador. Subcoordinador operativo del proyecto "Encuesta para evaluar el impacto de la campaña educativa para la prevención del SIDA en México", en el Departamento de Demografía Médica, de la Dirección General de Epidemiología de la Secretaría de Salud.

Hortensia Medina
Socióloga, con maestría en desarrollo urbano por el El Colegio de México. Investigadora en CONASIDA.

Manuel Mondragón Rico
Comunicólogo. Supervisor en el proyecto "Encuesta para evaluar el impacto de la campaña educativa para la prevención del SIDA en México", en el Departamento de Demografía Médica, de la Dirección General de Epidemiología de la Secretaría de Salud.

José Luis Mora Galindo
Médico cirujano. Supervisor médico de la Dirección General de Medicina Preventiva, en la Dirección General de Epidemiología de la Secretaría de Salud.

Manuel Palacios Martínez
Médico cirujano. Coordinador médico en la Dirección General de Epidemiología de la Secretaría de Salud.

Francisco Pamplona Rangel
Economista, con maestría en sociología. Investigador del Centro Regional de Intercambio, Documentación e Información sobre SIDA, de CONASIDA.

Miguel Ángel Peredo
Médico cirujano, con posgrado en infectología. Director del Hospital de Infectología del Centro Médico La Raza, del IMSS.

Juan José Pescador C.
Historiador, con maestría en demografía por El Colegio de México, y en historia por la Escuela Nacional de Antropología e Historia. Profesor-investigador en el Centro de Estudios Demográficos y de Desarrollo Urbano de El Colegio de México.

Samuel Ponce de León Rosales
Médico cirujano, con posgrados en infectología y epidemiología hospitalaria. Investigador titular del Departamento de Infectología del Instituto Nacional de la Nutrición Salvador Zubirán. Pertenece al Sistema Nacional de Investigadores.

Blanca Rico Galindo
Médica cirujana, con maestría en ciencias biomédicas, y especialidad en inmunología. Coordinadora del Centro Regional de Intercambio, Documentación e Información sobre SIDA de CONASIDA. Forma parte del Comité Técnico de CONASIDA. Profesora titular de ecología humana (microbiología) en la Facultad de Medicina de la UNAM.

Luisa Rossi
Trabajadora social, con especialidad en psicoanálisis y psicoterapia, y diplomado en psicoanálisis. Supervisora psicoanalítica y maestra en psicología clínica por la UNAM. Doctora en psicología clínica por la UNAM. Profesora titular en la Facultad de Psicología de la UNAM. Directora del Centro de Información sobre el SIDA, área sur, de CONASIDA.

Guillermo M. Ruiz Palacios
Médico cirujano, con posgrados en medicina interna e infectología. Jefe del Departamento de Infectología del Instituto Nacional de la Nutrición Salvador Zubirán. Profesor titular del curso de posgrado de infectología en la UNAM. Pertenece al Sistema Nacional de Investigadores.

Gerardo Sánchez-Mejorada
Médico cirujano, con posgrado en medicina interna. Residente de infectología, en el Instituto Nacional de la Nutrición Salvador Zubirán.

Jaime Sepúlveda Amor
Médico cirujano, con maestrías en salud pública y ciencias en medicina tropical, ambas por la Universidad de Harvard, en donde también obtuvo el grado de doctor en ciencias de la población. Director de la Dirección General de Epidemiología de la Secretaría de Salud, y coordinador general del Consejo Nacional de Prevención y Control del SIDA (CONASIDA).

Carmen Soler
Química farmacéutica, bióloga, con maestría en ciencias por la Universidad de California. Doctora en bioquímica por la UNAM. Investigadora de tiempo completo, en el Instituto de Investigaciones Biomédicas de la UNAM. Miembro del Comité Técnico de CONASIDA.

Estanislao C. Stanislawski
Médico cirujano, con maestría en ciencias biomédicas y especialidad en anatomía patológica. Jefe del Departamento de Patología del Hospital de Cardiología Luis Méndez, del Centro Médico Nacional del IMSS. Miembro del Comité Técnico de CONASIDA, y miembro del Comité de Lucha contra el SIDA, del IMSS.

José Luis Valdespino Gómez
Médico cirujano, con maestrías en salud pública y en epidemiología. Profesor de la Facultad de Medicina de la UNAM, y director de Investigaciones Epidemiológicas de la Dirección General de Epidemiología de la Secretaría de Salud. Miembro del Comité Técnico de CONASIDA.

Alfredo Valencia
Médico cirujano, con posgrado en psiquiatría. Médico especialista del Departamento de Medicina Psicológica del Instituto Nacional de la Nutrición Salvador Zubirán.

ÍNDICES

ÍNDICE TEMÁTICO

ÍNDICE

Este libro se terminó de imprimir y encuadernar el 29 de mayo de 1989 en los talleres de Encuadernación Progreso, S.A., Municipio Libre 188, 03300 México, D.F. En su composición se emplearon tipos Times Roman de 12:13, 10:11, 9:10 y 8:9 puntos.
La edición estuvo al cuidado, por parte del INSP, de Rodolfo Casillas, con la colaboración de Isabel Juvera y Marco Antonio Brito; y, por parte del FCE, de Axel Retif, con la colaboración de Maribel Madero.
Se tiraron 3000 ejemplares.

La **Biblioteca de la Salud** es una coedición de la Secretaría de Salud y el Fondo de Cultura Económica, coordinada por María del Carmen Farías con la asesoría editorial de Marco Antonio Pulido